U0200598

中国科学院大学教材出版中心资助

国家自然科学基金优秀青年科学基金项目(31822025)资助

深圳市海外高层次人才创新创业团队
(孔雀团队 KQTD20160531122051497)资助

"十三五"国家重点出版物出版规划项目

认知神经科学书系·方法与技术卷

丛书主编 杨玉芳

脑电信号处理与特征提取

EEG Signal Processing and Feature Extraction

胡 理 张治国 等 著

科 学 出 版 社

北 京

内 容 简 介

脑电的独特优势使其在临床和科学研究中广泛应用。随着人脑电活动实时测量技术的逐步提高，一系列脑电信号处理方法得到快速发展，脑电有望成为更有效和通用的研究大脑功能的工具。本书各章由相关领域拥有丰富经验的优秀研究者撰写，旨在以全面、简洁且通俗易懂的方式，呈现作者对脑电技术本身及信号处理方法的深入理解和应用心得，向读者提供覆盖脑电神经基础、主流脑电信号处理和特征提取方法相关的概念、数学及应用知识。大多数章节还链接了 MATLAB 软件、代码和示例数据。

本书适用于认知神经科学、心理学和生物医学工程等学科的科研工作者，以及其他有能力理解和掌握数据分析方法却缺乏数学和工程学背景知识的业余爱好者。

图书在版编目（CIP）数据

脑电信号处理与特征提取／胡理等著. —北京：科学出版社，2020.12

(认知神经科学书系／杨玉芳主编)

ISBN 978-7-03-066713-7

Ⅰ. ①脑…　Ⅱ. ①胡…　Ⅲ. ①脑电图-高等学校-教材

Ⅳ. ①R741.044

中国版本图书馆 CIP 数据核字（2020）第 216418 号

责任编辑：孙文影　高丽丽／责任校对：彭珍珍

责任印制：吴兆东／封面设计：黄华斌

科学出版社 出版

北京东黄城根北街 16 号

邮政编码：100717

http://www.sciencep.com

三河市春园印刷有限公司印刷

科学出版社发行　各地新华书店经销

*

2021 年 3 月第　一　版　开本：720 × 1000　B5

2025 年 2 月第五次印刷　印张：28 3/4

字数：517 000

定价：168.00 元

（如有印装质量问题，我社负责调换）

丛书序

PREFACE TO THE SERIES

认知神经科学是 20 世纪后半叶兴起的一门新兴学科。认知神经科学将认知科学的理论与神经科学和计算建模等研究方法结合起来，探索人类心理与大脑的关系，阐明心智的物质基础。这是许多科学领域共同关心的一个重大科学问题。解决这个问题过程中的新发现和新突破，会深刻影响众多科学和技术领域的进展，影响人们的社会生活。

一方面，在心理学领域，人们曾经采用神经心理学和生理心理学的方法和技术，在行为水平上进行研究，考察脑损伤对认知功能的影响，增进了对于脑与心智关系的认识。近三十年来，神经科学领域的脑影像技术和研究方法的巨大进步，使得人们可以直接观察认知过程中大脑活动的模式，大大促进了对于人类认知的神经生物学基础的探索。另一方面，在神经科学领域，人们以心理学有关人类认知的理论和实证发现为指导，探索神经系统的解剖结构与认知功能的关系，有望攻克脑与心智关系研究的核心和整体性问题。可见，认知科学与神经科学的结合，使得这两个科学领域的发展都上升到了前所未有的崭新高度，开创了一个充满挑战与希望的脑科学时代。

多年前，有学者建议，将行为、心理、神经与基因研究的相互结合，作为认知科学的路线图。认知神经科学与传统的认知心理学、生理心理学、神经心理学和神经科学等相互重叠与交叉，同时又将它们综合起来。这种跨学科的研究方法和路径，使人们不仅能在行为和认知的层面上，还可以在神经回路、脑区和脑网络的层面上探讨脑与心智的关系。而且，这种探索不再局限于基本认知过程，已经扩展到发展心理学和社会文化心理学领域。其中，基本认知过程研究试图揭示感知觉、学习记忆、决策、语言等认知过程的神经机制；发展认知神经科学将发展心理学与神经科学和遗传学相结合，探讨人类心智的起源及其发展变化规律；社会文化认知神经科学将社会心理、文化比较与神经科学结合，研究社会认知的文化差异及其相应的神经机制差异。

在过去的三十余年中，认知神经科学获得了空前的繁荣和发展。世界各国对脑科学发展做了重要部署。每年都举办大规模的认知神经科学学术会议，吸引了不同学科领域的众多学者参与。以认知神经科学为主题的论文和学术著作的出版十分活跃。国内学者在这一前沿领域也做出了很多引人瞩目的工作，产生了一定的国际影响力。在国家层面上，政府对这个领域的发展极为重视，做了重要的部署和规划，在 21 世纪之初即建立了“脑与认知科学”和“认知神经科学与学习”两个国家重点实验室，设立了 973 计划项目、国家自然科学基金重大项目等，对认知神经科学研究进行大力资助。《国家中长期科学和技术发展规划纲要（2006—2020 年）》将“脑科学与认知科学”纳入国家重点支持的八大前沿科学领域。习近平在《为建设世界科技强国而奋斗——在全国科技创新大会、两院院士大会、中国科协第九次全国代表大会上的讲话》中提出，脑功能研究是探讨意识本质的科学前沿，具有重要科学意义，而且对脑疾病防治、智能技术发展也具有引导作用。《中华人民共和国国民经济和社会发展第十三个五年计划纲要》也强调，要强化“脑与认知等基础前沿科学研究”，并将“脑科学与类脑研究”确定为科技创新 2030 重大项目。

科技图书历来是阐发学术思想、展示科研成果、进行学术交流的重要载体。一门学科的发展与成熟，必然伴随着相关专著的出版与传播。科学出版社作为国内科技图书出版界的“旗舰”，在 2012 年启动了“中国科技文库”重大图书出版工程项目，并将“脑与认知科学”丛书列入出版计划。考虑到脑科学与认知科学涉及的学科众多，“多而杂”不如“少而精”。为保证丛书内容相对集中，具有一定代表性，在杨玉芳研究员的建议下，丛书更名为“认知神经科学书系”。

2013 年，科学出版社与中国心理学会合作，共同策划和启动了“认知神经科学书系”的编撰工作。确定丛书的宗旨是：反映当代认知神经科学的学科体系、方法论和发展趋势；反映近年来相关领域的国际前沿、进展和重要成果，包括方法学和技术；反映和集成中国学者所作的突出贡献。其目标包括：引领中国认知神经科学的发展，推动学科建设，促进人才培养；展示认知神经科学在现代科学系统中的重要地位；为本学科在中国的发展争取更好的社会文化环境和支撑条件。丛书将主要面向认知神经科学及相关领域的学者、教师和研究生，促进不同学科之间的交流、交叉和相互借鉴。同时力争为国民素质与身心健康水平的提升、经济建设和社会可持续发展等重大现实问题提供一定的科学知识基础。

丛书的学术定位，一是前沿性。集中展示国内学者在认知神经科学领域内取得的最新科研成果，特别是那些具有国际领先性、领域前沿性的研究成果，科研主题和成果紧扣国际认知神经科学的研究脉搏。二是原创性。更好地展示中国认知神经科学研究近年来所取得的具有原创性的科研成果，以反映作者在该领域内取得的有代表性的原创科研成果为主。三是权威性。由科学出版社和中国心理学会共同策划，汇集国内认知神经科学领域的顶尖学者组成编委会。承担单本书写作任务的作者均是认知神经科学各分支领域内的领军学者，并取得了突出的学术成就，保证丛书具有较高的权威性。

丛书共包括三卷，分别为认知与发展卷、社会与文化卷、方法与技术卷，涵盖了国内认知神经科学研究的主要分支与主题。其中，认知与发展卷展示语言、决策、认知控制、疼痛、情绪、睡眠、心理发展与年老化、阅读障碍、面孔认知等领域的研究成果；社会与文化卷展示文化心理、自我认知、社会情绪、社会认知的神经与脑机制等研究成果；方法与技术卷介绍当前认知神经科学研究主要使用的方法与技术手段，包括多模态神经影像、弥散磁共振脑影像、近红外光谱脑功能成像、静息态功能磁共振成像、计算认知神经科学、脑电信号处理和特征提取等。

丛书的编撰工作由中国心理学会的两个分支机构共同负责组织。中国心理学会出版工作委员会主任、中国科学院心理研究所杨玉芳研究员任丛书的主编。中国心理学会普通心理和实验心理专业委员会主任、北京大学吴艳红教授任编委会主任。时任北京师范大学心理学院院长刘嘉教授（现任清华大学教授）在丛书的策划和推动中发挥了重要作用。

丛书编委会汇集了国内认知神经科学领域的优秀学者，包括教育部长江学者特聘教授、国家杰出青年基金获得者、中国科学院“百人计划”入选者等。编委会选择认知神经科学各分支领域内的领军学者承担单本书的写作任务。他们均在各自擅长的领域取得了突出的学术成就，其著作能够反映国内认知神经科学领域的最新成果和最高学术水平。

在启动丛书编撰工作的同时，中国心理学会还组织编撰了《心理科学发展报告 2014—2015》（以下简称《发展报告》），主题是“脑科学时代的心理学”，组织召开了以此为主题的学术研讨会。国内各高校和研究机构的十多位青年学者，围绕认知过程的神经基础、发展认知神经科学、社会认知神经科学和技术与方法的进展四个分主题，做了高水平的学术报告。此后他们又参与了《发展报告》的编撰工作。研讨会的召开和《发展报告》的出版在心理学界产生了很好的影响，也成为丛书编撰准备工作的一个组成部分。研讨会的多位报告人后续承担了“认知神经科学书系”的写作任务。

在丛书编撰过程中，编委会组织召开了多次编撰工作会议，邀请丛书作者和出版社编辑出席。作者们报告自己的撰写计划和进展，对写作中的问题和困惑进行讨论与交流，请出版社的编辑予以解答。编撰工作会议同时也是学术研讨会，认知神经科学不同分支领域的学者相互交流和学习，拓展学术视野，激发创作灵感，对丛书写作的推进十分有益。

科学出版社的领导和教育与心理分社的编辑对本丛书的编撰和出版工作给予了高度重视和大力支持。时任科学出版社党委书记李锋（现任科学出版社总编）出席了丛书的启动会并做报告。科学出版社副总编陈亮曾与作者开展座谈，为大家介绍科学出版社的历史与成就。教育与心理分社付艳分社长和编辑们经常与作者联系，悉心回答大家的问题。在大家的努力下，“认知神经科学书系”入选了“十三五”国家重点出版物出版规划项目，部分著作获得了国家科学技术学术著作出版基金的资助。

经过数年的不懈努力，丛书的著作逐步进入出版阶段，将陆续与读者见面。希望丛书的出版能成为我国认知神经科学领域的一件具有重要意义的大事，对学科未来的发展起到积极的促进作用，并产生深刻和久远的影响。

丛书主编　杨玉芳
编委会主任　吴艳红
2020年10月16日

序　一

PREFACE Ⅰ

脑电技术是认知神经科学最主流的研究手段之一。历经了百年发展，脑电理论研究和脑电技术在认知神经科学、心理学和生物医学工程等领域的应用研究愈发广泛和深入，仅2019年一年便有7000余篇脑电相关的学术论文发表。可以说，脑电技术已经成为多个学科领域研究者必须掌握的技术之一。

国内已有不少介绍脑电技术的著作，极大地推动了脑电技术的发展和应用。我很高兴地看到胡理研究员和张治国教授也加入了推广脑电技术的行列，主持撰写了这本《脑电信号处理与特征提取》。两位教授是脑电研究的后起之秀，均获得相关国家级人才项目的支持。他们在脑电方面积累很多，不仅在脑电理论和分析方法上有所创新，也利用脑电技术进行了大量应用研究，取得了一系列重要成果。

纵览全书，《脑电信号处理与特征提取》有两大特点：一是系统性，二是实用性。

系统性。脑电数据分析方法众多，从基础的时域分析、频域分析和时频分析，到高级的单试次分析、源定位、非线性神经动力学和机器学习等。要对脑电信号进行深入挖掘，这些分析方法不可或缺。该书不仅对这些方法做了全面、系统的介绍，还介绍了脑电的生理基础，并重点强调了前期的实验设计、数据采集和数据预处理。这一特点使得阅读该书对于初学者和不同领域的专家来说都有裨益。

实用性。作为一项研究技术，脑电技术对于一般研究者的最大价值在于其应用。光有理论知识，无法应用，难以称为真正理解了脑电技术。该书特别重视脑电技术的实用性，绝大多数章节提供了分析的工具包、代码和示例数据，为读者从零开始，真正应用脑电技术开展研究提供了极大的便利。

该书文字流畅、通俗易懂，却不失严谨，是不可多得的脑电教学佳作。相信读者在阅读完全书后，将对脑电有全面、深入的认识，具备将脑电技术应用到自己的研究领域中的能力。

是为序。

2020年11月25日

序　二

PREFACE Ⅱ

脑电技术已历经百年积淀和发展，在神经工程、心理学、神经科学和临床医学等多个领域发挥着日益重要的作用。脑电信号处理在脑电的研究和应用中不可或缺，只有采用了先进和适当的信号处理技术，脑电中蕴含的关键信息才可能被挖掘出来。

近年来，伴随信息科学和人工智能的迅猛发展，脑电研究正在向多学科交叉、多中心联合、大数据与智能分析的模式转变，这也使得脑电信号处理在方法深度与应用广度上都有了巨大发展。然而，脑电信号处理技术的迅猛发展在某种程度上也给脑电研究者，特别是缺乏足够数学或工程背景的部分学科的学者，带来了一些理解和使用上的不便。尽管丰富的网络资源和工具包可以部分解决研究者遇到的问题，但一本系统、全面、与时俱进且深入浅出的脑电信号处理教材一定会帮助相关学者构建更加完整的知识体系，从而能更好地用出脑电技术的精彩。

胡理研究员和张治国教授等撰写的《脑电信号处理与特征提取》一书的出版适当其时。该书由国内在脑电信号处理领域颇有建树的杰出青年专家撰写，内容的设置和结构的编排浓缩了他们多年的科研实践与教学经验，该书不仅介绍了经典的脑电信号处理技术，也对当前的研究热点和新技术做了较全面的阐述。全书涵盖的内容系统而前沿，包括脑电预处理、时域分析、频谱分析、时频分析、连接性分析、脑电溯源（逆问题）、单试次分析、复杂网络分析、机器学习等方法及相应的统计分析。该书注重理论联系实践，配套提供了分析所需的软件包、代码和示例数据，便于读者更好地理解有关脑电信号处理的原理，并进行实际的操作实践。

我一直期待有这样一本书出版，也相信这本书对众多同行和相关专业学生大有裨益。同时我也相信，读者的进一步反馈会促进作者们再上台阶，并共同促进中国脑电技术在理论、方法与实践上的快速发展。

2020.11.25

前　　言

PREFACE

1. 历史背景

生物科学最前沿的领域之一是探索意识产生的生物学基础以及我们感知、行为、学习和记忆的心理过程。我们的大脑就是这些过程的核心。这一观点始于这样一个事实，即大脑仅重约 2.5 磅[①]，却消耗了人体 40%～60%的血糖（Squire & Zola-Morgan，1988）和相当数量的氧气（等同于我们肌肉运动的每日耗氧量）。为什么会有如此不成比例的能量消耗？答案是这些能量的绝大部分被用于产生脑内电信号，其中包含由轴突和树突连接的大大小小的神经元的同步集群电活动。每个神经元就像一个不断充电的动态振荡电池（Steriade，1995）。这些局部连接的神经元会引发邻近神经元依次产生电势变化。140 多年前，理查德 · 卡顿（Richard Caton）发现了这种大脑电活动的存在（Caton，1875）。他的工作被认为是对大脑电生理学的首次探索，标志着脑电（electroencephalography，EEG）技术的诞生（Kelly，1962）。早在 20 世纪 20 年代，汉斯 · 伯杰（Hans Berger）就证明脑电活动可以直接从人的头皮测量到，而无须打开颅骨（Berger，1929）。随后，"electroencephalogram"一词被提出，用来描述人脑的电活动。1934 年，阿德里安（Adrian）和马修斯（Mathews）证实了大脑的"α 节律"由 10～12Hz 的规律性振荡组成。然而，当时人们对 α 节律的神经源仍然一知半解。直到 43 年后，Da Silva 和 Van Leeuwen 通过研究狗的脑电信号证明 α 节律是在视觉皮层内的不同深度区域产生的（Da Silva & Van Leeuwen，1977）。尽管对于脑电的功能、意义和产生机制在很长一段时间内仍存在诸多争议，但鉴于其内在的神经基础和容积传导的复杂性，这一点也不令人感到奇怪。根据目前的理解，脑电通常被定义为从人脑头皮记录到的电活动，由脑内神经元放电产生（Niedermeyer & Da Silva，2005）。迄今为止，已经有超过 150 000 项使用 EEG 技术的研究被发表，并且该领域的研究数量每年仍在持续增长。

---

① 1 磅≈0.45 千克。

为什么脑电技术如此备受欢迎？正如我们目前所知，感觉、知觉、语言、情感和运动过程是非常迅速的，其发生时间往往在几十到几百毫秒。脑电的高时间分辨率特性使其非常适合捕获这些快速、动态且具有时序性的认知事件。几十年来，关于人脑实时电活动的测量方法不断发展，促进了一系列 EEG 信号处理技术的开发。本书旨在以全面、简单且易于理解的方式系统总结 EEG 和 EEG 信号处理相关的概念、数学和应用知识（例如，通过 MATLAB 编程），为脑电相关的科研工作者或兴趣爱好者提供技术支持。

2. 本书的写作意图

诚然，现今有大量网络资源及在线教程（例如，EEGLAB 网站）可用于脑电技术和分析方法的学习（Regan，1989；Handy，2004；Luck & Kappenman，2011；Sanei & Chambers，2013；Cohen，2014），它们涵盖了脑电软件工具的使用介绍以及分析结果的呈现和解释。然而，一方面，这些资源对于理解脑电分析方法的数学原理或可能的缺陷并不系统和深入，难以为那些希望通过自学掌握这些分析方法的读者提供充分的指导；另一方面，有些资源包含许多数学或物理方面的背景知识，对于初学者而言往往晦涩难懂，尤其是对于那些没有数学或工程学科背景的初学者而言更是如此。此外，上述资源大多缺乏实用的操作方法，例如，如何进行数据统计或对小样本量数据进行处理，使得那些未经正规数学培训的读者难以真正掌握和灵活运用这些分析方法。

因此，我们试图通过系统总结当前主流的脑电信号处理和特征提取技术以拓展本书的广度，并通过将每章的方法原理与实践操作相结合的策略来增加本书的深度。读者可以逐章阅览本书，并使用相关章节提供的示例数据和软件/代码进行练习，从而更好地理解有关 EEG 信号处理的原理和操作方法。

3. 本书的架构

本书共 18 章。第一章至第三章，重点阐述了有关脑电技术的基础知识。第一章主要介绍了脑电的电生理特性和数据采集方法。第二章详细论述了广泛应用于心理学、精神病学和神经工程等领域的诱发电位（evoked potentials，EP）、事件相关电位（event-related potentials，ERP）。第三章侧重于讨论如何根据特定研究或临床目的来设计实验以诱发 EP 或 ERP。这三章不仅适用于刚开始从事 EEG 研究且没有任何数学或工程学科背景的初级研究人员，还适用于那些熟悉基础知识但又希望深入理解原理和方法的高级研究人员。如果能够通读上述每一章，将有助于对后续章节所列的方法的学习。

第四章和第五章，重点介绍了最常见和经典的 EEG 信号处理方法和流程。其中，第四章全面阐述了 EEG 信号的预处理流程，第五章则主要介绍了 EEG 的频谱分析和时频分析。这两章的内容是脑电信号处理的基础，必不可少，对于具有脑科学或工程学背景的初学者来说非常有用。

第六章至第十三章，全面介绍了几乎所有主流 EEG 信号处理和特征提取方法，包括盲源分离（第六章）、微状态分析（第七章）、源分析（第八章）、单试次分析（第九章）、非线性神经动力学（第十章）、连通性分析（第十一章）、空间复杂脑网络（第十二章）和时间复杂网络分析（第十三章）。对其中某一特定主题感兴趣的读者可以从相关章节中获得有用的信息。

第十四章至第十八章，重点关注机器学习（包括深度学习）和 EEG 相关的统计分析。这些方法通常被用于探索不同条件或群组之间的 EEG 特征差异或分类，越来越受到 EEG 相关的科研工作者的重视。第十四章介绍了机器学习的基本概念和经典算法。第十五章简要阐述了深度学习在脑电技术中的应用。第十六章旨在提供有关统计的基本概念。第十七章和第十八章分别用于介绍多模态数据，即同步 EEG-fMRI 数据处理和 Letswave 这一非常实用的 EEG 工具箱。最后，我们简要总结了有关 EEG 数据分析和特征提取的研究现状和未来发展方向。

除各章作者外，协助本书完成的人员还有：夏晓磊协助完成第一章，蔡恬恬协助完成第十章，魏振豪和孙彦博协助完成第十二章，杨宇轩和蔡清协助完成第十三章，王新民协助完成第十五章。

本书能够顺利出版，得益于中国科学院大学教材出版中心资助，以及国家自然科学基金优秀青年科学基金项目、深圳市海外高层次人才创新创业团队资助。

胡　理　　张治国

参考文献

Berger, H. (1929). Üeber das elektrenkephalogramm des menschen. *Archive Für Psychiatrie Und Nervenkrankheiten*, *87*(1), 527-570.

Caton, R. (1875). The electric currents of the brain. *British Medical Journal*, *2*, 265-278.

Cohen, M. X. (2014). *Analyzing Neural Time Series Data*: *Theory and Practice*. Cambridge: MIT Press.

Da Silva, F. H. L., & Van Leeuwen, W. S. (1977). The cortical source of the alpha rhythm. *Neuroscience Letters*, *6*(2-3), 237-241.

Handy, T. C. (2004). *Event-related Potentials*: *A Methods Handbook*. Cambridge: Bradford Books.

Kelly, M. (1962). A history of the electrical activity of the brain: The first half-century. *Archives of Internal Medicine*, *110*(6), 932-934.

Luck, S. J., Kappenman, E. S. (2011). *The Oxford Handbook of Event-related Potential Components*. Oxford: Oxford University Press.

Niedermeyer, E., Da Silva, F. H. L. (2005). *Electroencephalography*: *Basic Principles*, *Clinical Applications*, *and Related Fields*. 5th ed. Philadelphia: Lippincott Williams & Wilkins.

Regan, D. (1989). *Human brain Electrophysiology*: *Evoked Potentials and Evoked Magnetic Fields in Science and Medicine*. New York: Elsevier.

Sanei, S., & Chambers, J. A. (2013). *EEG Signal Processing*. New York: Wiley.

Squire, L. R., & Zola-Morgan, S. (1988). Memory: Brain systems and behavior. *Trends in Neurosciences*, *11*(4), 170-175.

Steriade, M. (1995). Brain activation, then (1949) and now: Coherent fast rhythms in corticothalamic networks. *Archives Italiennes de Biologie*, *134*(1), 5-20.

目　录

CONTENTS

丛书序（杨玉芳　吴艳红）
序一（罗跃嘉）
序二（尧德中）
前言
缩略语表
第一章　脑电的神经起源和测量 …………001
　第一节　脑电的神经起源 …………001
　第二节　脑电测量 …………005
第二章　脑电、诱发电位和事件相关电位 …………016
　第一节　自发性脑电活动 …………016
　第二节　诱发电位和事件相关电位 …………017
　第三节　EP 和 ERP 的概述 …………018
　第四节　常见的 EP 和 ERP 成分 …………019
　第五节　脑电技术的优势和局限性 …………027
第三章　**ERP** 实验设计 …………037
　第一节　实验设计与认知过程 …………039
　第二节　ERP 实验的技术性要求 …………046
　第三节　实验的无关因素 …………050
　第四节　经典实验设计及对应的 ERP 成分 …………052
第四章　脑电数据的预处理与降噪 …………070
　第一节　脑电信号中的伪迹 …………071
　第二节　导联方法 …………073
　第三节　滤波 …………075
　第四节　重参考 …………076
　第五节　脑电分段和基线校正 …………077

第六节 剔除或插值坏导 …… 078
第七节 剔除坏段 …… 078
第八节 基于 ICA 的伪迹去除 …… 079
第九节 总结 …… 080
第五章 频谱分析和时频分析 …… 084
第一节 简介 …… 084
第二节 频谱估计 …… 085
第三节 时频分析 …… 095
第四节 事件相关同步化/去同步化 …… 104
第六章 盲源分离 …… 112
第一节 盲源分离算法简介 …… 112
第二节 主成分分析与旋转在事件相关电位分析中的应用 …… 114
第三节 独立成分分析在连续脑电中的应用 …… 121
第四节 张量分解在事件相关电位研究中的应用 …… 131
第七章 微状态分析 …… 136
第一节 基础概念 …… 139
第二节 微状态分析中的空间聚类算法 …… 140
第三节 鉴别最优的类别数目 …… 143
第四节 匹配模板图和电压图 …… 144
第五节 经常使用微状态参数 …… 144
第六节 微状态分析中的可用工具 …… 145
第七节 总结 …… 151
第八章 源分析 …… 154
第一节 正问题 …… 155
第二节 逆问题 …… 159
第三节 贝叶斯 …… 166
第四节 未来的发展方向 …… 171
第五节 应用实例 …… 173
第六节 总结 …… 185
第九章 单试次分析 …… 190
第一节 单试次分析简介 …… 190
第二节 如何进行单试次分析 …… 192
第三节 单试次分析的潜在应用 …… 205

第十章　非线性神经动力学……215
第一节　非线性神经动力学简介……216
第二节　复杂度……218
第三节　熵……222
第四节　赫斯特指数……229
第五节　递归图……231
第六节　总结……233
第十一章　连通性分析……239
第一节　共同源问题……240
第二节　EEG 连通性分析中的指标……241
第三节　总结……250
第四节　示例……255
第五节　本章结语……262
第十二章　空间复杂脑网络……266
第一节　图论与复杂网络……268
第二节　空间复杂脑网络……270
第三节　总结……279
第十三章　时序复杂网络分析……284
第一节　复杂网络简介……285
第二节　典型复杂网络时间序列分析方法……286
第三节　复杂网络时间序列分析的两种方法……290
第十四章　机器学习……297
第一节　机器学习分析简介……298
第二节　机器学习分析的脑电特征……299
第三节　机器学习分析训练……301
第四节　机器学习分析的特征选择和降维……302
第五节　机器学习分析的选择分类器……304
第六节　机器学习分析的评价结果……307
第七节　机器学习分析的模式表达……309
第八节　展望：深度学习算法……310
第九节　机器学习分析示例……312
第十五章　深度学习……318
第一节　深度学习简介……319

第二节　深度学习模型…………………………………………………………319
第三节　在 EEG 信号中应用的两个示例……………………………………321
第十六章　统计分析……………………………………………………………326
第一节　统计学基础……………………………………………………………326
第二节　假设检验………………………………………………………………336
第三节　方差分析………………………………………………………………344
第四节　相关分析与回归分析…………………………………………………349
第五节　非参数检验……………………………………………………………353
第六节　多重比较问题…………………………………………………………359
第十七章　同步脑电-功能磁共振……………………………………………367
第一节　同步脑电-功能磁共振的硬件系统…………………………………368
第二节　伪迹去除………………………………………………………………369
第三节　基于 fMRI 约束的 EEG 源成像……………………………………373
第四节　基于 EEG 信息的 fMRI 分析………………………………………375
第五节　多模态脑网络…………………………………………………………379
第六节　应用实例………………………………………………………………382
第七节　总结……………………………………………………………………388
第十八章　**EEG/ERP** 数据分析工具箱……………………………………397
第一节　EEG/ERP 数据分析工具箱简介……………………………………397
第二节　Letswave 介绍………………………………………………………399
第三节　下载和安装……………………………………………………………404
第四节　单个被试分析的示例…………………………………………………405
第五节　多个被试分析的示例…………………………………………………414
第六节　绘图和批处理…………………………………………………………420
结语………………………………………………………………………………426

缩略语表

AAHC	atomize and agglomerate hierarchical clustering	原子化与凝聚层次聚类
ANC	adaptive noise cancellation	自适应噪声抵消
AVAR	adaptive VAR	自适应向量自回归模型
AIC	Akaike information criterion	赤池信息准则
AD	Alzheimer's disease	阿尔茨海默病
ApEn	approximate entropy	近似熵
AM	approximate model	近似模型
AUC	area under curve	曲线下面积
ANN	artificial neural network	人工神经网络
AEP	auditory evoked potential	听觉诱发电位
AAL	automated anatomical labelling	自动解剖标记模板
AR	autoregressive	自回归
ARMA	autoregressive moving average	自回归滑动平均
BIC	Bayesian information criterion	贝叶斯信息准则
BMC	bayesian model comparison	贝叶斯模型比较
BSS	blind source separation	盲源分离
BOLD	blood oxygen level-dependent	血氧动力学水平依赖响应
BEM	boundary element method	边界元法
BAEP	brainstem auditory evoked potential	脑干听觉诱发电位
CLL	central lateral left	左侧外侧中央叶
CLR	central lateral right	右侧外侧中央叶

CMR	central middle right	右侧中部中央叶
CML	central middle left	左侧中部中央叶
CSP	common spatial pattern	共空间模式分析
CT	computed tomography	计算机断层扫描
CNV	contingent negative variation	关联性负变
CWT	continuous wavelet transform	连续小波变换
CTFT	continuous-time Fourier transform	连续时间傅里叶变换
CNN	convolutional neural network	卷积神经网络
CV	cross-validation	交叉验证
CSD	current source density	电流源密度
DBN	deep belief network	深度置信网络
DMN	default mode network	默认模式网络
DET	determinism	确定性
DFA	detrended fluctuation analysis	去趋势波动分析
DTI	diffusion tensor imaging	弥散张量成像
DTF	directed transfer function	直接转移函数
DPI	directionality phase indexes	方向相位指数
DFT	discrete Fourier transform	离散傅里叶变换
DWT	discrete wavelet transform	离散小波变换
DTFT	discrete-time Fourier transform	离散时间傅里叶变换
ECoG	electrocorticogram	皮层脑电图
EEG	electroencephalogram electroencephalography	脑电图 脑电技术
EOG	electrooculography	眼动图
EB	empirical Bayesian	经验贝叶斯

EMD	empirical mode decomposition	经验模式分解法
ECD	equivalent current dipole	等效电流偶极子模型
Errp	error correlation potential	误差相关电位
ERN	error-related negativity	错误相关负波
ERD	event-related desynchronization	事件相关去同步化
ERO	event-related oscillation	事件相关振荡
ERP	event-related potential	事件相关电位
ERSP	event-related spectral perturbation	事件相关频谱扰动
ERS	event-related synchronization	事件相关同步化
EP	evoked potential	诱发电位
EC	eye-closed	闭眼
EO	eye-open	睁眼
FDR	false discovery rate	错误发现率
FWER	family-wise error rate	多重比较谬误
FFT	fast Fourier transform	快速傅里叶变换
FRN	feedback-related negativity	反馈相关负波
FPE	final prediction error	最终预测误差
FEM	finite element method	有限元法
FIR	finite impulse response	有限脉冲响应
FOCUSS	focal underdetermined system solver	局部欠定系统解
FLL	frontal lateral left	左侧外侧额叶
FLR	frontal lateral right	右侧外侧额叶
FML	frontal middle left	左侧中额叶
FMR	frontal middle right	右侧中额叶
FPL	frontal pole left	左侧前额叶

FPR	frontal pole right	右侧前额叶
fMRI	functional magnetic resonance imaging	功能磁共振成像
FuzzyEn	fuzzy entropy	模糊熵
GNB	Gaussian naïve Bayes	高斯朴素贝叶斯
GIA	Gaussian source imaging algorithm	高斯源成像算法
GSM	Gaussian source model	高斯源模型
GEV	global explained variance	总体方差解释比例
GFP	global field power	总体电场功率
GFS	global field synchronization	全脑区域同步指数
GMD	global map dissimilarity	总体地形图不相似度
GC	Granger causality	格兰杰因果
GCA	Granger causality analysis	格兰杰因果分析
GPU	graphics processing unit	图形处理单元
HRF	hemodynamic response function	血氧动力学响应函数
HHSE	Hilbert-Huang spectral entropy	希尔伯特-黄谱熵
HVG	horizontal visibility graph	水平可视图
IAR	image artifact reduction	图像伪迹去除法
ImC	imaginary part of the coherency function	相干性函数的虚部
ICA	independent component analysis	独立成分分析
ICs	independent components	独立成分
IVA	independent vector analysis	独立矢量分析
Iq	index of quality	聚类质量系数
IED	inter-ictal epileptiform discharge	发作间期痫样放电
IAPS	International Affective Picture System	国际情绪图片库

ISI	inter-stimulus interval	刺激间间隔
ITPC	inter-trial phase coherence	试次间相位相干性
ICWT	inverse continuous wavelet transform	逆连续小波变换
LEP	laser-evoked potential	激光诱发电位
LASSO	least absolute shrinkage and selection operator	套索算法
LZC	Lempel-Ziv complexity	Lempel-Ziv 复杂度
LPVG	limited penetrable visibility graph	有限穿越可视图
LDA	linear discriminant analysis	线性判别分析
LCMV	linearly constrained minimum variance beamformer	线性约束最小协方差方法
LFP	local field potential	局部场电位
LSTM	long short term memory	长短期记忆网络
MRI	magnetic resonance imaging	磁共振成像
MEG	magnetoencephalography	脑磁图
MCMC	Markov chain Monte Carlo	马尔可夫链蒙特卡罗方法
MP	matching pursuit	匹配追踪
MER	microelectrode recording	微电极记录
MN	minimum norm	最小模解
MMN	mismatch negativity	失匹配负波
MCN	modified combinatorial nomenclature	组合命名法
MID	monetary incentive delay	金钱奖赏延迟
MA	moving average	滑动平均
mFNC	multimodal functional network connectivity	多模态功能网络连接
MLR	multiple linear regression	多元线性回归
MLRd	multiple linear regression with	含形态变异回归因子的多

	dispersion term	元线性回归
MUSIC	multiple signal classification	多信号分类算法
MSP	multiple sparse priors	多重稀疏先验模型
MIMO	multiple-input/multiple-output	多输入/多输出系统
MUR	multi-unit recordings	多单元记录技术
MI	mutual information	互信息
NESOI	network-based source imaging	网络源成像
NBS	network-based statistic	基于网络的统计检验
NCPD	nonnegative canonical polyadic decomposition	非负经典模式分解
NMF	non-negative matrix factorization	非负矩阵分解
NREM	non-rapid eye movement	非快速眼动睡眠期
OL	occipital left	左侧枕叶
OR	occipital right	右侧枕叶
OBS	optimal basis sets	最优基组法
PEB	parametric empirical Bayesian	参数经验贝叶斯
PLL	parietal lateral left	左侧外侧顶叶
PLR	parietal lateral right	右侧外侧顶叶
PML	parietal middle left	左侧中部顶叶
PMR	parietal middle right	右侧中部顶叶
POL	parietal occipital left	左侧顶-枕叶
POR	parietal occipital right	右侧顶-枕叶
PD	Parkinson’s disease	帕金森病
PDC	partial directed coherence	部分有向相干
PE	permutation entropy	排序熵
PLZC	permutation Lempel-Ziv complexity	Lempel-Ziv 排序复杂度

PLI	phase lag index	相位延迟指数
PLV	phase locking value	相位锁定值
PSI	phase slope index	相位斜率指数
PSG	polysomnography	多导睡眠仪
PET	positron-emission tomography	正电子发射断层成像术
PSD	power spectral density	功率谱密度
PC	principal component	主成分
PCA	principle component analysis	主成分分析
PDG	prisoner's dilemma game	囚徒困境游戏
PICA	probabilistic independent component analysis	概率独立成分分析
PPCA	probabilistic principal component analysis	概率主成分分析
REM	rapid eye movement	快速眼动睡眠期
ROC	receiver operating characteristic	接收者操作特征曲线
RP	recurrence plot	递归图
RQA	recurrence quantification analysis	递归定量分析法
RR	recurrence rate	递归效率
RN	recurrent network	递归网络
RNN	recurrent neural network	循环神经网络
ROI	region of interest	感兴趣区域
RV	residual variance	残差
RE	response entropy	反应熵
RECOR	resting-state cortex rhythms	静息态皮层节律技术
RSN	resting-state network	静息态脑网络
RBM	restricted Boltzmann machine	受限玻尔兹曼机

ReML	restricted maximum likelihood	限制最大似然算法
SampEn	sample entropy	样本熵
ShEn	Shannon entropy	香农熵
STFT	short-time Fourier transform	短时傅里叶变换
SNR	signal-to-noise ratio	信噪比
SPECT	single-photon emission computed tomography	单光子发射计算机断层成像术
SEP	somatosensory evoked potential	体感诱发电位
SpEn	spectral entropy	谱熵
SAE	stacked autoencoders	堆叠自动编码器
SE	state entropy	状态熵
sLORETA	standardized low resolution brain electromagnetic tomography	标准化低分辨率脑电磁断层扫描
SPM	statistical parameter mapping	统计参数图
SSAEP	steady-state auditory evoked potential	稳态听觉诱发电位
SSEP	steady-state evoked potential	稳态诱发电位
SSVEP	steady-state visual evoked potential	稳态视觉诱发电位
SPN	stimulus preceding negativity	刺激前负波
SRC	stimulus response compatibility paradigms	刺激-反应协同性范式
SVM	support vector machine	支持向量机
SL	synchronization likelihood	同步似然率
TAL	temporal anterior left	左侧前颞叶
TAR	temporal anterior right	右侧前颞叶
TCN	temporal coherent network	时间相干网络
TPL	temporal posterior left	左侧后颞叶

TPR	temporal posterior right	右侧后颞叶
TD	tensor decomposition	张量分解
TFA	time-frequency analysis	时频分析
TFD	time-frequency distribution	时频分布
TF-MLR	time-frequency multiple linear regression	时频域多元线性回归
TF-MLRd	time-frequency multiple linear regression with dispersion term	含形态变异回归因子的时频域多元线性回归
TVAR	time-varying autoregressive	时变自回归
T-AAHC	topographic atomize and agglomerate hierarchical clustering	地形图原子化与凝聚层次聚类
TE	transfer entropy	转移熵
VAR	vector autoregressive	向量自回归
VPP	vertex positive potential	顶正电位
VG	visibility graph	可视图
VEP	visual evoked potential	视觉诱发电位
WE	wavelet entropy	小波熵
WT	wavelet transform	小波变换
WPLI	weighted phase lag index	加权相位延迟指数

第一章

脑电的神经起源和测量

胡 理[1]

摘要：本章旨在为理解脑电的神经起源和测量提供必要的背景知识。本章分为两部分：第一部分简单概述脑电的神经基础，同时对脑电的容积传导和源估计问题进行讨论，对脑电与其他两种常见关联技术（皮层脑电图和局部场电位）进行区分；第二部分主要介绍了脑电测量的基本原理和硬件组成，并对脑电测量过程提出一些建议。

关键词：脑电图；皮层脑电图；局部场电位；神经起源；脑电测量

第一节　脑电的神经起源

按照目前的理解，脑电图（electroencephalogram，EEG）被定义为头皮表面记录到的大脑神经元产生的电活动（Niedermeyer，2005）。人们普遍认为脑电起源于大脑皮层大量神经元的同步突触活动，主要贡献来自锥体细胞（Avitan et al.，2009；da Silva，2009；Holmes & Khazipov，2007；Kandel et al.，2013）。中枢神经系统（central nervous system）中的皮层神经元是电兴奋性细胞，即神经元之间信息的处理和传递是通过突触部位的电化学信号传递来实现的。一个典型的神经元除了胞体外，还有若干树突和一个轴突。从胞体中伸出的树突主要负责接收突触的输入并把信号传递给胞体。轴突起源于胞体，主要负责动作电位的传递，并通过突触与其他神经元相连接，经由这种连接，信号就从一个神经元的轴突传递到了另一个神经元的树突

1. 中国科学院心理研究所心理健康重点实验室；中国科学院大学心理学系，北京，中国。电子信箱：huli@psych.ac.cn；xiaxl@psych.ac.cn。

（Squire，2008）。

大多数脑电信号来源于皮层神经元，与皮层神经元相关的电活动主要有两种类型：动作电位和突触后电位（Rowan & Tolunsky，2003）。动作电位是离散的电压尖峰，是在轴突中产生的短暂局部电流（持续时间短于 10ms），产生的电位场很小。相比之下，突触后电位是神经元突触后膜上的神经递质与其受体结合所引起的电压，其持续时间更长（50～200ms），作用范围更大，被认为是脑电活动的主要来源（Niedermeyer & da Silva，2005；Rowan & Tolunsky，2003）。

大脑皮层上的神经元信号处理过程（微观尺度）与头皮测量到的电活动（宏观尺度）之间的关系，并非以一种简单的方式维系。皮层神经元产生的场电位可以在头皮上测量到，必须满足以下几个条件（Niedermeyer & da Silva，2005）：①皮层神经元距离头皮较近；②皮层神经元数量应该足够多；③皮层神经元必须按特定的几何形态排布并被同步激活。

锥体神经元是大脑皮层的主要组成部分，其靠近头皮，高度极化，方向通常垂直于皮层表面，很多时候可以满足上述条件。因此，皮层锥体神经元是头皮记录的脑电信号的主要发生源（Niedermeyer & da Silva，2005）。

一、容积传导与源估计

当在大脑这样的导电介质中存在电流偶极子时，电流就会通过该介质传导至测量表面（头皮），这称为容积传导（volume conduction）（Luck，2014）。容积传导是一堆电子推动附近另一堆电子的过程，其传导范围取决于电流偶极子和导电介质两个方面。偶极子并不完全相同，并且不同的组织介质（脑、脑脊液层、颅骨和头皮等）具有不同的电传导率，因此容积传导的程度也是千差万别（Kajikawa & Schroeder，2011；Lindén et al.，2011）。

当使用电极测量头皮表面的电压波动时，测量的电压实际上反映了大脑中所有带电离子的活动总和。大脑中有许多偶极子，且每一个偶极子几乎都会在各个方向上影响电荷，因此在头皮任何电极上测量到的电压波动都是多个场电位源共同活动的结果。这通常被认为是容积传导的副产品，即脑电信号的空间模糊效应（Freeman，1980；Jackson & Bolger，2014）。这一效应可能导致头皮表面相邻电极记录到的脑电信号极其相似，且距离越近，脑电信号就越相像。值得一提的是，该效应在实践中有两方面重要的应用价值：①提示我们在脑电记录中所需的电极数目不必太多。虽然增加电极数目可以提高脑电信号采集的空间分辨率，但当电极达到一定数目之后，过多的电极并不能提供更多有效的信息。②如果有一些电极记录的数据质量不好（即通常所谓的“坏电极”），我们可以在数据处理过程中通过插值的方式提高数据的质量，即采用周围电极的平均值代替坏电极。正是由于脑电空间模糊效应的存在，使得我们可以这样操作数据。

在脑电研究中，一个很重要的目标是确定头皮表面测量到的电压波动的神经源。通过头皮记录到的特定电压分布来估计潜在的神经源，这就是脑电研究中所谓的逆问题，这是一个巨大的挑战。一个给定的头皮电压分布可以由无限个神经源产生（也就是说不存在唯一的解决方案），因此它被称为“不适定”或“欠定”问题（ill-posed or underdetermined problem）（Luck，2014）。

目前，主要有两种方法可以帮助人们理解电信号从大脑到头皮表面电极的传导过程：计算机模拟和癫痫患者术中实验操作（Jackson & Bolger，2014）。与癫痫患者术中实验操作相比，计算机模拟对脑电信号的神经源的估计更为灵活，尤其是采用多个等效偶极子电流源来表征脑电图的头皮分布，已被证明是一种有效且实用的源估计方法。然而，大多数仿真工作中使用的头部模型都过于简化，不能很好地代表真实的人类大脑。此外，鉴于脑电的空间局限性，如果能将脑电源定位方法与其他空间分辨率较高的方法[如磁共振成像（MRI）]相结合，会是一种比较好的处理方式。事实上，研究表明，将高密度脑电图记录技术（high-density EEG recording）与从单个受试者的MRI图像中提取得到的体积导体模型相结合，可以有效地提高脑电源位置估计的准确性（Fuchs et al.，2007）。相较于计算机模拟，癫痫患者术中实验操作具有处于真实大脑环境中的优势，但是该方法的外部效度较差，主要表现在两方面：一是在大多数实验情况下，研究者需要对患者大脑中某个特定的位置给予电刺激，这与真实情境下大脑的自主激活状态非常不同；二是所有的研究对象都是经过特别筛选的，即他们都是大脑放电活动异常的癫痫患者，因此研究结果存在系统性偏差（Jackson & Bolger，2014）。

二、脑电图、皮层脑电图、局部场电位

一般来说，脑电图是指头皮表面记录到的大脑活动产生的电压波动；皮层脑电图（electrocorticogram，ECoG）是指直接从大脑皮层或硬脑膜获得的类似记录；局部场电位（local field potential，LFP），也被称为颅内脑电图，是指在大脑中插入一个小尺寸的电极来记录大脑活动产生的电信号（图 1.1）。这三种技术记录的都是神经元活动产生的突触后电位（Buzsáki et al.，2012）。

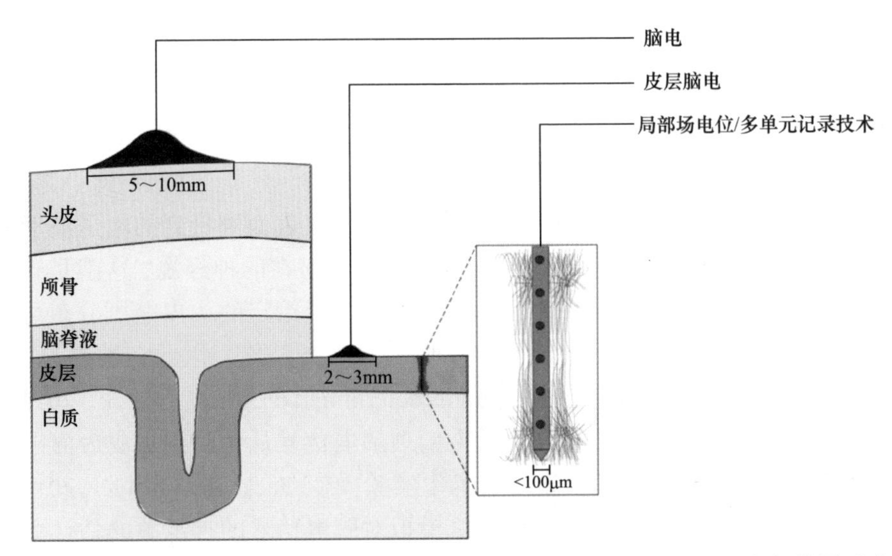

图 1.1　图中显示了三种不同类型的大脑电活动记录技术的差异。EEG 电极放置于头皮上，ECoG 电极置于大脑皮层表面或硬脑膜上，LFP/MUR 电极则置于大脑皮层内部

EEG 作为最古老的神经成像技术之一，在当前的神经科学研究中得到了广泛的应用（Niedermeyer et al.，2005；Nunez & Srinivasan，2006）。EEG 由头皮上的多个电极同时记录，每个电极整合的信息区域面积较大（10cm^2 以上），经常被视作 LFP 的时空平滑版（Buzsáki et al.，2012）。由于受容积传导的影响，从电流源传导到记录电极的信号通常会衰减和失真。因此，在大多数情况下，EEG 与产生脑电信号的神经元放电模式之间的关系并不清晰（Nunez & Srinivasan，2006）。

值得注意的是，ECoG 在临床试验和动物研究中得到越来越广泛的应用（Engel et al.，2005）。通过直接从皮层表面记录电位，可避免电信号在通过颅骨和其他中间组织时所造成的信号失真。同时，通过使用间隔紧密的网格电极或条形电极，可以大幅度提高记录电场的空间分辨率（小于 5mm^2）（Bazhenov et al.，2011）。

EEG 和 ECoG 主要记录皮层相对表层的电活动，而 LFP 主要记录大脑深层的电活动。通过将精细的微电极（通常由金属、玻璃或硅探针制成）插入大脑，LFP 可以从很小的神经元群体中记录到较宽频带的电活动（0～40kHz）（Buzsáki et al.，2012）。需要注意的是，这里的宽频带信号同时包含了突触后电位和动作电位。一般来说，神经元群体的动作电位记录通常被称为多单元记录技术（multi-unit recording，MUR），而神经元群体的突触后电位记录通常称为 LFP（Luck，2014）。LFP 的空间分辨率非常高，因为记录点与电流源之间的距离非常短，而微电极对脑组织的影响又很小，因此，当记录位点的密度足够大时，LFP 几乎可以精确地记录小数量神经元群体的所有电活动。而且，利用 LFP 技术，通过细胞外的场电位，也可以进一步推断出细胞内的电活动变化（Buzsáki et al.，2012；Gold et al.，2006；Henze et al.，2000）。

第二节　脑电测量

为了获得高质量的脑电数据，数据采集系统要满足一定的条件。通常，一个完整的脑电数据采集系统应该由以下几部分组成：电极、带滤波器的放大器、模数转换器（analog-to-digital）和数据记录电脑（Teplan，2002）。具体来说，头皮表面电极记录的电压信号通过放大器转换成适当电压范围内的信号，然后通过模数转换器将信号从模拟电压格式转换为数字格式，最后通过记录电脑进行数据存储。

一、电极

1. 电极类型

一般来说，根据在脑电数据记录过程中的不同作用，电极可以分为三种类型：活动电极、参考电极和接地电极。每个单独的脑电电极的电压波形图可以被看作活动电极（A）和参考电极（R）之间电势差随时间的变化。从理论上来说，参考电极应设置在较远的位置，绝对电势为零。因此，A 和 R 之间的电势差（即 A–R）在很大程度上可以反映 A 附近的电活动。然而，这种完美的参考电极并不存在，事实上在大多数情况下参考位点不是电中性的。因此，活动电极和参考电极之间的电势差反映了两个位点的电活动。接地电极主要用于降低接地电环路产生的噪声（Luck，2014）。大多数脑电数据采集系统包含多个活动电极、一或两个参考电极和一个接地电极。

脑电记录电极在获取高质量的数据方面起着重要作用。从制造材质上看，电极的种类很多，每一种都有不同的特点（Teplan，2002）。最常用的电极是银-氯化银电极（Ag-AgCl electrodes），主要由银制成，其表面镀有一层薄薄的氯化银。这类电极具有良好的导电性能，可以准确地记录微小的电位变化，因此使用银-氯化银电极在大多数情况下是比较明智的选择（Luck，2014；Picton et al.，2000；Kutas，1997；Picton et al.，1995；Rosler et al.，1995）。

在脑电数据采集过程中，为了获得良好的导电性和较低的接触阻抗，通常需要使用一些导电介质来填充电极和头皮之间的空隙。导电膏和生理盐水是常用的导电介质。相较于生理盐水，导电膏在电极和头皮之间建立的连接更稳定，这对于减少运动和皮肤表面产生的伪迹非常有帮助。然而，导电膏涂抹在头皮上需要较长的时间，而且清洗起来比较麻烦。相比较而言，生理盐水使用起来更方便，但电路连接的稳定性较差，一般不推荐使用（Luck，2014）。

传统的湿电极（即以导电膏为导电介质的电极）在脑电数据采集方面存在一定的局限性。首先，需要一些皮肤准备程序（例如，皮肤去角质）来降低电极与头皮交界处的阻抗。这个过程对某些被试来说是极其不舒服的，甚至是痛苦的，并且这个过程还可能会引起过敏反应和感染（Luck，2014；Picton et al.，2000）。其次，对于导电膏的用量有一定的要求，太少了不利于降低电阻，太多了会从电极孔中溢出，进而可能会在相邻电极之间产生短路，影响信号传导（Lin et al.，2011）。此外，导电膏的残渣很难清理。为了解决这些问题，近年来，很多不同类型的干电极被开发出来（Fonseca et al.，2007；Griss et al.，2001；Griss et al.，2002；Kim et al.，2009；Matthews et al.，2008；Ruffini et al.，2006）。其中，大部分是基于微电子机械系统技术（microelectromechanical system）制造的，少量的则是基于织物或泡沫材料（fabric-based or foam-based material）制造的。目前，已有一些干电极在脑电记录中表现出令人满意的性能，在未来可能会得到更广泛的应用（Beckmann et al.，2010；Gruetzmann et al.，2007；Hoffmann & Ruff，2007；Xu et al.，2008）。

2. 电极数量

在少数情况下，除参考电极和接地电极外，研究者可能只会使用一个活动电极。然而，在大多数脑电研究中，需要同时记录来自不同位置的多个活动电极的脑电信号。使用多通道电极有很多优势，比如，我们可以根据多通道电极数据得到的地形图将一段数据分解成不同的成分，以此优化脑电的特征提取，并识别一些可能的伪迹（Picton et al.，2000）。

常规脑电记录应使用多少电极？一些研究者提出，记录电极的数量取决于头皮记录中显示的空间分频率（Srinivasan et al.，1998）；另一些研究者则指出，从 32 个活动电极记录数据可适用于大多数实验（Luck，2014）。事实上，高密度电极阵列的使用可以提高脑电数据采集的空间分辨率，例如，现在很多脑电设备支持 256 导的多通道记录（Teplan，2002）。然而，更多的电极位点通常也意味着更昂贵的设备价格、更耗时的数据采集和分析过程。需要特别注意的是，随着电极数量的增加，识别和处理一些问题的难度也会增加，进而可能会影响脑电的数据处理质量（Luck，2014）。

3. 电极位置

1958 年，国际脑电图学与临床神经生理学联合会（International Federation in Electroencephalography and Clinical Neurophysiology）制定了脑电图电极放置位置标准方案（Jasper，1958），随后美国脑电图学会（American Electroencephalographic Society）不断地修订这一方案，这就是国际 10-20 电极排布系统，以下简称国际 10-20 系统，目前被广泛用于规范电极摆放位置（Acharya et al.，2016；American Clinical Neurophysiology，2006；Knott，1993）。

该系统规定了 75 个电极在头皮上的标准化位置（图 1.2）。具体来说，这套系统首先规定了四个基准点，即鼻根（位于鼻子上方的两眼之间的凹陷

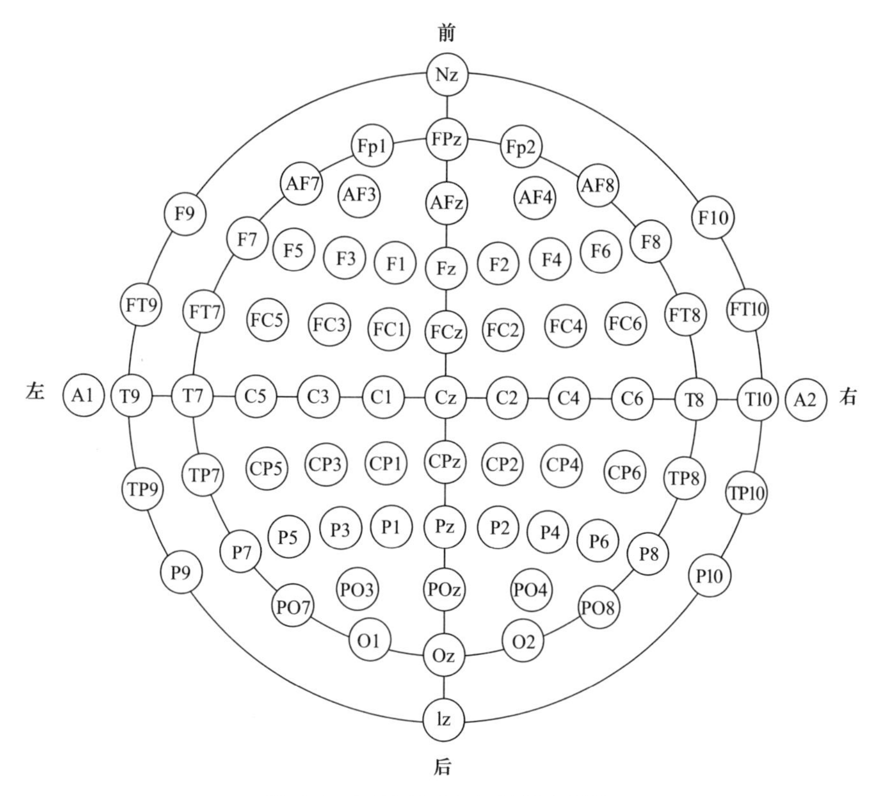

图 1.2　国际 10-20 电极排布系统

点，标记为 Nz）、枕骨隆突（头后部的隆起位点，标记为 lz）和左右耳前点（耳翼前面的凹陷点，标记为 A1 和 A2），其他电极的位置可以根据这些基准点来确定。该系统将电极沿着经纬线分别放置在 10%和 20%的点上，故而被称为 10-20 系统。每个电极的名称包含两个部分，即一到两个英文字母加上一个数字。英文字母指示电极对应的大概区域[Fp＝额极部（frontal pole）；F＝额叶（frontal）；C＝中央区（central）；P＝顶叶（parietal）；O＝枕叶（occipital）；T＝颞叶（temporal）]，结尾的数字代表到中线的距离，数字越大表示距离中线越远（中线上的电极用 z 表示距离为零）。奇数用在左半球，偶数用在右半球（左右的划分基于被试的视角）。

4. 阻抗

头皮与电极之间的阻抗过高会使记录到的脑电信号失真，产生更多的噪声。大多数商业脑电记录设备配有阻抗监视器。为了减少信号失真，每个电极与头皮接触的阻抗应小于 10kΩ（Picton et al.，2000）。当放大器具有高输入阻抗和良好的共模抑制性能时，数据采集系统对高阻抗的容忍度会变大（Taheri et al.，1994）。我们推荐在每次脑电测量完成后（如完成一个区组（block）的实验）检查并控制所有电极的阻抗（Teplan，2002）。

5. 参考电极

一些文献中提到很多电极可以被作为脑电图记录的参考电极，如顶点 Cz、两耳连接、双侧乳突连接、同侧耳、对侧耳和鼻尖等（Teplan，2002）。事实上，研究者可以在离线处理数据的时候做重新参考，因此任何一个位点都可以在脑电数据采集过程中被作为参考电极。值得注意的是，文献中也经常使用零参考技术和无穷远点参考技术，例如，共同平均参考、加权平均参考和源推导等（Yao，2001；Yao et al.，2005）。

二、放大器和转换器

脑电数据采集系统的放大器从电极处接收电压信号，并将其放大至范围与模数转换器兼容，然后模数转换器将这些电压信号从模拟信号转换成数字信号。为了实现这一点，放大器应该满足几个特定的要求。例如，它们应该提供选择性的放大和抑制功能（即放大生理信号和抑制噪声），以及保护被试免受伤害等。生物电位放大器（biopotential amplifier）必须满足的基本要求如下（Nagel，2000）：①所监测的生理过程不应受到放大器的任何影响；

②测量的信号不应失真；③放大器应该尽可能地将信号和干扰分离开；④放大器必须为被试提供保护，使其远离任何电击的危险；⑤在使用除颤器或电外科仪器时，放大器本身必须受到保护，以防止输入电压过高可能对其造成的损害。

放大器的输入信号由五部分组成（Nagel，2000；Teplan，2002）：所需的生物电信号、无用的生物电信号、50/60Hz 工频干扰信号及谐波、生理组织和电极接触产生的干扰信号以及噪声。一个高质量的放大器应该能够抑制大部分的干扰信号。所需的生物电信号通常被称为差分信号（differential signal），因为两个测量电极之间的电压差别很明显。工频干扰信号通常称为共模信号（common mode signal），因为两个测量电极之间的电压几乎相等。抑制共模信号的程度是生物电位放大器的一个重要性能。差模增益与共模增益之比称为共模抑制比（common-mode rejection ratio）。为了获得高质量的数据，脑电记录系统中的放大器共模抑制比至少要达到 100dB。

放大器增益是通过输出信号与输入信号的比值计算出来的。为了提供最好的信号质量和适当的电压水平区间，放大器增益应该在 100～50 000（增益并不是越高越好，要和其他参数相适应，如模数转换器的范围、采样率和噪声等）。为了减少环境电噪声的影响，差分放大器应具有高共模抑制比（至少为 100dB）和高输入阻抗（至少为 100MΩ）。

一般来说，放大器会包含一个模拟滤波器单元。通常，必要时对信号进行高通滤波来减少低频的生物伪迹电势（如呼吸）带来的影响（Teplan，2002）。相应地，模拟滤波器单元的半幅截止频率通常在 0.1～0.7Hz。此外，还需要一个低通滤波器，低通滤波的截止频率取决于感兴趣的最高频率。需要注意的是，如果低通滤波的截止频率大于采样率的一半，信号就会失真，这就叫作混叠（aliasing）。因此，采样率应该足够高，至少应是最高感兴趣频率的 2 倍。但是，这并不意味着采样率越高越好，因为采样率与获得的数据大小以及进一步的数据处理时间是成正比的。一般来说，250～1000Hz 的采样率是合适的，在脑电数据采集中不需要记录超过 1000Hz 的频率（Luck，2014）。

电压信号经过模数转换器转换成数字形式。模数转换器的分辨率是指在特定范围内可以区分的电压水平数目，通常表示为 2 的幂次方（Picton et al.，2000）。一般情况下，模数转换器的分辨率至少应该是 12 位（即 2^{12}，可以区分 4096 个数值）（Teplan，2002）。对于模数转换器来说，如果存在较大的直流位移，就需要有更高的分辨率。在实践中，模数转换器的电压分辨率最好超过 20 位。如果可以达到 20 位以上的分辨率，那么一般在数据采集的过程中就不需要做在线高通滤波，这样我们就可以用数字滤波器离线滤除低频成分。如果分辨率小于 20 位，则应使用半幅截止频率在 0.01～0.1Hz 的高通滤波器，以避免超过系统上限（Luck，2014）。

在过去，一个典型的脑电图记录系统包含一个放大器单元和一个单独的模数转换器单元。现在，这两个单元被集成在一起，并且在大多数情况下只有一个模拟滤波器[即反混叠过滤器（antialiasing filter）]。这是一个极大的进步，因为数字滤波器往往优于模拟滤波器。换句话说，如果记录系统满足要求，那么离线滤波（即数字滤波）总是优于在线滤波（即模拟滤波）（Luck，2014）。

脑电数据被存储后，数字滤波是提高数据信噪比的有力工具。数字滤波的算法有多种，从线性滤波到最新的非线性滤波方法。滤波器的选择取决于信号处理的目标。通常，有限脉冲响应（finite impulse response）滤波器是一个很好的选择，因为它不会扭曲波的相位（Teplan，2002）。一个好的滤波器应该对有用的信号特征几乎不存在任何影响。

三、伪迹

从脑电数据采集系统获得的数据是由脑电信号和各种噪声组成的，所有这些非脑电信号统称为伪迹（Luck，2014）。与脑电信号相比，伪迹通常具有更高的振幅和多种不同的形态。脑电记录中的伪迹可分为两类：与被试相关的伪迹和与技术相关的伪迹（Teplan，2002）。与被试相关的伪迹是无用的生理电噪声，它们可能极大地扭曲脑电数据，包括肌电、心电，以及由轻微的身体运动、眼球运动和出汗引起的伪迹等。与技术相关的伪迹是由周围环境引起的电噪声，包括工频干扰、阻抗波动、电极移动、过多的脑电膏以及电池电量不足等引起的电噪声。

有些伪迹是微小而稳定的（如心电），而有些伪迹则是巨大而短暂的（如眨眼）。在对脑电数据的处理中，两种主要的技术被用于处理伪迹（Luck，2014）。对于较大的瞬态伪迹，可以将其直接从数据中剔除[该过程称为伪迹拒绝（artifact rejection）]；对于小而稳定的伪迹，可以估计这些伪迹对脑电数据的影响，并使用一些校正程序（如独立成分分析）去除伪迹，该过程称为伪迹校正（artifact correction）。除了离线的数据处理过程之外，研究者还可以在数据采集过程中采取一些措施来减少伪迹（参见下一部分），例如，通过有效屏蔽和主动电极记录系统来降低一些与技术相关的噪声（Jackson et al.，2014）。

四、对脑电测量的一些建议

脑电系统记录了包括大脑和其他噪声源产生的电活动。为了获得高质量的数据，研究者应在脑电测量过程中采取一些措施来减少噪声的干扰。

1. 记录环境

特殊的屏蔽室有助于减少环境电噪声（如工频干扰）的影响。在使用屏蔽室时，其他电子设备（如连接交流电电源的放大器）应远离屏蔽区域。然而，屏蔽室造价昂贵。当有一个主动电极系统（active electrode system）的时候，电隔离室并非必需。通过将放大器靠近电极，主动电极系统可以在信号通过未屏蔽的导线前对其进行放大，大大降低了记录环境引入的电噪声（Jackson et al., 2014）。如果既没有屏蔽室也没有主动电极系统，可以使用凹陷滤波器来减小 50/60Hz 工频干扰的影响。

如果在实验中使用视频显示器，那么它与被试的距离应该足够远（建议为 100～200cm）（Luck，2014）。椅子最好是角度可调的，这样被试可以将自己的身体调整到舒适的位置。推荐在脑电记录室中使用直流供电灯代替交流供电灯，例如，电池供电的发光二极管灯，可以降低电噪声。数据采集室的温度应适宜且可控，因此需要安装一台空调。如果有条件，最好使用消声室来屏蔽声音噪声。此外，建议对于所有的被试尽量保持相同的脑电记录环境，除非环境本身是实验的自变量。

2. 脑电记录系统参数

我们推荐如下的脑电记录系统参数。

（1）电极类型。我们推荐使用银-氯化银盘式电极。干电极是一种很有前途的替代材料，但目前来看其稳定性不如湿电极。

（2）电极数量。多数情况下，我们推荐 32～64 个活动电极，但研究高密度脑电电极以及有特殊需求的算法（如空间拉普拉斯变换）的研究除外。

（3）电极排布。我们推荐国际 10-20 系统。

（4）参考电极。在采集脑电数据的过程中，只要电路连接良好，任何位置的电极都可以被作为参考电极，因为这样研究者总是可以在离线处理数据的时候重新参考。对于未来展示脑电数据时的参考电极，我们建议选择同一研究领域研究者普遍认可的电极。

（5）放大器和模数转换器。对于放大器，推荐高输入阻抗（至少为

100MΩ）和高共模抑制比（至少为 100dB）。对于模数转换器，推荐高电压分辨率（超过 20 位）。

（6）模拟滤波器。如果模数转换器的分辨率足够高，建议在采集脑电数据时不要使用模拟滤波器，因为可以用更好的数字滤波器对数据进行离线滤波。如果模数转换器分辨率不够高，建议在采集数据的时候使用高通滤波器，其半幅截止频率在 0.01～0.1Hz 为好。

（7）采样率。在大多数情况下，采样率在 250～1000Hz 就足够了，脑电不需要记录超过 1000Hz 的频率。

3. 被试

选择合适的具有代表性的被试群体（人口统计学特征和其他参数都比较合适），是获得高质量脑电数据的重要保证（Teplan，2002）。需要注意的是，大多数的脑电实验是漫长而枯燥的，因此在数据收集的过程中让被试保持放松、快乐并专注于任务是非常重要的。如果他们缺乏动力或感到无聊，他们的表现就会很差，可能会引入一些肌肉噪声或运动伪迹。为避免出现这一问题，建议采取以下几方面的措施。

（1）和被试聊天。脑电实验的准备工作通常比较费时，在准备过程中最好能与被试进行良好的交谈，可以谈论工作、爱好、运动等。同时，谈话应该围绕被试展开。这样做被试会感到放松和信任，更有可能在任务中有良好的表现。除了闲聊之外，这也是强调实验要求和注意事项的好机会，例如，如何以正确的方式完成任务，如何控制眨眼，以及其他需要注意的事项（Luck，2014）。

（2）合理设置实验区组的长度。没有人可以长时间地保持注意力，通常，一个完整的实验会分成几个区组完成，每个区组完成之后需要休息。在大多数实验中，推荐 5～7 分钟一个区组，中间设置 1～2 分钟的休息时间（Luck，2014）。

（3）巧妙地设置被试费。在很多情况下，被试参加实验的主要目的是赚取被试费，这在以大学生为被试群体的研究中尤为突出。主试在设置被试费时，应该让被试费在一定范围内变化，即与被试的实验表现挂钩。当主试告知被试，如果他们能更好地完成实验将会得到更多的报酬时，被试就可能会更认真地对待实验任务，并取得更好的实验任务成绩，进而得到较高质量的脑电数据。

参考文献

Acharya, J. N., Hani, A. J., Cheek, J., Thirumala, P., & Tsuchida, T. N.（2016）. American Clinical Neurophysiology Society Guideline 2: Guidelines for standard electrode position nomenclature. *Journal of Clinical Neurophysiology, 33*（4）, 308-311.

American Clinical Neurophysiology, S.（2006）. Guideline 5: Guidelines for standard electrode position nomenclature. *Journal of Clinical Neurophysiology: Official Publication of the American Electroencephalographic Society, 23*（2）, 107-110.

Avitan, L., Teicher, M., & Abeles, M.（2009）. EEG generator: A model of potentials in a volume conductor. *Journal of Neurophysiology, 102*（5）, 3046-3059.

Bazhenov, M., Lonjers, P., Skorheim, S., Bedard, C., & Destexhe, A.（2011）. Non-homogeneous extracellular resistivity affects the current-source density profiles of up-down state oscillations. *Philosophical Transactions of the Royal Society A: Mathematical, Physical and Engineering Sciences, 369*（1952）, 3802-3819.

Beckmann, L., Neuhaus, C., Medrano, G., Jungbecker, N., Walter, M., Gries, T., & Leonhardt, S.（2010）. Characterization of textile electrodes and conductors using standardized measurement setups. *Physiological Measurement, 31*（2）, 233-247.

Buzsáki, G., Anastassiou, C. A., & Koch, C.（2012）. The origin of extracellular fields and currents-EEG, ECoG, LFP and spikes. *Nature Reviews Neuroscience, 13*（6）, 407-420.

da Silva, F. L.（2009）. EEG: Origin and measurement. In C. Mulert, L. Lemieux（Eds.）,*EEG–fMRI*（pp. 19-38）Berlin, Heidelberg: Springer.

Engel, A. K., Moll, C. K., Fried, I., & Ojemann, G. A.（2005）. Invasive recordings from the human brain: Clinical insights and beyond. *Nature Reviews Neuroscience, 6*（1）, 35-47.

Fonseca, C., Cunha, J. P. S., Martins, R. E., Ferreira, V. M., de Sá Marques, J. P., Barbosa, M. A., & da Silva, A. M.（2007）. A novel dry active electrode for EEG recording. *IEEE Transactions on Biomedical Engineering, 54*（1）, 162-165.

Freeman, W. J.（1980）. Use of spatial deconvolution to compensate for distortion of EEG by volume conduction. *IEEE Transactions on Biomedical Engineering, 27*（8）, 421-429.

Fuchs, M., Wagner, M., & Kastner, J.（2007）. Development of volume conductor and source models to localize epileptic foci. *Journal of Clinical Neurophysiology, 24*（2）, 101-119.

Gold, C., Henze, D. A., Koch, C., & Buzsaki, G.（2006）. On the origin of the extracellular action potential waveform: A modeling study. *Journal of Neurophysiology, 95*（5）, 3113-3128.

Griss, P., Enoksson, P., Tolvanen-Laakso, H. K., Merilainen, P., Ollmar, S., & Stemme, G.（2001）. Micromachined electrodes for biopotential measurements. *Journal of Microelectromechanical Systems, 10*（1）, 10-16.

Griss, P., Tolvanen-Laakso, H. K., Merilainen, P., & Stemme, G.（2002）. Characterization of micromachined spiked biopotential electrodes. *IEEE Transactions on Biomedical Engineering, 49*（6）, 597-604.

Gruetzmann, A., Hansen, S., & Muller, J.（2007）. Novel dry electrodes for ECG monitoring.

Physiological Measurement, *28*（11）, 1375-1390.

Henze, D. A., Borhegyi, Z., Csicsvari, J., Mamiya, A., Harris, K. D., & Buzsaki, G.（2000）. Intracellular features predicted by extracellular recordings in the hippocampus *in vivo*. *Journal of Neurophysiology*, *84*（1）, 390-400.

Hoffmann, K. P., & Ruff, R.（2007）. Flexible dry surface-electrodes for ECG long-term monitoring. 2007 29th *Annual International Conference of the IEEE Engineering in Medicine and Biology Society*, *2007*, 5739-5742.

Holmes, G. L., & Khazipov, R.（2007）. Basic neurophysiology and the cortical basis of EEG. In A. S. Blum & S. B. Rutkove（Eds.）, *The Clinical Neurophysiology Primer*（pp. 19-33）. Totowa: Humana Press.

Jackson, A. F., & Bolger, D. J.（2014）. The neurophysiological bases of EEG and EEG measurement: A review for the rest of us. *Psychophysiology*, *51*（11）, 1061-1071.

Jasper, H. H.（1958）. The ten-twenty electrode system of the international federation. *Electroencephalography and Clinical Neurophysiology*, *10*, 371-375.

Kajikawa, Y., & Schroeder, C. E.（2011）. How local is the local field potential? *Neuron*, *72*（5）, 847-858.

Kandel, E. R., Schwartz, J. H., Jessell, T. M., Siegelbaum, S., & Hudspeth, A. J.（2013）. *Principles of Neural Science*. 5th ed. New York; London: McGraw-Hill.

Kim, Y. S., Baek, H. J., Kim, J. S., Lee, H. B., Choi, J. M., & Park, K. S.（2009）. Helmet-based physiological signal monitoring system. *European Journal of Applied Physiology*, *105*（3）, 365-372.

Knott, J. R.（1993）. Regarding the American Electroencephalographic Society guidelines for standard electrode position nomenclature: A commentary on the proposal to change the 10-20 electrode designators. *Journal of Clinical Neurophysiology*, *10*（1）, 123-124.

Kutas, M.（1997）. Views on how the electrical activity that the brain generates reflects the functions of different language structures. *Psychophysiology*, *34*（4）, 383-398.

Lin, C. T., Liao, L. D., Liu, Y. H., Wang , I. J., Lin, B. S., & Chang, J. Y.（2011）. Novel dry polymer foam electrodes for long-term EEG measurement. *IEEE Transactions on Biomedical Engineering*, *58*（5）, 1200-1207.

Lindén, H., Tetzlaff, T., Potjans, T. C., Pettersen, K. H., Grun, S., Diesmann, M., & Einevoll, G. T.（2011）. Modeling the spatial reach of the LFP. *Neuron*, *72*（5）, 859-872.

Luck, S. J.（2014）. *An Introduction to the Event-Related Potential Technique*. Cambridge MIT Press.

Matthews, R., Turner, P. J., McDonald, N. J., Ermolaev, K., Manus, T., Shelby, R. A., & Steindorf, M.（2008）. Real time workload classification from an ambulatory wireless EEG system using hybrid EEG electrodes. *Annual International Conference of the IEEE Engineering in Medicine and Biology Society*, *2008*, 5871-5875.

Nagel, J. H.（2000）. Biopotential amplifiers. In Bronzino J. D. The Biomedical Engineering Handbook: second Edition. *Boca Raton*: *CRC Press LLC*,.

Niedermeyer, E., & da Silva, F. H. L.（2005）. *Electroencephalography: Basic Principles,*

Clinical Applications, and Related Fields. 5th ed. Philadelphia: Lippincott Williams & Wilkins.

Nunez, P. L., & Srinivasan, R.（2006）. *Electric Fields of the Brain: The Neurophysics of EEG.*2nd ed. Oxford；New York: Oxford University Press.

Picton, T. W., Bentin, S., Berg, P., Donchin, E., Hillyard, S. A., Johnson, R., et al.（2000）. Guidelines for using human event-related potentials to study cognition: Recording standards and publication criteria. *Psychophysiology*, *37*（2）, 127-152.

Picton, T. W., Lins, O. G., & Scherg, M.（1995）. The recording and analysis of event-related potentials. *Handbook of Neuropsychology*, *10*, 3.

Rosler, F., Heil, M., & Hennighausen, E.（1995）. Distinct cortical activation patterns during long-term memory retrieval of verbal, spatial, and color information. *Journal of Cognitive Neuroscience*, *7*（1）, 51-65.

Rowan, A. J., & Tolunsky, E.（2003）. *Primer of EEG: With a Mini-Atlas*. Philadelphia: Butterworth-Heinemann.

Ruffini, G., Dunne, S., Farrés, E., Marco-Pallarés, J., Ray, C., Mendoza, E., et al.（2006）. A dry electrophysiology electrode using CNT arrays. *Sensors and Actuators A: Physical*, *132*（1）, 34-41.

Squire, L. R.（2008）. *Fundamental Neuroscience.* 3rd ed. Amsterdam, Boston: Elsevier / Academic Press.

Srinivasan, R., Tucker, D. M., & Murias, M.（1998）. Estimating the spatial Nyquist of the human EEG. *Behavior Research Methods, Instruments, & Computers*, *30*（1）, 8-19.

Taheri, B. A., Knight, R. T., & Smith, R. L.（1994）. A dry electrode for EEG recording. *Electroencephalography and Clinical Neurophysiology*, *90*（5）, 376-383.

Teplan, M.（2002）. Fundamentals of EEG measurement. *Measurement Science Review, 2*（2）, 1-11.

Xu, P., Zhang, H., & Tao, X.（2008）. Textile-structured electrodes for electrocardiogram. *Textile Progress*, *40*（4）, 183-213.

Yao, D. Z.（2001）. A method to standardize a reference of scalp EEG recordings to a point at infinity. *Physiological Measurement*, *22*（4）, 693.

Yao, D. Z., Wang, L., Oostenveld, R., Nielsen, K. D., Arendt-Nielsen, L., & Chen, A. C.（2005）. A comparative study of different references for EEG spectral mapping: The issue of the neutral reference and the use of the infinity reference. *Physiological Measurement*, *26*（3）, 173.

第二章

脑电、诱发电位和事件相关电位

吕雪靖[1] 胡 理[1]

摘要：为提供了解 EEG 及其应用所需的背景知识，本章首先总结了 EEG、诱发电位（EP）和事件相关电位（event-related potential，ERP）是如何产生并被获取的。其次，我们根据刺激呈现模态的不同，简要介绍了不同感觉模态下的经典 EP 和 ERP 成分及其在临床和神经科学研究中的应用。最后，我们讨论了脑电技术的优势和局限性。

关键词：脑电；诱发电位；事件相关电位

第一节 自发性脑电活动

大脑的自发性电活动，又被称为自发性脑电活动，表现为在广泛频谱上占主导地位且具有某些特征的波形。这些 EEG 活动通常被应用于癫痫、昏迷和脑死亡等临床诊断（Hughes，1994）。根据频段信息，自发性 EEG 活动可以分为以下五个频段：δ（<4Hz）、θ（4～8Hz）、α（8～13Hz）、β（13～30Hz）和γ（>30Hz）。每个频段的节律活动都具有特定的头皮分布和生物学意义（图 2.1）。例如，人处于清醒状态且闭眼，α波通常会在其大脑枕叶区域测得，并且会随着睁眼或心理活动的增加而减弱（American Electroencephalographic Society Guidelines in Electroencephalography，Evoked Potentials，and Polysomnography，1994）。此外，随着频率的增加，脑电节律倾向于表现为更小的振幅（Hughes，1994）。

1. 中国科学院心理研究所心理健康重点实验室；中国科学院大学心理学系，北京，中国。电子信箱：huli@psych.ac.cn；xiaxl@psych.ac.cn。

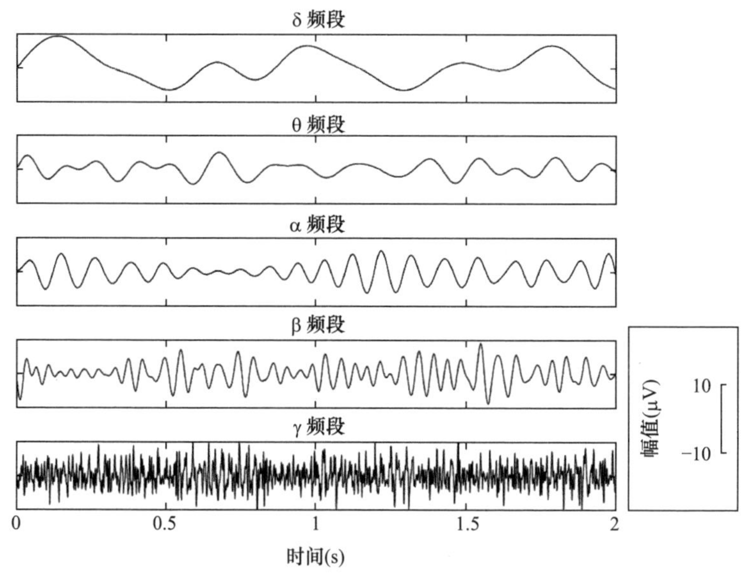

图 2.1 节律性的 EEG 活动通常按频率划分频段

第二节 诱发电位和事件相关电位

当人接收到与特定感觉、认知或运动事件相关的刺激时，自发性 EEG 活动会受到干扰。这种由事件诱发的神经响应会淹没在自发性 EEG 活动中，但可以借由简单的平均叠加技术或更复杂的单试次分析和时频分析等技术，将这些响应从自发性 EEG 活动中提取出来。这些经过平均叠加所获得的脑电响应被称为事件相关电位，表示它们是与特定事件相关的电位。

传统观点认为大脑响应的早期成分是由刺激本身所诱发的，反映的是对刺激进行基本感觉处理的大脑活动（Callaway et al.，1978）。从这个角度来看，研究者使用“诱发电位”这一术语来指代对外部刺激诱发大脑响应的测量。然而，越来越多的证据表明，当神经活动与心理事件具有锁时相关性时，某些大脑响应（尤其是那些潜伏期较晚的响应）反映的更可能是大脑皮层对心理活动的处理，而不是简单的感觉处理，因此这些被记录到的大脑响应也被称为“事件相关电位”，表明该响应不仅反映了感觉运动过程所诱发的活动，还显示了与可定义事件之间稳定的时间关系（Niedermeyer & Lopes da Silva，2005；Rugg & Coles，1995）。目前，ERP 技术已被生理学、心理学和临床医学等多个领域的研究者广泛应用（Begleiter et al.，1967；Deletis & Sala，2008；Duncan et al.，2009；Gonzalez et al.，2009）。

第三节 EP和ERP的概述

如上一章所述，脑电是一种低空间分辨率的大脑活动测量方法，具有较低的信噪比。其原始形式不能直接用于测量大多数与特定事件或任务相关的神经活动。幸运的是，通过简单的平均技术可以从连续的EEG数据中提取与刺激有关的锁时的事件相关响应（Mouraux & Iannetti，2008；Pfurtscheller & Lopes da Silva，1999）。相对于刺激呈现，锁时的事件相关响应可以是锁相的，也可以是非锁相的。当事件相关的响应与刺激开始时刻相位锁定时，研究者通过平均多个试次后可以在时域中很容易地观测到它们，即ERP。相反，当事件相关响应与刺激开始时刻相位不锁定时，多个试次的平均叠加会让它们隐匿于时域中而难以观测。这些非锁相响应被称为事件相关振荡（event-related oscillation，ERO），表示正在进行的EEG活动的特定频率的变化。ERO可能表现为与潜在神经元集群同步性的瞬时增加，即事件相关同步化（event-related synchronization，ERS），或瞬时减少，即事件相关去同步化（event-related desynchronization，ERD）（Mouraux & Iannetti，2008；Pfurtscheller & Lopes da Silva，1999）。在本章中，我们将重点关注EP和ERP。

ERP是如何产生的？一些研究者认为，ERP与正在进行的自发性EEG活动无关，是一种额外的神经元放电活动（Jervis et al.，1983；Niedermeyer & Lopes da Silva，2005；Schroeder et al.，1995），因此提出了诱发模型（Sauseng et al.，2007）。但也有研究者认为，ERP是由正在进行的自发EEG信号的相位重组而产生的，从而提出了相位重置模型（Makeig et al.，2002；Min et al.，2007；Sauseng et al.，2007）。Min等（2007）观察到部分相位重置和部分附加功率对ERP的产生都有贡献，并且刺激前的大脑状态显著影响事件相关的大脑响应，提示综合两种模型来解释ERP的发生可能更加合理且全面。

如何获得ERP并定位其神经源？在大多数情况下，背景EEG活动（大约几十微伏）的幅度比ERP的幅度（微伏级）大几倍（Hu et al.，2010；Rugg & Coles，1995）。因此，ERP的识别依赖于增强信噪比的信号处理方法。目前，被广泛使用的信噪比增强方法是时域上的跨试次平均叠加（Dawson，1951，1954）。平均后的ERP成为具有极性、潜伏期、振幅和头皮分布等多个特征的单相偏转（Callaway et al.，1978；Mouraux &

Iannetti，2008）。此外，使用偶极子源模型（Valeriani et al.，2001）或分布式源模型（Michel et al.，2001）可以从头皮分布推断ERP的神经源。然而，同一个给定的头皮地形图可以推导出不同的源位置，因此从头皮位置确定源位置是典型的逆问题（Grech et al.，2008）。这种情况需要额外的假设（例如，偶极子源的数量或来自功能磁共振成像的空间约束）以获得唯一解。由于这个原因，所获源位置可能存在严重的假设偏差，导致其在实际应用方面受到极大限制（Mouraux & Iannetti，2008）。

第四节　常见的EP和ERP成分

一、听觉诱发电位

听觉刺激的呈现可以在耳蜗诱发电位。在突然出现一个声音刺激后，第一组听觉响应在声音呈现后的几毫秒内发生，反映了声音信号从耳蜗通过脑干传入丘脑（图 2.2）。这些信号的源在大脑深处且通常情况下振幅较小（约0.5μV），因此需要平均数千个试次才能获得清晰的脑干听觉诱发电位（brainstem auditory evoked potential，BAEP）。这些听觉脑干响应通常用罗马数字按顺序标注，分别代表听觉神经（Ⅰ）、耳蜗核（Ⅱ）、上橄榄（Ⅲ）、侧脑室束和核（Ⅳ）及下丘（Ⅴ）的激活。BAEP是高度自动化的，并且较少受睡眠、麻醉、昏迷的影响（Goldie et al.，1981）。因此，BAEP可用于评估听觉通路的完整性，尤其是对新生儿和婴儿的听觉评估，是早期识别听力损伤或丧失的重要工具。

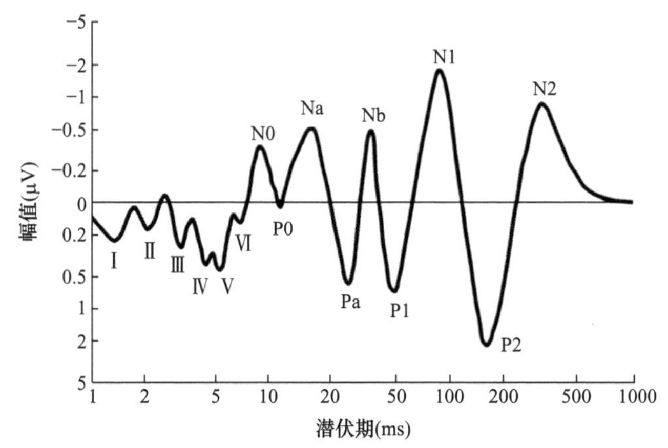

图 2.2　典型的听觉诱发响应。图中展示的是在一段时间内听觉刺激所诱发的听觉脑干响应（Ⅰ～Ⅵ）、中潜伏期响应和长潜伏期响应

在 BAEP 之后是中潜伏期响应和长潜伏期响应。中潜伏期响应是指刺激呈现后 10～50ms 的神经响应，至少有一部分来自内侧膝状核和初级听觉皮层；长潜伏期响应通常从 P50（也称为 P1）、N100（也称为 N1）和 P160（也称为 P2）开始（Luck，2005）。然而，“长潜伏期响应”这一术语在某种程度上具有混淆性，因为这些响应的潜伏期相对于中潜伏期响应更长，但与高级认知成分（例如，P300 和 N400）相比，则潜伏期较短。因此，一些研究者在提及“中潜伏期响应”时一般是指发生在 50～200ms 的诱发电位成分（Boutros et al.，2006；Roth et al.，1980）。

峰值潜伏期为 50～150ms 的听觉 N1 是听觉诱发电位中最突出的成分之一。N1 有多个子成分，它们叠加在一起形成了 N1 的峰值。其中包括在颞上平面记录到的与刺激的物理和时间属性以及被试的一般状态相关的成分，在颞叶和顶叶皮层侧面的联合皮层中产生的成分，以及在运动和前运动皮层中产生的成分。这些子成分的诱发不仅取决于听觉刺激本身，也取决于刺激发生的条件（Näätänen & Picton，1987）。听觉 N1 对注意力敏感（Woldorff et al.，1993），研究者可以通过改变事件的任务相关性或通过调节被试对事件本身的预期来操纵 N1（Lange，2013）。

N2 是另一个常见的听觉成分。偶尔出现在重复刺激序列（标准刺激）中的变异刺激往往会诱发出一个波幅较大的 N2。N2 通常包含三个子成分：N2a、N2b 和 N2c。N2a 也被称为听觉失匹配负波（mismatch negativity，MMN），反映的是无须意识参与的变异探测过程。MMN 指的是标准刺激和变异刺激所诱发的神经响应之间的差异波，通常在变异刺激呈现后 150～250ms 出现。MMN 的分布主要集中在头皮的前中部，其主要发生源为听觉皮层和前额叶（Näätänen et al.，2007）。此外，在违反语法规则或声音缺失时，MMN 也会被诱发（Yabe et al.，1997）。尽管 MMN 被认为是一种独立于注意力的过程，但有新证据表明可以通过调节注意力来对 MMN 进行调节（Sussman，2007）。总的来说，MMN 因其相对较高的自动性，已被广泛用于对说话困难或行为不便人群的听觉变异探测能力的评估。N2b 反映的是注意条件下的变异探测过程，其潜伏期要晚于 MMN，在变异刺激呈现后 200～300ms 达到峰值。此外，N2b 的头皮分布也与 MMN 不同，主要集中在中央顶叶，且极性在乳突位置不反转，提示其发生源可能在听觉皮层之外。N2c 与 MMN 和 N2b 都不同，被认为反映的是刺激归类过程而非变异探测。

二、视觉诱发电位

第一个典型的视觉 ERP 成分是 P1（图 2.3），但有时 P1 之前会出现起始潜伏期为 40～70ms、峰值潜伏期为 60～100ms 的 C1 成分。C1 对空间频率和对比度等基本视觉刺激属性高度敏感。有证据表明，C1 源于纹状皮层，会对上下视野中的视觉刺激出现极性反转（Jeffreys & Axford，1972）。这种反转对应于纹状皮层的视网膜组织，其中下部和上部的视觉信息分别被映射在矩状裂的上部和下部。当 C1 波为正时，它与 P1 成分相加产生单个正向波。因此，除非通过上视野刺激产生负向 C1 波以区分正向 P1 波，否则我们通常难以观察到明显的 C1 波（Luck，2005）。

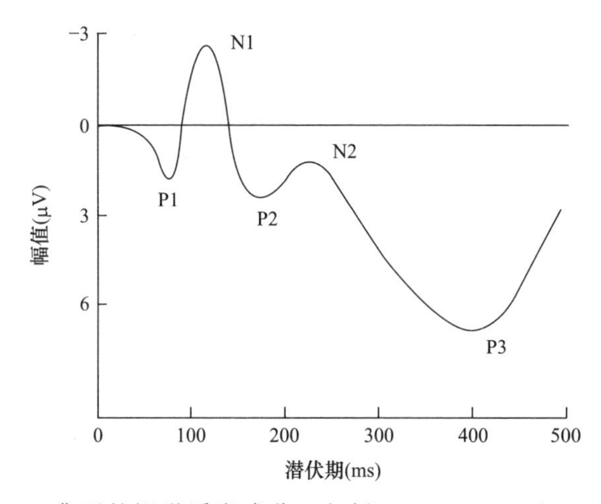

图 2.3　典型的视觉诱发成分，包括 P1、N1、P2 和 P3 成分

视觉 P1 在两侧枕区的电极位置处最大，并且在刺激呈现后 60～90ms 出现，峰值在 100～130ms 达到最大。与 C1 成分不同，P1 成分对于上视野刺激和下视野刺激不会出现极性反转。尽管学术界目前尚未就其来源的确切位置达成共识，但研究者普遍认为 P1 成分产生于外部视觉区域（Di Russo et al.，2002）。另外，P1 波与 C1 波一样对刺激属性的变化敏感，受到选择性注意（Hillyard et al.，1998）和个人唤醒度的调节（Vogel & Luck，2000）。

视觉 N1 出现在 P1 之后，易出现不应期。如果一个视觉刺激出现在某一位置，而另一个视觉刺激在短暂延迟后出现在同一位置，那么第二个刺激所诱发的 N1 响应会大大减弱。这是由于产生 N1 的神经元在响应后进入不应期，需要一段时间才能逐渐恢复。与听觉 N1 一样，视觉 N1

也包括多个子成分。例如，最早的 N1 子成分在刺激呈现后 100～150ms 在额叶电极达到峰值，而在刺激呈现后 150～200ms 至少有两个 N1 子成分在顶叶皮层和枕叶皮层达到峰值，而且这些 N1 子成分都会受到空间注意力的影响（Hillyard et al.，1998）。此外，当被试执行辨别任务时，两侧枕区的 N1 子成分的响应似乎比执行检测任务时更大，提示这个 N1 子成分可能反映了某种辨别过程（Vogel & Luck，2000）。

三、痛觉诱发电位

红外激光刺激器产生的短暂热脉冲辐射会选择性地激活位于皮肤表层的 Aδ 和 C 纤维（Bromm & Treede，1984；Carmon et al.，1976），在 EEG 上表现为多个响应(Carmon et al.,1976)。激光诱发电位(laser evoked potential，LEP）与Ⅱ型 Aδ 机械热伤害感受器（Treede et al.，1998）和位于脊髓前角的脊髓神经元的激活有关（Treede et al.，2003）。LEP 包括一系列的锁时 ERP 成分——N1、N2 和 P2 波。这些成分反映的是来自初级和次级躯体感觉皮层、脑岛和前扣带皮层的皮层活动组合（Cruccu et al.，2008；Garcia-Larrea et al.，2003）。如图 2.4 所示，LEP 中最大的成分是负正顶点电位，即 N2-P2 复合波，通常在激光刺激施加于手背后 200～350ms 达到峰值(Bromm & Treede，1984)。N2-P2 复合波之前是波幅较小的 N1 波，它在刺激对侧的中央或颞叶区域的分布最大。N1 被认为反映的是躯体感觉信息的输入（Lee et al.，2009；Mouraux & Iannetti，2009），而且 N1 波会在时间和空间上与后续的 N2 波重叠（Cruccu et al.，2008；

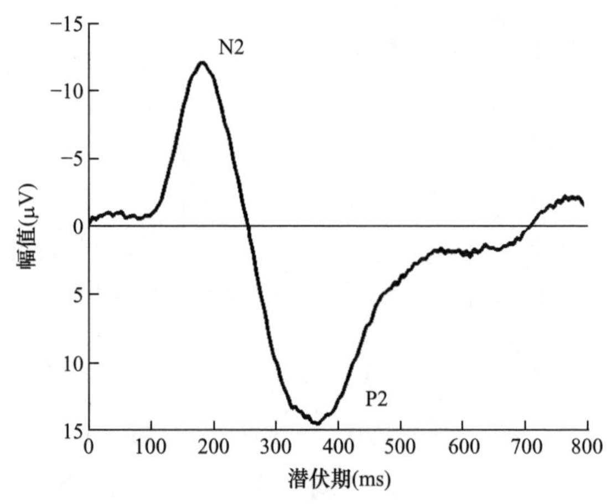

图 2.4 在 Cz 电极处记录到的因伤害躯体感觉输入（即激光刺激）引起的 ERP（N2 和 P2）成分（使用平均参考）

Kunde & Treede，1993；Treede et al.，2003）。为了将 N1 波与 N2 波分离，研究者通常在刺激施加的对侧中心电极（C3 或 C4）处检测 N1b 波，该方法也被推荐用于临床试验中 LEP 的记录（Hu et al.，2010；Valentini et al.，2012）。

N2-P2 复合波的特点是信噪比高（峰峰间振幅在平均叠加 20～30 个试次后即可达几十微伏）（Carmon et al.，1980；Iannetti et al.，2005），但 N1 波的信噪比较低，也因此更难以探测。这种困难的形成不仅是因为产生 N1 波的神经活动要小于产生 N2 和 P2 波的神经活动（Cruccu et al.，2008；Treede et al.，2003），也是因为 N1 和 N2 波在时间和空间上具有相同极性且容易重叠，而且颞叶电极经常被颞肌活动相关的伪迹所污染（Kunde & Treede，1993）。因此，在过去几十年中，绝大多数的生理学（Iannetti et al.，2003）和临床（Treede et al.，2003）LEP 研究，都单独依赖于对 N2 和 P2 波的测量。然而，近年来越来越多的研究开始探索并通过实验调控 N1 波的潜伏期和振幅，以描述其功能意义（Ellrich et al.，2007；Iannetti et al.，2008；Lee et al.，2009；Legrain et al.，2002；Mouraux & Iannetti，2009；Schmahl et al.，2004）。事实上，有实验证据表明，N1 波所代表的感觉处理的早期阶段与伤害性信息的上传直接相关（Lee et al.，2009），而 N2 和 P2 波所反映的神经活动在很大程度上不具备刺激模态的特异性（Mouraux & Iannetti，2009）。基于这些原因，研究者建议对 N1 波进行更系统的检查，以促进 LEP 在临床中的应用（Cruccu et al.，2008；Treede et al.，2003）。

LEP 的晚期成分可能对躯体感觉特异（Liang et al.，2010；Mouraux & Iannetti，2009）。虽然多年来一直被忽视，但这一成分已经被成功地识别并从 LEP 波形中提取，标记为 P4（Hu et al.，2014）。P4 波的特征为信噪比较低、波幅较小且潜伏期较长。具体而言，在手部施加激光刺激后 390～410ms，可以在施加刺激侧对侧的中央顶点电极处观察到较大的 P4 波。相比较而言，当刺激施加于足部时，诱发的 P4 波是呈中央分布的，在 Cz 和 Pz 电极之间具有最大振幅，潜伏期在 430～450ms（Hu et al.，2014）。值得注意的是，P4 和 N1 波的神经活动之间存在紧密的生理联系，表现为 P4 波的峰值潜伏期和振幅在很大程度上依赖于 N1 波的峰值潜伏期和振幅。同时，大量证据表明，P4 波与 N1 波可能来自相同的神经发生源（Hu et al.，2010；Hu et al.，2014；Valentini et al.，2012）。可见，除了 LEP 波形中的前三个主要成分之外，由初级躯体感觉皮层（至少部分地）产生的 P4 波可以被认为是第四个独立的 LEP 成分，反映了对伤害性信息处理的独特功能。

在生理学和临床研究中，LEP 被认为是评估伤害性刺激传导通路功能的最佳工具（Bromm & Treede，1991；Cruccu et al.，2008；Iannetti et al.，2001）。如果某些损伤影响了脊髓-丘脑系统中的任何位置，只要将激光刺激作用于相应的皮肤区域，其所诱发的 LEP 就可以反映伤害性刺激传导通路中的异常（Cruccu et al.，2008）。在外周水平上，LEP 可用于评估“小纤维疾病”，其特征是对温度和疼痛敏感性的降低以及自主周围神经功能的丧失，在 LEP 上表现为振幅的衰减或潜伏期的延迟，甚至是没有响应（Agostino et al.，2000；Kakigi et al.，1992；Kakigi et al.，1991b）。例如，研究者观察到 LEP 的潜伏期和振幅的变化与腓肠神经活检中 Aδ 纤维的丧失相关，并且 LEP 的完全消失可能表明 Aδ 纤维和 C 纤维均受损（Kakigi et al.，1991b；Treede et al.，2003）。在脊髓水平上，LEP 可以提供脊柱病变的功能评估。研究表明，LEP 异常与脊髓空洞症、动静脉畸形和炎症性脊髓病患者的脊柱病变相关（Bromm et al.，1991；Kakigi et al.，1991a；Treede et al.，1991；Treede et al.，2003）。在脑干水平，下侧脑干的损伤也可能导致 LEP 异常，表现为振幅减弱、潜伏期延迟或没有响应（Treede et al.，2003）。在皮层水平上，额顶岛盖（次级躯体感觉皮层或脑岛）的病变与疼痛敏感性的降低相关（Greenspan et al.，1999），表现为 LEP 的异常。因此，LEP（特别是 N1）经常被用于评估皮层病变（Treede et al.，2003）。

四、触觉诱发电位

体感诱发电位（somatosensory evoked potential，SEP）是指大髓鞘纤维 Aβ 接受刺激后在皮层和皮层下所诱发的响应（Cruccu et al.，2008；Devlin et al.，2006）。Aβ 纤维检测到诱发触觉，由同侧脊髓传至脑干，然后将这种触觉信息直接投射到对侧丘脑，并终止于腹侧后外侧核（初级躯体感觉皮层）（Kandel et al.，2000）和其他与躯体感觉相关的区域，这个过程可以实现对机械刺激的感知，如触觉识别和振动检测（Treede，2007）。例如，当对胫神经施加电刺激时（通常使用双极经皮电极，其中阴极位于跟腱内侧边缘和内踝后缘之间的位置，阳极位于远端约 3cm 处），所诱发的胫神经 SEP 可在不同的水平被记录到，包括外周（N8）、腰椎（N22）、皮层下（P30）和皮层上（P39）（Cruccu et al.，2008）。在皮层水平，SEP 通常在 Cz 电极处记录。如图 2.5 所示，虽然皮层水平的胫神经 SEP 包含多个锁时成分（P39、N50、P60），但只有 P39 具有明确的临床价值（Cruccu et al.，2008；Mauguiere，1999）。

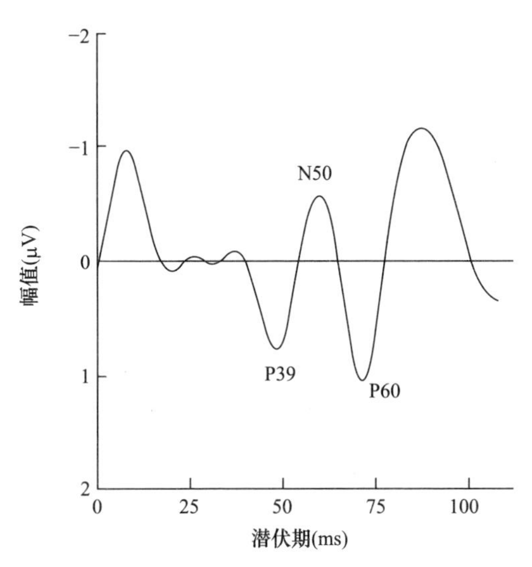

图 2.5 典型的 SEP 皮层复合波（P39—N50—P60，胫神经电刺激诱发成分）

SEP 的潜伏期和波幅都很明确（Minahan，2002），所以 SEP 常用于检测从外周感觉神经到大脑感觉区域的躯体感觉通路的功能的完整性（Cruccu et al.，2008；Kraft et al.，1998）。SEP 响应的异常为躯体感觉系统的损害提供了可靠的证据（Cruccu et al.，2008），因此 SEP 已被广泛用于临床诊断（Aminoff et al.，1988；Yiannikas & Vucic，2008；Zeman & Yiannikas，1989）和术中神经生理学监测（Deletis & Shils，2002；Devlin et al.，2006；Hu et al.，2003；Luk et al.，2001；Minahan，2002；Nuwer，1998）。例如，与 LEP 类似，SEP 的异常通常表现为峰峰之间的间隔显著延长或在严重情况下缺乏必要的响应（Kraft et al.，1998）。在外周水平上，SEP 可用于诊断发生严重病变的周围神经，包括炎症性多发性神经病变（Parry & Aminoff，1987）、感染性疾病（Moglia et al.，1991）和中毒性神经病变（Krarup-Hansen et al.，1993）。在脊髓水平上，当疾病影响脊髓的上行通路时，触觉信息的传导也会受到影响，因此可以使用 SEP 来评估通路的功能完整性，例如，利用 SEP 评估由脊髓肿瘤引起的躯体感觉通路损伤（Livshits et al.，1992）。此外，SEP 还可以帮助确定生理上未受影响的神经组织的边界，如脊髓空洞症（Anderson et al.，1986），从而辅助医生进行病灶的手术切除。在脑干水平上，当脑干病变涉及丘索通路时，SEP 也会表现异常（Cruccu et al.，2008）。在皮层水平上，躯体感觉通路的损害也会导致 SEP 的异常。例如，多发性硬化患者常伴有胫神经 SEP 异常（Davis et al., 1985; De Pablos & Agirre, 2006; Loncarevic et al.，2008）。在术中监测方面，SEP 可以用于防止神经损伤、跟踪生理变化以及定位中央沟（Cruccu et al.，2008；Deletis & Shils，2002）。此外，实时记录的 SEP 有助于监测脊髓手术期间因脊髓血液供应不足或机械压迫导致的暂时性功能障碍，从而预防不可逆的脊髓损伤（Rossi et al., 2007；Wiedemayer et al.，2002）。

五、稳态诱发电位

诱发电位不仅可以由以相对缓慢的速率所呈现的独立、离散的刺激诱发产生（即瞬态响应），还可以由以快速固定速率呈现的系列刺激诱发产生。因为其对这种周期性刺激的响应随时间变化的幅度和相位非常稳定，所以这些响应也被称为稳态诱发电位（steady-state evoked potential, SSEP），表明神经系统处于一种稳定的状态（Regan，1966）。SSEP 是神经元以刺激呈现频率对刺激的共振响应，可以被认为是由感觉刺激的快速重复而引起的独立瞬态响应的线性叠加（Bohórquez & Özdamar, 2008; Herrmann，2001）。不同的 SSEP 频率可用于标记不同感觉模态下的刺激输入，从而分离出与每个感觉输入特定相关的神经活动（Nozaradan et al., 2012）。此外，由于刺激呈现速度快，可以在短时间内进行数百个试次，因此 SSEP 常被用于对感觉障碍的诊断。

对于听觉模态（图 2.6），稳态听觉诱发电位（steady-state auditory evoked potential，SSAEP）经常在 40Hz 出现清晰的频谱峰值（Bohórquez & Ozdamar，2008；Zhang et al.，2013）。由 40Hz 刺激引起的 SSAEP 在很大程度上可以由瞬时听觉诱发电位（auditory evoked potential，AEP），例如，听觉脑干响应和中潜伏期响应的线性总和来解释。与缺乏频率特异性的 AEP 相比，SSAEP 可以通过调幅和/或调频来诱发。由于其频率特异性，SSAEP 在临床上常用于预测所有年龄段患者的听力敏感性（O' Donnell et al.，2013）。对于视觉模态，周期性视觉刺激（例如，闪烁、反转棋盘格和移动光栅）可以诱发稳态视觉诱发电位（steady-state visual evoked potential, SSVEP），这些响应通常在视觉皮层的 V1 中产生。SSVEP 可用于视觉注意和工作记忆等认知评估，以及衰老、抑郁、焦虑和精神分裂症等的临床研究。最近，SSVEP 也被应用于脑机接口的相关研究中

（Norcia et al.，2015；Vialatte et al.，2010）。对于伤害性躯体感觉模态，当在手背或脚背施加快速的周期性热刺激时（如红外激光脉冲序列），这种皮肤伤害性感受器的选择性激活也可以引起 SSEP，并在头皮顶点处达到最大且对称分布在两个半球上，表明产生源来自大脑的中线区域（Colon et al.，2012；Mouraux et al.，2011）。

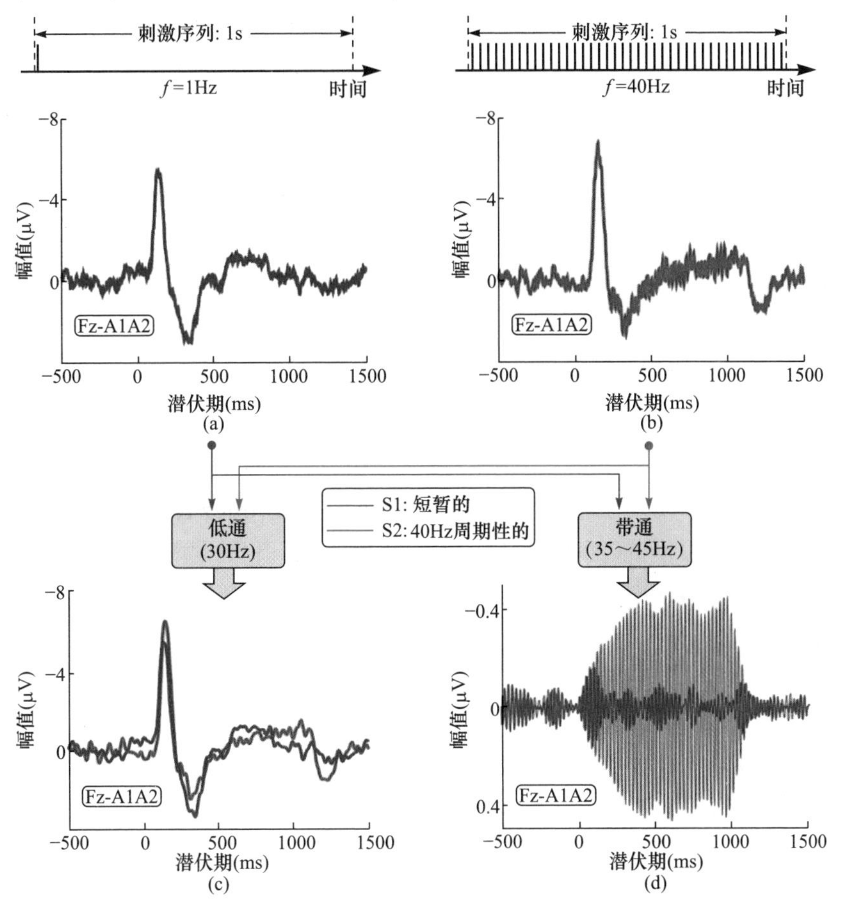

图 2.6　瞬态 AEP 响应（a）和 40Hz SSAEP 响应（b）。使用 35～45Hz 带通滤波后[（c）、（d）]可以清楚地看到与 40Hz 听觉刺激同步的 SSAEP。经 Zhang 等（2013）许可改编

第五节　脑电技术的优势和局限性

本章简要介绍了自发性 EEG 活动，以及不同感觉模态下的经典 EP

和 ERP 成分及其在临床和神经科学研究中的应用。EEG 和 ERP 因其出色的时间分辨率越来越受欢迎，很好地弥补了高空间分辨率的正电子发射断层扫描技术（一种使用计算机放射成像技术检查大脑代谢活动的技术）（Depresseux，1977；Leenders et al.，1984）和功能磁共振成像技术（一种依赖脑血流和脑血氧的变化的脑功能研究技术）（De Yoe et al.，1994；Villringer & Dirnagl，1995）在时间分辨率上的不足。

首先，因为设备相对便宜且进行实验所需的一次性用品较少，相比于其他研究脑功能的神经成像技术，EEG 成本更低。其次，相比于微电极记录（microelectrode recording，MER）（Hua et al.，2000）和皮层脑电图（Kuruvilla & Flink，2003）等其他电生理学技术，EEG 技术具有无创性优点。最后，EEG 是对神经元活动的直接测量，其采样率可以高达几万赫兹（Inoue et al.，2001；Ozaki et al.，1998），因此具有极高的时间分辨率。

然而，EEG 技术的空间分辨率较差，这主要由三个因素引起：①介于大脑和记录电极之间的皮肤、颅骨和脑膜层会对神经元电流施加空间低通滤波（Nunez & Srinivasan，2006）；②即使使用 128 通道的 EEG 数据采集设备，所记录到的头皮信号也仅具有厘米级的空间分辨率；③由头皮记录估算 EEG 或 ERP 来源是一个逆问题（Schroeder et al.，1995），会导致使用 EEG 和 ERP 技术检查人脑的功能变化时存在一定的局限性。

参考文献

Agostino, R., Cruccu, G., Romaniello, A., Innocenti, P., Inghilleri, M., & Manfredi, M.（2000）. Dysfunction of small myelinated afferents in diabetic polyneuropathy, as assessed by laser evoked potentials. *Clinical Neurophysiology*, *111*（2）, 270-276.

Aminoff, M. J., Olney, R. K., Parry, G. J., & Raskin, N. H.（1988）. Relative utility of different electrophysiologic techniques in the evaluation of brachial plexopathies. *Neurology*, *38*（4）, 546.

Anderson, N. E., Frith, R. W., & Synek, V. M.（1986）. Somatosensory evoked potentials in syringomyelia. *Journal of Neurology, Neurosurgery, and Psychiatry*, *49*（12）, 1407-1410.

Begleiter, H., Porjesz, B., & Gross, M. M.（1967）. Cortical evoked potentials and psychopathology: A critical review. *Archives of General Psychiatry*, *17*（6）, 755-758.

Bohórquez, J., & Özdamar, Ö.（2008）. Generation of the 40-Hz auditory steady-state response（ASSR）explained using convolution. *Clinical Neurophysiology*, *119*（11）, 2598-2607.

Boutros, N. N., Trautner, P., Korzyukov, O., Grunwald, T., Burroughs, S., Elger, C. E., et al. (2006). Mid-latency auditory-evoked responses and sensory gating in focal epilepsy: A preliminary exploration. *Journal of Neuropsychiatry and Clinical Neurosciences*, *18* (3), 409-416.

Bromm, B., & Treede, R. D. (1984). Nerve fibre discharges, cerebral potentials and sensations induced by CO_2 laser stimulation. *Human Neurobiology*, *3* (1), 33-40.

Bromm, B., & Treede, R. D. (1991). Laser-evoked cerebral potentials in the assessment of cutaneous pain sensitivity in normal subjects and patients. *Revue Neurologique*, *147* (10), 625-643.

Bromm, B., Frieling, A., & Lankers, J. (1991). Laser-evoked brain potentials in patients with dissociated loss of pain and temperature sensibility. *Electroencephalography and Clinical Neurophysiology/Evoked Potentials Section*, *80* (4), 284-291.

Callaway, E., Tueting, P., Koslow, S. H., & National Institute of Mental Health (U.S.). Clinical Research Branch.(1978). *Event-related Brain Potentials in Man*. New York: Academic Press.

Carmon, A., Friedman, Y., Coger, R., & Kenton, B. (1980). Single trial analysis of evoked potentials to noxious thermal stimulation in man. *Pain*, *8* (1), 21-32.

Carmon, A., Mor, J., & Goldberg, J. (1976). Evoked cerebral responses to noxious thermal stimuli in humans. *Experimental Brain Research*, *25* (1), 103-107.

Colon, E., Legrain, V., & Mouraux, A. (2012). Steady-state evoked potentials to study the processing of tactile and nociceptive somatosensory input in the human brain. *Neurophysiologie Clinique*, *42* (5), 315-323.

Cruccu, G., Aminoff, M. J., Curio, G., Guerit, J. M., Kakigi, R., Mauguiere, F., et al. (2008). Recommendations for the clinical use of somatosensory-evoked potentials. *Clinical Neurophysiology*, *119* (8), 1705-1719.

Davis, S. L., Aminoff, M. J., & Panitch, H. S. (1985). Clinical correlations of serial somatosensory evoked potentials in multiple sclerosis. *Neurology*, *35* (3), 359.

Dawson, G. D. (1951). A summation technique for detecting small signals in a large irregular background. *The Journal of Physiology*, *115* (1), 2-3.

Dawson, G. D. (1954). A summation technique for the detection of small evoked potentials. *Electroencephalography and Clinical Neurophysiology*, *6* (1), 65-84.

De Pablos, C., & Agirre, Z. (2006). Trigeminal somatosensory evoked potentials in multiple sclerosis: A case report. *Clinical EEG and Neuroscience*, *37* (3), 243-246.

De Yoe, E. A., Bandettini, P., Neitz, J., Miller, D., & Winans, P. (1994). Functional magnetic resonance imaging (fMRI) of the human brain. *Journal of Neuroscience Methods*, *54* (2), 171-187.

Deletis, V., & Sala, F. (2008). Intraoperative neurophysiological monitoring of the spinal cord during spinal cord and spine surgery: A review focus on the corticospinal tracts. *Clinical Neurophysiology*, *119* (2), 248-264.

Deletis, V., & Shils, J. L. (2002). *Neurophysiology in Neurosurgery: A Modern*

Intraoperative Approach. San Diego: Academic Press.

Depresseux, J. C.（1977）. The positron emission tomography and its applications. *Journal Belge de Radiologie*, *60*（6）, 483-500.

Devlin, V. J., Anderson, P. A., Schwartz, D. M., & Vaughan, R.（2006）. Intraoperative neurophysiologic monitoring: Focus on cervical myelopathy and related issues. *The Spine Journal*, *6*（6）, S212-S224.

Di Russo, F., Martinez, A., Sereno, M. I., Pitzalis, S., & Hillyard, S. A.（2002）. Cortical sources of the early components of the visual evoked potential. *Human Brain Mapping*, *15*（2）, 95-111.

Duncan, C. C., Barry, R. J., Connolly, J. F., Fischer, C., Michie, P. T., Naatanen, R., et al.（2009）. Event-related potentials in clinical research: Guidelines for eliciting, recording, and quantifying mismatch negativity, P300, and N400. *Clinical Neurophysiology*, *120*（11）, 1883-1908.

Ellrich, J., Jung, K., Ristic, D., & Yekta, S. S.（2007）. Laser-evoked cortical potentials in cluster headache. *Cephalalgia*, *27*（6）, 510-518.

Garcia-Larrea, L., Frot, M., & Valeriani, M.（2003）. Brain generators of laser-evoked potentials: From dipoles to functional significance. *Neurophysiologie Clinique*, *33*（6）, 279-292.

Garnsey, S. M.（1993）. *Event-related brain potentials in the study of language*: An introduction. *Language and Cognitive Processes*, *8*（4）, 337-356.

Gilmore, R.（1994）. American Electroencephalographic Society Guidelines in Electroencephalography, Evoked Potentials, and Polysomnography. *Journal of Clinical Neurophysiology*: *Official Publications of the American Electroencephalographic*, *11*（1）, 1-147.

Goldie, W. D., Chiappa, K. H., Young, R. R., & Brooks, E. B.（1981）. Brainstem auditory and short-latency somatosensory evoked responses in brain death. *Neurology*, *31*（3）, 248.

Gonzalez, A. A., Jeyanandarajan, D., Hansen, C., Zada, G., & Hsieh, P. C.（2009）. Intraoperative neurophysiological monitoring during spine surgery: A review. *Neurosurgical Focus*, *27*（4）, E6.

Grech, R., Cassar, T., Muscat, J., Camilleri, K. P., Fabri, S. G., Zervakis, M., et al.（2008）. Review on solving the inverse problem in EEG source analysis. *Journal of Neuro Engineering and Rehabilitation*, *5*（1）, 25.

Greenspan, J. D., Lee, R. R., & Lenz, F. A.（1999）. Pain sensitivity alterations as a function of lesion location in the parasylvian cortex. *Pain*, *81*（3）, 273-282.

Herrmann, C. S.（2001）. Human EEG responses to 1-100Hz flicker: Resonance phenomena in visual cortex and their potential correlation to cognitive phenomena. *Experimental Brain Research*, *137*（3-4）, 346-353.

Hillyard, S. A., Vogel, E. K., & Luck, S. J.（1998）. Sensory gain control（amplification）as a mechanism of selective attention: Electrophysiological and neuroimaging evidence. *Philosophical Transactions of the Royal Society B*, *353*（1373）, 1257-1270.

Hu, L., Mouraux, A., Hu, Y., & Iannetti, G. D.（2010）. A novel approach for enhancing the signal-to-noise ratio and detecting automatically event-related potentials（ERPs）in single trials. *NeuroImage*, *50*（1）, 99-111.

Hu, L., Valentini, E., Zhang, Z., Liang, M., & Iannetti, G. D.（2014）. The primary somatosensory cortex contributes to the latest part of the cortical response elicited by nociceptive somatosensory stimuli in humans. *NeuroImage*, *84*, 383-393.

Hu, Y., Luk, K. D., Lu, W. W., & Leong, J. C.（2003）. Application of time-frequency analysis to somatosensory evoked potential for intraoperative spinal cord monitoring. *Journal of Neurology, Neurosurgery, and Psychiatry*, *74*（1）, 82-87.

Hua, S. E., Garonzik, I. M., Lee, J. I., & Lenz, F. A.（2000）. Microelectrode studies of normal organization and plasticity of human somatosensory thalamus. *Journal of Clinical Neurophysiology*, *17*（6）, 559-574.

Hughes, J. R.（1994）. *EEG in Clinical Practice*. 2nd ed. Boston: Butterworth-Heinemann.

Iannetti, G. D., Hughes, N. P., Lee, M. C., & Mouraux, A.（2008）. Determinants of laser-evoked EEG responses: Pain perception or stimulus saliency? *Journal of Neurophysiology*, *100*（2）, 815-828.

Iannetti, G. D., Truini, A., Galeotti, F., Romaniello, A., Manfredi, M., & Cruccu, G.（2001）. Usefulness of dorsal laser evoked potentials in patients with spinal cord damage: Report of two cases. *Journal of Neurology, Neurosurgery, and Psychiatry*, *71*（6）, 792-794.

Iannetti, G. D., Truini, A., Romaniello, A., Galeotti, F., Rizzo, C., Manfredi, M., & Cruccu, G.（2003）. Evidence of a specific spinal pathway for the sense of warmth in humans. *Journal of Neurophysiology*, *89*（1）, 562-570.

Iannetti, G. D., Zambreanu, L., Cruccu, G., & Tracey, I.（2005）. Operculoinsular cortex encodes pain intensity at the earliest stages of cortical processing as indicated by amplitude of laser-evoked potentials in humans. *Neuroscience*, *131*（1）, 199-208.

Inoue, K., Hashimoto, I., & Nakamura, S.（2001）. High-frequency oscillations in human posterior tibial somatosensory evoked potentials are enhanced in patients with Parkinson's disease and multiple system atrophy. *Neuroscience Letters*, *297*（2）, 89-92.

Jeffreys, D. A., & Axford, J. G.（1972）. Source locations of pattern-specific components of human visual evoked potentials. I. Component of extra striate cortical origin. *Experimental Brain Research*, *16*（1）, 22-40.

Jervis, B. W., Nichols, M. J., Johnson, T. E., Allen, E., & Hudson, N. R.（1983）. A fundamental investigation of the composition of auditory evoked potentials. *IEEE Transactions on Biomedical Engineering*, *30*（1）, 43-50.

Kakigi, R., Shibasaki, H., Ikeda, T., Neshige, R., Endo, C., & Kuroda, Y.（1992）. Pain-related somatosensory evoked potentials following CO_2 laser stimulation in peripheral neuropathies. *Acta Neurologica Scandinavica, 85*（5）, 347-352.

Kakigi, R., Shibasaki, H., Kuroda, Y., Neshige, R., Endo, C., Tabuchi, K., & Kishikawa, T.（1991a）. Pain-related somatosensory evoked potentials in syringomyelia. *Brain, 114*（Pt 4）, 1871-1889.

Kakigi, R., Shibasaki, H., Tanaka, K., Ikeda, T., Oda, K., Endo, C., et al.（1991b）. CO_2 laser-induced pain-related somatosensory evoked potentials in peripheral neuropathies: Correlation between electrophysiological and histopathological findings. *Muscle Nerve, 14*（5）, 441-450.

Kandel, E. R., Schwartz, J. H., & Jessell, T. M.（2000）. *Principles of Neural Science.* 4th ed. New York: McGraw-Hill Health Professions Division.

Kraft, G. H., Aminoff, M. J., Baran, E. M., Litchy, W. J., & Stolov, W. C.（1998）. Somatosensory evoked potentials: Clinical uses. AAEM Somatosensory Evoked Potentials Subcommittee. American Association of Electrodiagnostic Medicine. *Muscle & Nerve, 21*（2）, 252-258.

Krarup-Hansen, A., Fugleholm, K., Helweg-Larsen, S., Hauge, E. N., Schmalbruch, H., Trojaborg, W., & Krarup, C.（1993）. Examination of distal involvement in cisplatin-induced neuropathy in man. An electrophysiological and histological study with particular reference to touch receptor function. *Brain, 116*（Pt 5）, 1017-1041.

Kunde, V., & Treede, R. D.（1993）. Topography of middle-latency somatosensory evoked potentials following painful laser stimuli and non-painful electrical stimuli. *Electroencephalography and Clinical Neurophysiology, 88*（4）, 280-289.

Kuruvilla, A., & Flink, R.（2003）. Intraoperative electrocorticography in epilepsy surgery: Useful or not? *Seizure, 12*（8）, 577-584.

Lange, K.（2013）. The ups and downs of temporal orienting: A review of auditory temporal orienting studies and a model associating the heterogeneous findings on the auditory N1 with opposite effects of attention and prediction. *Frontiers in Human Neuroscience, 7*, 263.

Lee, M. C., Mouraux, A., & Iannetti, G. D.（2009）. Characterizing the cortical activity through which pain emerges from nociception. *Journal of Neuroscience, 29*（24）, 7909-7916.

Leenders, K. L., Gibbs, J. M., Frackowiak, R. S., Lammertsma, A. A., & Jones, T.（1984）. Positron emission tomography of the brain: New possibilities for the investigation of human cerebral pathophysiology. *Progress in Neurobiology, 23*（1-2）, 1-38.

Legrain, V., Guérit, J. M., Bruyer, R., & Plaghki, L.（2002）. Attentional modulation of the nociceptive processing into the human brain: Selective spatial attention, probability of stimulus occurrence, and target detection effects on laser evoked potentials. *Pain, 99*（1-2）, 21-39.

Liang, M., Mouraux, A., Chan, V., Blakemore, C., & Iannetti, G. D.（2010）. Functional characterisation of sensory ERPs using probabilistic ICA: Effect of stimulus modality and stimulus location. *Clinical Neurophysiology, 121*（4）, 577-587.

Livshits, A. V., Sokolova, A. A., & Margishvili, M. G.（1992）. The dynamics of somatosensory evoked potentials in patients with a spinal cord tumor. *Zhurnal Voprosy Neirokhirurgii Imeni NN Burdenk*,（4-5）, 19-21.

Loncarevic, N., Tiric-Campara, M., & Mulabegovic, N.（2008）. Somatosensory evoked cerebral potentials（SSEP） in multiple sclerosis. *Medical Arhives, 62*（2）, 80-81.

Luck, S.（2005）. *An Introduction to the Event-related Potential Technique*. Cambridge: MIT Press

Luk, K. D., Hu, Y., Lu, W. W., & Wong, Y. W.（2001）. Effect of stimulus pulse duration on intraoperative somatosensory evoked potential（SEP） monitoring. *Journal of Spinal Disorders, 14*（3）, 247-251.

Makeig, S., Westerfield, M., Jung, T. P., Enghoff, S., Townsend, J., Courchesne, E., & Sejnowski, T. J.（2002）. Dynamic brain sources of visual evoked responses. *Science, 295*（5555）, 690-694.

Mauguiere, F.（1999）. Somatosensory evoked potentials. *Recommendations for the practice of clinical neurophysiology: Guidelines of the International Federation of Clinical Physiology*, 52, 79-90.

Michel, C. M., Thut, G., Morand, S., Khateb, A., Pegna, A. J., Grave de Peralta, R., et al.（2001）. Electric source imaging of human brain functions. *Brain Research Reviews, 36*（2-3）, 108-118.

Min, B. K., Busch, N. A., Debener, S., Kranczioch, C., Hanslmayr, S., Engel, A. K., & Herrmann, C. S.（2007）. The best of both worlds: Phase-reset of human EEG alpha activity and additive power contribute to ERP generation. *International Journal of Psychophysiology, 65*（1）, 58-68.

Minahan, R. E.（2002）. Intraoperative neuromonitoring. *Neurologist, 8*（4）, 209-226.

Moglia, A., Zandrini, C., Alfonsi, E., Rondanelli, E. G., Bono, G., & Nappi, G.（1991）. Neurophysiological markers of central and peripheral involvement of the nervous system in HIV-infection. *Clinical EEG and Electroencephalography, 22*（4）, 193-198.

Mouraux, A., & Iannetti, G. D.（2008）. Across-trial averaging of event-related EEG responses and beyond. *Magnetic Resonance Imaging, 26*（7）, 1041-1054.

Mouraux, A., & Iannetti, G. D.（2009）. Nociceptive laser-evoked brain potentials do not reflect nociceptive-specific neural activity. *Journal of Neurophysiology, 101*（6）, 3258-3269.

Mouraux, A., Iannetti, G. D., Colon, E., Nozaradan, S., Legrain, V., & Plaghki, L.（2011）. Nociceptive steady-state evoked potentials elicited by rapid periodic thermal stimulation of cutaneous nociceptors. *Journal of Neuroscience, 31*（16）, 6079-6087.

Näätänen, R., & Picton, T.（1987）. The N1 wave of the human electric and magnetic response to sound: A review and an analysis of the component structure.

Psychophysiology, 24（4），375-425.

Näätänen, R., Paavilainen, P., Rinne, T., & Alho, K.（2007）. The mismatch negativity（MMN） in basic research of central auditory processing: A review. *Clinical Neurophysiology, 118*（12），2544-2590.

Niedermeyer, E., & da Silva, F. H. L.（2005）. *Electroencephalography: Basic Principles, Clinical Applications, and Related Fields.* 5th ed. Philadelphia: Lippincott Williams & Wilkins.

Norcia, A. M., Appelbaum, L. G., Ales, J. M., Cottereau, B. R., & Rossion, B.（2015）. The steady-state visual evoked potential in vision research: A review. *Journal of Vision, 15*（6），4.

Nozaradan, S., Peretz, I., & Mouraux, A.（2012）. Steady-state evoked potentials as an index of multisensory temporal binding. *NeuroImage, 60*（1），21-28.

Nunez, P. L., & Srinivasan, R.（2006）. *Electric Fields of the Brain : The Neurophysics of EEG.* 2nd ed. Oxford: Oxford University Press.

Nuwer, M. R.（1998）. Spinal cord monitoring with somatosensory techniques. *Journal of Clinical Neurophysiology, 15*（3），183-193.

O'Donnell, B. F., Vohs, J. L., Krishnan, G. P., Rass, O., Hetrick, W. P., & Morzorati, S. L.（2013）. The auditory steady-state response（ASSR）: A translational biomarker for schizophrenia. *Clinical Neurophysiology, 62*, 101-112.

Ozaki, I., Suzuki, C., Yaegashi, Y., Baba, M., Matsunaga, M., & Hashimoto, I.（1998）. High frequency oscillations in early cortical somatosensory evoked potentials. *Electroencephalography and Clinical Neurophysiology, 108*（6），536-542.

Parry, G. J., & Aminoff, M. J.（1987）. Somatosensory evoked potentials in chronic acquired demyelinating peripheral neuropathy. *Neurology, 37*（2），313.

Pfurtscheller, G., & da Silva, F. H. L.（1999）. Event-related EEG/MEG synchronization and desynchronization: Basic principles. *Clinical Neurophysiology, 110*（11），1842-1857.

Regan, D.（1966）. Some characteristics of average steady-state and transient responses evoked by modulated light. *Electroencephalography and clinical Neurophysiology, 20*（3），238-248.

Rossi, L., Bianchi, A., Merzagora, A., Gaggiani, A., Cerutti, S., & Bracchi, F.（2007）. Single trial somatosensory evoked potential extraction with ARX filtering for a combined spinal cord intraoperative neuromonitoring technique. *Biomedical Engineering Online, 6*（1），2.

Roth, W. T., Horvath, T. B., Pfefferbaum, A., & Kopell, B. S.（1980）. Event-related potentials in schizophrenics. *Electroencephalography and Clinical Neurophysiology, 48*（2），127-139.

Rugg, M. D., & Coles, M. G. H.（1995）. *Electrophysiology of Mind: Event-related Brain Potentials and Cognition*. Oxford, England: Oxford University Press.

Sauseng, P., Klimesch, W., Gruber, W. R., Hanslmayr, S., Freunberger, R., &

Doppelmayr, M.（2007）. Are event-related potential components generated by phase resetting of brain oscillations? A critical discussion. *Neuroscience*, *146*（4）, 1435-1444.

Schmahl, C., Greffrath, W., Baumgärtner, U., Schlereth, T., Magerl, W., Philipsen, A., et al.（2004）. Differential nociceptive deficits in patients with borderline personality disorder and self-injurious behavior: Laser-evoked potentials, spatial discrimination of noxious stimuli, and pain ratings. *Pain*, *110*（1-2）, 470-479.

Schroeder, C. E., Steinschneider, M., Javitt, D. C., Tenke, C. E., Givre, S. J., Mehta, A. D., et al.（1995）. Localization of ERP generators and identification of underlying neural processes. *Electroencephalography and Clinical Neurophysiology*, *44*, 55-75.

Sussman, E. S.（2007）. A new view on the MMN and attention debate. *Journal of Psychophysiology*, *21*（3）, 164-175.

Treede, R. D.（2007）. Das somatosensorische System. In R. F. Schmidt, Lang F.（Eds.）, *Physiologie des menschen*（30th ed., pp. 297-323）. Heidelberg: Springer.

Treede, R. D., Lankers, J., Frieling, A., Zangemeister, W. H., Kunze, K., & Bromm, B.（1991）. Cerebral potentials evoked by painful, laser stimuli in patients with syringomyelia. *Brain*, *114*（Pt 4）, 1595-1607.

Treede, R. D., Lorenz, J., & Baumgartner, U.（2003）. Clinical usefulness of laser-evoked potentials. *Neurophysiologie Clinique/Clinical Neurophysiology*, *33*（6）, 303-314.

Treede, R. D., Meyer, R. A., & Campbell, J. N.（1998）. Myelinated mechanically insensitive afferents from monkey hairy skin: Heat-response properties. *Journal of Neurophysiology*, *80*（3）, 1082-1093.

Valentini, E., Hu, L., Chakrabarti, B., Hu, Y., Aglioti, S. M., & Iannetti, G. D.（2012）. The primary somatosensory cortex largely contributes to the early part of the cortical response elicited by nociceptive stimuli. *NeuroImage*, *59*（2）, 1571-1581.

Valeriani, M., Le Pera, D., & Tonali, P.（2001）. Characterizing somatosensory evoked potential sources with dipole models: Advantages and limitations. *Muscle & Nerve*, *24*（3）, 325-339.

Vialatte, F. B., Maurice, M., Dauwels, J., & Cichocki, A.（2010）. Steady-state visually evoked potentials: Focus on essential paradigms and future perspectives. *Progress in Neurobiology*, *90*（4）, 418-438.

Villringer, A., & Dirnagl, U.（1995）. Coupling of brain activity and cerebral blood flow: Basis of functional neuroimaging. *Cerebrovascular and Brain Metabolism Reviews*, *7*（3）, 240-276.

Vogel, E. K., & Luck, S. J.（2000）. The visual N1 component as an index of a discrimination process. *Psychophysiology*, *37*（2）, 190-203.

Wiedemayer, H., Fauser, B., Sandalcioglu, I. E., Schafer, H., & Stolke, D.（2002）. The impact of neurophysiological intraoperative monitoring on surgical decisions: A critical analysis of 423 cases. *Journal of Neurosurgery*, *96*（2）, 255-262.

Woldorff, M. G., Gallen, C. C., Hampson, S. A., Hillyard, S. A., Pantev, C., Sobel, D.,

& Bloom, F. E.（1993）. Modulation of early sensory processing in human auditory cortex during auditory selective attention. *Proceedings of the National Academy of Sciences of the United States of America*, *90*（18）, 8722-8726.

Yabe, H., Tervaniemi, M., Reinikainen, K., & Näätänen, R.（1997）. Temporal window of integration revealed by MMN to sound omission. *NeuroReport*, *8*（8）, 1971-1974.

Yiannikas, C., & Vucic, S.（2008）. Utility of somatosensory evoked potentials in chronic acquired demyelinating neuropathy. *Muscle Nerve*, *38*（5）, 1447-1454.

Zeman, B. D., & Yiannikas, C.（1989）. Functional prognosis in stroke: Use of somatosensory evoked potentials. *Journal of Neurolog, Neurosurgery, and Psychiatry*, *52*（2）, 242-247.

Zhang, L., Peng, W., Zhang, Z., & Hu, L.（2013）. Distinct features of auditory steady-state responses as compared to transient event-related potentials. *PLoS One*, *8*（7）, e69164.

第三章

ERP 实验设计

古若雷[1]

摘要：在心理学领域使用事件相关电位（ERP）技术进行研究时，实验设计需要遵循一些基本原则。本章的主要内容是介绍这些原则，并阐释它们背后的逻辑。读者将会发现，要想使一项 ERP 实验聚焦于特定的心理过程且不受无关因素的影响，研究者需要克服许多意想不到的困难。如何解决这些潜在困难？本章结合前人的研究和笔者的个人经验，提供了一些建议供参考。最后，本章还介绍了多个经典实验范式。这些范式都已经过大量前人研究的检验，能够稳定地诱发出特定的 ERP 成分。初学者不妨考虑以这些范式为基础，发展出自己的实验设计。

关键词：事件相关电位；实验设计；实验心理学；认知过程；唐德斯减数时法

本章针对的是研究者使用事件相关电位探讨心理学课题时，在实验设计阶段可能会遇到的困扰。因此，接下来的内容主要与实验心理学有关。只对技术问题感兴趣的读者可以跳过本章。但是，即使读者不打算从事心理学研究，笔者相信本章对脑电技术在其他领域（如脑机接口）的应用仍然会有一些启发。

在脑电技术的萌芽阶段，像 Davis 夫妇（Hallowell Davis 和 Pauline Davis）这样的早期研究者主要把 ERP 信号看作感觉输入在生理层面的反映（Davis，1939）。就笔者所知，直到 20 世纪 60 年代中期，ERP 技术才开始被用于研究人类认知活动的神经机制（Sutton et al., 1965; Walter

1. 中国科学院心理研究所行为科学重点实验室；中国科学院大学心理学系，北京，中国。电子信箱：gurl@psych.ac.cn。

et al.，1964）。如今，ERP 已经在认知心理学领域扮演着举足轻重的角色（具体见本章的最后一部分）。鉴于 ERP 是这个领域的主要研究手段之一，我们有必要系统地学习 ERP 实验设计的基本原则。如果对这些基本原则缺乏认识就贸然开展研究，所得实验结果的理论意义恐怕要被打上问号。目前，已有多份由顶级脑电专家主笔的研究指南或委员会报告，对实验设计的原则进行了详细分析（Duncan et al.，2009；Keil et al.，2014；Pernet et al.，2018；Picton et al.，2000），这些文献是本章写作时的重点参考对象。

在进入正题之前，笔者希望读者先问自己一个问题：对于自己的研究兴趣来说，ERP 是合适的技术手段吗？回答这个问题，需要对 ERP 技术的优点和缺点有基本的认识。读者在学习前面的章节时已经了解到，ERP 的主要优点是（相对于脑成像技术来说）数据采集的高时间分辨率。因此，如果研究者想探讨认知加工在时间维度上的特点，ERP 信号就会显得特别有价值。例如，关于“再认记忆”（recognition memory）的认知机制，学术界一直存在着“单加工”和“双加工”两种对立的理论模型。前人使用 ERP 技术发现，在再认记忆启动后的数百毫秒之内，出现了两个分别位于顶叶和内侧额叶的 ERP 成分（它们与再认记忆的不同方面有关），这一结果为双加工模型提供了有力的支持（Rugg & Curran，2007）。在笔者个人看来，如果一项研究课题需要区分在时间维度上毗邻的多个认知过程，有经验的 ERP 研究者会对这类课题特别感兴趣。

另外，ERP 的主要缺点是低空间分辨率，这导致研究者很难仅仅依靠 ERP 来揭示大脑特定区域的活动模式。为了克服这个缺点，基于 ERP 数据的源定位分析技术获得了快速发展。然而，脑电溯源在数学上属于逆问题，因此溯源结果的精度是有很大局限性的（Grech et al.，2008）。此外，ERP 主要反映的是皮层锥体神经元的放电活动，想用头皮脑电记录探测皮层下结构的活动是非常困难的（Seeber et al.，2019）。这主要是因为与头皮距离较远的偶极子对头皮电极信号的影响会较弱。举个极端的例子来说，探测脑干诱发电位，通常需要累积数千个试次（trial）的数据（Cohen et al.，2011）。有的读者可能想用 ERP 来研究人类的情感与动机，这些都是非常重要的课题，但我们要注意的是，情感和动机主要与皮层下的边缘系统（包括杏仁核与基底神经节）的关系密切。事实上，许多 ERP 实验结果反映的并非边缘系统产生的情绪反应，而是大脑额叶皮层对边缘系统活动的调控，即情绪调节过程（Hajcak et al.，2010）。

如果读者已经确信 ERP 是自己的最佳选择，接下来我们要再提出三个问题：①你的实验设计可以有效地诱发你所感兴趣的心理过程吗？②你的实验设计能够与 ERP 技术规范相容吗？③你已经充分考虑到了实验中潜在的各种无关因素，并且有控制这些因素的办法吗？下面将依次就上述问题进行阐释。

第一节 实验设计与认知过程

认知心理学领域存在一个基本假设：信息加工是以心理表征（mental representation）为基本单元的（Münte et al.，2000）。我们对心理表征的构建、存储、提取以及操纵被称为认知过程。以此为前提，可以进一步得出认知神经科学的基本假设：认知过程能够被大脑活动所反映。从这个角度出发，我们把 ERP 成分看作特定认知过程在大脑层面上的表现，而这些成分的物理性质（尤其是波幅和潜伏期）则反映了认知过程的某些方面，例如，P3 成分的潜伏期被许多研究者认为是刺激加工时间的生理指标（Verleger，1997）。

正如 Picton 等（2000）所言："我们的工作假设（working hypothesis）是，不同的认知过程对应于不同的 ERP 成分。"然而，我们却很难在 ERP 成分和认知过程之间建立起一对一的对应关系。以 N2 成分为例，根据以往的研究，这个成分与错误探测、冲突监测、反应抑制、行为监控等认知过程都有关系。为了解决这个问题，研究者尝试根据头皮分布模式、潜伏期、反应模式将 N2 分为不同的子成分，但即使这样处理，每个子成分仍然与不止一种认知过程有关（Folstein & Van Petten，2008）。另一个难题在于，对单个刺激的加工（哪怕这个刺激的物理属性非常单纯）几乎总会涉及不止一个认知过程。因此，被刺激诱发的 ERP 成分到底代表了什么认知含义，就很难确定了。综上所述，即使在总平均波形图中观察到了特定的 ERP 成分，我们也不能以此为依据推测当前实验任务激活了某个特定的认知过程。这就是认知神经科学领域中所谓的逆向推理问题（Poldrack，2006，2008）。唯有严格的实验设计可以帮助我们在某个 ERP 成分与特定认知过程之间建立起合理的逻辑关系。

一般来说，认知心理学实验是通过改变实验刺激和任务指导语来操纵认知过程的。然而，即使是实验设计者本人，也未必能够对该实验涉及的认知过程有正确的认识。我们以面孔刺激和 N170 成分的关系为例：已知 N170 在面孔刺激（尤其是人类的面孔表情）条件下的波幅较大，而在其他视觉刺激条件下的波幅较小甚至消失（Bentin et al.，1996）。根据这些实验现象，我们似乎很容易下结论说 N170 是一个面孔特异性 ERP 成分。但实际上理论界对这一点有很大争议（Rossion & Jacques，2008）。因为与其他视觉刺激相比，面孔刺激在感知觉属性的很多方面具有明显特点（如对称性、视觉复杂性、熟悉度、显著性等）。因此，将面孔条件和非面孔条件对比而观察到的 N170 效应，很有可能（至少在某种程度上）反映的是对这些感知觉属性的加工，而不是面孔识别（Thierry et al.，2007）。如果上述推论成立，我们就不能把 N170 视为面孔特异性成分了。这些问题可能会让初学者觉得既琐碎又恼火。不过，只要我们选择了恰当的实验设计方案，还是能够对 ERP 成分的认知含义进行合理的推导的。

一、刺激属性

一般来说，ERP 实验使用的刺激，最好在知觉上显得简单清晰。如果刺激属性（尤其是刺激内容、强度、持续时间或者位置）与实验研究目的无关，就需要适当地加以控制。所谓“控制”，是在条件内的每个刺激之间以及在不同条件之间尽量保持一致。如果刺激的某个参数在实践上不可能做到“保持一致”，研究者也应该尽量降低这个参数在条件内的变异性（除非实验目的不允许），并且对条件间的差异还要进行统计检验，以确保差异不显著。

视觉刺激只要持续数毫秒就足以诱发可观测的 ERP 成分。尽管如此，研究者往往会有意把刺激呈现时间延长至数百到 1000ms 以上，从而观察刺激加工晚期阶段（由自上而下的认知过程所主导）的 ERP 信号。在 ERP 实验中，最好将视觉刺激（包括图片和文字）置于显示器屏幕的中央，从而减少眼动伪迹的出现（除非研究者对外周视觉信号的加工感兴趣）。对图片刺激来说，需要控制的物理属性主要是图片尺寸、亮度、对比度、视觉复杂性等；而对词语刺激来说，需要控制的属性包括词长、音素音节、词频，有时还包括语法结构；对听觉刺激来说，研究者则要考虑音频、响度、音高、辨别敏锐度等（Pernet et al.，2018）。鉴于需要综合考虑的实验因素繁多，只要不违背实验目的，笔者推荐研究者直接从知名的、被广泛使用的数据库[例如，国际情绪图片库（International Affective Picture System，IAPS）]中选择实验刺激，而不是尝试自己制作实验刺激。因为这类数据库通常已经对收录的刺激进行了标准化处理，并且为刺激的一些主要属性提供了测量数值。例如，IAPS 就报告了每张图片的情绪效价、唤醒度和优势度（dominance），这些数据来自图片库作者招募的一批被试提供的评价。

除了物理属性之外，我们还可以通过任务指导语来操纵刺激的心理属性。指导语的设计应该清晰无歧义，容易理解，而且符合被试的认知水平和教育水平。实验者应该在指导语中仔细介绍每种实验刺激的含义，以及对被试的任务要求，尤其是与实验目的密切相关的那些任务内容。如果被试（例如，幼儿和老人）不熟悉用于呈现刺激或记录行为反应的设备（包括键盘、反应盒、手柄等），实验者应该进一步说明及对其的使用进行指导。在介绍指导语时，使用生动的多媒体形式有时会起到额外的效果，尤其是对注意力容易分散的儿童被试来说。指导语介绍完毕后，进入正式任务之前，实验者可以让被试先进行几个试次的模拟练习。为了检验被试是否真正掌握了指导语，实验者还可以给任务成绩设置一个阈限，要求被试达到这个阈限才可以开始正式任务。实验者还可以（在正式任务之前或之后）直接询问被试，从而检验他们对任务的理解与实验者的期望是否一致。当实验出于某些目的使用了“掩饰性故事”（cover story）的时候，对被试的想法进行调查可能会变得至关重要。例如，在一项研究社会互动的实验中，实验者可能会告诉被试，他们将通过网络连接与其他一些人共同完成某个任务，但实际上并没有“其他人”在场，被试在任务中得到的反馈是由计算机程序预先设置的（Luo et al., 2014）。如果被试不相信他们是在跟真人互动，实验就达不到预期效果了。

为什么要对刺激参数和任务指导语进行如此严格的控制？主要目的就是控制无关因素的干扰，避免对 ERP 结果产生错误的理解。最理想的情况是，研究者应该确保“每一个实验效应只有一个可能的成因”（Luck，2004）。这句话中的“成因”指的是特定的实验操纵，它们可以诱发与研究目的有关的认知过程。如果除了计划内的实验操纵之外，刺激的物理（或心理）属性在不同条件间的差异没有被适当控制，这些差异可能会激活其他认知过程，进而影响 ERP 信号。研究者切忌对条件之间的差异掉以轻心，认为它们不足以影响 ERP 结果（Luck，2004）。如果想彻底地避免刺激的物理属性差异造成的干扰，Hillyard 认为，最好的办法莫过于在不同条件下都使用相同的物理刺激（只改变刺激的心理含义）。他的学生 Luck 将这个观点称为“Hillyard 原则”，并把它打印出来挂在自己实验室的墙上（Luck，2014）。按照 Hillyard 原则设计的实验，通常会依靠任务指导语来操纵刺激的心理属性。例如，我们可以在赌博任务中向被试呈现一个星号（“*”）作为赌博的结果反馈。在一种条件下告诉被试，这个星号代表的是他们在赌博中赢了（也可以设置为“输”，或者“不输不赢”）；而在另一种条件下，星号表示实际输赢结果被隐藏了，被试无法知道（即所谓的“不确定结果”）。通过上述任务设计，对两种条件下星号诱发的 ERP 波幅进行比较，就可以反映对“确定信息”和“不确定信息”的认知加工之间的差异（Holroyd et al., 2006）。显而易见的是，Hillyard 原则只在特定情况下适用。例如，研究者可能会对图片情绪效价（包括正性和负性）的加工感兴趣。这是一个有意义的心理学问题，但是对于正性情绪条件和负性情绪条件，研究者只能使用不同的图片，因此图片的物理属性的条件之间的差异也就不可避免（虽然研究者还是可以尽其所能控制差异）。在这种情况下，研究者就要考虑，不仅需要优化实验设计，而且需要通过数据分析和补充实验来排除无关因素的效应（Luck，2004）。下一部分将深入阐释对刺激属性进行控制的内在逻辑。

二、条件之间的比较

如上文所述，对单个刺激的加工不可避免地会涉及多个认知过程。例如，要求实验参加者被动地观看一张人脸图片，如此简单的任务涉及的认知过程就包括感知觉、注意、情绪、社会认知、记忆等。更让人觉得棘手的是，这些认知过程在时间维度上往往是有一定相互重叠的（换句话说，前一个认知过程还没结束，后一个认知过程就已经被触发了），导致单个 ERP 成分的特征可能会受到不止一个认知过程的影响。因此，从认知心理学的角度很难确定单个实验条件下的 ERP 数据代表了什么认知含义。

认知心理学研究的先驱其实早已考虑到了类似的问题。那么如何解决？他们在很长时间里主要依赖于唐德斯（Donders）减数法（得名于荷兰科学家 Donders）。首先，应该没有人会否认，一切认知过程（包括心理表征的构建、存储、提取、操纵）都必须消耗一定的时间。以此为出发点，唐德斯认为可以通过计算不同实验条件下人类反应时的差异，推导出特定认知过程所需的反应时长（Posner，2005）。现代版的唐德斯减数法可以表述为如下形式：“研究者应该想办法设置两种条件，它们之间只在一个认知过程上有区别，而在其他所有认知过程上都保持匹配。”（Coles & Rugg, 1995）根据唐德斯减数法，研究者就可以通过设置条件之间的比较，来确定特定认知过程的对应神经机制。假设对某种类型的实验刺激的加工会激活认知过程 A、B 和 C，如果研究者感兴趣的是其中的 A，他们的思路就应该是在实验中添加一个对照条件——该条件只包含 B 和 C。如此一来，实验主要条件和对照条件在 ERP 信号模式上的差异，就可以归因于 A 的影响效应。这就可以解释为什么本章反复强调要对实验设计进行严格控制。设想一下，研究者感兴趣的可能是“反应选择”对 ERP 的影响，但由于某些原因，实验主要条件比对照条件除了多出一个反应选择过程之外，还多了一个“知觉判断”过程（读者查阅原始文献便可以发现，唐德斯本人设计的实验就出现了这个问题），那么条件之间的 ERP 差异在多大程度上应该归因于反应选择，又在多大程度上受到了知觉判断的影响，就很难辨别清楚了。当这种情况发生的时候，如果研究者还想为实验的 ERP 结果赋予明确的认知含义，就会显得比较牵强了。

另外一种常见的做法是：所有条件都包括认知过程 A，但研究者关注的是 A 的不同水平（可以命名为 A1、A2……）。与经典的唐德斯减数法相比，这种做法不是增加或减少认知过程，而是对同一个认知过程进行调控（Stelmach，1982）。例如，在探讨情绪效价时，研究者可以对正性情绪图片（A1）和负性情绪图片（A2）引发的 ERP 信号进行比较，就可以看出来哪些 ERP 成分对情绪效价的加工敏感。这个实验设计还有改进的余地：研究者可以考虑增加第三种条件——中性图片（A0）。因为在这种条件下，情绪的影响应该是最弱的，所以它也可以被看作对照条件。

本章详细介绍唐德斯减数法，主要是为了帮助读者理解认知心理学的实验设计思路。然而，无须讳言，唐德斯减数法本身是存在一些缺陷的。这主要是由于唐德斯假定不同认知过程之间的关系是线性的（或者说是可加的），因此在实验条件中增加一个新的认知过程并不会对其他原有的认知过程造成影响（读者可以用“pure insertion”作为关键词搜索更多相关内容）。也就是说，唐德斯没有考虑到交互作用的存在。上述表达可能太过于抽象，所以我们回到本部分最初的例子：条件 1 中包含了认知过程 A、B、C，而条件 2 中只包含 B 和 C；条件 1 下的被试反应时比条件 2 更长，唐德斯会认为两种条件的差值正好就是执行 A 所需的时间。但是在这个例子中，A 的存在可能会对 B 和 C 造成影响，比如，由于 A 的加入占用了部分认知资源，因此 B 和 C 的执行时间变得比在条件 2 下更长了。如此一来，条件 1 减去条件 2 的反应时差值，就比执行 A 所需的“真正”时间要短。美国心理学家斯滕伯格（Sternberg）指出，解决这一问题的办法就是在实验中使用因素设计，对当前研究涉及的所有认知过程的各种可能的组合都进行检验。因素设计允许研究者对实验数据使用因素分析，揭示各种认知过程之间的关系到底是简单可加还是存在交互作用（因素设计在认知神经科学领域的应用原理，详见 Friston et al.，1996）。但是因素分析的核心逻辑（对不同认知过程的独立操纵和比较）仍然是唐德斯式的。唐德斯减数法在当代 ERP 实验中的应用可参见 Vidal 等（2011）的研究。

假定我们想检验 N170 是否算一个“面孔特异性”的 ERP 成分，那么按照唐德斯减数法的逻辑，我们在对照条件中应该采用什么实验刺激呢？从前人的研究来看，像房子、汽车、动物、花卉等图片都曾经被用来与面孔的效应做对比。但是显而易见的是，这些刺激在很多方面与面孔有非常大的差异。汽车图片可能是其中最常用的对照刺激，因为对被试来说，汽车的生活熟悉度及知觉复杂性都与人类面孔比较接近（Rossion & Jacques，2008）。然而，汽车仍然不能算是最理想的选择，因为“不同汽车”在感受性上的区别还是要比“不同人的面孔”更大（感知觉变异程度更高）。有的研究者会对正置和倒置面孔进行比较——这是一种很聪明的做法，因为两者之间除了朝向有差异之外，在感知觉的所有方面都是匹配的（Itier et al.，2006）。不过对被试来说，倒置面孔仍然可以被轻易看出是一张人脸。即使正置面孔和倒置面孔诱发的 ERP 信号有差异，也解决不了我们的疑问。因为要检验 N170 是否具有“面孔特异性”，按照唐德斯的逻辑，我们应该做的是将“面孔”和“非面孔”进行比较。针对这个问题，产生了一个天才的实验构思：将正置和倒置的 Arcimboldo 画作进行比较。Arcimboldo 是一位文艺复兴时期的意大利画家，是善于营造视错觉的大师，他的风格是在画面中堆砌水果、蔬菜、花卉等物品，让观看者误以为其中包含着一张人脸。但是如果将原本的画面倒置，这种面孔错觉就几乎消失了。因此，假如正置的 Arcimboldo 图像诱发的 N170 反应比倒置画像强得多，就可以证明 N170 很有可能是一个面孔特异性的 ERP 成分（Caharel et al.，2013）。

受唐德斯逻辑的启发，有些 ERP 研究者建议通过条件间相减制造出差异波（difference wave），从而分离出对实验操纵敏感的 ERP 成分（Luck，2004）。事实上，对于某些 ERP 成分[例如，反馈相关负波（feedback-related negativity，FRN）]来说，差异波分析确实是一种主流的做法（Proudfit，2015）。研究者普遍认为 FRN 是决策过程中的一个神经指标，反映的是对反馈效价（正性/负性）的加工。基于这种认识，研究者在每个被试的数据中，都用负性反馈诱发的 ERP 减去正性反馈诱发的 ERP。由此得到的差异波就被认为是“纯粹的”与效价加工有关的 ERP 信号，因为两种条件共有的其他成分已经在相减过程中被抵消掉了。然而，差异波分析方法也有其自身的局限（Luck，2004）。例如，研究者可能想考察某个因素 A 对 FRN 是否有影响，那么假如在 FRN 差异波上观察到了 A 的主效应，对此存在三种可能的解释：①A 影响的是对正性反馈的加工；②A 影响的是对负性反馈的加工；③两者皆正确。此时我们无法判断哪一种解释符合现实情况，所以还是只能回过头来分析原始波。

三、行为和生理测量

还有一种对 ERP 成分的认知含义进行推测的途径，就是借助于行为指标与生理指标。对研究者来说，可参考的指标不但只有按键反应，还有眼动、手动的轨迹，以及肌电、心电等（Pernet et al.，2018）。虽然行为与生理反应不一定是当前实验要考察的重点，但它们往往可以帮助研究者判断：他/她感兴趣的认知过程是否在任务中被成功诱发了，实验操纵的目的是否达到了。我们以情绪 Stroop 任务为例，在这个经典任务的每个试次中，被试会看到某个情绪词（例如，“痛苦”）或者中性词（例如，“宽阔”）以特定的颜色呈现，被试需要尽快报告词的颜色，忽略其语义。前人的研究表明，如果当前试次呈现的是一个情绪词，被试的反应时就会比中性词条件慢一些。这个效应的含义是：人类对情绪性刺激存在自下而上的注意偏向（Williams et al.，1996）。假如有研究者想探讨情绪 Stroop 效应的电生理机制，那么在他/她的实验中，首先要在被试身上重复出经典的行为模式。如果情绪词和中性词条件的反应时没有显著差异，那么即使条件之间的 ERP 结果有差异，我们又怎么能把这个 ERP 效应跟情绪 Stroop 效应挂钩，怎么能用前者来解释后者呢？当研究者使用的是一个经典实验范式（例如，像这里提到的情绪 Stroop 任务）时，那么是否能重复出经典的行为模式，就是衡量实验成败的重要标准。基于这个理由，Picton 等（2000）建议只要实验条件允许，研究者就应该采集行为数据。但是我们必须意识到，脑电实验室的环境设置与真实世界是有很大区别的（Zhang，2018）。被试头上要戴着电极帽，坐在一个封闭的狭小房间里，身边有一堆用途不明（对被试来说）的设备，即使他们的行为反应与平时不同（比如，任务表现变差），也是可以理解的。此外，即使行为数据表明在任务中确实出现了我们感兴趣的认知过程，我们也不能就此下结论说实验获得的 ERP 结果是由这个认知过程诱发的。总而言之，ERP 实验中的行为数据是支持性（supportive）的，而不是决定性的。最后，收集行为数据就意味着任务要求被试做出行为反应，由此必然会产生动作电位，有潜在的风险会对 ERP 结果造成干扰（参见下一部分）。

第二节　ERP 实验的技术性要求

读者在本书其他章节中可能已经了解到，为了保证数据质量，研究者在使用 ERP 方法时需要满足许多特殊的要求（Picton et al.，2000）。实验设计者必须意识到，一项使用 ERP 技术研究心理学课题的实验，不但需要遵循实验心理学的基本原则，还需要遵循这些技术要求。由此导致的问题是，ERP 方法可能并不适合用于研究某些课题。此外，如果任务范式来自行为学研究，为了将其转化为适合 ERP 实验的形式，设计者可能不得不做出一些妥协，对原始范式进行大刀阔斧的改动。这些改动工作有时会令人沮丧，设计者也许会觉得自己偏离了最初的研究兴趣。然而，如果想完成一个具有理论意义的、对科学有实质性贡献的实验，设计者就别无选择，只能尊重 ERP 的技术要求。在这一部分，笔者将介绍那些最关键、最不应该忽视的技术要求，供实验设计者参考。

一、试次数量

要想得出清晰、稳定的 ERP 波形，就需要在实验中将每种条件的刺激（或者反应）重复多次。实验试次的必要数量因不同 ERP 成分而异，但一般在每种条件下，可用的试次都不应该少于 20 个（Cohen & Polich，1997；Marco-Pallares et al.，2011）。因此，虽然行为经济学领域经常使用单试次任务，但是如果要将这些任务用于 ERP 研究，就只能增加试次的数量，这可能会导致研究问题的性质发生根本变化。我们以经典的囚徒困境游戏（prisoner’s dilemma game，PDG）为例，这个范式需要被试两两搭配完成任务，他们要独立地选择“合作”或“背叛”对方，并等待最终结果的揭晓（由两人的决策共同决定，且与实际奖金挂钩）。对每个被试来说，在不能预知对方决策的情况下，选择“背叛”比较有利，但只有两人都选择“合作”时，才能使收益总和最大化。前人积累的大量行为数据证明，在单试次版本的 PDG 中，被试选择背叛对方的概率相对较大；而如果需要重复选择多次（也就是反复跟同一个对家打交道），被试就会更倾向选择合作，因为此时被试需要考虑的因素变得更加复杂（例如，被对方报复的可能性）（Raihani & Bshary，2011）。由此可见，虽然对 ERP 实验来说增加试次数量是绝对必要的，但研究者可能会因此而偏离原本的实验目的。

二、刺激呈现概率

Oddball 效应可能是最广为人知的、被前人研究最多的 ERP 现象。国内有研究者按字面意思将 Oddball 直译成“怪球”，但这个译法无法反映出其真实含义。实际上，Oddball 效应要表达的是：小概率刺激诱发的 ERP 成分波幅会高于大概率刺激（参见下文）。Oddball 效应主要体现在 P3 成分上，但 N2 等成分也会受其影响（Patel & Azzam，2005；Martín，2012）。为了避免 Oddball 效应对实验主要结果的污染，设计者通常会尽量让不同类型的刺激出现的概率保持一致（Picton et al.，2000）。但是在某些任务中，刺激出现的概率会不可避免地受到实验操纵的影响，此时就很难保持不同刺激出现的概率一致性。例如，在奖赏学习任务中，被试一开始不知道每个选项对应的奖赏概率，他们只能根据在每个试次中的结果反馈（正性或负性）对奖赏概率进行推测。通过反复的试错学习，被试在任务的后半阶段将会表现得越来越好。这也就意味着与前半阶段相比，被试在后半阶段会较少得到负性反馈。有实验通过对比前后阶段发现，负性反馈诱发的 FRN 有逐渐增大的趋势，研究者试图将这个现象解释为奖赏学习的效应（Cohen et al.，2009）。但问题的关键是，在任务后半阶段负性反馈的出现频率一直在下降（变成了小概率事件），因此 FRN 波幅的变化也可以用 Oddball 效应来解释。为了解决这个问题，前人想出了各种办法，用以在研究学习时排除 Oddball 效应带来的干扰（Cohen & Ranganath，2007；Walsh & Anderson，2011）。

三、锁时性

ERP 实验对锁时性有两个要求：①在事件（包括实验刺激或被试反应）的时间点与 ERP 成分的出现之间建立锁时关系；②在事件与对应的认知过程之间建立锁时关系。第一条要求的含义是，事件零点之前的脑电波代表大脑活动的静息状态，而事件零点之后出现的 ERP 成分则代表着这个事件对脑电信号的影响。这一条要求是否能得到满足，取决于实验程序的编写是否合理，以及实验室硬件的运作是否正常。

第二条要求的含义是，研究者感兴趣的认知过程应该出现在事件呈现的时间窗范围内。总而言之，第一条要求的目的是在“事件”与“ERP”之间搭起桥梁，而第二条要求的目的是在“认知过程”与“事件”之间搭起桥梁。只有将两者结合，我们才能在认知过程与 ERP 成分之间建立逻辑关系，由此为 ERP 成分赋予认知意义。

实际上，认知过程确实有可能发生在与其相关的事件之前。我们想象如下情境：让被试完成一个简单的赌博决策任务。每个试次中，被试要在一个高风险、高回报的选项和一个低风险、低回报的选项中进行抉择，每一个选项都有一定的可能性赢钱或输钱。在这个任务中，我们可以研究结果反馈（赢钱/输钱）诱发的 ERP 成分，并假定它们与反馈加工的认知过程有关。因为被试在实际得到反馈之前，无法提前预测自己是赢还是输，所以反馈加工必然发生在反馈呈现的时间点之后。但是对于与决策选项（高风险/低风险）有锁时关系的 ERP 成分，我们就不能认定它们反映了选项加工的认知过程。这是因为在赌博任务中，选项一般是不会发生改变的，所以被试能够提前预测到下一个试次中的选项，也就可以提前对选项进行加工（Gu et al.，2018）。在这种情况下，如果我们分析选项诱发的 ERP 成分，或许也能得到一些统计显著的效应，但是这些 ERP 效应的心理意义是不确定的，因为在（客观的）选项呈现和（主观的）选项加工之间并没有建立起可靠的锁时关系。也许是出于上述原因，决策领域的绝大部分 ERP 实验针对的都是反馈加工，而不是选项加工。

四、时间间隔

在 ERP 实验报告中，事件之间的时间距离长度可以用“刺激起始时间差”（stimulus onset asynchrony，即从上一个刺激出现的时间到下一个刺激出现的时间）或者“刺激间间隔”（inter-stimulus interval，ISI，即从上一个刺激消失的时间到下一个刺激出现的时间）来衡量。ERP 实验设计要求在邻近的事件（不管它们是在同一个试次内，还是分别属于两个前后相继的试次）之间要留出足够的时间距离。这是因为一个事件诱发的 ERP 信号波动，通常需要数百毫秒的时间才能回到静息状态，在此之前，如果第二个事件已经出现了，那么它所诱发的 ERP 效应就会跟前一个事件的残余影响混杂在一起。因此，假如在一个行为学任务中多个事件在极短的时间之内连续出现，那么把这个任务应用到 ERP 研究时，就需要修改实验设计，延长事件之间的时间距离，除非研究者探讨的是稳态视觉诱发电位（Keil et al.，2003）。

另一个问题是，在行为实验中，通常允许使用固定的时间间隔，但是在 ERP 实验中，研究者一般会让两个事件的时间距离在试次之间随机化。例如，一篇决策领域的 ERP 论文会报告说，在被试做出抉择、选项消失之后 1000～1500ms，反馈结果将会呈现，这里的意思就是在每一个试次中，选项到反馈之间的 ISI 是 1000～1500 中的一个随机数。这样处理是因为对下一个事件的预期会在脑电信号中诱发预期慢波，包括“刺激前负波”（stimulus preceding negativity，SPN）和“关联性负变”（contingent negative variation，CNV）（Böcker et al.，1994）。如果事件 A 和事件 B 之间的时间距离是固定的，那么在 A 呈现之后，被试就可以精确地预计 B 出现的时间点。此时在叠加后的 ERP 波形中就可以观察到 SPN 或者 CNV，它们会污染事件 B 的基线时间窗。

五、眼动、头动、肢体活动

本书的其他章节系统性地介绍了如何在分析脑电信号时去除伪迹干扰。从实验设计的角度而言，研究者应该考虑实验设置和任务要求是否会导致不必要的眼动、头动或肢体动作，从而在数据采集阶段就控制伪迹的影响（Tal & Yuval-Greenberg，2018）。例如，在双选项的赌博任务中，除了被试选择的结果之外，有时还会呈现所谓的“替代结果”（alternative outcome）[①]（Gehring & Willoughby，2002）。如果在设计实验刺激时，把这两种反馈呈现在屏幕左右两端接近边缘的位置，被试就会在两者之间进行快速扫视，以便对它们进行比较，由此就会产生明显的水平眼电伪迹。如果我们稍微调整实验刺激呈现的方式，让两种反馈的位置更靠近屏幕中心点，这类伪迹干扰是完全可以避免的。可见，实验设计能帮助研究者提高脑电数据的质量，我们不一定要到数据分析阶段才去考虑如何补救。

---

① 假设两个选项是 A 和 B，而被试选择的是 A，任务程序不但会呈现与 A 对应的结果反馈，还可以呈现与 B 对应的结果反馈。它的含义是，如果被试之前选的是 B，原本会得到这样的结果。

第三节　实验的无关因素

所谓无关因素（也可以叫无关变量、混淆因素）是指当前实验不关心（与研究问题无关），但是有可能会对实验结果造成影响的被试内因素以及被试间因素。实验设计需要控制无关因素的效应，从而保证实验不会偏离研究者的目的。在本章前面的内容中，笔者已经介绍过如何控制一部分无关因素。其他通常需要考虑的被试内因素主要是习惯化和疲劳，这两者的影响都是随着时间推移而逐渐彰显的。习惯化效应的出现，主要是因为被试在脑电实验中需要反复接受同样的实验刺激；疲劳效应的出现，主要是因为脑电实验一般要延续数十分钟。这两种效应都可以导致实验刺激诱发的脑电反应逐渐变弱。ERP 实验需要让每种条件都积累足够数量的试次数据，所以习惯化和疲劳往往不可避免。但是我们仍然可以通过实验设计使这些因素对不同条件的影响效果趋于一致（例如，让不同条件的排列顺序在被试间平衡）。相关方法属于实验心理学的入门内容，因此在此处就不展开介绍了。

对于被试间的无关因素，本章重点介绍个体差异。被试的个体差异可以反映在脑电信号上，这已经成为学界的共识（Keil et al.，2014）。在某些情况下，个体差异对 ERP 数据的影响甚至强于实验操纵的效应（Luck，2014）。因此，即使你的研究不关心个体差异，也应该对其进行测量和控制。对于绝大部分 ERP 实验来说，需要控制的个体差异因素包括性别、年龄和利手，因为前人的研究已证明这些变量对 ERP 信号有重要影响。例如，CNV、P3 成分以及错误相关负波（error-related negativity，ERN）均对年龄因素敏感，它们的波幅在不同年龄组别（7～17 岁）之间都有差异，这可能反映了大脑神经系统的发育过程（Segalowitz & Davies，2004）。同样，许多 ERP 成分——包括 N1、N2、P3、晚正成分（late positive component，LPC）——也可以反映性别差异（Gardener et al.，2013）。遗憾的是，很多实验没有充分意识到性别因素的潜在影响，因为这些实验的样本绝大部分都是男性（或者女性）被试，但它们又假定研究结论对不同性别都是成立的。此外，有些研究在分析数据时将年龄作为协变量进行控制，却不对性别效应进行类似的处理。至于利手因素，目前只有少数研究揭示出左利手和右利手被试的 ERP 模式是有差异的（Beratis et al.，2009；Coulson & Lovett，2004；Nowicka et al.，2006）。据笔者所知，绝大部分实验只招募右利手志愿者作为被试。这种策略当然有利于我们控制个体差异，但同时也限制了我们深入了解利手效应。

除了上述因素之外，实验还应当控制被试的教育水平。很多研究者在这方面不会遇到什么困难，因为他们招募的被试都是大学本科生或研究生。但如果研究主题与老化或临床疾病有关，问题就变得复杂了。笔者曾参与过一项针对认知老化的研究。因为对照组都是大学本科生，所以也希望老年被试组至少都上过大学。但实际上这个要求很难满足，因为几十年前高等教育还没有像现在这样普及。但是为什么要对教育水平做出限定呢？按照 Picton 等（2000）的解释，教育水平是衡量被试“总体认知能力的重要指标”，也就是说，如果实验招募的都是具有大学经历的人，那么读者就可以假定，这些被试都具备基本的思维能力、理解能力、阅读能力等。同样，如果实验任务涉及某种特定的认知能力（例如，空间记忆力），那么研究者应该对被试在这方面的能力水平进行测量、控制，并且在研究中报告相关数据（Picton et al.，2000）。有些研究感兴趣的是被试的个体偏好，但是如果被试不具备执行实验任务所需的认知能力，那么他们的行为表现就不能仅仅用偏好来解释。例如，笔者刚才提到的那项研究，使用的是风险决策任务，结果发现与青年对照组相比，老年被试较少选择高风险、高回报的选项。这是否说明老年被试更倾向于回避风险呢？然而，还有另外一种可能：老年人的判断能力和学习能力下降，所以他们（至少其中一部分人）没有意识到任务中的高风险是与高回报挂钩的；如果他们的认知能力足以完全理解任务，也许就会表现出对高风险选项的偏好。最后，越来越多的研究还重视被试的社会经济地位，因为在社会心理学领域中，这个因素可以影响对自尊、公平感、社会阶层等课题的探讨。

总括上述内容，一个“典型”的 ERP 实验样本通常由年龄在 18～25 岁、右利手、智商正常、阅读能力正常、运动能力正常的大学生被试组成。他们应该没有生理（例如，心脏病）、心理（例如，精神分裂症）或神经系统（例如，癫痫）方面的疾病。此外，研究者还需要确保被试没有定期摄入可能影响中枢神经系统的物质（例如，酒精、咖啡因、大麻）——尤其是在脑电实验当天。但这种被试选择标准本身也存在一定的局限性。读者可参阅 Henrich 等（2010）在研究中做出的进一步说明。

假如实验设计把样本分为不同的组别（例如，一项临床研究对病人组和健康对照组的实验结果进行比较），此时研究者需要使上述的被试间无关变量（主要是年龄、性别等口统计学变量）在组间保持匹配。这么做的理由与唐德斯减数法在不同条件之间匹配刺激属性的逻辑是一样的。在临床研究中，研究者必须针对病人组和对照组制定清晰、具体的被试准入规定和剔除规定。具体可参见第五版《美国精神医学学会诊断与统计手册》（*Diagnostic and Statistical Manual of the American Psychiatric Association*，2013）中各种心理障碍的诊断标准。一般来说，将被试选入病人组，还需要得到临床医师的诊断意见的支持。Keil 等（2014）还给大家提出了忠告：首先，我们很难使所有被试间无关变量在实验组和控制组之间都保持匹配，所以有时可能需要设立不止一个控制组（虽然笔者很少能在报告中见到有人遵从这条意见）；其次，研究者必须意识到，控制被试间无关因素虽然是绝对必要的，但它也会带来意想不到的后果，我们需要对其影响做出充分估计。例如，我们在进行认知老化方面的研究时，如果严格排除所有罹患生理、心理疾病的被试，那么可能只有很少的老年人符合我们的要求。按照这个标准筛选出的被试，其样本代表性就会有一定的局限性（Pernet et al.，2018）。

第四节　经典实验设计及对应的 ERP 成分

综合看来，要设计一个新的任务去检验研究者感兴趣的认知过程，同时还要对无关变量进行控制，是一项非常有挑战性的工作。出于这个理由，Luck（2004）建议研究者不一定要设计新范式，而是可以对经典的 ERP 实验范式（图 3.1）稍加改动，使它们符合自己的研究目的。与新

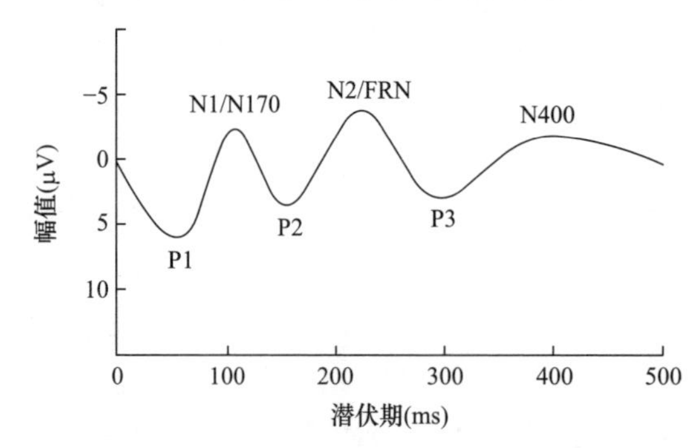

图 3.1　多个经典实验设计对应的 ERP 成分的示意图（遵照主流传统，图中的纵轴以负值朝上）。不同 ERP 成分有着不一样的头皮分布模式，因此在现实中很难在同一个电极点上观察到所有这些成分。此外，ERN 出现的时间窗与 P1 几乎重合，而两者的极性相反，所以图中无法同时画出两者

范式相比，使用经典范式更容易得出稳定的脑电结果，而且研究者会更容易在 ERP 成分与特定认知过程之间建立逻辑关系，因为范式的原设计者已经考虑过如何控制无关变量（Picton et al.，2000）。在最后一部分，笔者会介绍一系列在 ERP 研究中常见的实验范式，以供大家参考。由于篇幅所限，笔者选取的都是与某些经典 ERP 成分相联系的范式。为了读者查阅方便，对实验范式的描述和相应 ERP 成分的描述会紧挨在一起呈现。

一、线索—目标范式及相关 ERP 成分

（1）线索—目标范式（cue-target paradigm）。这个范式在注意领域的研究中被广泛使用。它要求被试快速对目标刺激的位置进行反应（例如，看见目标出现在屏幕左侧，就尽快按左键，看见目标出现在屏幕右侧则按右键）。在目标刺激呈现之前，会有一个线索刺激，线索可能包含与目标有关的提示信息（Neyedli & Welsh，2012）。根据信息内容，可以把线索分为有效线索（正确提示目标位置）、无效线索（错误提示目标位置）或者中性线索（不包含任何信息）。线索和目标都可以作为研究对象，用于探讨“注意朝向”“注意转移”“返回抑制”等现象。将 ERP 技术应用于线索—目标范式，可以观察到目标呈现诱发的 P1 和 N1 等 ERP 成分，它们可以反映出受线索影响而产生的注意偏向。线索—目标范式在实际研究中有很多不同类型，其核心特征是：线索和目标之间应该存在一对一的对应关系。例如，在金钱奖赏延迟（monetary incentive delay，MID）任务中，线索信息提示的不是目标刺激的任务相关属性（例如，位置），而是与正确反应相联系的金钱奖赏数额（Knutson et al.，2001；Schultz et al.，1998）。在 MID 任务中，线索通过调节动机水平而影响被试的行为表现（奖赏越多，完成任务的动机越强），而不是调节注意资源分配（图 3.2）。

（2）P1 和 N1。这两个成分是与感知觉加工和注意朝向有关的最重要的 ERP 成分（Luck et al.，2000）。在视觉刺激呈现之后，最早出现的 ERP 成分是所谓的 C1（时间窗为从刺激零点算起的 40～100ms），随后则是 P1（100～130ms）和 N1（150～200ms）。不过 C1 需要用特定的实验设计才会比较明显，所以大部分研究者在总平均数据中观察到的第一个 ERP 成分会是 P1。请注意，P1 和 N1 的潜伏期和头皮分布模式都会因刺激模态（视觉或听觉）而产生区别（Luck，2014）。这两个成分在时频上都属于α 频段，有的研究者将它们合称为“P1-N1 复合体”（P1-N1

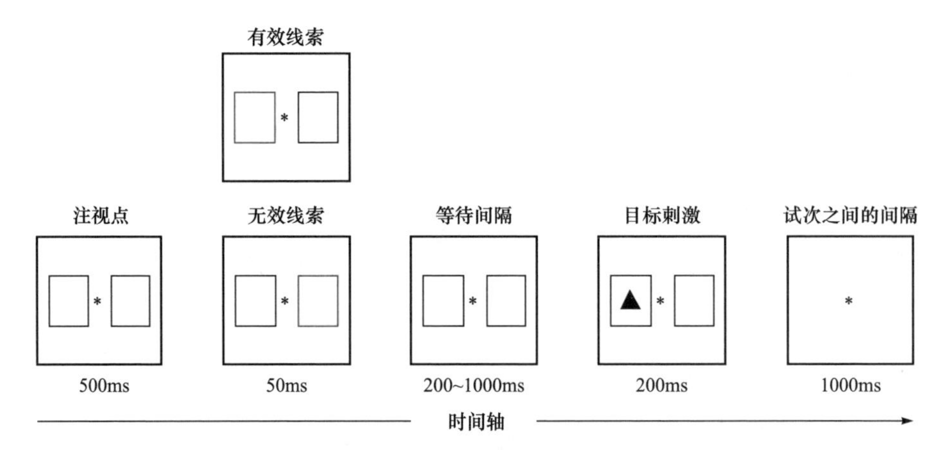

图 3.2 线索—目标范式流程图示例（参考 Tian et al.，2011；本章作者绘图）

complex；参见 Woodman，2010）。从认知心理学的角度看，它们都属于由刺激物理属性所决定的“外生性”（exogenous）成分。不过大部分研究者相信两个成分之间仍然有功能上的区别。其中，一种主流理论是 P1 主要反映了对刺激的自下而上的注意过程；而 N1 更多地受自上而下的注意的影响，对任务相关刺激的反应更强（Herrmann & Knight，2001）。近期的研究还表明，这两个成分在决策或社会评价等复杂认知活动中可能也扮演了重要角色。例如，笔者的一项研究揭示出，任务阶段性反馈诱发的 P1 成分的波幅，可以用于预测被试下一阶段的决策（是否冒险）。这一结果表明，刺激加工的早期注意阶段会影响行为层面的风险偏好（Gu et al.，2018）。

二、面孔呈现范式及相关 ERP 成分

（1）面孔呈现范式（face presentation paradigm）。面孔图片在心理学实验中被广泛使用，不但可用于研究面孔感知，而且在情绪加工、社会决策、人际关系、群体内/群体间偏见、刻板印象等领域也有应用。学术界有许多国际面孔刺激材料库[例如，Matsumoto 和 Ekman 编制的“日本人和高加索人情绪面孔表情”（Japanese and Caucasian Facial Expressions of Emotion）图片库]可供选择，其中有一部分是可公开获取的，也有的需要先征得权利人同意，或者需要付费购买。这些材料库对收录的图片刺激已经进行过适当的编辑处理，控制了一些无关维度。

在不同的实验中，面孔刺激可以是纵向或横向呈现的、正置的或倒置的，可能已经过信号过滤或增噪处理，或者去掉了某些特征信息；面

孔可以是被试熟悉的（例如，亲属、名人的面孔）或者不熟悉的，与被试种族背景相同或者不同；面孔表情可以是情绪性的或中性的——这些区别都可以发展成为某个研究课题（Rossion & Jacques，2008）。我们还可以使用刺激后掩蔽法使面孔的呈现处于意识下水平（Etkin et al.，2004）。面孔识别可能会受到任务负荷的调节，因为研究者出于特定实验目的，可能会给被试分配（与面孔有关或无关的）某些任务，例如，识别面孔情绪。这些实验操纵方式在心理学和社会科学领域均有研究意义，而且已被证明会对 ERP 信号产生显著影响（Hinojosa et al.，2015）。读者可以结合前文内容考虑如何为这些实验操纵设计合适的对照条件。

（2）N170。从 20 世纪 80 年代后期开始，脑电研究者就意识到与其他视觉刺激相比，面孔刺激可以诱发出特殊的 ERP 成分（参见前文）。他们首先在刺激呈现后 140～180ms 观测到所谓的顶正电位（vertex positive potential，VPP）。当这个成分由面孔诱发时，会比其他类型刺激的效应更强（更趋于正走向）。后续研究在双侧颞枕区域的电极处观察到了另一个负波，与 VPP 出现的时间窗基本吻合，反映的可能是同一个偶极子的活动。与其他类型刺激相比，面孔诱发的这个成分会更趋于负走向。其潜伏期大约在刺激呈现后 170ms，因此被叫作“N170”（Bentin et al.，1996）。虽然 N170 和 VPP 被广泛地认为是“一体两面”，反映了同一认知过程，但 N170 更受学术界的重视。这是因为溯源分析表明，N170 与 VPP 的偶极子都位于颞枕叶，相对而言，与 N170 的头皮分布区域更加接近。正如前文所言，虽然很多研究者都相信 N170 反映的是与面孔特异性加工有关的大脑活动，但关于这一点的争论并未停止（Hinojosa et al.，2015；Rossion & Jacques，2008）。

三、认知控制研究范式及相关 ERP 成分

（1）刺激-反应协同性（stimulus response compatibility，SRC）范式。这个概念对应的不是一个而是一系列实验范式，包括 Stroop 任务、Simon 任务、Eriksen（Flanker）任务和 Navon 任务等。这些任务都是为了研究“认知控制”而发展出来的。所谓认知控制，是指为了达到特定目标而进行的自上而下的信息操纵（Proctor & Vu，2006）。SRC 任务虽然具体设计各有不同，但核心思路都是要在不同信息（任务相关信息和任务无关信息）之间引发冲突，例如，颜色词的词义和实际着色之间不一致（Stroop 任务），刺激呈现的位置与反应按键位置不一致（Simon 任务），或者刺激

视觉特征在整体水平和局部水平上不一致（Navon 任务），具体请参见 Simons（2010）的研究。

以 Flanker 任务为例，如果刺激是以箭头形式呈现的（例如，“<<<<<”或者“> > < > >”），被试需要做的是快速判断正中间箭头的朝向。周边的 4 个箭头是与任务无关的，应该被忽略，但假如它们的朝向与目标刺激相反的话，就会对目标判断造成干扰，从而导致反应时延长或者正确率下降（Eriksen B A & Eriksen C W，1974）。

按照冲突加工的不同类型，SRC 范式可以分为两个大类：刺激-刺激（S-S）和刺激-反应（S-R）。前者是指冲突发生在任务相关刺激和任务无关刺激之间，如 Stroop 任务、Flanker 任务；而后者是指冲突发生在刺激和反应之间，如 Simon 任务。SRC 范式可以用于诱发刺激锁时的 N2 成分（Folstein & Van Petten，2007）。此外，任务过程中的反应错误可以诱发出反应锁时的 ERN 成分（Van Veen & Carter，2002）。

（2）停止信号范式（stop signal paradigm）。除了冲突加工之外，抑制控制也是“认知控制”概念的重要组成部分（Miyake et al.，2000）。研究抑制控制可以使用停止信号范式或者 Go/No-Go 范式（Verbruggen & Logan，2008）。由于篇幅所限，这里只介绍停止信号范式：被试需要在看到目标刺激时尽快按键。在完成任务过程中，有时一个“停止”信号会紧随着目标刺激出现，这就表示被试要中断按键反应，但是被试又不能等到停止信号的时间点过了之后再决定是否按键，否则也会被记为错误反应。

当停止信号出现时，被试需要快速调动认知控制功能，对按键反应进行抑制，由此诱发一个分布在中前额区域的 N2 成分（Verbruggen & Logan，2008）。有些实验中，目标刺激和停止信号的模态可能不一样（例如，听觉停止信号紧随着视觉目标刺激）。研究者可以通过操纵任务指导语来调控被试的行为表现（强调反应速度或者强调正确率），也可以操纵目标刺激与停止信号之间的时间间隔，即所谓的“停止信号延迟”（stop-signal delay）（Folstein & Van Petten，2007）。

（3）N2。N2 这一名称的含义是在总平均 ERP 波形中可以观察到的第二个明显的负走向成分，通常在刺激呈现后的 200～300ms 时间窗内达到峰值。这个成分可以被 Go/No-Go、Stroop、停止信号、Flanker 等各种类型的范式所诱发（Folstein & Van Petten，2007；Kok et al.，2004）。N2 与 P3 关系密切，所以也有“N2-P3 复合体”（N2-P3 complex）这样的提法，我们分析数据时应该留意两者是否存在相互影响。研究者相信，事实上 N2 是一个集合概念，包含多个子成分，但对这些子成分的具体数目有争议。早期研究认为，存在一个与注意朝向相关的大脑前部 N2a，一个与有意识注意相关的中部 N2b，以及与刺激分类相关的前中部 N2c。此外，可能还有一个独立的 N2pc，位于与刺激位置处于对侧的颞枕叶区域，与注意转移有关（Patel & Azzam，2005）。Folstein 和 Van Petten（2008）则提出了另一种分类方法，他们认为大脑前部的 N2 可分为两种，第一种与新异探测或失匹配（mismatch）探测有关，第二种与广义的认知控制（包括反应抑制、反应冲突、错误监控等）有关，还有一个大脑后部的 N2 主要与视觉注意功能有关。

（4）ERN。ERN 与前面介绍的 ERP 成分有着本质的区别，因为它是一个“反应锁时”（response-locked）成分而不是“刺激锁时”（stimulus-locked）成分。在被试做出错误反应之后 50～100ms 的时间，ERN 波幅达到最大值（Simons，2010）。对 ERN 进行基线校正时，不会使用事件（这里是指动作反应）零点前的时间段作为基线，因为这个时间段存在动作准备电位，会对分析结果造成干扰（Eppinger et al.，2008）。如果被试在当前试次中的反应正确呢？实际上也会有一个负波产生[正确反应相关负波（correct-response negativity）]，其形态和头皮分布都与 ERN 相似，但波幅则小得多。ERN 反映的并不是有意识的“哎呀！我做错了！”的心理效应，而是自下而上的、自动化的反应监控活动。研究者之所以这样认为，是因为实验表明主观意识并不是 ERN 产生的必要条件。与此相反，在 ERN 的时间窗之后出现的所谓“错误正波”（error-positivity），反映的则是对错误的有意识知觉。

根据 Holroyd 等提出的“强化学习-错误相关负波”（reinforcement learning of the error-related negativity，RL-ERN）理论，ERN 和 FRN（见下文）实质上都是奖赏预测错误信号。Holroyd 与 Coles（2002）曾通过实验揭示出两个成分的关系：在一项概率学习任务中，假如错误反应与负性反馈之间的概率关系是 100%（也就是说，被试做出错误的反应之后，就可以预期会得到负性反馈），那么在脑电数据中就会观察到 ERN，而没有 FRN；相反，假如错误反应与负性反馈之间的概率关系是 50%（也就是说，反馈与被试的实际反应无关，是完全不确定的），那么错误反应则不会诱发 ERN，但负性反馈可以诱发 FRN。

许多研究者对这个理论存有疑问，因为同样的因素可以对 ERN 和

FRN 产生不同的影响。例如，被试的焦虑水平与 ERN 波幅呈正相关关系（Hajcak et al.，2003），但与 FRN 波幅则呈负相关关系（Gu et al.，2010；Takács et al.，2015）。

四、决策研究范式及相关 ERP 成分

（1）赌博决策范式。金钱赌博任务一直在行为经济学领域中占有重要地位。据笔者所知，最早将这个任务用于 ERP 研究的是 Gehring 和 Willoughby（2002）。这个任务有很多种变化形式，其最简单的版本是要求被试在两个选项之间进行迫选（这两个选项可能会在风险水平上有区别）。被试做出选择后，将会得到相应的结果反馈。这个反馈是 ERP 分析的重点，尤其是它所诱发的 FRN 和 P3 成分（Martín，2012）。一般来说，任务至少包含两种反馈：正性（赢钱）和负性（输钱）。研究者通常会将输赢概率设置成各为 50%，从而避免事件发生概率对 ERP 结果造成干扰，即前文提到的 Oddball 效应（Proudfit，2015）。根据不同的实验目的，研究者在原范式的基础上添加了很多新元素：在选项呈现之前可能会有线索刺激，包含任务相关信息；任务可以提供不止两个选项，选项的视觉形式既可以简单又可以复杂；奖惩额度和输赢概率都可以被当作实验变量，进行人为操纵；对被试的决策时间可以进行限制，从而对其施加压力；除了赢钱和输钱之外，任务还可能出现中性（零结果）或模糊反馈；除了被试选择的结果，任务还可能呈现“替代结果”；不同类型反馈可以同时呈现，也可以分步呈现（图 3.3，图 3.4）。

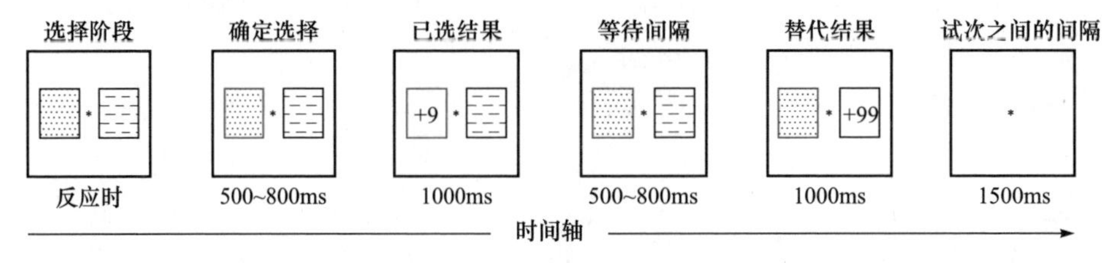

图 3.3　赌博决策范式流程图示例（参考 Yeung & Sanfey，2004；本章作者绘图）

（2）FRN。FRN 是结果反馈呈现之后 200～300ms 出现的一个负走向 ERP 成分，不过近期的研究表明，除了反馈之外，线索也可以诱发与 FRN 类似的效应（Liao et al.，2011）。FRN 最早是由 Miltner 等（1997）在时间估计任务（被试看到线索提示后，心中估算 1s 时间，然后按键反应；如果误差在规定范围之内，被试随后会得到正性反馈）中被发现的，但

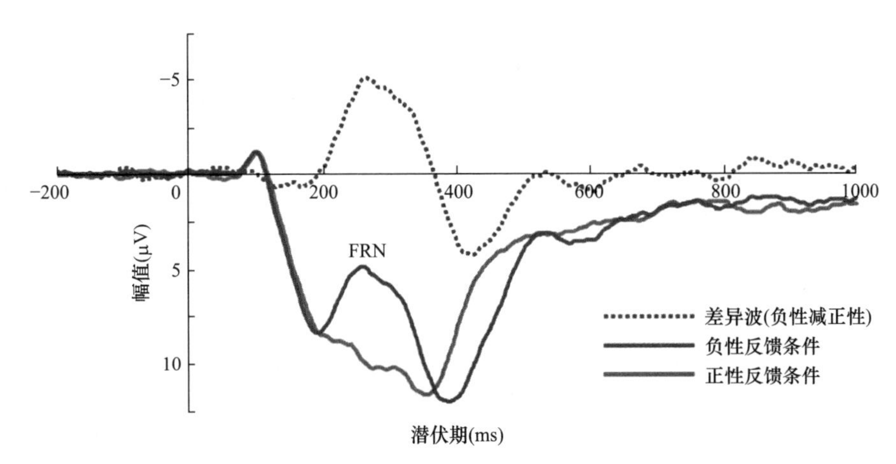

图 3.4 赌博任务反馈诱发的脑电总平均波形（来自本章作者的实验数据），以及基于原始波构造出的差异波（通常用于研究 FRN，即反馈相关负波）

Miltner 等当时并不完全理解这一现象的含义。他们的实验结果表明，负性反馈会比正性反馈会诱发一个更大的内侧额叶负波，这个成分被看作“错误监测”的神经指标（与大脑前部的 N2 类似）。

经过 Gehring 和 Willoughby（2002）的进一步探索，FRN 对神经经济学的重要意义才被世人所知。在他们设计的赌博任务（见上文）中，输钱反馈比赢钱反馈诱发出一个波幅更大的 FRN。Holroyd 及其同事据此提出影响深远的 RL-ERN 理论，认为 FRN 在功能上与 ERN 一致，都是判断“实际结果是否比预期更差”的负性预测错误信号。然而，后续研究表明，FRN 实际上对正性预测错误（实际结果比预期更好）也是敏感的（Talmi et al.，2013）。此外，还有人认为 FRN 实际上是一个正波，称其为“奖赏正波”（reward positivity）。也就是说，FRN 并不是在负性反馈呈现时更趋于负走向，而是应该反过来理解，即在正性反馈呈现时更趋于正走向（Proudfit，2015）。

五、Oddball 范式及相关 ERP 成分

（1）Oddball 范式。它最常见的版本包含两种刺激，在任务中以随机序列呈现；刺激可以是视觉或者听觉模态。其中一种刺激被称为“标准刺激”，出现的频率相对较高；另一种刺激被称为“目标刺激”，出现的频率低得多（所以叫 Oddball，即“怪球”），是需要被试识别并做出反应的（Polich & Kok，1995）。两种刺激呈现的比率通常是 8：2 或者 9：1，也就是说，目标刺激呈现的概率在 10%～20%。与标准刺激相比，目标刺

激会诱发出波幅更大的 N2 及 P3（Folstein & Van Petten，2008）。在 ERP 研究的历史上，Oddball 范式可能是累计被使用次数最多的实验范式（Picton et al.，2000）。基于经典的两刺激版本，研究者又设计出了三刺激版本的 Oddball 任务：增加了一种分心刺激（distracter）。分心刺激也属于低频刺激，但是不需要被试做出反应（图 3.5，图 3.6）。设计这个版本的 Oddball 任务是为了区分出“注意分配”和“记忆更新”（memory updating）这两种认知过程的效应（见下文）。

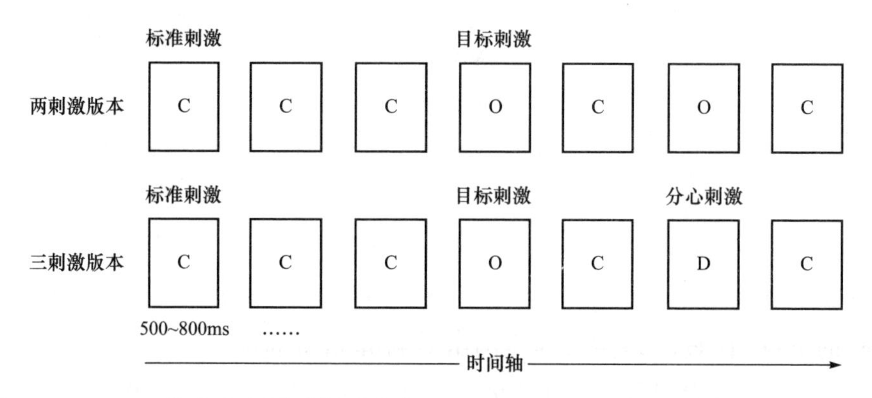

图 3.5　Oddball 范式流程图示例（参考 Polich & Criado，2006；本章作者绘图）

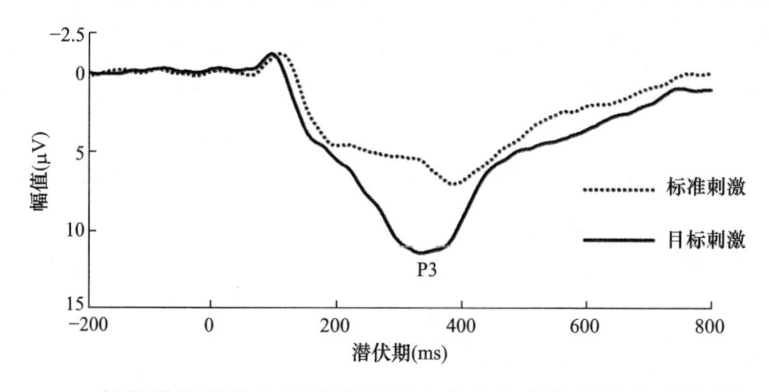

图 3.6　Oddball 刺激诱发的脑电总平均波形（来自本章作者的实验数据），从中可以观察到 P3 成分

（2）P3。这是一个波形非常明显、时间跨度较长的正走向成分，在 ERP 的“晚成分”中最受研究者关注。这个成分的发现可以追溯到 Sutton 等（1965）在 *Science* 上发表的经典论文。他们当时的数据显示，这个成分在刺激呈现后大约 300ms 达到峰值，所以它就被命名为“P300”。但后续研究表明，P300 的潜伏期其实可以比 300ms 长得多（Luck，2014），

所以很多研究者更倾向于把它叫作“P3”，意思是可被实验刺激诱发的第三个主要正波——紧跟随在 P1 和 P2 之后（图 3.1）。

作为被研究最多的 ERP 成分之一，P3 与许多不同的认知功能都有联系，包括注意分配、工作记忆更新、感知觉辨别、情绪加工、动机加工以及社会评价等。此外，这个成分的波幅对刺激概率、刺激复杂性、任务难度等因素都是敏感的（Duncan et al.，2009）。例如，在 Sutton 等（1965）的实验中，就发现 P3 波幅会因刺激的不确定性程度（degree of uncertainty）增强而变大。最后，P3 成分在临床研究中也很受重视，被视为心理病理学领域的一个重要生理指标（Iacono & Mcgue，2006）。

20 世纪 80 年代，学术界多数人认为 P3 主要的认知功能与工作记忆有关，这个成分代表的是对当前情境的记忆表征（memory representation）需要更新（Donchin & Coles，1988）。但是这个理论随后受到越来越多的考验，因为后续研究不断发现 P3 与其他认知功能也有关系。为了解决这个疑问，Polich 及其同事提出 P3 至少包含两个子成分：第一个是分布于额叶的 P3a，代表的是注意神经网络对新异刺激的反应；第二个是分布于顶叶的 P3b，代表的是将当前刺激与记忆表征之间进行比较，是目标驱动（goal-directed）的认知加工过程（Polich，2007；Polich & Criado，2006）。在三刺激版本的 Oddball 范式中，研究者发现分心刺激诱发出 P3a，而目标刺激诱发出 P3b，这与 Polich 等的观点是一致的。

六、句子理解范式及相关 ERP 成分

（1）句子理解范式（sentence comprehension paradigm）。这个术语也是一系列实验任务的统称，这些任务的发展都是为了探讨语言研究中的特定主题。由于篇幅所限，本部分主要介绍经典的“语义不一致”（semantic incongruence）范式，这个范式可以稳定地诱发 N400 成分（见下文）。范式起源于 Taylor （1953）设计的完形概率（cloze probability）测试，原本的目的是测量可读性。完形概率指的是“假如某个句子包含空缺，被试有多大的概率用特定词汇填补这个空缺”（Kutas & Federmeier，2011）（图 3.7）。

语义不一致范式中的实验刺激是一些特意设计的句子，这些句子可能会包含出人意料的或者与语境不一致的成分（Kutas & Hillyard，1984）。该成分往往出现在句尾，但是为了避免句末整合效应的干扰，也可以放

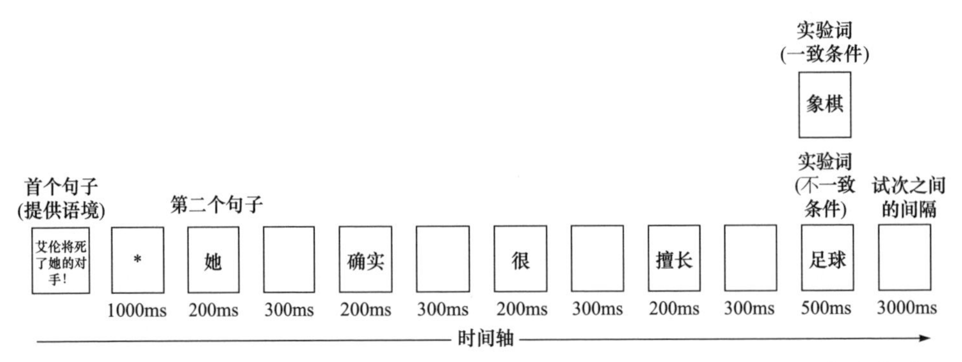

图 3.7 句子理解范式的流程示意图（参考 Federmeier & Kutas，1999；本章作者绘图）

在句子的其他位置。为了避免相邻的词诱发的脑电信号混淆在一起，实验通常会将句子逐词呈现。根据 Federmeier 和 Kutas（1999）的经典实验设计，每个词大约呈现 200ms，词与词之间相隔 300ms 左右。最重要的那个与语境可能不一致的词是 ERP 分析的重点，需要更长的呈现时间（例如，500ms 左右）。在两组句子（通常也就是两个试次）之间需要较长的时间间隔（例如，3000～5000ms），这段时间用于让被试眨眼，因为在句子呈现过程中一般是不允许眨眼的，从而避免眼电干扰（Duncan et al., 2009）。这个范式在临床研究中被用于诊断语义加工障碍（Deldin et al., 2006）。

（2）N400。N400 最早由 Kutas 和 Hillyard（1980）发现，是一个在刺激呈现后 300～600ms 出现的负走向成分。这个成分的头皮分布区域很广，但是主要在顶中央区域达到峰值（Kutas & Federmeier，2011）。N400 最重要的特征是，对语义不一致性敏感，虽然在语义一致条件下也能观察到 N400。如图 3.7，被试可能会读到这样的语境描述："艾伦将死了她的对手！她确实很擅长……" 在不同条件下，句子末尾呈现的词可能是"象棋"或者"足球"，由于"足球"与当前语境比较不一致，所以它会诱发比"象棋"更大的 N400 效应。无论句子是以印刷体、手写体还是以听觉模态呈现，N400 效应都很稳定。除了语境因素之外，N400 也对词频等因素敏感（Duncan et al.，2009）。对于其他类型的非语言刺激（例如，线条画）而言，如果它们具有明确的意义，那么也能诱发出一个波形类似于 N400 的成分，但是这个成分的头皮分布模式与经典的 N400 会略有区别（Duncan et al.，2009）。

致 谢

作者诚挚地感谢金靖雯、李雪冰、林永玲、吴婷婷、丁金丰等同行学者对本章内容提出的宝贵修改意见。另外，本章写作受到了国家社会科学基金重大项目“中国社会变迁过程中的文化与心理变化”（17ZDA324）的资助，特此致谢。

参 考 文 献

American Psychiatric Association.（2013）. *Diagnostic and Statistical Manual of Mental Disorders*（*DSM-V*）. Arlington: American Psychiatric Publishing.

Bentin, S., Allison, T., Puce, A., Perez, E., & McCarthy, G.（1996）. Electrophysiological studies of face perception in humans. *Journal of Cognitive Neuroscience*, *8*（6）, 551-565.

Beratis, I. N., Rabavilas, A., Nanou, E. D., Hountala, C., Maganioti, A. E., Capsalis, C. N., et al.（2009）. Effect of initiation-inhibition and handedness on the patterns of the P50 event-related potential component: A low resolution electromagnetic tomography study. *Behavioral and Brain Functions*, *5*（1）, 51.

Böcker, K. B., Brunia, C. H. M., & van den Berg-Lenssen, M. M.（1994）. A spatiotemporal dipole model of the stimulus preceding negativity（SPN） prior to feedback stimuli. *Brain Topography*, *7*（1）, 71-88.

Caharel, S., Leleu, A., Bernard, C., Viggiano, M. P., Lalonde, R., & Rebai, M.（2013）. Early holistic face-like processing of Arcimboldo paintings in the right occipito-temporal cortex: Evidence from the N170 ERP component. *International Journal of Psychophysiology*, *90*（2）, 157-164.

Cohen, J., & Polich, J.（1997）. On the number of trials needed for P300. *International Journal of Psychophysiology*, *25*（3）, 249-255.

Cohen, M. X., & Ranganath, C.（2007）. Reinforcement learning signals predict future decisions. *The Journal of Neuroscience*, *27*（2）, 371-378.

Cohen, M. X., Axmacher, N., Lenartz, D., Elger, C. E., Sturm, V., & Schlaepfer, T. E.（2009）. Neuroelectric signatures of reward learning and decision-making in the human nucleus accumbens. *Neuropsychopharmacology*, *34*（7）, 1649-1658.

Cohen, M. X., Cavanagh, J. F., & Slagter, H. A.（2011）. Event-related potential activity in the basal ganglia differentiates rewards from nonrewards: Temporospatial principal components analysis and source localization of the feedback negativity: Commentary. *Human Brain Mapping*, *32*（12）, 2270-2271.

Coles, M. G. H., & Rugg, M. D.（1995）. Event-related brain potentials: An introduction. In M. D. Rugg & M. G. H. Coles（Eds.）, *Electrophysiology of Mind*: *Event-related Brain Potentials and Cognition*（pp. 1-26）. New York: Oxford University Press.

Coulson, S., & Lovett, C.（2004）. Handedness, hemispheric asymmetries, and joke comprehension. *Cognitive Brain Research, 19*（3）, 275-288.

Davis, P. A.（1939）. Effects of acoustic stimuli on the waking human brain. *Journal of Neurophysiology, 2*（6）, 494-499.

Deldin, P., Keller, J., Casas, B. R., Best, J., Gergen, J., & Miller, G. A.（2006）. Normal N400 in mood disorders. *Biological Psychology, 71*（1）, 74-79.

Donchin, E., & Coles, M. G. H.（1988）. Is the P300 component a manifestation of context updating? *Behavioral and Brain Sciences, 11*（3）, 357-374.

Duncan, C. C., Barry, R. J., Connolly, J. F., Fischer, C., Michie, P. T., Naatanen, R., et al.（2009）. Event-related potentials in clinical research: Guidelines for eliciting, recording, and quantifying mismatch negativity, P300, and N400. *Clinical Neurophysiology, 120*（11）, 1883-1908.

Eppinger, B., Kray, J., Mock, B., & Mecklinger, A.（2008）. Better or worse than expected? Aging, learning, and the ERN. *Neuropsychologia, 46*（2）, 521-539.

Eriksen, B. A., & Eriksen, C. W.（1974）. Effects of noise letters upon the identification of a target letter in a nonsearch task. *Perception & Psychophysics, 16*, 143-149.

Etkin, A., Klemenhagen, K. C., Dudman, J. T., Rogan, M. T., Hen, R., Kandel, E. R., & Hirsch, J.（2004）. Individual differences in trait anxiety predict the response of the basolateral amygdala to unconsciously processed fearful faces. *Neuron, 44*（6）, 1043-1055.

Federmeier, K. D., & Kutas, M.（1999）. A rose by any other name: Long-term memory structure and sentence processing. *Journal of Memory and Language, 41*（4）, 469-495.

Folstein, J. R., & Van Petten, C.（2007）. Influence of cognitive control and mismatch on the N2 component of the ERP: A review. *Psychophysiology, 45*（1）, 152-170.

Friston, K. J., Price, C. J., Fletcher, P., Moore, C., Frackowiak, R. S., & Dolan, R. J.（1996）. The trouble with cognitive subtraction. *Neuroimage, 4*（2）, 97-104.

Gardener, E. K., Carr, A. R., Macgregor, A., & Felmingham, K. L.（2013）. Sex differences and emotion regulation: An event-related potential study. *PLoS One, 8*（10）, 1-9.

Gehring, W. J., & Willoughby, A. R.（2002）. The medial frontal cortex and the rapid processing of monetary gains and losses. *Science, 295*（5563）, 2279-2282.

Grech, R., Cassar, T., Muscat, J., Camilleri, K. P., Fabri, S. G., Zervakis, M., et al.（2008）. Review on solving the inverse problem in EEG source analysis. *Journal of NeuroEngineering and Rehabilitation, 5*（1）, 25.

Gu, R., Huang, Y. X., & Luo, Y. J.（2010）. Anxiety and feedback negativity. *Psychophysiology, 47*（5）, 961-967.

Gu, R., Zhang, D., Luo, Y., Wang, H., & Broster, L. S.（2018）. Predicting risk decisions in a modified Balloon Analogue Risk Task: Conventional and single-trial ERP analyses. *Cognitive Affective & Behavioral Neuroscience, 18*（1）, 99-116.

Hajcak, G., MacNamara, A., & Olvet, D. M.（2010）. Event-related potentials, emotion, and emotion regulation: An integrative review. *Developmental Neuropsychology*, *35*（2）, 129-155.

Hajcak, G., McDonald, N., & Simons, R. F.（2003）. Anxiety and error-related brain activity. *Biological Psychology*, *64*（1-2）, 77-90.

Henrich, J., Heine, S. J., & Norenzayan, A.（2010）. The weirdest people in the world? *Behavioral and Brain Sciences*, *33*（2-3）, 61-83.

Herrmann, C. S., & Knight, R. T.（2001）. Mechanisms of human attention: Event-related potentials and oscillations. *Neuroscience and Biobehavioral Reviews*, *25*（6）, 465-476.

Hinojosa, J. A., Mercado, F., & Carretie, L.（2015）. N170 sensitivity to facial expression: A meta-analysis. *Neuroscience & Biobehavioral Reviews*, *55*, 498-509.

Holroyd, C. B., & Coles, M. G. H.（2002）. The neural basis of human error processing: Reinforcement learning, dopamine, and the error-related negativity. *Psychological Review*, *109*（4）, 679-709.

Holroyd, C. B., Hajcak, G., & Larsen, J. T.（2006）. The good, the bad and the neutral: Electrophysiological responses to feedback stimuli. *Brain Research*, *1105*（1）, 93-101.

Iacono, W. G., & Mcgue, M.（2006）. Association between P3 event-related brain potential amplitude and adolescent problem behavior. *Psychophysiology*, *43*（5）, 465-469.

Itier, R. J., Latinus, M., & Taylor, M. J.（2006）. Face, eye and object early processing: What is the face specificity? *Neuroimage, 29*（2）, 667-676.

Keil, A., Debener, S., Gratton, G., Junghofer, M., Kappenman, E. S., Luck, S. J., . . . Yee, C. M.（2014）. Committee report: Publication guidelines and recommendations for studies using electroencephalography and magnetoencephalography. *Psychophysiology*, *51*（1）, 1-21.

Keil, A., Gruber, T., Muller, M. M., Moratti, S., Stolarova, M., Bradley, M. M., & Lang, P. J.（2003）. Early modulation of visual perception by emotional arousal: Evidence from steady-state visual evoked brain potentials. *Cognitive Affective & Behavioral Neuroscience*, *3*（3）, 195-206.

Knutson, B., Fong, G. W., Adams, C. M., Varner, J. L., & Hommer, D.（2001）. Dissociation of reward anticipation and outcome with event-related fMRI. *Neuroreport*, *12*（17）, 3683-3687.

Kok, A., Ramautar, J. R., De Ruiter, M. B., Band, G. P., & Ridderinkhof, K. R.（2004）. ERP components associated with successful and unsuccessful stopping in a stop-signal task. *Psychophysiology*, *41*（1）, 9-20.

Kutas, M., & Federmeier, K. D.（2011）. Thirty years and counting: Finding meaning in the N400 component of the event-related brain potential（ERP）. *Annual Review of Psychology*, *62*（1）, 621-647.

Kutas, M., & Hillyard, S. A.（1980）. Reading senseless sentences: Brain potentials reflect semantic incongruity. *Science*, *207* (4427) , 203-205.

Kutas, M., & Hillyard, S. A. (1984) . Brain potentials during reading reflect word expectancy and semantic association. *Nature*, *307* (5947) , 161-163.

Liao, Y., Gramann, K., Feng, W. F., Deak, G. O., & Li, H. (2011) . This ought to be good: Brain activity accompanying positive and negative expectations and outcomes. *Psychophysiology*, *48* (10) , 1412-1419.

Luck, S. J. (2004) . Ten simple rules for designing and interpreting ERP experiments. In T. C. Handy (Ed.) , *Event-related Potentials*: *A Methods Handbook* (pp. 17-32) . Cambridge: MIT Press.

Luck, S. J. (2014) . *An Introduction to the Event-related Potential Technique.* 2ed. Cambridge: MIT press.

Luck, S. J., Woodman, G. F., & Vogel, E. K. (2000) . Event-related potential studies of attention. *Trends in Cognitive Sciences*, *4* (11) , 432-440.

Luo, Y., Wu, T., Broster, L. S., Feng, C., Zhang, D., Gu, R., & Luo, Y. J. (2014) . The temporal course of the influence of anxiety on fairness considerations. *Psychophysiology*, *51* (9) , 834-842.

Marco-Pallares, J., Cucurell, D., Munte, T. F., Strien, N., & Rodriguez-Fornells, A. (2011) . On the number of trials needed for a stable feedback-related negativity. *Psychophysiology*, *48* (6) , 852-860.

Martín, R. S. (2012) . Event-related potential studies of outcome processing and feedback-guided learning. *Frontiers in Human Neuroscience*, *6*, 304.

Miltner, W. H. R., Braun, C. H., & Coles, M. G. H.(1997). Event-related brain potentials following incorrect feedback in a time-estimation task: Evidence for a "generic" neural system for error detection. *Journal of Cognitive Neuroscience*, *9* (6) , 788-798.

Miyake, A., Friedman, N. P., Emerson, M. J., Witzki, A. H., Howerter, A., & Wager, T. D. (2000) . The unity and diversity of executive functions and their contributions to complex "frontal lobe" tasks: A latent variable analysis. *Cognitive Psychology*, *41* (1) , 49-100.

Münte, T. F., Urbach, T. P., Düzel, E., Kutas, M., Boller, F., Grafman, J., et al. (2000) . Event-related brain potentials in the study of human cognition and neuropsychology. In F. Boller, J. Grafman, & G. Rizzolatti (Eds.) , *Handbook of Neuropsychology* (Vol. 1, pp. 139-235) . Amsterdam: Elsevier Science Publishers B.V.

Neyedli, H. F., & Welsh, T. N. (2012) . The processes of facilitation and inhibition in a cue-target paradigm: Insight from movement trajectory deviations. *Acta Psychologica*, *139* (1) , 159-165.

Nowicka, A., Marchewka, A., & Szatkowska, I. (2006) . Lateralization of repetition effects in event-related potentials to words in left- and right-handed women. *Neuroscience Letters*, *393* (2-3) , 150-154.

Patel, S. H., & Azzam, P. N. (2005) . Characterization of N200 and P300: Selected studies of the event-related potential. *International Journal of Medical Sciences*, *2*（4）, 147-154.

Pernet, C., Garrido, M., Gramfort, A., Maurits, N., Michel, C., Pang, E., et al.（2018）. Best practices in data analysis and sharing in neuroimaging using MEEG. Retrieved from OSF Preprints website: https://osf.io/a8dhx doi:10.31219/osf.io/a8dhx

Picton, T. W., Bentin, S., Berg, P., Donchin, E., Hillyard, S. A., Johnson, R., et al.（2000）. Guidelines for using human event-related potentials to study cognition: Recording standards and publication criteria. *Psychophysiology*, *37*（2）, 127-152.

Poldrack, R. A.（2006）. Can cognitive processes be inferred from neuroimaging data? *Trends in Cognitive Science*, *10*（2）, 59-63.

Poldrack, R. A.（2008）. The role of fMRI in cognitive neuroscience: Where do we stand? *Current Opinion in Neurobiology*, *18*（2）, 223-227.

Polich, J.（2007）. Updating P300: An integrative theory of P3a and P3b. *Clinical Neurophysiology*, *118*（10）, 2128-2148.

Polich, J., & Criado, J. R.（2006）. Neuropsychology and neuropharmacology of P3a and P3b. *International Journal of Psychophysiology*, *60*（2）, 172-185.

Polich, J., & Kok, A.（1995）. Cognitive and biological determinants of P300: An integrative review. *Biological Psychology*, *41*（2）, 103-146.

Posner, M. I.（2005）. Timing the brain: Mental chronometry as a tool in neuroscience. *PLOS Biology*, *3*（2）, e51.

Proctor, R. W., & Vu, K. P. L.（2006）. *Stimulus-response Compatibility Principles: Data, Theory, and Application*. Boca Raton: CRC Press.

Proudfit, G. H.（2015）. The reward positivity: From basic research on reward to a biomarker for depression. *Psychophysiology*, *52*（4）, 449-459.

Raihani, N. J., & Bshary, R.（2011）. Resolving the iterated prisoner's dilemma: Theory and reality. *Journal of Evolutionary Biology*, *24*（8）, 1628-1639.

Rossion, B., & Jacques, C.（2008）. Does physical interstimulus variance account for early electrophysiological face sensitive responses in the human brain? Ten lessons on the N170. *NeuroImage*, *39*（4）, 1959-1979.

Rugg, M. D., & Curran, T.（2007）. Event-related potentials and recognition memory. *Trends in Cognitive Sciences*, *11*（6）, 251-257.

Schultz, W., Tremblay, L., & Hollerman, J. R.（1998）. Reward prediction in primate basal ganglia and frontal cortex. *Neuropharmacology*, *37*（4-5）, 421-429.

Seeber, M., Cantonas, L. M., Hoevels, M., Sesia, T., Visser-Vandewalle, V., & Michel, C. M.（2019）. Subcortical electrophysiological activity is detectable with high-density EEG source imaging. *Nature Communications*, *10*（1）, 753.

Segalowitz, S. J., & Davies, P. L.（2004）. Charting the maturation of the frontal lobe: An electrophysiological strategy. *Brain & Cognition*, *55*（1）, 116-133.

Simons, R. F.（2010）. The way of our errors: Theme and variations. *Psychophysiology*, *47*（1）, 1-14.

Stelmach, G. E.（1982）. Information-processing framework for understanding human motor behavior. In J. A. S. Kelso（Ed.）, *Human Motor Behavior: An Introduction*（pp. 63-91）. Hillsdale: Lawrence Erlbaum.

Sutton, S., Braren, M., Zubin, J., & John, E. R.（1965）. Evoked-potential correlates of stimulus uncertainty. *Science, 150*（3700）, 1187-1188.

Takács, Á., Kóbor, A., Janacsek, K., Honbolygó, F., Csépe, V., & Németh, D.（2015）. High trait anxiety is associated with attenuated feedback-related negativity in risky decision making. *Neuroscience Letters, 600*, 188-192.

Tal, N., & Yuval - Greenberg, S.（2018）. Reducing saccadic artifacts and confounds in brain imaging studies through experimental design. *Psychophysiology, 55*（11）, e13215.

Talmi, D., Atkinson, R., & El-Deredy, W.（2013）. The feedback-related negativity signals salience prediction errors, not reward prediction errors. *Journal of Neuroscience, 33*（19）, 8264-8269.

Taylor, W. L.（1953）. "Cloze procedure": A new tool for measuring readability. *Journalism Quarterly, 30*（4）, 415-433.

Thierry, G., Martin, C. D., Downing, P., & Pegna, A. J.（2007）. Controlling for interstimulus perceptual variance abolishes N170 face selectivity. *Nature Neuroscience, 10*（4）, 505-511.

Tian, Y., Klein, R. M., Satel, J., Xu, P., & Yao, D.（2011）. Electrophysiological explorations of the cause and effect of inhibition of return in a cue-target paradigm. *Brain Topography, 24*（2）, 164-182.

Van Veen, V., & Carter, C. S.（2002）. The anterior cingulate as a conflict monitor: fMRI and ERP studies. *Physiology & Behavior, 77*（4-5）, 477-482.

Verbruggen, F., & Logan, G. D.（2008）. Response inhibition in the stop-signal paradigm. *Trends in Cognitive Sciences, 12*（11）, 418-424.

Verleger, R.（1997）. On the utility of P3 latency as an index of mental chronometry. *Psychophysiology, 34*（2）, 131-156.

Vidal, F., Burle, B., Grapperon, J., & Hasbroucq, T.（2011）. An ERP study of cognitive architecture and the insertion of mental processes: Donders revisited. *Psychophysiology, 48*（9）, 1242-1251.

Walsh, M. M., & Anderson, J. R.（2011）. Modulation of the feedback-related negativity by instruction and experience. *Proceedings of the National Academy of Sciences of the United States of American, 108*（47）, 19048-19053.

Walter, W. G., Cooper, R., Aldridge, V. J., McCallum, W. C., & Winter, A. L.（1964）. Contingent negative variation: An electric sign of sensori-motor association and expectancy in the human brain. *Nature, 203*, 380-384.

Williams, J. M., Mathews, A., & MacLeod, C.（1996）. The emotional Stroop task and psychopathology. *Psychological Bulletion, 120*（1）, 3-24.

Woodman, G. F.（2010）. A brief introduction to the use of event-related potentials in studies of perception and attention. *Attention*, *Perception*, & *Psychophysics*, *72* (8) , 2031-2046.

Yeung, N., & Sanfey, A. G.(2004). Independent coding of reward magnitude and valence in the human brain. *Journal of Neuroscience*, *24* (28) , 6258-6264.

Zhang, D.(2018). Computational EEG analysis for hyperscanning and social neuroscience. In C. H. Im(Ed.), *Computational EEG Analysis*(pp. 215-228). Singapore: Springer.

第四章

脑电数据的预处理与降噪

彭微微[1]

摘要：脑电信号是一种随机性很强的生理信号，幅度微弱，极易被无关噪声污染，从而形成各种伪迹，如眼电伪迹、肌电伪迹、汗水伪迹和市电干扰等。因此，从头皮电极上直接记录到的脑电信号往往还不能准确地代表大脑神经信号，我们需要对采集到的原始脑电数据进行预处理和降噪，尽可能减少或消除这些伪迹的影响。有效去除脑电信号中的伪迹，保留原始真实的脑电信息，对于脑科学研究和临床应用有重要意义。本章首先介绍了脑电信号中常见的伪迹类型，然后介绍了预处理的多种方法及其实现。然而，合理的预处理方法应取决于研究目的、实验设计、实验设备以及拟开展的后续分析。

关键词：脑电；伪迹；降噪；预处理

从头皮上直接记录到的脑电信号往往包含各种噪声和伪迹，如眨眼、眼动等，因此并不能准确代表大脑的神经活动。我们需要对采集到的原始脑电数据进行预处理和降噪，尽可能减少或消除这些可能存在的噪声或伪迹。一般来说，脑电数据的预处理包括：①转化过程，如直接剔除被噪声污染的数据段；②重组过程，如对连续的数据进行剖分，仅提取事件前后的数据。常用的预处理的步骤包括滤波、重参考、分段和基线矫正、剔除坏导或坏段、伪迹去除等。然而，在实际应用中，预处理的具体步骤取决于研究目的、实验设计、实验设备以及拟开展的后续分析。

1. 深圳大学心理学院，深圳，广东，中国。电子信箱：ww.peng0923@gmail.com。

第一节 脑电信号中的伪迹

任何一个检测到的信号都不可避免地会受到干扰源的污染，可以说伪迹是影响脑电信号的一些干扰信号。由表 4.1 可以看出，脑电信号中的伪迹大致可以分为两类：生理伪迹与非生理伪迹。生理伪迹通常由靠近头部的身体部位的活动造成，如眼睛、肌肉和心脏等。被试的身体移动也会产生生理伪迹。非生理伪迹来源于多种因素，如头皮与电极的接触情况、设备性能、环境因素等，也就是说，脑电数据记录过程中的任一环节出现问题都可能产生非生理伪迹。生理伪迹的形态较为典型，较容易辨别，而非生理伪迹的形态众多，较难区分。

表 4.1 脑电信号中的生理伪迹和非生理伪迹

生理伪迹	非生理伪迹
眼电伪迹，如眨眼、眼动	市电干扰：50Hz（欧洲）、60Hz（美国）
肌电伪迹，如额肌、颞肌活动	电极伪迹，如电极与头皮接触不良
心电伪迹，如心跳	脑电记录系统故障，如放大器“噪声”
其他伪迹，如头皮出汗或位移等	环境因素，如电线或电路板接触不良

一、生理伪迹

生理伪迹一般来源于生物体本身，最常见的是因眨眼、眼动、舌动、心跳、呼吸、肌肉运动和汗腺兴奋等产生的电生理信号（Islam et al.，2016）。结合其他模态的生物学数据有助于我们检测和区分脑电中的伪迹，如结合眼电和眼动追踪的数据，有助于识别脑电中眨眼和眼动相关伪迹；结合心电数据，有助于识别由心跳带来的伪迹；结合加速度计的数据，有助于检测和识别由头部运动带来的伪迹。

从被试的清醒状态的脑电图中，我们很容易看出眼电伪迹，如眼动和眨眼[图 4.1（a），图 4.1（b）]。眨眼和眼球运动是难以避免的，这些运动改变了眼睛周围的电场分布，因而改变了头皮表面的电场分布，当这些信息被头皮电极拾取时就形成了眼电伪迹。确切来说，当眼球运动时，角膜（正极）和视网膜（负极）之间的偶极子也会随之运动，因此会产生一个较大的电位差，改变眼睛周围的电场，从而影响头皮电场。眼电伪迹具有比较典型的特征：幅度大，噪声频率范围宽，对头前部区域的影响显著等（Jung et al., 2000）。眼电伪迹是脑电信号中的一种主要干扰噪声，线性叠加于真实的脑电信号上。在脑电数据采集过程中，通常会在眼睛上下方放置电极采集眼电信号，以便可以在离线分析中去除眼电伪迹。

肌电伪迹[图 4.1（c）]是一种呈尖峰状的高频电活动，主要产生于额肌和颞肌（Muthukumaraswamy，2013）。额肌放电主要是用力闭眼造成的，当眼周运动时，额肌收缩可以引发持续或单个电势能。颞肌放电则主要是咬合、咀嚼或磨牙造成的。为了尽可能地减少这种伪迹，在实验过程中，主试可引导被试张嘴，放松下颌。

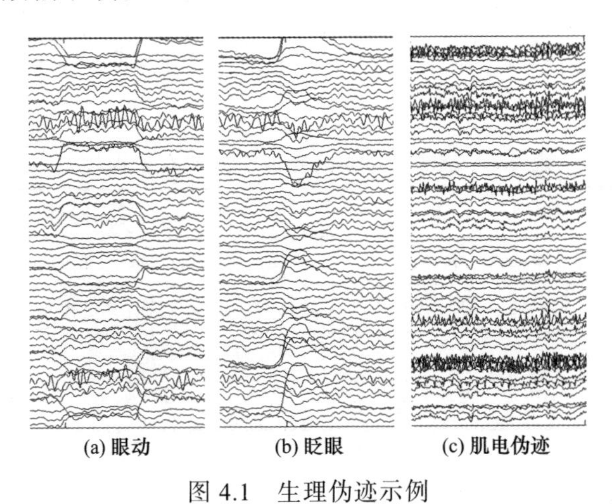

图 4.1　生理伪迹示例

心电伪迹在常规的脑电记录中呈现出多种形式（Nakamura & Shibasaki, 1987）。选用不适当的参考电极可能会增加心电伪迹，特别是选用与电极之间距离较大的同侧耳作为参考时。然而，如果是将双侧耳作为参考电极，可以有效地抑制心电干扰。肥胖或脖子粗短的被试以及婴儿的脑电数据较容易受到心电的干扰，这是由于偶极子离记录电极越近，电流传输越大。即使心电伪迹会“污染”脑电信号，心电信号对于解释脑电记录期间出现的生理功能变化仍然十分重要。因此，同时记录脑电和心电数据，可以帮助我们更好地理解心脑关系。

头皮出汗造成的伪迹在脑电波中表现为一种低频、低幅、呈波浪形的电信号（Barlow，1986）。由汗水引起直流电的改变可能会使基线不稳定，还可能导致相邻电极串联。另外，对于清醒和可以自由移动的被试，他们的生物运动可能会使导线或电极移动，进而产生运动伪迹。对于那些激动和困倦的被试，我们也需注意其运动伪迹。

以上这些生理伪迹可以通过规范实验指导语或离线分析来加以控制。一般情况下，主试在实验时会要求被试尽量减少眼动和眨眼。尽管如此，这类伪迹仍然难以避免，因为眼动和眨眼往往是无意识的，尤其是对于老人和小孩来说，更加难以控制。在脑电研究中，我们会直接剔除被伪迹“污染”的时段，或者通过预处理方法去除脑电中的伪迹，尤其是在事件相关诱发电位研究中，眼电伪迹的去除是必不可少的预处理步骤。目前，有几种常用的方法可以在有效去除眼电伪迹的同时保留脑电信号，如基于独立成分分析的方法（independent component analysis, ICA；Jung et al.，2000）和基于回归的方法（Gratton et al.，1983）。

二、非生理伪迹

非生理伪迹通常来自外界环境的干扰，最常见的是市电干扰（欧洲：50Hz；美国：60Hz）。在数据采集过程中，我们可采取一些策略来减少市电干扰，如使用屏蔽电缆，选用电隔离室，尽量让被试远离房间内的各种干扰源，让被试接触地面或选用较短的电线等。在离线脑电分析中，可通过凹陷滤波来去除市电干扰。

电极的不良放置会导致非生理伪迹的产生。当电极移动时，双电层会受到干扰，产生类似于电容器放电的直流电（Barlow，1986）。为了减少这类伪迹，应正确地放置电极和定期维护电极，使用后清理干净电极。除此之外，还应定期检查电极和导线之间是否有腐蚀现象，绝缘材料是否有损坏，导线是否断裂等。放大器“噪声”也是一种常见的非生理伪迹，可能由电路中的电子热扰动引起。现代放大器是一个具有固态集成电路的小型低耗单芯多通道设备，便携式设备往往更容易受到影响，如机械振荡等。电线松动或电路板连接松动也是产生伪迹的重要原因，可能会导致部分信号的丢失和间歇性故障。因此，脑电记录系统任何一个环节出现故障，都可能会引发非生理伪迹。为减少非生理伪迹，最简单的方法是从环境入手，如屏蔽房间，适当固定电极和使用活性电极（内含额外的低噪放大器）等。

第二节　导联方法

国际 10-20 系统是一个国际公认的关于电极位置和电极命名的系统（图4.2）。由于头皮上不同位置的脑电信号存在很大差异，这个系统规定了各个电极在头皮上的相应位置。在国际 10-20 系统中，“10” 和 “20” 代表着相邻电极之间的距离为总距离(头骨前后连线或左右连线)的 10%或 20%(Herwig et al.，2003)。在矢状位上以鼻根（ nasion ）和枕骨隆突（ inion ）为基准，在冠状位上以双侧的外耳孔为基准，通过头顶正中点(Vertex, Cz)的连线各分为 2 个 10%和 4 个 20%。这个系统制定了标准的电极放置法，已成为世界通用的标准方法。该方法简单合理，并基于明确的解剖标志，同时电极间距相等、电极对称。这一标准也保证了对脑电临床或研究数据可以进行比较和分析，有利于脑电研究的学术交流与发展。

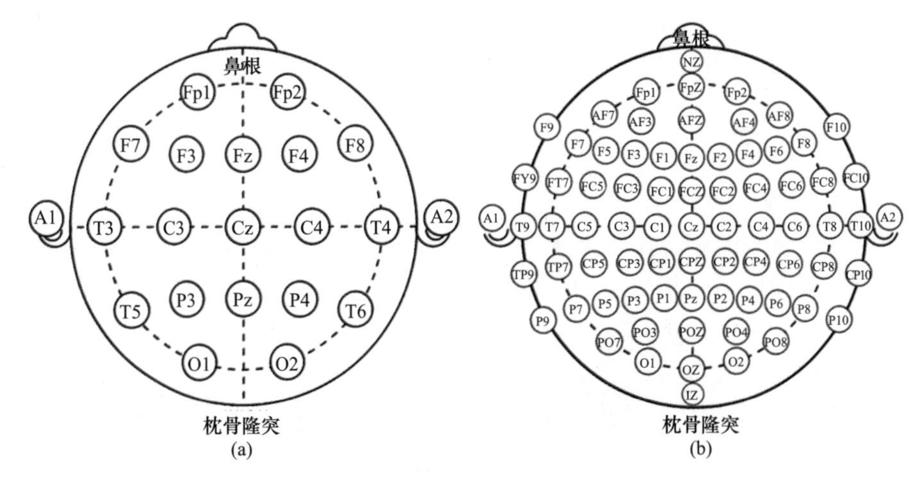

图 4.2　国际 10-20 系统（ a ）、MCN 系统（ b ）

当需要记录更为详细的脑电数据时，所需的电极数目也会更多。在现有的 10-20 系统电极坐标的中点，额外的电极使用 10%的间隔进行内插。新的电极命名系统更加复杂，由此产生了组合命名法，即 MCN（ modified combinatorial nomenclature ）系统。该系统用数字 1、3、5、7、9（ 左半球 ）和 2、4、6、8、10（ 右半球 ）分别代表到矢状线的距离为 10%、20%、30%、40%、50%。MCN 系统每个电极的放置位置会用特定的字母来表示特定的大脑区域，如额叶（ F ）、颞叶（ T ）、顶叶（ P ）、枕叶（ O ）以及 “中央叶”（ C ）。虽然实际上没有 “中央叶” 的叫法，但 C 电极有时更能代表额叶、颞叶和顶-枕交界的一些典型大脑活动。另外，位于矢状线上的电极点还会用 “z” 表示(如 Fpz、Fz、Cz、Oz)。有关电极放置的信息应该包含在脑电数据中，便于展示二维或三维脑电地形图，以及估计脑电成分的源位置。

电极之间的电势差构成了通道，不同通道的组合即称为导联。有两种主要的导联类型：双极导联和参考导联（ Hu et al.，2018)。在双极导联中，通道按横向或纵向呈链状排列，即第一个通道中的第二根导线是第二个通道的第一根导线，以此类推。在此种导联方式下，外部的噪声很容易被消除，因为它记录的是相邻电极之间的电势差，因此选择性地放大了局部电位（Zaveri et al.，2006）。在参考导联中，通道则代表有效电极与参考电极的电位差，这种方式既可以检测到参考电极与较近的电极点之间的电位差，也可以检测到其与较远的电极点之间的电势差（Acharya et al.，2016），但容易受到外界噪声的影响。与双极导联相比，参考导联记录到的电势差更接近绝对电势差。

第三节　滤　　波

由于 50Hz 或 60Hz 市电干扰以及一些高频或低频噪声的存在，脑电数据预处理过程中常常涉及滤波。通过适当的滤波，可以有效减少脑电数据中的噪声（去除某些频率范围的脑电数据，提高感兴趣频带范围数据的信噪比）。

根据保留和去除的频率的不同，有四种滤波器类型：低通滤波器、高通滤波器、带通滤波器和凹陷滤波器（图 4.3）。低通滤波器保留低于某下限频率的低频信号，去除或减弱高于该值的信号。高通滤波器则恰恰相反，高频

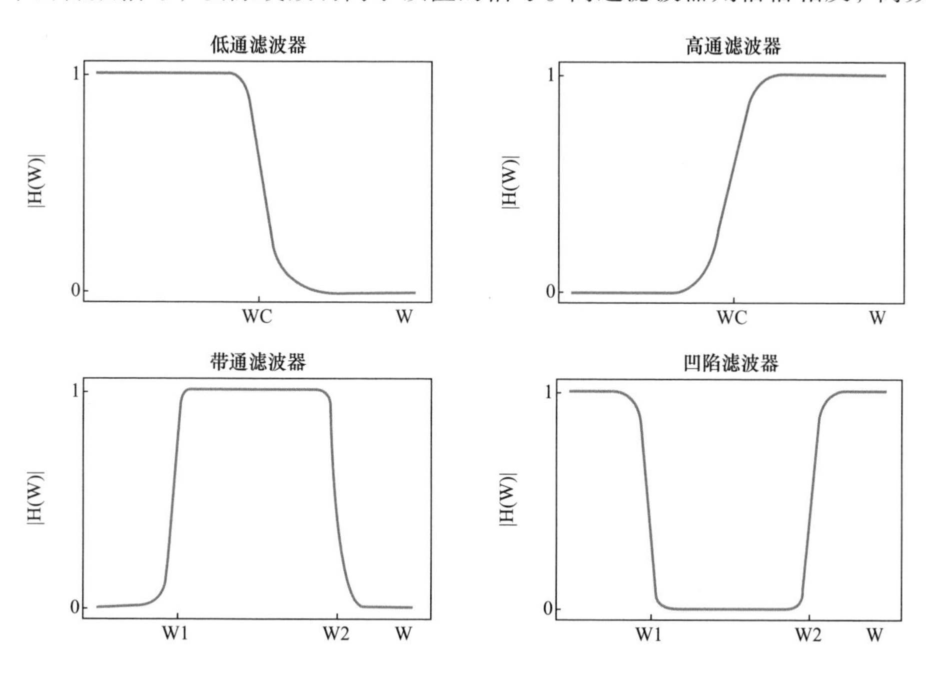

图 4.3 四种类型的滤波器。W：频率；WC：频率值；W1：频率下限；W2：频率下限；H（W）：响应

信号可以通过，低频信号则被去除。带通滤波器会保留某上下频率限值之间的信号，即某个范围之内的信号，去除在此之外的信号。相反，凹陷滤波器会去除某上下频率限值之间的信号，而保留在此范围之外的信号。

根据伪迹的频率范围选择合理的滤波器，可以有效减少脑电原始数据中的伪迹。例如，高通设置为 0.1Hz，低通设置为 30Hz，可以去除低于 0.1Hz 和高于 30Hz 的噪声，保留 0.1～30Hz 范围内的数据。另外，为了消除市电干扰，我们常常会用到凹陷滤波，用来消除特定频率的干扰，保留其他频率的信号。当然，除了考虑伪迹的频率范围外，还要考虑研究感兴趣的信号的频率范围。举个例子来说，如果对刺激如何调节α波感兴趣，那么需要用到 8～13Hz 的带通滤波，这样 8～13Hz 频率的脑电信号会被保留，而其他不感兴趣的内容会被去除。

我们推荐将滤波作为预处理的第一步，特别是在分段之前，否则会在分段的边界引入滤波伪迹。例如，我们常常将 0.1Hz 的高通滤器用于连续的脑电数据，而不是分段后的脑电数据。对数据分段后再进行滤波，容易引入滤波伪迹，因为边界伪迹可能比截取的时段还要长（Cohen，2014）。

第四节　重　参　考

脑电记录系统中有在线参考电极，如一侧或双侧乳突、头顶正中、一侧或双侧耳垂、鼻尖等。参考转换是一种线性转换，参考电极的任何活动都会反映在其他电极中。因此，对于参考电极，应该准确地放置，确保其接触良好，否则该电极的噪声也会转化为其他电极的噪声。脑电数据可以在离线分析中进行重参考，因此数据采集过程中的在线参考电极并不是十分重要。对于使用活动电极且没有参考电极的脑电记录系统来说，离线的重参考分析十分必要（Delorme & Makeig，2004）。

在选择参考电极时，要尽可能地选择远离感兴趣区域的电极，这样有助于减小对感兴趣区域信号的影响。乳突，即耳后颞骨上的锥形突起，经常被选为参考电极，这是因为它们的位置离我们感兴趣的区域相对较远。研究者可以用单侧乳突或双侧乳突平均作为参考。然而，通常不建议使用单侧乳突，因为这样会存在单侧偏差。双侧耳垂电极的平均电压值也常被用于参考，因

为这两个电极不仅离其他电极远，而且记录的大脑活动较少。然而，这些位置并不是完美的重参考电极位置，因为它们依旧可以记录到侧颞区的神经活动。对于具有较大密度电极（如电极数量大于 100 个）的脑电记录系统来说，电极几乎覆盖整个头皮表面，通常推荐使用平均参考法。平均参考法基于如下假设：电极密度大且分布均匀，所有电极的记录电位值的和为 0，同时忽略从颅骨到颈部和身体的电流。然而，当电极的数量不够且分布也不均匀的时候，这个假设是存在问题的。因此，只有当脑电记录系统拥有足够多的电极数量且分布足够均匀时，平均参考才有意义。若电极数量少于 32 个，则不适合采用平均参考。

从理论上说，参考电极是可以放置在任何地方的，如被试的脚趾或实验室的墙上。但是，这些位置都存在问题，原因在于这些电极记录到的电势模式与头皮电极的电势模式明显不同。鉴于参考点应该是一个离所有信号来源最远的点，尧德中教授及其团队提出了一种标准化定义该点的方法（Yao，2001），即脑电零参考技术（reference electrode standardization technique），这一技术是一种获取重要的皮层表面数据的有效方法，也有助于恢复颞叶区域的数据。

第五节　脑电分段和基线校正

为了研究感觉或认知事件诱发的脑电响应，可以对刺激事件开始前后的脑电数据进行分段，从而提取感觉刺激或认知任务呈现后脑电活动的变化。以刺激时间为标准，可以将连续的脑电数据划分为若干段等长的数据。以实验刺激出现的起始点为“0 时刻点”，根据实验程序中的事件编码，将脑电数据划分为多个数据段（图 4.4），如刺激前的 100ms 到刺激后的 600ms。在分段过程中，确定事件发生的时间点，即对“0 时刻点”的选择十分重要。“0 时刻点”可以从刺激呈现开始，也可以从做出反应开始，分别表示刺激相关（stimulus-related）和反应相关（response-related）的脑反应。分段后的脑电数据维度发生变化，即从二维连续的数据（通道×时间）变为三维分段的数据（通道×时间×试次）。连续脑电数据的持续时间远远长于分段的脑电数据，因此分段只是保留了原始数据中的部分信息。

为了消除自发脑电波导致的脑电噪声，分段数据各点减去一个平均基线

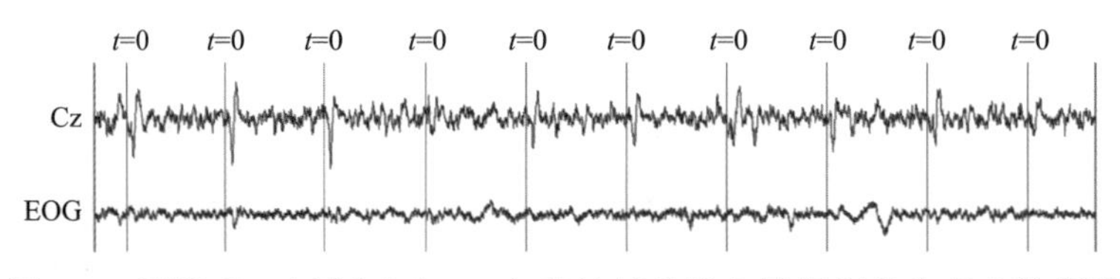

图 4.4 根据“0 时刻点”（$t = 0$）将连续的脑电数据划分为多个数据段

值（以“0 时刻点”前的数据的均值作为基线）。对每一时段都要进行基线校正，因为不同时段的基线均值不同。然而，基线校正存在两个亟待解决的困难：①基线范围的选择；②基线在不同条件间是否存在系统性差异。分段和基线校正在事件相关诱发电位研究中十分必要，对于静息态数据，这一步骤就不是必要的。然而，在实际操作中，为了方便分析静息态数据，有时候我们也会分段，一般剖分为几秒（如 2s）的非重叠时段。

第六节　剔除或插值坏导

由于各种原因，某些电极没有正确地被放置在头皮上，所以不能够准确地收集大脑神经生理信息，这些导联被称为坏导。这一情况在高密度的脑电采集设备中非常常见。出现坏导的原因包括：①通道故障；②电极放错位置或与头皮接触不良；③电极间出现串联；④通道饱和。在进行后续数据分析之前，有必要找出并剔除坏导，以避免影响下一步的分析。

然而，直接剔除坏导会减少数据中的通道数量，脑电数据矩阵会发生变化（通道×时间×分段）。如果为不同的被试剔除坏导，对于这些被试来说，有效的通道数量可能会不同。例如，一个被试有 64 个电极，而另一个被试只有 63 个电极，这样不利于建立组间数据。另外，剔除太多的坏导，也会导致有效通道的数量太少而不利于数据分析，因为剔除坏导的同时也会损失一部分数据。有一种解决策略是根据正常导联的数据，通过插值来修复坏导的数据。最常用的插值方法是球面曲线法：①将所有导联一起投射到一个单位球上；②计算将 N 个正常导联映射到 M 个坏导的映射矩阵；③利用该矩阵来计算插值。所用的导联数越多，估计的插值越准确。然而，插值修复的坏导将不再独立，它的信号是其他导联信号的加权和，不再是独立的导联数据，这会降低脑电图的空间分辨率。在实际的操作中，可以直接剔除始终被标记为坏导的数据（例如，对于所有被试来说均为坏导），其余坏导的数据可进行插值修复。

第七节　剔 除 坏 段

某些分段试次存在明显的伪迹，例如眨眼和眼动伪迹。在脑电研究中，我们一般会剔除这些被伪迹污染的试次（坏段），如被试闭眼超过几百毫秒，或由于疲倦而没有专注于任务。肌电伪迹主要集中在 15～40Hz，振幅相对较大，该伪迹常见于靠近脸部、脖子和耳朵附近的电极。当我们感兴趣的数据为 15Hz 以上的高频数据时，需要注意剔除被肌电伪迹污染的坏段。即使感兴趣的频率没有超过 15Hz，也建议剔除肌电伪迹明显的坏段，因为肌电伪迹太多说明被试在动，如打喷嚏、咳嗽或是笑，并没有专注于当前的实验任务。

常用的坏段剔除方法是基于交互界面直观地检查数据，手动剔除坏段。但是，对于坏段是否应该被剔除这个问题，存在很大争议：一方面，坏段波动太大，对事件诱发响应的影响较大；另一方面，坏段剔除较难重复，不同的操作者可能有不同的判断标准。有一种自动剔除坏段的方法，即通过比较脑电的峰间差值（Delorme & Makeig，2004；Oostenveld et al.，2011；Gramfort et al.，2014），若峰间差值超过预设值，该时段可被视为坏段，并被剔除。从操作者的角度来看，这种方法易于理解和应用。然而，采用这种自动剔除的方法，可能会剔除大量数据，从而降低平均诱发电位的信噪比。此外，自动剔除法中所采用的标准并不一定适用于所有被试，可能会带来两种错误：Ⅰ型错误，即认为该保留的数据被拒绝了；Ⅱ型错误，即认为应该剔除的数据被保留了下来。

除了剔除被伪迹污染的坏段外，有时我们也会剔除那些被试错误反应的试次。我们认为，被试的错误反应不仅会直接影响任务表现，而且会影响大脑活动。在某些情况下，我们甚至会剔除那些被试反应太慢（如反应时大于所有被试平均值的三个标准差）或太快（如短于 200ms）的时段，这是由于被试可能在这些时段中并没有专注于实验任务上。

第八节　基于 ICA 的伪迹去除

ICA 是由鸡尾酒会（cocktail party problem）问题引申出来的，用一种解线性方程组的估计方式求解信号源，是一种解决盲源分离问题的有效方法（Hyvärinen & Oja，2000）。在脑电分析中，ICA 试图识别脑电数据中的独立变异源（Anemuller et al.，2003）。原始数据矩阵的每一行表示各个通道和参考通道之间的电势差随时间变化的情况；对 ICA 进行分解后，每一行数据代表着从通道数据进行空间滤波后独立成分随时间变化的情况。因此，ICA 分解结果提供了独立成分在时间和空间上的属性。

从头皮上收集到的脑电原始数据可以被看作信号和伪迹（包括心电、眼电、肌电以及其他干扰源所产生的伪迹）的总和，理论上认为信号和伪迹是彼此独立的，ICA 被认为是分离伪迹的有效方法（Jung et al.，2000；Vorobyov & Cichocki，2002）。ICA 分解原始脑电数据后，将分离的独立成分划分为伪迹相关成分和神经活动相关成分（Zou et al.，2016），剔除那些被标记为伪迹相关成分，并对其他数据进行重新组合。重组后的数据去除了伪迹的影响，保留了真实的脑电信号。通常可以根据 ICA 分解成分的地形图，试次间分布图和频率分布图来识别伪迹相关成分。在预处理中，ICA 主要被用来去除眼动和心跳带来的伪迹，因为这些伪迹相关的独立成分有较为典型的特征（地形、潜伏期、频谱），通常可以被自动识别出来。

较为典型的异常成分地形图可表现为：①在地形图中能量只集中在额叶（如眼电伪迹）；②地形图不连续（如噪音伪迹）；③地形图受限于单个电极（如电极伪迹）。较为典型的异常成分在试次分布图中可表现为：①时段间不一致（平均波形中没有明显的峰值）；②周期波形（市电干扰）；③噪声模式（类似于高斯噪声）。另外，与伪迹相关的成分集中在较高频段（大于 30Hz），而神经信号一般集中在较低频段（如低于 20Hz）。ICA 对于去除眨眼或是一些与眼动相关的伪迹十分有效（Hoffmann & Falkenstein，2008；Plochl et al.，2012）。与眼电伪迹相关的独立成分有非常典型的特征（图 4.5），如前端分布或在平缓的分布中突然出现由眼睛张开闭合带来的高幅尖峰。

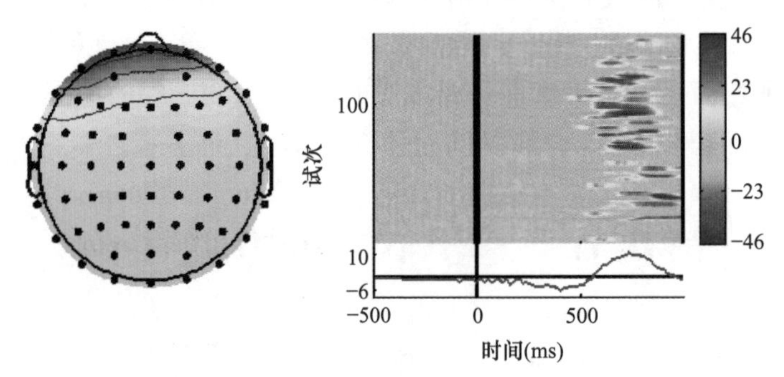

图 4.5　眼电伪迹相关成分（典型特征：前端分布、高幅尖峰）

第九节 总 结

在本章中，我们介绍了脑电信号中常见的伪迹类型，总结了几个常用的预处理步骤，包括滤波、重参考、分段和基线矫正、剔除坏导/坏段以及基于ICA的伪迹去除（表4.2）。然而，脑电研究中并没有普遍适用的预处理步骤，这就意味着研究者可自行选用合理的步骤进行预处理。合理的预处理方法应取决于研究目的、实验设计、实验设备、噪声大小以及拟开展的后续分析。

表 4.2 预处理步骤总结

序号	步骤	附注
1	导入数据	• 导入脑电原始数据 • 手动导入事件和电极信息（MATLAB 矩阵格式）
2	定位电极	• 导入电极位置相关文件
3	删除无用电极	• 如剔除 HEOG、VEOG、M1、M2
4	重参考	• 计算总平均参考 • 或选择特定电极作为参考
5	滤波	• 低通滤波（设置范围为 30～100Hz） • 高通滤波（设置范围为 0.1～1Hz）
6-1	截取正确反应时段	• 正确反应时段提取[−3.5s, 0s]
6-2	截取刺激相关时段	• 事件相关时段提取[−0.5s, 1s]
7	基线矫正	• 减去基线均值，如事件前 [−0.5s，-0.1s]
8	剔除坏段	• 剔除极值时段（信号超过±100μV） • 剔除不可信试次（如单电极 6 个标准差外或所有电极 5 个标准差外） • 剔除异常分布时段（如峰度在平均峰度 5 个标准差外）
9	去除伪迹	• 独立成分分析 • 手动剔除成分（如眼电伪迹相关的典型成分）

注：MATLAB 为矩阵实验室；HEOG、VEOG、M1、M2 均为电极点

在制订合理的预处理方案时，首先需要考虑数据中可能存在的伪迹类型以及想要去除的伪迹类型。例如，眼动、眨眼在大部分研究中往往是噪声的重要来源之一，但它们也可以是一些研究感兴趣的重要模式。另外，还需要考虑自己感兴趣的内容。如果对事件相关电位感兴趣，那么需要有准确的时间信息；如果对运动意向分类感兴趣，则需要有准确的空间信息。最后，需要考虑自己采用的分析类型是在线分析还是离线分析，如果自己感兴趣的是

脑机交互和瞬时的预处理，为保证时效性，可能无法采用复杂的方法来分析。

参 考 文 献

Acharya, J. N., Hani, A. J., Thirumala, P. D., & Tsuchida, T. N. （2016）. American clinical neurophysiology society guideline 3: A proposal for standard montages to be used in clinical EEG. *Journal of Clinical Neurophysiology*, *33*（4）, 312-316.

Anemuller, J., Sejnowski, T. J., & Makeig, S. （2003）. Complex independent component analysis of frequency-domain electroencephalographic data. *Neural Networks*, *16*（9）, 1311-1323.

Barlow, J. （1986）. *Clinical Applications of Computer Analysis of EEG and Other Neurophysiological Signals. Handbook of EEG.* Amsterdam: Elsevier.

Cohen, M. X.（2014）. *Analyzing Neural Time Series Data: Theory and Practice*. Amsterdam, Netherlands: Amsterdam University Press.

Delorme, A., & Makeig, S.（2004）. EEGLAB: An open source toolbox for analysis of single-trial EEG dynamics including independent component analysis. *Journal of Neuroscience Methods*, *134*（1）, 9-21.

Gramfort, A., Luessi, M., Larson, E., Engemann, D. A., Strohmeier, D., Brodbeck, C.,et al.（2014）. MNE software for processing MEG and EEG data. *NeuroImage*, *86*, 446-460.

Gratton, G., Coles, M. G., & Donchin, E. （1983）. A new method for off-line removal of ocular artifact. *Electroencephalography & Clinical Neurophysiology*, *55*（4）, 468-484.

Herwig, U., Satrapi, P., & Schönfeldt-Lecuona, C. （2003）. Using the International 10-20 EEG system for positioning of transcranial magnetic stimulation. *Brain Topography*, *16*（2）, 95-99.

Hoffmann, S., & Falkenstein, M. （2008）. The correction of eye blink artefacts in the EEG: A comparison of two prominent methods. *PLoS One*, *3* （8）, e3004.

Hu, S., Lai, Y. X., Valdes-Sosa, P. A., Bringas-Vega, M. L., & Yao, D. Z. （2018）. How do reference montage and electrodes setup affect the measured scalp EEG potentials? *Journal of Neural Engineering*, *15*（2）, 026013.

Hyvärinen, A., & Oja, E. （2000）. Independent component analysis: Algorithms and applications. *Neural Networks*, *13*（4-5）, 411-430.

Islam, M. K., Rastegarnia, A., & Yang, Z.（2016）. Methods for artifact detection and removal from scalp EEG: A review.*Neurophysiologie Clinique/Clinical Neurophysiology*, *46*（4-5）, 287-305.

Jung, T. P., Makeig, S., Humphries, C., Lee, T. W., Mckeown, M. J., Iragui, V., & Sejnowski, T. J. （2000）. Removing electroencephalographic artifacts by blind source separation. *Psychophysiology, 37*（2）, 163-178.

Muthukumaraswamy, S. D. （2013）. High-frequency brain activity and muscle artifacts in MEG/EEG: A review and recommendations. *Frontiers in Human Neuroscience*, *7*, 138.

Nakamura, M., & Shibasaki, H. （1987）. Elimination of EKG artifacts from EEG records:

A new method of non-cephalic referential EEG recording. *Electroencephalography & Clinical Neurophysiology, 66*（1）, 89-92.

Oostenveld, R., Fries, P., Maris, E., & Schoffelen, J. M. （2011）. FieldTrip: Open source software for advanced analysis of MEG, EEG, and invasive electrophysiological data. *Computational Intelligence and Neuroscience*, *2011*, 156869.

Plochl, M., Ossandon, J. P., & Konig, P. （2012）. Combining EEG and eye tracking: Identification, characterization, and correction of eye movement artifacts in electroencephalographic data. *Frontiers in Human Neuroscience*, *6*, 278.

Vorobyov, S., & Cichocki, A. （2002）. Blind noise reduction for multisensory signals using ICA and subspace filtering, with application to EEG analysis. *Biological Cybernetics*, *86*（4）, 293-303.

Yao, D. Z. （2001）. A method to standardize a reference of scalp EEG recordings to a point at infinity. *Physiological Measurement*, *22*（4）, 693-711.

Zaveri, H. P., Duckrow, R. B., & Spencer, S. S. （2006）. On the use of bipolar montages for time-series analysis of intracranial electroencephalograms. *Clinical Neurophysiology*, *117*（9）, 2102-2108.

Zou, Y., Nathan, V., & Jafari, R. （2016）. Automatic identification of artifact-related independent components for artifact removal in EEG recordings. *IEEE Journal of Biomedical and Health Informatics*, *20*（1）, 73-81.

第五章

频谱分析和时频分析

张治国[1]

摘要：脑电信号的最典型和常用特征是分布在不同频段的节律或振荡。对于脑电信号，尤其是自发脑电信号，通常是在频域中进行分析。频谱分析可以将脑电信号从时域转换到频域，从而揭示脑电功率随频率分布的模式。进一步而言，因为脑电频谱可能随时间变化，所以联合时频分析常用于研究非稳态脑电信号的时变频谱特征。时频分析最广泛的应用是估计事件相关脑电的时变频谱特征，即事件相关同步化/去同步化。本章将介绍一些常用的频谱估计方法（周期图、Welch 法和多窗口法）和时频分析方法（短时傅里叶变换和连续小波变换）。我们还将讨论脑电频谱分析和时频分析的常见问题和注意事项，例如，参数选择和结果显示等。

关键词：脑电；功率谱；傅里叶变换；周期图；短时傅立叶变换；小波变换。

第一节　简　　介

脑电源于同步的神经脉冲信号，因此它天然地由一系列在广泛频率范围内的节律活动组成（Niedermeyer & Da Silva，2004；Buzsaki，2011；Cohen，2017）。对于脑电信号，尤其是自发脑电信号，一般在频域进行分析，以刻画信号的周期性特征。更确切地说，需要使用频谱分析来描述脑电信号功率沿频率的分布特征（Cohen，2014）。由于脑电被各种内部状态和外部因素所调节，它的频谱一般是非稳态的，随着时间而变化（Schlogl，2000；Sanei &

1. 深圳大学医学部生物医学工程学院，广东深圳，中国。电子信箱：zgzhang@szu.edu.cn。

Chambers，2013；Luck，2014）。特别是在 ERP 实验中，感觉刺激或认知任务可以增强或减弱脑电在特定频段的节律幅度。这些事件相关的频谱变化被称为事件相关同步化（event-related synchronization，ERS）或事件相关去同步化（event-related desynchronization，ERD）（Pfurtscheller & Da Silva，1999）。ERS 或 ERD 通常表示为在时间-频率域中随时间变化的频谱功率，并可以通过时频分析（time-frequency analysis，TFA）方法进行估计（Roach & Mathalon，2008）。

在本章中，我们将首先介绍一些有关频率和频谱的基本概念。然后，我们将简要地介绍最基本的频谱计算工具，即傅里叶变换（Fourier transform），以及一些在脑电研究中常用的有效的频谱估计方法，如周期图和 Welch 法。然后，我们将介绍当前流行的用于脑电的时频分析方法，包括短时傅里叶变换（short-time Fourier transform，STFT）和连续小波变换（continuous wavelet transform，CWT）。最后，我们讨论如何使用时频分析和其他相关方法估计 ERS/ERD。

第二节 频谱估计

一、基本概念

频率是一个描述振荡波形在单位时间内周期活动的基本参数。频率的单位是赫兹（Hz），即每秒一个周期。一个时间序列信号（例如，在某通道连续记录的脑电活动）可以在时域中表征为信号幅度（或其他量值）相对于时间的变化，也可以在频域中表征为信号功率（或其他量值）沿频率变化的分布。频谱估计可以将时域信号变换到频域，并可提供信号的功率、幅度或相位等沿频率的分布曲线（即频谱）（Kay，1988；Stoica & Moses，2005）。频谱估计被广泛用于分析各类具有振荡和节律模式的信号，是一个基本且重要的脑电分析工具。

频谱估计的数学定义是指从一个随机过程的系列时间样本中估计该随机过程的谱密度。频谱估计的目的是通过观察对应周期的频率峰值来检测信号的周期性。图 5.1 显示了由三个正弦波组成的模拟信号，其频率分别为 2Hz、8Hz 和 20Hz，幅度分别为 1、0.8 和 0.5。从图 5.1（a）可以清楚地看出时间序列信号呈现出明显的周期性，但这种周期性较难直接从该信号的时域表征中定量地读出。通过使用傅里叶变换（详见本章第二节“周期图”部分节）将该信号显示在频域中[图 5.1（b）]，这三个正弦波的频率和幅度可以很清楚地从该信号的频域表征中读出。

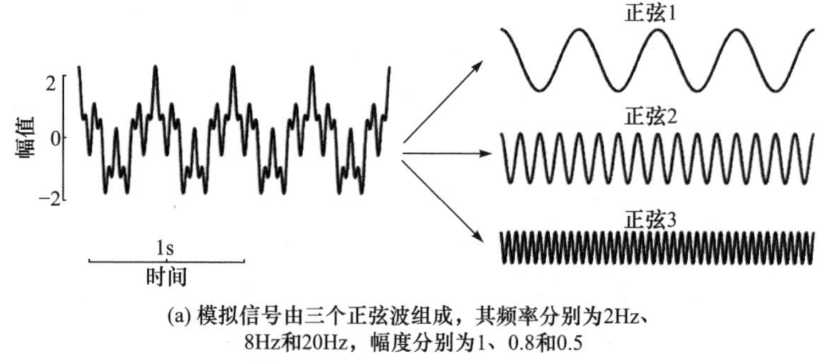

(a) 模拟信号由三个正弦波组成，其频率分别为2Hz、8Hz和20Hz，幅度分别为1、0.8和0.5

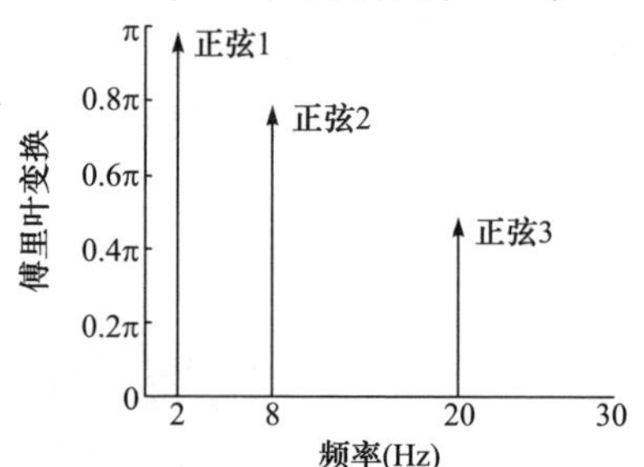

(b) 该信号的频谱(使用傅里叶变换计算；详见本章第二节“周期图”部分)呈现在2Hz、8Hz和 20Hz三个峰

图 5.1　一个模拟信号的时域波形和频域变换

在脑电的频谱分析中，通常计算一段时间内记录的脑电信号在以下几个特定频段或节律内的功率：θ（1～4Hz）、δ（4～8Hz）、α（8～12Hz）、β（12～20Hz）、γ（>20Hz）。图 5.2 显示了一段闭眼采集的脑电信号的时域波形和频谱（更准确地说，功率谱，即信号功率关于频率的分布曲线，定义详见后续内容）。我们从中可以清楚地看到，α节律在 5 个节律中具有最高的功率。

频谱估计的基础是傅里叶变换。傅里叶变换将时间序列信号表示为一系列正弦函数和余弦函数的总和。由于篇幅所限，本书不细述傅里叶变换的细节，这些细节可以在经典的信号处理教科书中找到（Proakis & Manolakis，1995；Oppenheim et al.，1996；Mitra，2000）。一个连续信号 $x(t)$ 的傅里叶变换被称为连续时间傅里叶变换（continuous-time Fourier transform，CTFT），它的计算公式为

$$F(f)=\int_{-\infty}^{\infty}x(t)e^{-j2\pi f\tau}\mathrm{d}\tau \quad (5.1)$$

其中，f是频率，单位为 Hz。频谱的频率范围是从 0 到信号采样率的一半[称为奈奎斯特频率(Nyquist frequency)]。例如，图 5.2 中的脑电信号具有 160Hz 的采样率，那么可以从该信号中检测到的最高频率是 80Hz。

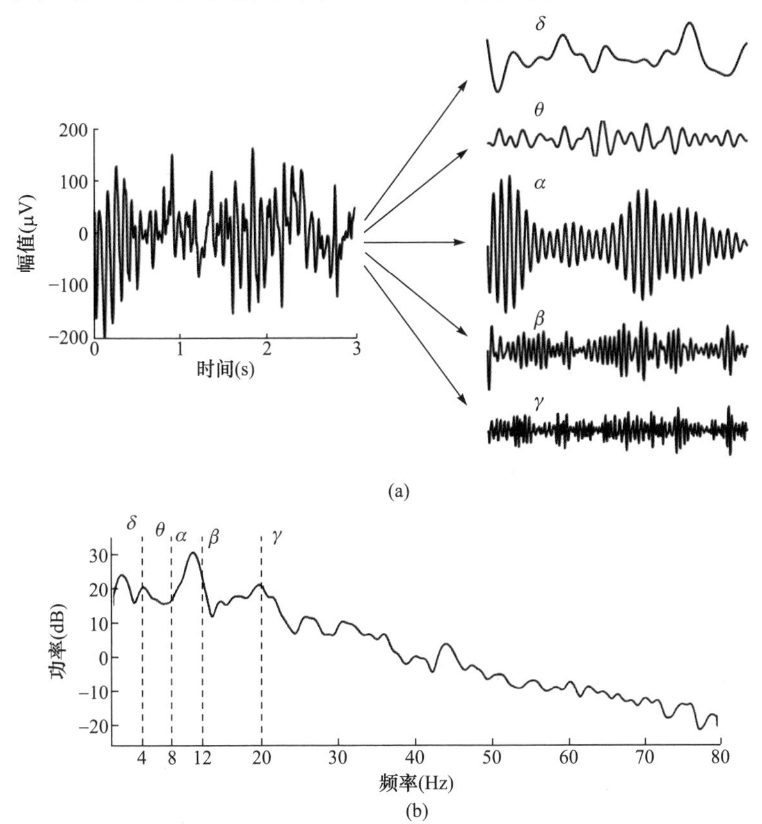

图 5.2　一段闭眼采集的脑电信号的时域波形和频域变换。（a）脑电信号在 Oz 电极记录，持续时间 3s，采样率 160Hz。通过使用具有不同截止频率的带通滤波，信号可以分解为五个节律，即δ、θ、α、β和γ。（b）脑电信号的频谱（功率谱）使用 Welch 法计算（详见 Welch 法部分），它显示了信号功率沿频率的分布

现实中使用脑电设备采集的脑电信号需要经过模拟-数字转换器的处理，因此实际采集分析的脑电信号都是在一系列离散时间点上的采样。此时，应该使用离散时间傅里叶变换（discrete-time Fourier transform，DTFT）代替 CTFT 对脑电信号进行傅里叶变换。对于一个离散时间信号 $x[n],n=1,2,\cdots,N$，其 DTFT 计算公式为

$$F(f)=\sum_{n=1}^{N}x[n]e^{-j2\pi fn} \tag{5.2}$$

进一步地，由于计算机只能用有限位数存储和处理数据，脑电信号的时域、频域和幅度等都是离散化的。假设信号采样率为 F_s，采样点的数量为 N，则频域被离散为 $f=kF_S/N, k=0,1,\cdots,N-1$。那么，我们可以在离散频域点上计算信号的离散傅里叶变换（discrete Fourier transform，DFT）：

$$F[k]=\sum_{n=0}^{N-1}x[n]e^{-j2\pi kn/N} \tag{5.3}$$

为了更有效地计算，DFT 通常使用著名的快速傅里叶变换（fast Fourier transform，FFT）算法来实现。在 FFT 中，采样点的数量 N 通常选择为 2 的幂次方，以便于快速计算。将采样点数量拓展为 2 的幂次方，可以通过在原始数据的末尾添加多个零来实现。

基于傅里叶变换，我们可以计算出信号的功率谱密度（power spectral density，PSD），以描述随机信号的功率沿频率的分布。功率谱密度可简称为谱密度或功率谱，其单位是 V^2/Hz 或 dB，即 $10\log_{10}$（V^2/Hz）。注意，频谱不仅仅是功率谱密度（功率沿频率的分布），它也可以是相位沿频率的分布。但脑电的频谱分析在绝大多数情况下是功率谱分析，因此以下我们主要介绍如何估计功率谱。

频谱估计是信号处理领域中被广泛深入研究的一个主题。众多针对不同类型信号特性和用于不同分析目的的频谱估计方法在过去几十年得到了充分发展。在下文中，我们将介绍一些被广泛用于脑电的频谱估计方法，包括周期图（periodogram）、Welch 法、多窗口法、基于自回归模型（autoregressive model,AR）的频谱估计。

二、周期图

周期图是一种简单且流行的频谱估计方法。一个采样率为 F_s 的离散时间信号 $x[n], n=1,2,\cdots,N$ 的周期图计算为

$$P(f)=\frac{1}{NF_s}\left|\sum_{n=1}^{N}x[n]w[n]e^{-j2\pi fn/F_s}\right|^2 \tag{5.4}$$

其中，$w[n]$是一个窗函数，用于为信号采样分配不同的权重（一般对所有采样的权重都设置为“1”）。从公式（5.3）和（5.4）可以看出，周期图可以简单地计算为信号 DFT 幅值的平方，再乘以一个常数。在 MATLAB 中，可以使用脚本“periodogram.m”计算周期图。

图 5.3 显示了一个脑电信号的周期图估计，该结果可以由 https://github.com/zhangzg78/eegbook 中的 MATLAB 函数“demo_periodogram. m”计算并绘出。图 5.3 的周期图显示在两个不同的尺度上：线性尺度和对数尺度。线性尺度可以突出显示主要的频谱峰值[例如，图 5.3（a）中 10Hz 附近的峰值]，但是会使其他频谱分量（特别是高频分量）难以辨识。另外，对数尺度可以使不同频段上的频谱分量在视觉上更具可比性，但是频谱峰值较难突出。因为在实际应用中脑电功率谱一般是在一个很宽的频率范围内（例如，从δ到γ波段）进行多频段分析，所以用对数尺度显示脑电的功率谱估计更为常见。

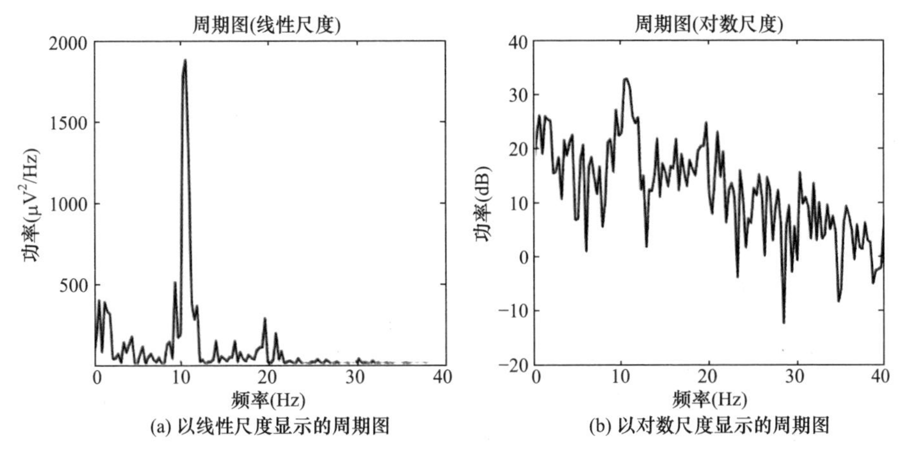

(a) 以线性尺度显示的周期图　(b) 以对数尺度显示的周期图

图 5.3　一个闭眼脑电信号（如图 5.2 所示）的功率谱，频谱估计方法是周期图法（使用矩形窗）

还应当指出的是，由于脑电频谱具有一个所谓的“1/*f*”特性（即功率随着频率的增加而迅速减小），所以脑电的超低频成分（<1Hz）经常主导整个频谱。因此，在脑电频谱估计之前必须执行一个“去趋势”（detrending）操作，以消除超低频的影响。去趋势意味着移除信号的总体趋势（通常是一个线性趋势）。该操作可以很容易地通过 MATLAB 函数“detrend.m”实现。

从图 5.3 中可以看出，周期图作为频率的曲线有非常大的方差。在数学上可以推导出，周期图的方差即周期图的平方值，与采样点数目无关。这意味着无法通过使用更多的数据采样来降低周期图的方差。因此，周期图通常表现出非常高的方差，这使得信号频谱峰值难以被清楚观察和精确定位。对于需要平滑频谱估计的脑电应用而言，周期图并不适合。

三、Welch 法

为了解决周期图方差过大的问题，研究者在过去几十年发展出了很多方差更小的改进周期图的方法，包括平滑周期图（也被称为 Daniell’s 法）、平均周期图（也被称为 Bartlett 法），以及 Welch 法。在这些方法中，Welch 法最为常用，被广泛用于估计脑电图频谱。

Welch 法首先将信号的 N 个采样分成 k 个数据段（可重叠），每个数据段包含 M 个采样，相邻两个数据段有 D 个采样点重叠。如果 $D=M/2$，则重叠为 50%；如果 $D=0$，则重叠为 0%。然后将数据段加窗（即将数据段点乘一个对称的钟形窗口）。接下来，我们可以计算每个加窗数据段的 DFT 并获得其周期图。最后，将所有加窗数据段周期图的平均值作为该信号最终的频谱估计。Welch 法得到的频谱估计的方差是周期图频谱估计方差的 $1/k$。

Welch 法频谱估计可以在 MATLAB 中使用函数“pwelch.m”实现。图 5.4 显示了使用 Welch 法估计的脑电信号功率谱密度。该结果可以由 https://github.com/zhangzg78/eegbook 中的的 MATLAB 函数“demo_welch.m”计算并绘出。

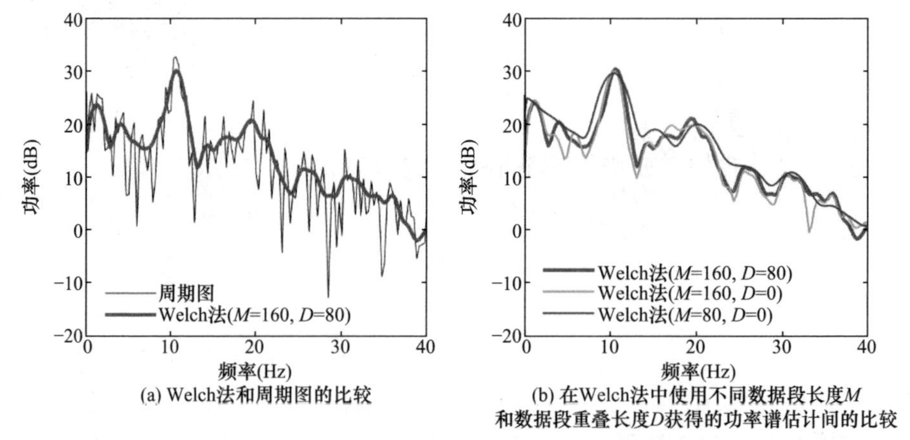

(a) Welch法和周期图的比较

(b) 在Welch法中使用不同数据段长度M和数据段重叠长度D获得的功率谱估计间的比较

图 5.4　一个闭眼脑电信号（如图 5.2 所示）的功率谱，频谱估计方法是 Welch 法（使用不同参数）

在图 5.4（b）中，不同的参数（数据段的长度 M 和数据段重叠长度 D）会导致不同的频谱估计结果，因为这两个参数共同确定数据段的数量 k 和频谱估计的方差（频谱估计的方差与 k 成反比）。首先，数据段应足够长（M 足够大），以提供必要的频率分辨率（频率点的间隔是 F_s/M）。但是太大的 M 意味着太少的数据段（k 太小），这无法显著降低频谱估计的方差。其次，数据段重叠的长度 D 也决定了 k（较大的 D 会有较大的 k，反之亦然），进而决定谱估计的方差。

此外，Welch 法中使用的窗函数也可以影响频谱估计。矩形窗口有更强的能力分辨出相邻的频谱峰（即高频率分辨率），但其响应在频段上过宽，会掩盖住一些重要的细节（即低动态范围）。非矩形窗口（例如，Hamming 窗口、Hann 窗口等）可以将频谱泄漏在频段上重新分配，使得损害减小（即高动态范围），但其代价是在原始频率成分附近会产生较大泄漏（即低频率分辨率）。不过，窗函数的选择对脑电频谱估计结果的影响不大，所以这个问题在脑电分析领域很少被讨论。

四、多窗口法

Welch 法通过平均一系列加窗数据段的周期图来降低周期图的方差。在 Welch 法中，窗口函数是固定的，但数据段是不同的。多窗口法（multitaper）和 Welch 法同样都是通过平均加窗数据的周期图以降低频谱估计的方差，但是与 Welch 法不同的是，多窗口法使用了不同的窗口函数，但数据是相同的（整段信号）。多窗口法使用由一系列正交锥形窗（tapers）组成的离散长球序列（discrete prolate spheroidal sequence）来产生一系列的加窗数据，并计算这些加窗数据周期图的平均值，将其作为信号的频谱估计（Babadi & Brown，2014）。除了正交性之外，这些锥形窗还具有最佳的时频集中特性。因此，多窗口法得到的频谱估计方差小、频率分辨率较高。

多窗口法频谱估计在 MATLAB 中可以使用函数“pmtm.m”实现。在“pmtm.m”中，我们需要指定一个半时带宽乘积 *nw*，它决定了多窗口法频谱估计的频率分辨率。因为在“pmtm.m”中使用的锥形窗数目是 $L=(2nw-1)$，且估计的方差与锥形窗的数量成反比，所以较大的 *nw* 将导致更平滑的多窗口谱估计。图 5.5 显示了使用多窗口法频谱估计的脑电信号功率谱密度。该结果可以由 https://github.com/zhangzg78/eegbook 中的 MATLAB 函数“demo_multitaper.m”计算并绘出。

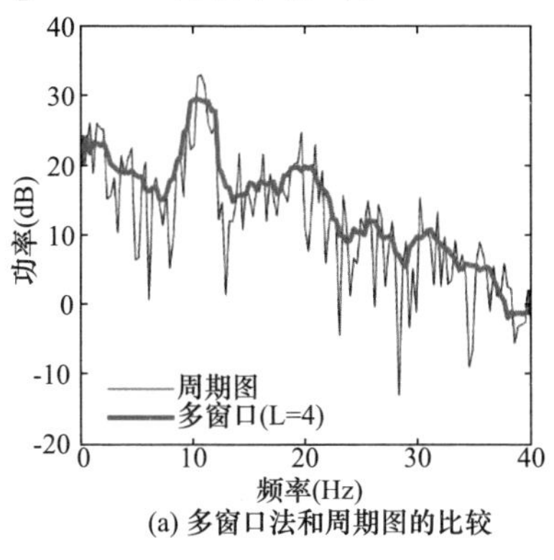

(a) 多窗口法和周期图的比较

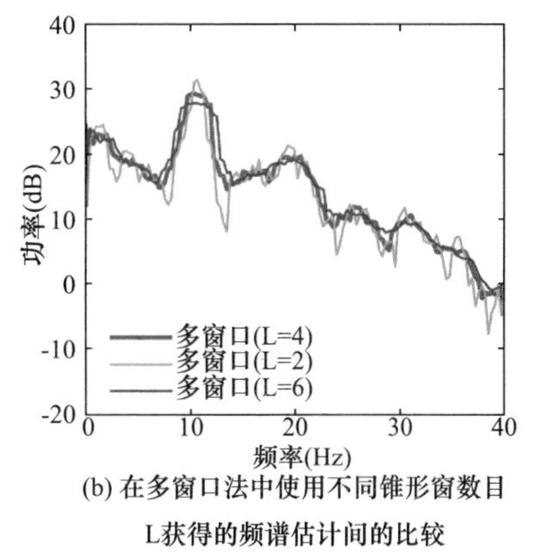

(b) 在多窗口法中使用不同锥形窗数目L获得的频谱估计间的比较

图 5.5 一个闭眼脑电信号（如图 5.2 所示）的功率谱，频谱估计方法是多窗口法（使用不同参数）

五、自回归模型

周期图、Welch 法和多窗口法同属于非参数（non-parametric）类型的频谱估计方法。这种非参数法仅从观测到的信号数据中估计频谱，而不引入任何特定的先验参数模型。与数据驱动的非参数法不同，参数（parametric）类型的频谱估计方法首先将所研究的信号使用特定参数模型来描述，然后从数据中估计出模型参数，最后再从估计的模型参数中计算出信号频谱。用于频谱估计的最常见模型是自回归（autoregressive，AR）模型，其他还有滑动平均（moving average，MA）模型和自回归滑动平均（autoregressive moving average，ARMA）模型等。本书仅介绍最常用的自回归模型。

一个阶数为 P 的 AR 模型可表示为 AR（P），它的公式是

$$x[n]=\sum_{p=1}^{P}a_p x[n-p]+e[n] \tag{5.5}$$

其中，$x[n]$是信号数据，$a_p(p=1,2,\cdots,P)$ 是 AR 系数，$e[n]$是随机噪声。该模型意味着，当前信号数据 $x[n]$是在其之前观测的信号数据 $x[n-1]$，…，$x[n-P]$ 的一个线性组合。

从信号数据 $x[n]$中计算 AR 系数 a_p 的方法有多种，如 Yule-Walker 法、Burg 法和协方差法等。为简单起见，我们省略了 AR 系数估计的详细推导，这些估计方法一般都可以在数值分析软件和工具包中调用。

假设 AR 系数已经估计得出，那么信号 $x[n]$的频谱可以从 AR 系数由下式计算出

$$P(f)=\frac{\sigma^2}{\left|1+\sum_{p=1}^{P}a_p e^{-j2\pi fp/Fs}\right|^2} \tag{5.6}$$

其中，σ^2 是随机噪声 $e[n]$的方差，它可以在 Yule-Walker 法、Burg 法和协方差法等方法估计 AR 系数时附带估计得出。

使用 Yule-Walker 法的自回归频谱估计在 MATLAB 中可以使用函数“pyulear.m”实现。图 5.6 显示了使用自回归模型和 Yule-Walker 法估计的脑电信号功率谱密度，该结果可以通过运行 https: //github. com/zhangzg78/ eegbook 中的 MATLAB 函数“demo_yulear.m”计算并绘出。

图 5.6 显示了不同的模型阶数 P 会极大地影响 AR 频谱估计的结果。自回归频谱分析中的一个关键问题是如何选择模型阶数 P。模型阶数越高，信号剩余未得到解释的方差越小，即模型越准确。但是，过高的模型阶数会增

加模型估计的方差（因为待估计的模型参数过多）。就自回归频谱而言，如果 P 太大，频谱估计中有可能出现假峰；如果 P 太小，频率分辨率太低，不足以分辨两个相邻的正弦波。在信号处理领域，一个经验法则是，在信噪比非常高（噪声很小）时，自回归模型阶数可以设为信号包含的正弦波数量的 2 倍；而随着信噪比的降低，模型的阶数需要更高。此外，也有一些常用于确定自回归模型的阶数的准则，具体如下。

（1）赤池信息准则（Akaike information criterion，AIC）。

$$\mathrm{AIC}=N\ln(\sigma^2)+2P \tag{5.7-a}$$

（2）贝叶斯信息准则（Bayesian information criterion，BIC）。

$$\mathrm{AIC}=N\ln(\ \sigma^2)+P\ln(N) \tag{5.7-b}$$

（3）最终预测误差（final prediction error，FPE）。

$$\mathrm{FPE}=\sigma^2(N+P+1)/(N-P-1) \tag{5.7-c}$$

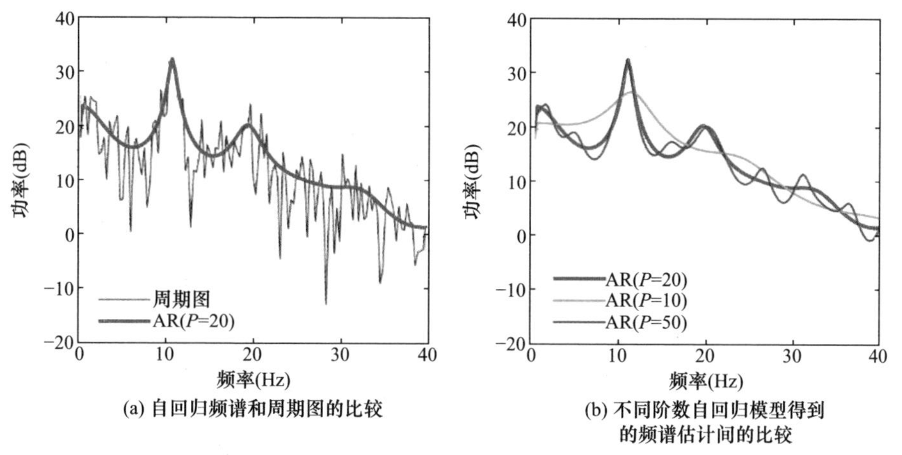

图 5.6　一个闭眼脑电信号（如前图 5.2 所示）的功率谱，频谱估计方法是自回归模型（使用不同阶数）和 Yule-Walker 法

在实践中，我们也可以通过文献调研或尝试多个模型阶数以确定 AR 模型中最优的模型阶数。

六、频谱估计方法的比较

不同的频谱估计方法具有其独特的性质，适用于不同类型的脑电信号和不同的研究目的。我们首先讨论非参数和参数估计方法的优缺点。非参数方法仅仅基于脑电数据估计频谱，不需要模型及其参数等先验知识。因此，从方法学和计算的角度来看，非参数方法比参数方法简单，但其效果强烈依赖数据质量。与此相反，参数方法在统计上的一致性更高，所以即使对于较短的信号，也可以达到可靠的频谱估计。参数方法并不需要加窗操作，所以不存在频谱泄漏的问题。此外，参数方法的频率分辨率与数据量（采样点数）无关，这一点也和非参数方法不同。

非参数方法在脑电信号处理中的使用更加广泛，因为它的优点与脑电信号的特征相匹配。首先，如果频谱本身较光滑，非参数方法则更适当、更合理。其次，因参数方法对噪声水平非常敏感，故当噪声大时，非参数方法则更加准确。最后，如果信号的长度足够，非参数方法可以得到较准确的频谱估计结果。由于脑电信号通常具有宽且平滑的频谱，包含大量噪声，并且数据量足够（例如，时长 1s 且采样率为 1000Hz 的脑电数据就有 1000 个采样点），因此非参数方法是比较适合进行脑电分析的。当然，如果预先指定的模型准确，参数方法，如基于自回归模型的频谱估计，也可以获得满意的结果。图 5.7 显示并比较了本章介绍的几种常见的非参数和参数方法在估计一个脑电信号频谱时的结果。可以清楚地看出，如果为自回归模型选择适当的模型阶数（在本例中，P=20），则基于自回归模型的频谱估计与 Welch 法的估计就会非常相似。

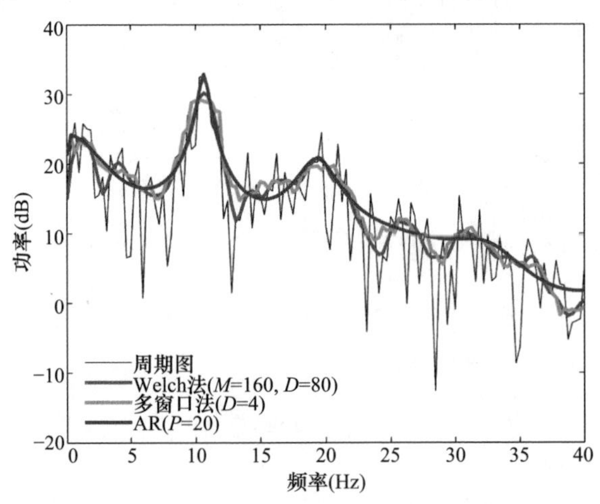

图 5.7　几种常见的非参数和参数频谱估计方法在估计一个闭眼脑电信号（如图 5.2 所示）时的结果比较

最后需要强调一点，因为频谱估计方法的设置和参数可以在很大程度上影响最终的分析结果，所以有必要在报告频谱估计时详细地介绍使用的设置和参数（如 FFT 点数、零填充、窗口类型、算法或模型参数等）（Pernet et al.，2018）。

七、频谱特征提取

估计了一个脑电信号的频谱（信号功率关于频率的一个函数）后，仍然需要进一步从频谱中提取少量的、有意义的特征。最常见的脑电频谱特征是特定频段内的频谱功率。频段的范围可以遵循常规的定义（即δ、θ、α、β、γ等节律，或更细分的节律，如α-1和β-2），也可以由统计分析检测出最重要或具有最强区分度的频率点（例如，在该频率点两组被试或两个实验条件下的脑电功率统计意义上显著不同，详见第十六章）。某一感兴趣的频段内的带限功率可以计算为该频段内所有频率点上功率的平均值或总和。为了消除个体之间的差异，也经常使用相对功率（即某频段功率与整个频率范围内总功率之间的比率）作为特征。例如，α节律的功率可通过 8～12Hz 频段范围内的所有频率点频谱估计的平均值来计算，而相对α功率是α功率与该脑电信号总功率之间的比率。

另外一类重要的脑电频谱特征是频谱峰值的频率、幅度和带宽。例如，在基于稳态视觉诱发电位（SSVEP）的脑机接口的应用中，需要定位频谱峰的频率和幅度，以确定被试的行为意图。再如，不同个体的α节律峰值频率不同，这种个体间差异的α峰值频率是重要的个体特征或状态的标记。此外，还可以将脑电信号频谱看作一个随机过程，从中计算其统计值，如平均值、方差和熵等，作为脑电频谱特征。

第三节　时 频 分 析

一、基本概念

在频谱分析中，我们有一个基本假设：一段脑电信号的频谱是固定的，不随时间而改变。显然，这种假设过分简化了脑电图的非平稳和动态特性。事实上，脑电信号是高度非稳态的，这意味着信号的统计特性和频谱密度会随时间变化。虽然脑电频谱的时变特征有可能是来自外界噪声的干扰或随机干扰，但脑电频谱是可以通过实验条件或心理状态进行动态调制的，因此脑电频谱的时变特征传递着重要的信息。例如，脑电频谱可随着睁眼/闭眼（Barry & De Blasio，2017）、睡眠阶段（Fell et al.，1996）、冥想状态（Cahn & Polich，2006）等生理和心理状态显著变化。然而，频谱估计无法识别非平稳脑电信号的时变的频谱特征，因为在本章第二节中介绍的频谱分析方法是基于整体信号估计的，估计的频谱中不包含任何时间信息。

图 5.8 显示了经历了两种状态（0～2s：睁眼；2～4s：闭眼）的脑电信号及其在这两种状态下的频谱。显然，两种状态下的脑电信号具有极大差别的频谱[见图 5.8（b）中的黑色实线)，特别是在α波段中。但是，两段信号的差异无法从整段信号的频谱[图 5.8（b）中的红色虚线]中观察到。如果要观测频谱是如何随时间变化的，需要使用时频分析（TFA）提供信号功率在时间-频率域上的联合时频分布（time-frequency distribution，TFD），即信号功率在每个时间点和每个频率点上的分布（Boashash，2015）。例如，在图 5.8（c）的时频分布中，频谱功率在 10Hz 附近（频率信息）和 2～4s（时间信息）的范围内较强，这种可揭示联合时间-频率信息的时频分析方法指示出了被试当时睁眼或闭眼的状态，并刻画了不同状态下脑电频谱的特性。

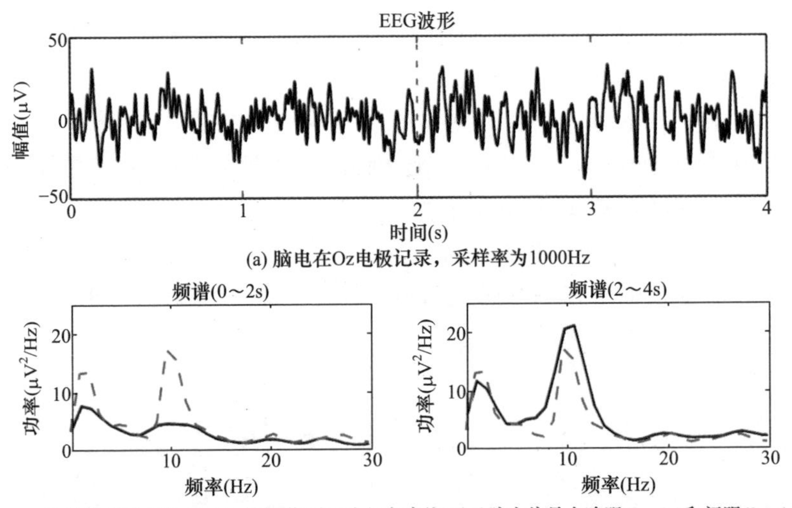

(a) 脑电在Oz电极记录，采样率为1000Hz

(b) 整个脑电信号(0～4s)的频谱(显示为红色虚线)以及脑电信号在睁眼(0～2s)和闭眼(2～4s)两种状态下的频谱(显示如黑色实线)。频谱估计方法是Welch法(M=1000，D=500)。可以看出，两个状态下的频谱估计大不相同，尤其是在α波段

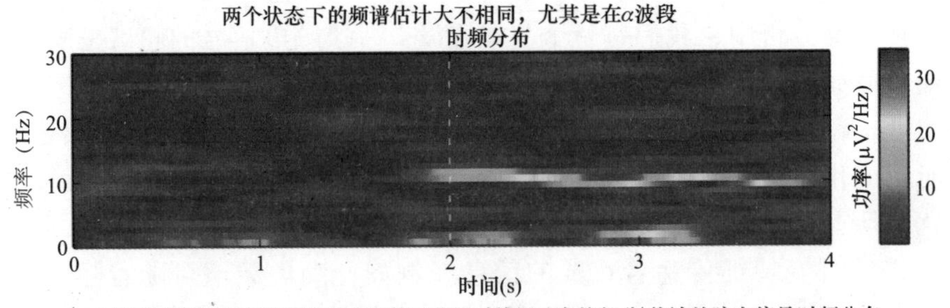

(c) 使用短时傅里叶变换(详见本章第三节短时傅里叶变换部分)估计的脑电信号时频分布。在2s左右可以清楚地观察到α节律功率的升高，这表明了闭眼状态的开始时间

图 5.8 在两种状态（0～2s：睁眼；2～4s：闭眼）下采集的脑电信号

为了揭示非稳态信号的时变频谱，需要时频分析 TFA 技术。时频分析涵盖一系列联合研究信号时域和频域特征的方法。一般而言，有两种类型的时频分析技术：时频功率分布估计和时频信号分解。时频功率分布估计意味着估计信号在时频域上每一个特定时间和频率点的功率量，其中一些流行的方法包括短时傅里叶变换（Delorme & Makeig，2004）和连续小波变换（Delorme & Makeig，2004；Mouraux & Iannetti，2008）。时频信号分解则是将信号分解为一组具有特定时频特性的叠加成分，其中典型的方法包括离散小波变换（discrete wavelet transform，DWT）（Adeli et al.，2003）、匹配跟踪（Durka，2007）和经验模式分解法（Sweeney-Reed & Nasuto，2007）。下文主要介绍两种流行的脑电时频功率分布估计方法：短时傅里叶变换和连续小波变换。

二、短时傅里叶变换

短时傅里叶变换是一种简单实用的时频分析方法，它建立在一种通用的滑动窗口分析的思路基础上。滑动窗口法假设非平稳信号可以被分成一系列短数据段，每个短数据段内部都是平稳的。换句话说，尽管整体信号的频谱是时变的，但任何一个短数据段的频谱都是固定的。基于这种滑动窗口的思想，我们可以在每一个短数据段上执行常规的频谱估计方法（诸如周期图、Welch 法、自回归法等）。最后，所有短数据段的频谱估计值堆叠在一起，形成在联合时频域上的一个频谱功率分布图。图 5.9 显示了滑动窗口分析的基本步骤。这些步骤包括：①选择一个有限长度的窗口函数；②从信号起始点开始，将窗口放置在信号上；③用窗口将信号分段加权，产生一系列短数据段；④计算加窗短数据段的频谱；⑤沿着时间轴滑动窗口；⑥回到第③步，直到窗口到达信号最末端。

STFT 是基于滑动窗口法的一种简单实用的时频分析方法。STFT 对于每个窗口数据计算其周期图，所有数据段的周期图堆叠形成信号的时频分布矩阵，称为时频谱（spectrogram）。

时频分析方法最重要的特性是它们的时间分辨率和频率分辨率。一个时频分布的时间分辨率和频率分辨率分别指的是它区分时域或频域中紧密相邻的两个信号分量的能力。在 STFT（以及其他滑动窗口方法）中，时间分辨率和频率分辨率之间存在折中。如果选择大的分析窗口（即数据段较长），则频率分辨率较高，但时间分辨率较低；如果选择小的分析窗口（即数据段较短），则时间分辨率较高，但频率分辨率较低。时间分辨率和频率分辨率之间的折中被称为时频分析的“不确定性原理”。不确定性原理意味着我们

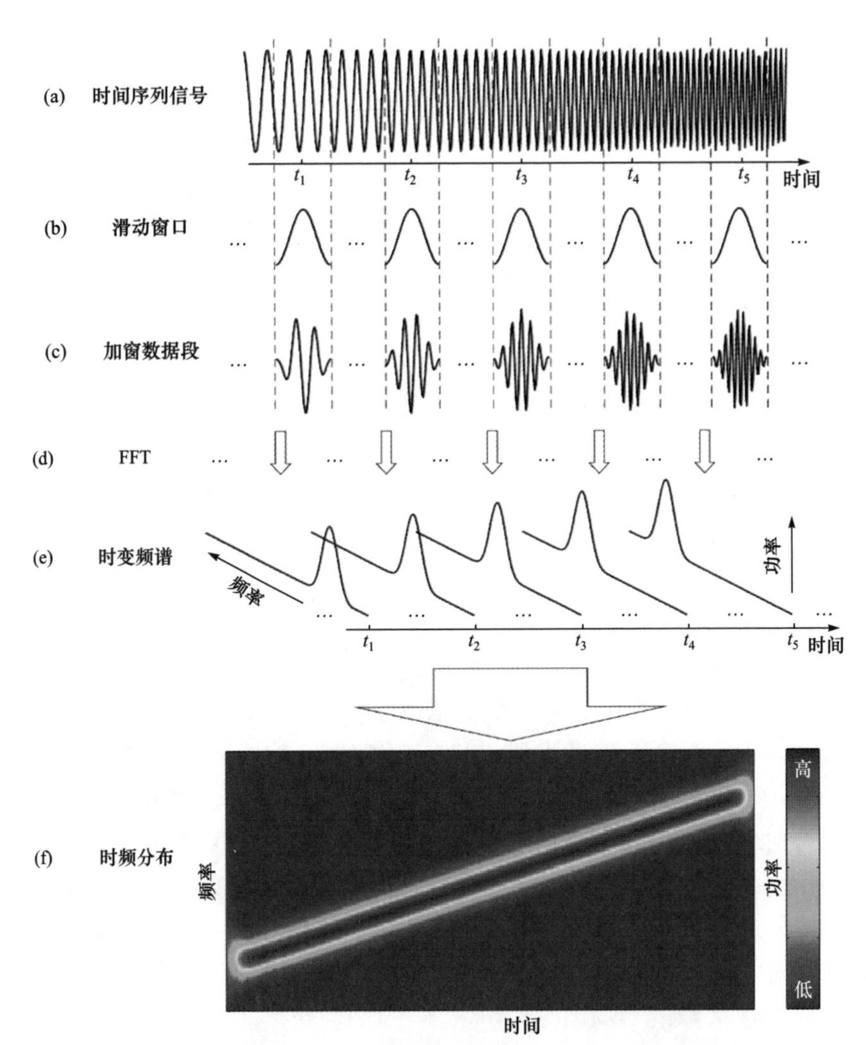

图 5.9 滑动窗口法的一般概念图（以 STFT 为例）。（a）一个模拟信号，其频率呈线性增加。（b）选择一个对称、钟形和有限长度的窗口，沿时间轴滑动。（c）在每个时间点（这里显示五个点，以 t_1，…，t_5 作为示例），将窗口函数与信号相乘以生成加窗短数据段。（d）在每个时间点，使用 FFT（或其他频谱估计方法）来估计加窗数据段的频谱。（e）所有时间点的频谱联合描述了信号的频谱功率如何随时间变化。（f）时变频谱通常表示为一个时间-频率数据矩阵，矩阵每个点的值代表信号功率大小，并用不同颜色表示。这个时间-频率数据矩阵称为时频分布（TFD），用来表征信号功率如何在联合时频域中分布

无法知道信号的确切时频表征：时间分辨率和频率分辨率不能同时任意地精确估计（要么在频率上精确，要么在时间上精确，而不是两者都精确）。换

句话说，我们无法准确地知道某一具体频率分量的确切时间位置，我们只能大概地知道在某个时间区间和频率区间内存在信号成分。

图 5.10 显示了使用不同窗口大小的 STFT 估计一个视觉诱发电位(visual evoked potential，VEP）信号得到的时频分布。该结果可以通过运行 https://github. com/zhangzg78/eegbook 中的 MATLAB 函数“demo_stft.m”计算并绘出。从图 5.10 中可以看出，不同的窗口尺寸导致时频分布有不同的时频分辨率。较短的窗口具有更好的时间分辨率，所以 VEP 成分产生时间（大约 150ms）可以清晰地在图 5.10（b）（使用 200ms 窗口）中进行观察和定位。但较短的窗口也导致频率分辨率差，所以 VEP 在频域上呈现得比较分散（从 0 延伸至 15Hz）。更严重的是，重要的 P300 成分（2～3Hz 的低频）无法在图 5.10（b）中观察到。另外，较长的窗口可以实现更好的频率分辨率，但代价是时间分辨率较差。在图 5.10（d）中（使用 800ms 的窗口），P300 成分在 300～600ms 和 2～3Hz 的时频区间内显示得非常清晰。但是 VEP 成分却没有清楚地显示在图 5.10（d）中，这是因为长窗口的时间分辨率很差，以至于一些 VEP 功率泄漏到刺激前时间范围内。总之，窗口选择是 STFT（以及所有滑动窗口方法）的基本问题。表 5.1 总结了在不同的域中的窗口大小以及它们是如何影响时频分布的时间分辨率和频率分辨率的。

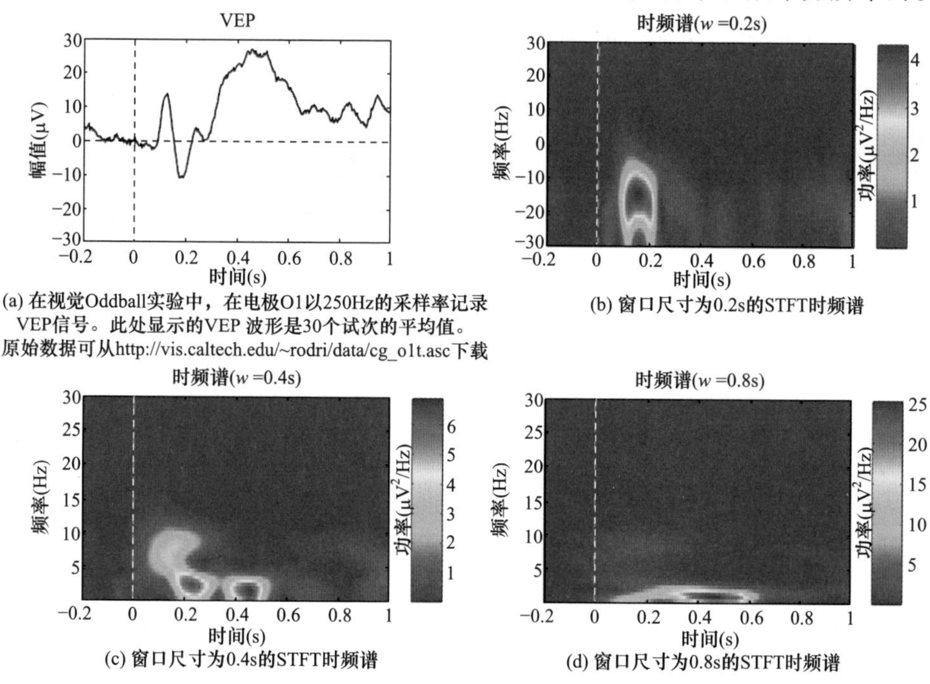

(a) 在视觉Oddball实验中，在电极O1以250Hz的采样率记录VEP信号。此处显示的VEP 波形是30个试次的平均值。原始数据可从http://vis.caltech.edu/~rodri/data/cg_o1t.asc下载

(b) 窗口尺寸为0.2s的STFT时频谱

(c) 窗口尺寸为0.4s的STFT时频谱

(d) 窗口尺寸为0.8s的STFT时频谱

图 5.10 一个视觉诱发电位（VEP）信号的 STFT（具有不同窗口长度）

表 5.1 窗口大小对 STFT 分辨率的影响

时域窗口大小	频域窗口大小	时间分辨率	频率分辨率	适合分析的信号成分
长	短	低	高	缓慢变化的低频分量
短	长	高	低	持续较短的高频成分

三、连续小波变换

连续小波变换（CWT）的一个根本性限制是它使用的固定长度窗口会导致在整个时频域的时频分辨率是固定的。但是，如表 5.1 所示，窗口大小应在时频域内自适应地变化，以优化时频分布的时频分辨率，进而适应多样化的信号成分。脑电信号通常是由短持续时间的高频成分和长持续时间的低频成分组成的。因此，脑电信号的时频分析需要有自适应更强的时频分辨率。

一种有用的窗口选择策略是在时频域使用自适应且可变的窗口：在高频下使用短窗口，而在低频下使用长窗口。这是一种非常流行的时频分析方法，即 CWT 所使用的窗口选择策略（Mallat，2008）。CWT 根据信号的时频特性和实际需要解决 STFT 中固定时频分辨率的问题：CWT 在低频范围使用长窗口，在高频范围使用短窗口。

脑电信号包含从高频振荡到低频慢波的一系列分量。我们通常对高频振荡发生的时间更感兴趣，但并不太关心它确切的频率。因为 CWT 在高频使用的小窗口具有良好的时间分辨率，所以高频振荡可以由 CWT 很好地呈现。另外，我们通常不需要定位慢波分量的确切时间范围，但需要精确地估计其频率，所以脑电慢波的时频估计也可以在 CWT 中使用低频大窗口来获得。因此，通过在不同频率范围内使用自适应窗口，CWT 适用于分析脑电信号的时频分量。

CWT 的自适应窗口和灵活的时频分辨率是通过使用一系列具有特定频率分辨率和时间分辨率的基函数（被称为小波，wavelet）来实现的。小波是一个平方可积函数，其幅度通常从零开始，然后增加，最后再减小到零。一些常用的小波包括 Haar 小波、Morlet 小波、Daubechies 小波等。例如，常用的 Morlet 小波定义为（Cohen，2019）：

$$\psi(t) = e^{-t^2/2\sigma^2} e^{j2\pi\omega t} \tag{5.8}$$

其中，ω 是 Morlet 小波的中心频率（下截止频率和上截止频率的平均值），σ是控制高斯核 $e^{-t^2/2\sigma^2}$ 尺度的参数。从公式（5.8）中我们可以看出，Morlet 小波实际上是一个由高斯核 $e^{-t^2/2\sigma^2}$ 加权的正弦波 $e^{j2\pi\omega t}$。需要注意的是，Morlet 小波的定义（主要是一些缩放和移动参数）可能在不同的书中略有不同。

给定一个如公式（5.8）所定义的母小波 $\psi(t)$，我们可以通过在时域上缩放和位移 $\psi(t)$ 建立一个小波基 $\psi\left(\frac{1}{\alpha}(t-\tau)\right)$，其中 α 是控制小波在时域上尺度（scale）的一个缩放因子，τ 是控制小波时域位移的一个平移因子。由于缩放因子 α 在时域上扩展小波函数，因此它可以在更宽的时间范围内分析信号；反之亦然。尺度与频率成反比例：$\alpha=\omega/f$，其中 ω 是母小波的中心频率。大的尺度意味着小的频域窗口，会带来更好的频率分辨率；反之亦然。尺度参数可以在 CWT 中任意设定，但它们通常被设置成使频率线性均匀间隔的一系列值，这样可以得到常见的时频点均匀分布的时频分布图。图 5.11 显示了一个 Morlet 小波基的时域尺度缩放和平移。

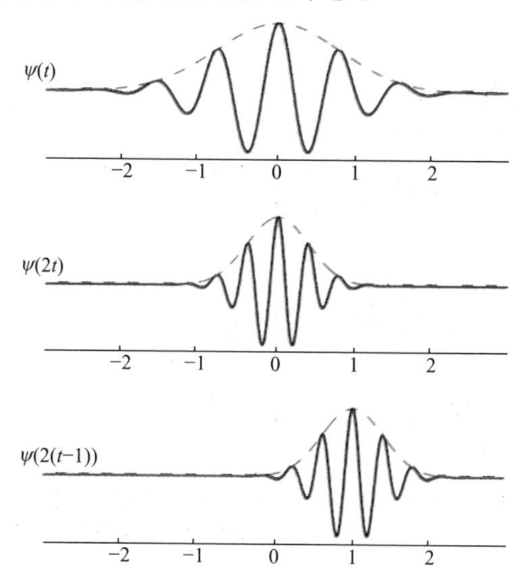

图 5.11　一个 Morlet 小波基的时域尺度缩放和平移

一个信号的 CWT 计算为该信号与小波基函数的卷积，

$$X(t,\alpha)=\mathrm{CWT}\{x(t)\}=\int_{-\infty}^{\infty}\frac{1}{\sqrt{\alpha}}x(\tau)\psi\left(\frac{1}{\alpha}(\tau-t)\right)d\tau \tag{5.9}$$

其中，$X(t,\alpha)$ 幅度的平方 $\left|X(t,\alpha)\right|^2$ 称为小波尺度图或量值图（scalogram）。

在 CWT 中，频率分辨率随尺度成正比增加，而时间分辨率按比例减小。虽然无法通过 CWT 获得更加精细的时频分辨率，但我们仍然能够根据兴趣或信号的特征来调整时间和频率分辨率。需要注意的是，CWT 在时频分辨率方面仍然存在局限性。由于 CWT 在识别低频分量时存在时间分辨率差，而在识别高频分量时的频率分辨率差，它不适合用于识别持续时间较长的高频分量和短持续时间的低频分量。此外，小波的参数（例如，Morlet 小波中的ω和σ）决定了 CWT 的时频分辨率，所以必须仔细调整这些参数以获得更好的时频表示。

图 5.12 显示了基于 Morlet 小波的 CWT 分析一个 VEP 信号产生的时频分布，该结果可以通过运行 https: //github. com/zhangzg 78/eeg book 中的 MATLAB 函数“demo_mwt.m”计算并绘出。在图 5.12 中，我们可以同时看到 VEP 和 P300 两个成分。在低频范围（<5Hz），CWT 使用长窗口，因此 P300 可以在 300～600ms 和 1～3Hz 的范围内被辨识。对于在一个相对较高频段（5～10Hz）的 VEP，CWT 使用较短的窗口以更好地识别持续时间较短的 VEP 成分。如前面提到的，CWT 的不同参数（Morlet 小波中的ω和σ）也将影响时频分布的时频分辨率。有兴趣的读者可以在“demo_mwt.m”中设置不同的参数并运行程序，以观察这些参数是如何改变 CWT 的时频分辨率的。

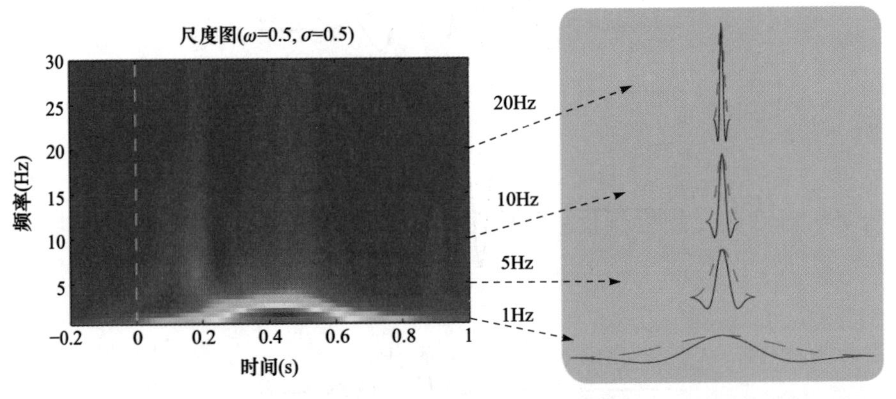

(a) 使用Morlet 小波(ω=0.5, σ=0.5)所估计的CWT尺度图　(b) 不同频率上不同尺度的小波基(黑色实线，仅显示小波函数的实部)和对应的窗口函数(蓝色虚线)

图 5.12　一个 VEP（如图 5.10 所示）的 Morlet CWT

四、其他常用的时频分析方法

1. 时变自回归模型

如前所述，AR 模型是一种经常被用于脑电信号的参数谱估计方法。在公式（5.5）的模型中，AR 系数是固定的，不随时间变化，因此估计的频谱也是时不变的。但是，脑电本身频谱是动态时变的，AR 系数也应该是一个相对于时间的函数。一个更合适描述动态脑电的参数模型是一个时变自回归（time-varying autoregressive，TVAR）模型。

$$x[n]=\sum_{p=1}^{P}a_p[n]x[n-p]+e[n] \tag{5.10}$$

其中，$a_p[n]$ 是时变自回归系数，p=1，2，…，P。$a_p[n]$ 估计出来后，时变自回归频谱可计算为

$$P(n,f)=\frac{\sigma^2[n]}{\left|1+\sum_{p=1}^{P}a_p[n]e^{-j2\pi fp/Fs}\right|^2} \tag{5.11}$$

其中，F_s 是采样率，$\sigma^2[n]$是噪声 $e[n]$的瞬时方差。

滑动窗口法可用于估计时变自回归模型的系数，即将信号分段后估计每个短时数据段的自回归系数。但估计 $a_p[n]$更常用的方法是自适应滤波或卡尔曼滤波等递归方法（Kaipio & Karjalainen，1997；Tarvainen et al.，2004；Aboy et al.，2005；Khan & Dutt，2007）。这些方法可以以递归方式估计在每个时刻的时变自回归系数，即从 $a_p[n-1]$，…，$a_p[n-P]$ 中估计 $a_p[n]$。与滑动窗口法相比，自适应滤波器法有较小的计算复杂度，并适合在线实时处理。但自适应滤波器估计有一定的时间滞后性，因为它们使用过去时间的样本估计当前的自回归系数。

在基于时变自回归模型的时频分析中，频率分辨率主要由模型阶数 P 控制（与基于自回归模型的频谱估计情况相同）。如果 P 太大，频率分辨率高，但估计的时频分布可能会出现假峰；如果 P 太小，频率分辨率低，频率接近的成分难以清晰分辨。阶数 P 对时频分布的时间分辨率也有影响，因为 P 表示对当前系数估计有贡献的过去时刻样本的数量。较大的 P 会降低时频分布估计的时间分辨率，反之，较小的 P 会得到较好的时间分辨率。因此，模型阶数 P 会极大地影响基于时变自回归模型的时频分布，需要小心选择（选择方法与自回归模型的阶数选择类似，见本章第二节）。

2. 时频分解方法

本部分只对几种常见的时频分解方法做简略介绍。离散小波变换被广泛用于将信号分解为一系列具有不同时间尺度的成分，但它不会像连续小波变换一样产生一个表示信号功率在时频域中分布大小的时频分布矩阵。连续小波变化可在任意规定的连续尺度上计算，但是 DWT 只是在有限的离散尺度（通常是 2 的幂）上计算，所以 DWT 可以更有效地分解信号（Adeli et al.，2003）。除了 DWT 之外，匹配追踪（matching pursuit，MP）和经验模式分解法（empirical mode decomposition，EMD）也是较常用于脑电信号的时频分解方法。MP 是一种迭代分解算法，在每个步骤中从一组字典函数中找到

一个与当前信号分解残差最匹配的元素（Durka，2007）。EMD 则是将信号分解为一组固有的模式函数，这些函数具有相同数量的极值和零交叉点，其时频包络相对于零对称（Sweeney-Reed & Nasuto，2007）。

3. 近期发展

由于现有时频分析方法在时频分辨率上的根本限制，脑电应用中的一些实际需求尚未完全得到满足，所以脑电信号的时频分析仍然是一个处在发展中的领域。例如，一种基于局部多项式模型的时频分析方法（Zhang et al.，2011）可以通过在每个时频点上使用自适应窗口的局部多项式最优拟合，以达到在整个时频域上时间分辨率和频率分辨率的最佳折中。最近的研究（Kim et al.，2017）将传统的多窗口频谱估计方法扩展到时频域上，提出一种状态－空间多窗口法，为脑电和其他非平稳时间序列的时频分析提供了一个统计推断的框架。

第四节　事件相关同步化/去同步化

时频分析在脑电信号中最常见的用途是检测和分析 ERS/ERD。大量的脑电研究已经证明，感觉刺激或认知事件不仅会产生 EP 或 ERP，还会对脑电功率谱进行瞬时调制。这种调制表示为特定频段频谱功率的增加（称为 ERS）或减小（称为 ERD）。EP/ERP 和 ERS/ERD 之间的区别是显而易见的：EP/ERP 是锁时锁相的，它们通常在时域中进行研究；而 ERS/ERD 是锁时但非锁相的，它们通常在时频域进行研究（Pfurtscheller & da Silva，1999；Mouraux & Iannetti，2008）。如第二章中所讨论的，因为 EP/ERP 是锁相的，所以跨试次时域平均可以有效抑制非锁相的噪声及其他分量以提取 EP/ERP 波形。但是，ERS/ERD 不是锁相的，它们无法在时域平均中被保留下来，所以 ERS/ERD 不能由跨试次时域平均估计。在下文中，我们将介绍如何估计 ERS/ERD 以及相关的相位锁定值（phase locking value，PLV）。

一、ERS/ERD 的估计

ERS/ERD 也被称为事件相关频谱扰动（event-related spectral perturbation，ERSP），或者说 ERS/ERD 可以从 ERSP 中被识别。ERSP 指的是事件相关的脑电频谱变化（相对于自发脑电的基线频谱而言），通常显示在二维的时频域上（Delorme & Makeig，2004）。ERS 和 ERD 可以分别从

ERSP 中识别为正的频谱变化（事件诱发的脑电频谱成分高于自发脑电）和负的频谱变化（事件诱发的脑电频谱成分低于自发脑电）。在本部分，我们将介绍如何从 ERSP（或者说经过基线校正的事件相关脑电时频分布）中估计 ERS/ERD。应当指出的是，ERS/ERD 并非仅可以从时频分布中估计。例如，在神经工程应用（如脑机接口领域）中，单试次 ERS/ERD 估计的实时性是必须要考虑的关键问题，所以 ERS/ERD 的估计需要通过更快捷、方便的方法来实现（如带通滤波后估计一个特定频段的频谱包络）。

为了从多试次的事件相关脑电信号中估计 ERS/ERD 或 ERSP，我们首先需要使用时频分析将单试次脑电信号转换为时频分布，然后对这些单试次时频分布进行平均，以确定 ERS / ERD。估计 ERS/ERD 的程序如下：①以一定的次数重复感兴趣的实验事件；②预处理以去除噪声和伪迹；③根据实验事件的发生时间将脑电信号分成若干试次；④对每个试次的信号进行时频分析；⑤跨试次平均时频分布，进行基线矫正。

通过比较上述检测 ERS/ERD 的程序和估计 EP/ERP 的程序，我们可以看到，除了检测 ERS/ERD 中不可或缺的时频分析步骤之外，其他步骤是相同的。与 EP/ERP 的估计类似，通常需要从多次重复的试次中检测到可靠的 ERS/ERD 成分。但 ERS/ERD 不会对事件刺激产生相位锁定，所以它们在经过时域跨试次平均后会相互抵消，无法显现。因此，我们需要使用时频分析将事件相关脑电信号转换到时频域，然后在时频域中使用跨试次平均来获得平均的时频分布，最后在基线校正后识别 ERS/ERD 成分。图 5.13 的例子显示了如何使用时频分析估计多试次激光诱发电位（laser-evoked potential，LEP）的 ERS/ERD，并比较了不同类型的时频分布。图 5.13 中显示的时频分布包括若干单试次 LEP 的时频分布、跨试次时域平均后 LEP 的时频分布，所有试次 LEP 时频分布的跨试次平均（包括基线校正前后的结果）。

本章所介绍的 STFT 和 CWT 都可作为估计 ERS/ERD 的时频分析方法。窗口选择在 ERS/ERD 估计中至关重要，因为 ERS/ERD 的起始/结束时间和频率范围均可以传达关于大脑动态功能的重要信息。建议使用与 CWT 中类似的频率自适应窗口估计 ERS/ERD：在高频范围（例如，γ 频段）使用短窗口，在低频范围（例如，θ 和 δ 频段）使用长窗口。在一个特定频率的窗口应覆盖至少一个周期（通常是 2～3 个周期）的该频率的 ERS/ERD 成分。例如，要检测 10Hz 的 ERS/ERD 分量，则在 10Hz 频率处使用的窗口大小应至少为 100ms（覆盖一个周期的 10Hz 成分）。但是在非常低的频率区间，窗口不能太长，因为时间分辨率将严重降低，例如，有可能在刺激发生前看到虚假的 ERS/ERD 成分。在实践中，通常需要尝试许多可能的参数并选择能够实现最佳视觉效果或统计合理的时频分布参数。就 STFT 而言，一般 200～300ms 的固定窗口选择可以得到较好的 ERS/ERD 结果。

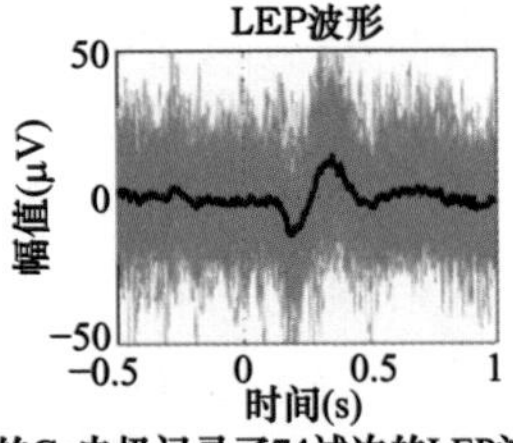

(a) 在一个受试者的Cz电极记录了74试次的LEP波形，采样率为256Hz。关于实验和脑电数据的更多细节可以参考Hu等(2014)的研究

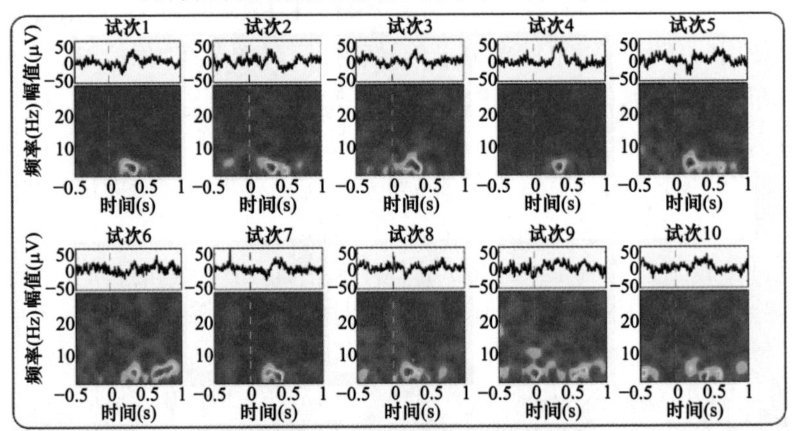

(b) 随机选择的10个试次的LEP波形及其时频分布；时频分析方法是STFT(使用400ms的Hamming窗)

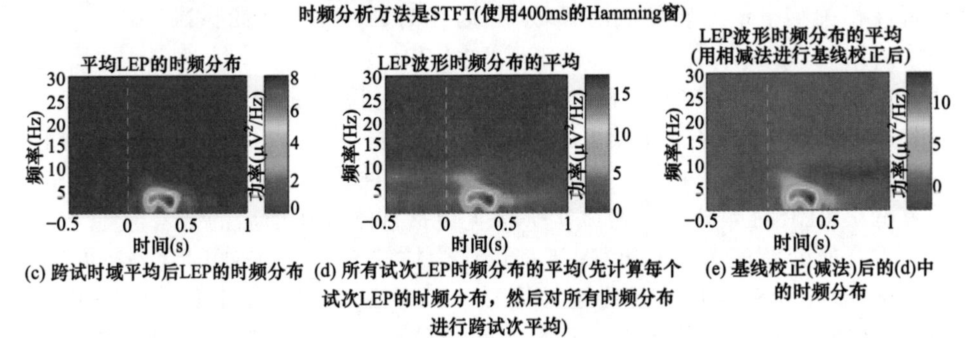

(c) 跨试时域平均后LEP的时频分布 (d) 所有试次LEP时频分布的平均(先计算每个试次LEP的时频分布，然后对所有时频分布进行跨试次平均) (e) 基线校正(减法)后的(d)中的时频分布

图 5.13 用于检测 ERS/ERD 的多试次 LEP 时频分析

二、基线校正和 ERS/ERD 的显示

ERS/ERD 估计中的另外一个不可忽视的问题是基线校正。基线校正在 EP/ERP 估计中非常简单，但在检测 ERS/ERD 时非常重要。这主要是因为 ERS/ERD 存在于很宽的频率范围内，而不同频率下的脑电信号功率差别巨大，如何通过基线校正有效地显示和识别出各个频段上的频谱相对变化并不容易。根据定义，ERS/ERD 是事件相关的脑电信号功率相对于基线内自发

脑电的增加或减少。在每个频率上，基线的功率由刺激前的某段时间窗内的功率值计算得出，因此基线也称为刺激前期。在 EP/ERP 的检测中，基线校正是从刺激后的波形中减去刺激前的基线值。用于 EP/ERP 基线校正的这种“相减法”也适用于 ERS/ERD，但是 ERS/ERD 估计还有其他基线校正方法。以下介绍几种在 ERS/ERD 估计中常用的基线校正方法（Roach & Mathalon，2008）。

（1）相减法（subtraction）。

$$P(t,f)-\bar{R}(f) \tag{5.12-a}$$

（2）相对变化（relative change）。

$$[P(t,f)-\bar{R}(f)]/\bar{R}(f) \tag{5.12-b}$$

（3）功率比（power ratio）。

$$\log_{10}(P(t,f)/\bar{R}(f)) \tag{5.12-c}$$

（4）Z 值（Z-score）。

$$[P(t,f)-\bar{R}(f)]/\mathrm{SD}[R(f)] \tag{5.12-d}$$

其中，$P(t,f)$ 是某个时频点（t,f）处的功率值，$R(f)$ 是基线功率值，$R(f)$ 的平均值和标准差分别是 $\bar{R}(f)$ 和 $\mathrm{SD}[R(f)]$。图 5.14 比较了这四种基线校正方法估计一个单试次 LEP 的 ERS/ERD 时的结果。

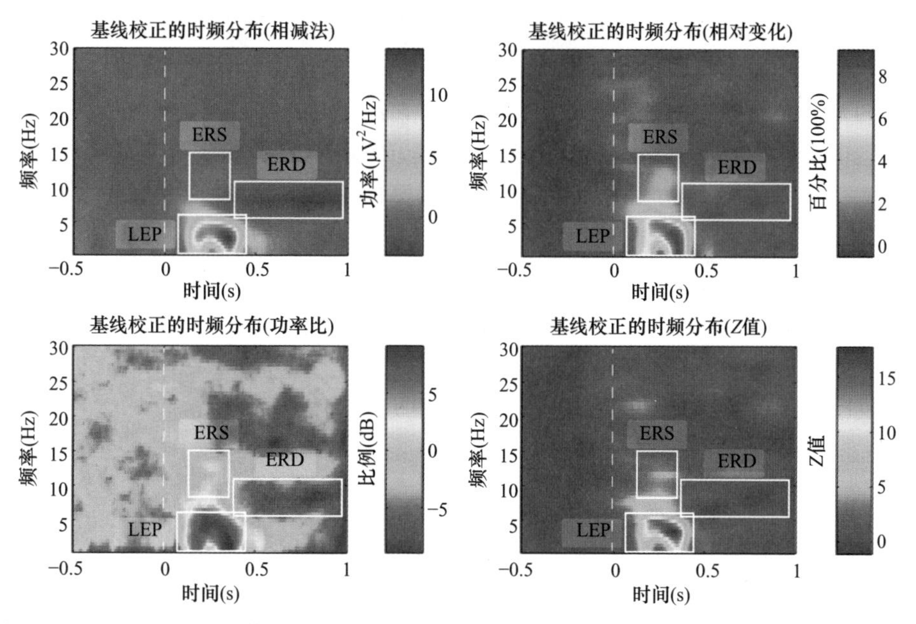

图 5.14 用于 ERS/ERD 估计的四种基线校正方法的比较。测试信号是图 5.13 中使用的 LEP 信号。这些结果可以通过 https: //github. com/zhangzg78/eegbook 中的 MATLAB 函数“demo_erserd.m”计算并显示

现有的 ERS/ERD 基线校正是计算刺激后脑电功率和刺激前脑电功率的相对值或变化，事实上，这样的计算可能包含着两个重要却常常被忽视的问题。首先，它可能在估计 ERS/ERD 的幅度时引入显著的偏差。研究发现，用“相对变化”法将 ERS/ERD 表达为单试次变化百分比后进行跨试次平均，将会引入正偏差，导致对 ERS 的过高估计和对 ERD 的过低估计；使用“相减法”可以避免这种偏差（Hu et al.，2014）。其次，它可能混淆了刺激前和刺激后脑电功率对刺激引起的行为反应的贡献（Hu et al.，2014）。许多研究表明，刺激前（基线）脑电活动表征重要的心理生理状态，对刺激后行为反应和刺激后脑电活动有重要的调制作用。鉴于 ERS/ERD 的变化不仅取决于刺激后功率的变化，还取决于刺激前功率的变化，因此需要估计刺激前和刺激后脑电活动对行为反应的独立贡献。因此，估计 ERS/ERD 的基线校正方法并非研究事件相关脑电活动的最优办法，而应该将基线（刺激前）脑电活动与刺激后脑电活动作为两组独立变量（而不是合并计算 ERS/ERD），以研究事件相关脑电实验中的神经活动和行为反应（Hu et al.，2014）。

ERS/ERD 研究中的另一个重要问题是如何以合适的色标呈现一个 ERS/ERD 时频分布。脑电频谱功率随频率的增加急剧下降，在频率之间高度不平衡：低频分量具有比高频分量大得多的功率。例如，高频段上事件激发的强节律变化很可能被淹没在功率更强的低频信号中。因此，如果我们以线性映射的色标显示 ERS/ERD 时频分布，高频段的弱分量可能会因为其过小（相对于低频强分量而言）而完全无法显示出来。因此，有时需要分别在低频段（δ、θ、α和β）和高频段（γ）显示 ERS/ERD。另外，也可以手动调整色标或预先规定色标，从而在视觉上突出显示 ERS/ERD 区域。

对于视觉上重要的 ERS/ERD 时频区域，我们可以指定一些感兴趣区域（region of interest，ROI）。在图 5.14 所示的矩形框 ROI 中，信号功率相对于基线显著地增加或减少。随后，我们可以通过一些方法概括 ROI 的功率值（例如，求 ROI 内所有时频点功率值的平均），并将概括的功率值用作该 ROI 对应的 ERS/ERD 的时频特征。另有一种更好的确定 ERS/ERD 范围（ROI）的方法，是在每个时频点进行严格的统计检验，以检查该时频点功率对行为响应（或其他参数）的调制作用，这样可以避免通过视觉检查寻找 ROI 可能造成的主观偏差。有关时频脑电数据统计分析的更多详细信息，可参阅本书第十六章。

三、相位锁定值

实际上，多数的时频分析方法的输出结果是复数，包含实部和虚部，并可以计算出幅度和相位。例如，STFT 计算每个数据段的 FFT，其结果是复数；CWT 计算公式（公式 5.9）的输出也是复数。但时频谱和尺度图分别是 STFT 和 CWT 输出幅度的平方，它们都没有利用时频分析输出中重要的相位信息。ERS/ERD 分析中经常使用的相位特征是相位锁定值（Mouraux & Iannetti，2008），也被称为试次间相位相干性（inter-trial phase coherence，ITPC）（Delorme & Makeig，2004）。PLV 是时频功率谱的重要补充，它的计算公式为

$$\mathrm{PLV}(t,f)=\frac{1}{M}\sum_{i=1}^{M}\frac{F_i(t,f)}{\left|F_i(t,f)\right|} \tag{5.13}$$

其中，$F_i(t,f)$ 是复数形式的时频值，M 是试次数。PLV 的值为 0～1，0 反映的是试次间的相位是完全随机分布的（非同步），1 表示所有试次的相位都是一样的（完全同步）。因为 ERP 是锁相的，所以 ERP 对应的时频区域中的 PLV 值很高（接近 1）。但 ERS/ERD 成分是非锁相的，因此 ERS/ERD 相关时频区域的 PLV 值接近于 0。图 5.15 显示了多试次 LEP 的 ERS/ERD 分析中的 PLV 值。我们可以看出，LEP 对应的时频成分“LEP”具有较高的 PLV 值，而“ERS”和“ERD”两个时频成分的 PLV 值都接近 0。

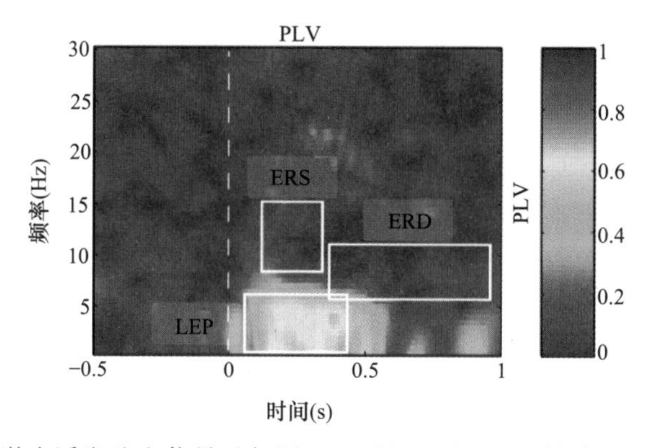

图 5.15　多试次激光诱发脑电信号（如图 5.13 所示）的 PLV 估计结果。ROI 是基于图 5.14 中时频分布定义的。这些 PLV 结果可以通过 https: //github. com/zhangzg78/eegbook 中的 MATLAB 函数“demo_erserd.m”计算并显示

参 考 文 献

Aboy, M., Marquez, O. W., McNames, J., Hornero, R., Trong, T., & Goldstein, B. （2005）. Adaptive modeling and spectral estimation of nonstationary biomedical signals based on Kalman filtering. *IEEE Transactions on Biomedical Engineering, 52*（8）, 1485-1489.

Adeli, H., Zhou, Z., & Dadmehr, N. （2003）. Analysis of EEG records in an epileptic patient using wavelet transform. *Journal of Neuroscience Methods, 123*（1）, 69-87.

Babadi, B., & Brown, E. N. （2014）. A review of multitaper spectral analysis. *IEEE Transactions on Biomedical Engineering, 61*（5）, 1555-1564.

Barry, R. J., & De Blasio, F. M. （2017）. EEG differences between eyes-closed and eyes-open resting remain in healthy ageing. *Biological Psychology, 129*, 293-304.

Boashash, B. （2015）. *Time-frequency Signal Analysis and Processing*: A *Comprehensive Reference*. 2nd ed. Amsterdam: Amsterdam University Press.

Buzsaki, G. （2011）. *Rhythms of the Brain*. Oxford: Oxford University Press.

Cahn, B. R., & Polich, J. （2006）. Meditation states and traits: EEG, ERP, and neuroimaging studies. *Psychological Bulletin, 132*（2）, 180-211.

Cohen, M. X. （2014）. *Analyzing Neural Time Series Data: Theory and Practice*. Amsterdam: Amsterdam University Press.

Cohen, M. X. （2017）. Where does EEG come from and what does it mean? *Trends in Neurosciences, 40*（4）, 208-218.

Cohen, M. X. （2019）. A better way to define and describe Morlet wavelets for time-frequency analysis. *NeuroImage, 199*（1）, 81-86.

Delorme, A., & Makeig, S. （2004）. EEGLAB: An open source toolbox for analysis of single-trial EEG dynamics including independent component analysis. *Journal of Neuroscience Methods, 134*（1）, 9-21.

Durka, P. （2007）. *Matching Pursuit and Unification in EEG Analysis*. New York: Penguin Random House.

Fell, J., Röschke, J., Mann, K., & Schäffner, C. （1996）. Discrimination of sleep stages: A comparison between spectral and nonlinear EEG measures. *Electroencephalography & Clinical Neurophysiology, 98*（5）, 401-410.

Hu, L., Xiao, P., Zhang, Z. G., Mouraux, A., & Iannetti, G. D. （2014）. Single-trial time-frequency analysis of electrocortical signals: Baseline correction and beyond. *NeuroImage, 84*, 876-887.

Kaipio, J. P., & Karjalainen, P. A. （1997）. Estimation of event-related synchronization changes by a new TVAR method. *IEEE Transactions on Biomedical Engineering, 44*（8）, 649-656.

Kay, S. M. （1988）. *Modern Spectral Estimation: Theory and Application*. Upper Saddle River: Prentice Hall.

Khan, M. E., & Dutt, D. N. （2007）. An expectation-maximization algorithm based Kalman smoother approach for event-related desynchronization （ERD） Estimation from EEG. *IEEE Transactions on Biomedical Engineering, 54*（7）, 1191-1198.

Kim, S.-E., Behr, M. K., Ba, D., & Brown, E. N. （2017）. State-space multitaper time-frequency analysis. *Proceedings of the National Academy of Sciences, 115*（1）, e5-e14.

Luck, S. J. （2014）. *An Introduction to the Event-related Potential Technique*. 2nd ed. Cambridge: The MIT Press.

Mallat, S. （2008）. *A Wavelet Tour of Signal Processing*: *The Sparse Way*. 3rd ed. Amsterdam,

Netherlands: Amsterdam University Press.

Mitra, S. K. （2000）. *Digital Signal Processing*: A *Computer-based Approach.* 3rd ed. New York: McGraw-Hill Education.

Mouraux, A., & Iannetti, G. D. （2008）. Across-trial averaging of event-related EEG responses and beyond. *Magnetic Resonance Imaging, 26*（7）, 1041-1054.

Niedermeyer, E., & da Silva, F. L. （2004）. *Electroencephalography: Basic Principles, Clinical Applications, and Related Fields.* 5th ed. Philadelphia: Lippincott Williams & Wilkins.

Oppenheim, A. V., Willsky, A. S., & Hamid, W. S. （1996）. *Signals and Systems.* 2nd ed. Upper Saddle River: Prentice Hall.

Pernet, C. R., Garrido, M., Gramfort, A., Maurits, N., Michel, C., Pang, E., Salmelin, R., Schoffelen, J. M., Valdes-Sosa, P. A., Puce, A. （2018）. Best practices in data analysis and sharing in neuroimaging using MEEG. doi:10.31219/osf.io/a8dhx.

Pfurtscheller, G., & da Silva, F. L. （1999）. Event-related EEG/MEG synchronization and desynchronization: Basic principles. *Clinical Neurophysiology, 110*（11）, 1842-1857.

Proakis, J. G., & Manolakis, D. K. （1995）. *Digital Signal Processing: Principles, Algorithms and Applications.* 3rd ed. Upper Saddle River: Prentice Hall.

Roach, B. J., & Mathalon, D. H. （2008）. Event-related EEG time-frequency analysis: An overview of measures and an analysis of early gamma band phase locking in schizophrenia. *Schizophrenia Bulletin, 34*（5）, 907-926.

Sanei, S., & Chambers, J. A. （2013）. *EEG Signal Processing.* Hoboken: Wiley.

Schlogl, A. （2000）. *The Electroencephalogram and the Adaptive Autoregressive Model: Theory and Applications.* Weinheim: Beltz Verlag.

Stoica, P., & Moses, R. （2005）. *Spectral Analysis of Signals.* Upper Saddle River: Prentice Hall.

Sweeney-Reed, C. M., & Nasuto, S. J. （2007）. A novel approach to the detection of synchronisation in EEG based on empirical mode decomposition. *Journal of Computational Neuroscience, 23*（1）, 79-111.

Tarvainen, M. P., Hiltunen, J. K., Ranta-aho, P. O., & Karjalainen, P. A. （2004）. Estimation of nonstationary EEG with Kalman smoother approach: An application to event-related synchronization （ERS）. *IEEE Transactions on Biomedical Engineering, 51*（3）, 516-524.

Zhang, Z. G., Hung, Y. S., & Chan, S. C. （2011）. Local polynomial modeling of time-varying autoregressive models with application to time-frequency analysis of event-related EEG. *IEEE Transactions on Biomedical Engineering, 58*（3）, 557-566.

第六章

盲 源 分 离

丛丰裕[1]

摘要：盲源分离算法已经被广泛应用于脑电信号的处理与分析中。本章主要介绍脑电信号在盲源分离算法中的模型基础以及三种主流的盲源分离算法，即主成分分析、独立成分分析以及张量分解，并对这些算法在脑电信号中的分析与应用进行较为全面的总结，主要内容包括独立成分分析在连续脑电去伪迹中的应用、主成分分析与张量分解在事件相关电位组分析中的应用。本章还详细介绍了主成分分析与独立成分分析在脑电信号分析与应用中的两个软件包的具体使用。

关键词：盲源分离；独立成分分析；脑电；事件相关电位；反投影

第一节　盲源分离算法简介

盲源分离（blind source separation，BSS），是在不需要源信号先验信息（或很少信息）与混合过程的条件下，对混合信号（观测信号）进行源信号估计的一种方法（Cardoso，1998）。观测信号通常来源于一系列传感器，每个传感器所获得的信号都为不同源信号之间的混合。现有的盲源分离算法有主成分分析（principle component analysis，PCA）、独立成分分析、非负矩阵分解（non-negative matrix factorization，NMF）等。这些算法已经被广泛应用于语音信号的处理（Anand et al., 1995; Chaumette et al., 1993; Swindlehurst et al.，1997；Van der Veen，1998）、生物信号（类似于肌电信号）处理（De

1. 生物医学工程学院，电子信息与电气工程学部，大连理工大学，辽宁大连，中国。电子信箱：cong@dlut.edu.cn。

Lathauwer et al., 2000)、脑电信号的处理(Makeig et al., 1996)和监测等(D' Urso et al., 1997)。目前，盲源分离算法已经拓展到多维度数据的应用与处理中(Cichocki, 2013；Kolda & Bader, 2009)，例如，对图像与视频信号的处理(Zhao et al., 2013)。

图 6.1 展示了脑电信号处理中的盲源分离问题模型。我们从 N 个传感器中获得观测信号 $\boldsymbol{X}_{(t)}=[x_1(t),x_2(t),\cdots,x_N(t)]^{\mathrm{T}}$ 。该信号通常来源于多输入/多输出系统(multiple-input/multiple-output, MIMO)与滤波系统。其中，$x(t)$ 代表某个传感器的观测信号，t 通常为离散时间点，$(\cdot)^{\mathrm{T}}$ 表示向量的转置。这些信号来源于 R 个未知源信号 $S(t)=[s_1(t),[\mathrm{S}]_2(t),\cdots,s_R(t)]^{\mathrm{T}}$ 的混合。与此同时，还有噪声 $E(t)=[e_1(t),[\mathrm{e}]_2(t),\cdots,e_N(t)]^{\mathrm{T}}$ 的叠加。盲源分离的主要目的是估计全部的源信号 $s_r(t)$或其中具有某些特殊属性的源信号。为了估计源信号，算法通常只基于传感器收集到的信号 $x_n(t)$。通常，该逆系统应该是自适应的。与采用解混合系统直接作用于观测信号不同的是，盲源分离算法更便于对未知的混合系统进行分析，例如，当解混合系统不存在，特别是当该系统为欠定系统(观测信号的数量低于源信号的数量，即 $N<R$)时。盲源分离算法更便于使用源信号的部分先验知识以及采用特定的优化过程，从而实现对源信号的估计。

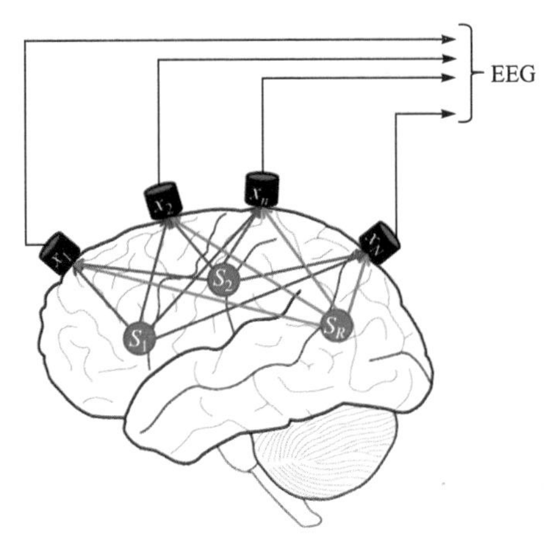

图 6.1　脑电信号中的盲源分离模型。S_1 代表 1 个源信号

通常我们在不知道待估计的信号的混合参数下就进行源信号估计，这听起来有些不可思议，很难想象通过这样的方法可以估计出源信号。事实上，如果一点儿都不知道源信号的先验信息，很难准确地估计出源信号。然而，在对源信号估计的过程中，可以允许信号具有一些不确定性的属性。从数学

的角度讲，顺序与方差的不确定性可以表述为估计信号的排列与尺度变换。在这些不确定性的基础上，所估计的成分即为源信号的波形。尽管这些不确定性看起来是相当严峻的，但如果能估计到源信号的波形，对于各个学科的发展也是大有裨益的。实际上，源信号的很多信息包含在时域波形或时频特征中，而不是在幅值与顺序中。

第二节 主成分分析与旋转在事件相关电位分析中的应用

一、主成分分析与旋转的原理

主成分分析是力求揭示大数据中潜在成分的一种技术（Harman，1976）。该过程采用统计学方法，从一系列相关的观测序列中转化为线性不相关的变量，也就是主成分。

对于矩阵 $X\in \mathcal{R}^{m\times m}(m\geqslant n)$，可以按以下公式分解为

$$X=\boldsymbol{U}\Sigma\boldsymbol{V}^{\mathrm{T}} \tag{6.1}$$

其中，$\boldsymbol{U}=[u_1,u_2,\cdots,u_n]$，是一个单位化矩阵，$\boldsymbol{U}$ 的每一列即为一个主成分。$\boldsymbol{V}=[r_1,r_2,\cdots,r_n]$，也是一个单位化矩阵，表示每个成分的系数矩阵。

Σ是一个具有以下属性的矩阵。

对角阵：

$$\Sigma=\mathrm{diag}(\sigma_1,\sigma_2,\cdots,\sigma_n) \tag{6.2}$$

顺序为

$$\sigma_1\geqslant\sigma_2\geqslant\cdots\sigma_n\geqslant 0 \tag{6.3}$$

其中，σ_i 表示矩阵 $\boldsymbol{X}$ 的奇异值，代表每个主成分的能量大小。因此，主成分分析可以用于降维。

在事件相关电位研究中，主成分分析被广泛应用于描述数据特性及数据降维。尽管主成分分析在事件相关电位研究中的应用有其局限性，例如，对于混叠或相关成分的分析（Dien，1998a），主成分分析就不再适用了，但是该方法仍然在大量的研究中获得了巨大的成功（Dien，1998b；Dien et al.，2005；Squires et al.，1975）。

在意识到 PCA 应用的局限性之后，诸多研究者开始致力对其进行改善。在众多研究中，相对于传统的正交转轴法（varimax），斜交转轴法（promax）

能够获得更为准确的 ERP 成分（Dien，1998b；Dien et al.，2005）。相对于对系数矩阵的协方差进行旋转，对关系矩阵与 Kaiser 标准化相结合的矩阵的协方差进行旋转，也得到了更为精确的结果（Dien et al.，2005）。

尽管有许多旋转方法可以使用，但正交转轴法在主成分分析加旋转方法中占据了主要地位（Kaiser，1958）。该方法将每对因子根据其轴位旋转至二维空间，从而使得系数矩阵平方的协方差最大。所有的因子都以成对的方式进行旋转，直至其不再发生变化为止。该方法对于系数矩阵有非常大的影响，会使得系数矩阵中的每个元素都变得极端化（零或者非常大的值）。这一点是旋转算法的共性，也使得旋转方法更切合与对事件相关电位的研究，尤其是对时间维度的主成分分析的研究。

斜交转轴法是一种可以快速产生斜交结构成分的方法。该算法基于已经旋转至正交结构的成分，来找到一种理想的模式矩阵对最终结果实现正交化，也就是说，找到对于系数矩阵而言合适的权重。定义如下模式矩阵 $\boldsymbol{P}=(p_{ij})$：

$$p_{ij}=\left|a_{ij}^{k+1}\right|/a_{ij} \tag{6.4}$$

其中，$k>1$。该矩阵中的每个元素，其符号不变，取每个元素行列标准化之后的 k 次幂。通过最小二乘法获得正交旋转矩阵，使得旋转之后的矩阵与公式（6.4）中的模式矩阵最为吻合。计算过程为

$$\boldsymbol{L}=(\boldsymbol{F}^{\mathrm{T}}\boldsymbol{F})^{-1}\boldsymbol{F}^{\mathrm{T}}\boldsymbol{P} \tag{6.5}$$

其中，$\boldsymbol{L}$ 表示根据参考向量计算所得的未标准化的转移矩阵，$\boldsymbol{F}$ 表示正交旋转矩阵，$\boldsymbol{P}$ 表示由公式（6.4）定义的正交矩阵。在之前的研究中（Hurley & Cattell，1962），公式（6.5）被称为“Procrustes”。矩阵 $\boldsymbol{L}$ 中的向量是标准化之后的结果，并且其方差之和为 1。所以该向量可以作为从正交向量到斜交向量的转移矩阵。从这一点出发，之前的研究（Harman，1976）中提供的方法可以用于计算斜交向量之间的相关性。

在对系数矩阵进行旋转之后，对应的成分可以根据以下公式进行计算：

$$\boldsymbol{Y}=\boldsymbol{L}\boldsymbol{X} \tag{6.6}$$

其中，$\boldsymbol{L}$ 来自任意的旋转算法，包括指定权数的方差最大正交旋转（orthomax）、均方最大正交旋转（equamax）、斜交旋转（promax）等。

二、ERP_PCA 工具箱介绍

本部分内容为 ERP_PCA 工具箱的功能及操作说明，旨在帮助相关研究者快速上手，基于快速傅里叶变换的滤波、小波滤波（wavelet transform，WT）和主成分分析等方法，用于事件相关电位数据组分析。ERP_PCA 工具

箱基于 MATLAB 开发，采用 MATLAB 数据存储的标准格式“.mat”作为工具箱的基本输入输出格式。下文将从工具箱的输入数据格式、处理方法和结果可视化等方面逐一进行介绍。

三、输入

ERP_PCA 工具箱的输入数据是一个包含组分析信息的四阶张量，其结构为：通道数量×采样点数×刺激类型数量×被试数量。该四阶张量的形成过程为：①对预处理后的连续脑电数据（continuous EEG）按刺激类型进行分段，其结果为每类刺激类型（同种类型的刺激已完成被试内叠加平均）均对应一个矩阵，其大小为 $M\times N$。其中，M 为数据电极数量，N 为该分段数据所包含的采样点数。如图 6.2（a）所示，经过上述分段，单个被试数据形成对应于三种刺激类型的 $M\times N$ 矩阵。②对上述三个矩阵进行结构连接[图 6.2(b)],

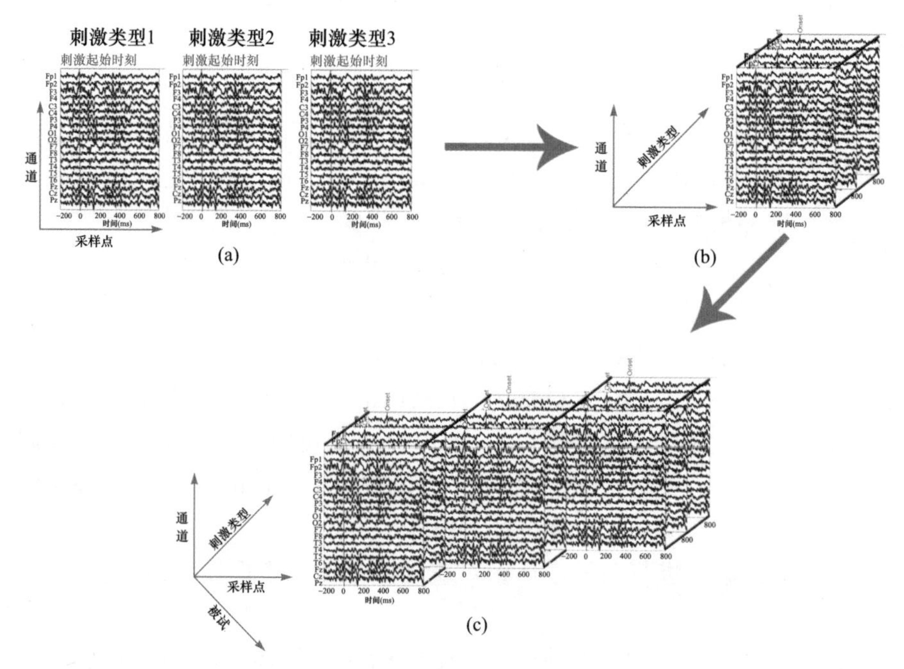

图 6.2 ERP_PCA Toolbox 的输入数据结构。（a）分段后，每种刺激类型对应的一个大小为 $\boldsymbol{M}\times\boldsymbol{N}$ 的矩阵，其中 $\boldsymbol{M}$ 为数据电极数量，$\boldsymbol{N}$ 为该分段数据所包含的采样点数；（b）对于单个被试的数据，将每种刺激类型对应的矩阵进行结构连接，形成一个大小为 $\boldsymbol{M}\times\boldsymbol{N}\times\boldsymbol{P}$ 的三阶张量，其中 $\boldsymbol{P}$ 为刺激类型数量；（c）将每个被试对应的三阶张量进行结构连接，形成一个大小为 $\boldsymbol{M}\times\boldsymbol{N}\times\boldsymbol{P}\times\boldsymbol{Q}$ 的四阶张量，即为该工具箱的输入数据结构，其中 $\boldsymbol{Q}$ 为被试数量

其结果为一个包含单个被试信息的三阶张量，其大小为 $M \times N \times P$，其中，P 为刺激类型数量。③类似于上一步骤，对每一个被试数据形成的三阶张量进行结构连接[图 6.2（c）]，一个包含组分析信息的四阶张量便构成了，其大小为 $M \times N \times P \times Q$，其中，$Q$ 为被试数量。

四、ERP_PCA 工具箱的功能

传统的 ERP 处理与分析的过程为：①以组平均结果展示波形（waveform）和脑地形图（topography）结果；②从各被试数据中提取感兴趣的 ERP 成分的特征（峰值或特定时间窗平均幅值和潜伏期等）进行统计分析。该过程可在 ERP_PCA 工具箱快速实现。然而，对于相同刺激类型叠加平均后的单被试数据，其内仍可能混有其他频率干扰信号（叠加平均的过程本身就可能混入新的频率成分）。因此，本工具箱嵌入 FFT filter 和 Wavelet filter 两种滤波器，可实现对 ERP 数据的进一步滤波（Cong et al.，2015）。

通常，一段经过组平均的 ERP 数据可被视为几个典型的 ERP 成分的叠加（如 N1、P2 和其他成分混合构成一个完整的波形，若研究人员感兴趣的成分仅为 N1，那么其他成分均可被视为噪声）。因此，从叠加平均的波形中准确提取单个 ERP 成分，可以进一步提高该数据的信噪比。近年来，PCA 与旋转相结合的方法被认为是实现 ERP 成分提取的优化方法，该功能也可在该工具箱快速实现。图 6.3 为该工具箱目前可实现的主要功能。

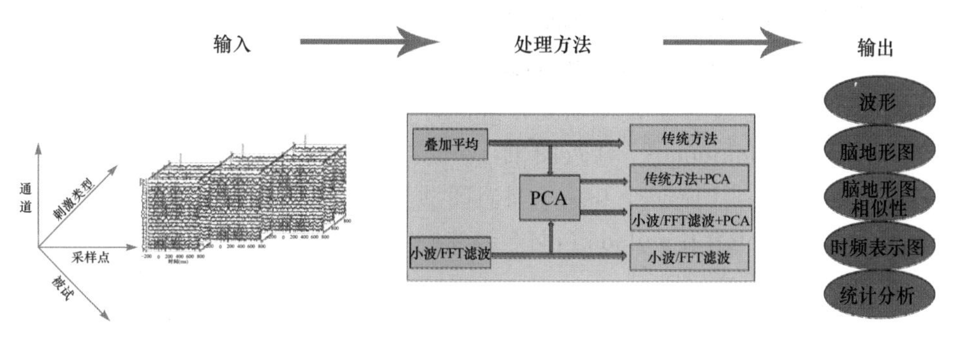

图 6.3 ERP_PCA 工具箱的功能

五、输出

在实现上述功能的基础上，ERP_PCA 工具箱支持结果的快速可视化，以便数据处理者提高 ERP 数据处理与分析的效率。目前，该工具箱可实现的输出结果包括：①组平均后，某一电极处或某一区域处（该区域某些电极波形平均结果）数据的波形结果[图 6.4（a）]；②组平均后，各刺激条件下感兴趣的 ERP 成分幅值的特征（幅值特征可为该 ERP 成分的峰值或某一时间窗内的平均幅值等）的脑地形图结果[图 6.4（b）]；③各刺激条件下，被试间脑地形图[即图 6.4（b）中基于 ERP 成分幅值特征的结果]的相关性[图 6.4（c）]，此结果可用于评估组内被试 ERP 结果的一致性；④基于复 Morlet 小波变换的时频表示结果[图 6.4（d）]；⑤以 Excel 表格形式导出感兴趣 ERP 成分的幅值、潜伏期和时频能量等特征，以便研究者可在其他统计软件上（SPSS、R-Studio 等）进行结果统计分析与做图。

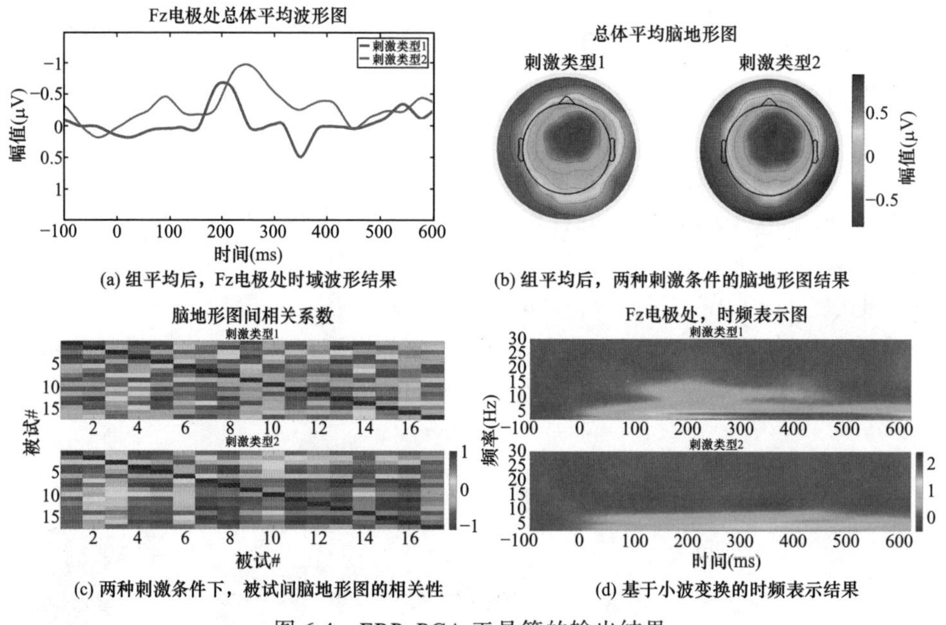

图 6.4　ERP_PCA 工具箱的输出结果

六、实例

本部分内容为以一组实际数据为例，分别演示基于 ERP_PCA 工具箱的传统方法的处理结果与利用主成分分析的处理结果。该实际数据的基本信息为：129 导联 EGI 设备采集；采样频率为 250Hz；观测波形时间范围为–100～600ms；预处理滤波范围为 1～30Hz；被试为单组 17 人。失匹配负波（MMN）是一种对连续重复刺激（声音或者图像等）中偶尔出现的偏差刺激的前意识加工成分，其典型激活区域为额区（frontal area），潜伏期为 100～300ms

（Luck，2014；Näätänen et al.，2007）。本次实验采用双频率偏差的听觉 Oddball 范式来诱发，即一类标准刺激与两类偏差刺激，其中偏差刺激根据偏差程度分为大偏差刺激和小偏差刺激。以往的研究发现，MMN 具有以下特点：偏差刺激与标准刺激的偏差程度越大，诱发的 MMN 幅值越大（Pakarinen et al.，2007；Wang et al.，2018）。本次实验采用差异波，即偏差刺激与标准刺激波形相减的结果，来观测与量化 MMN 成分。根据本章第二节“输入”部分，本次实验的输入是一大小为 129（通道数）×175（采样点数）×2（偏差刺激数）×17（被试数）的四阶张量。

传统方法（即预处理后无进一步处理）的可视化结果为：①组平均后，在两种偏差刺激条件下，Fz 电极处差异波形结果[图 6.5（a）]；②组平均后，两种偏差刺激条件下，MMN 成分在 150～300ms 时间窗内平均幅值的脑地形图结果[图 6.5（b）]。

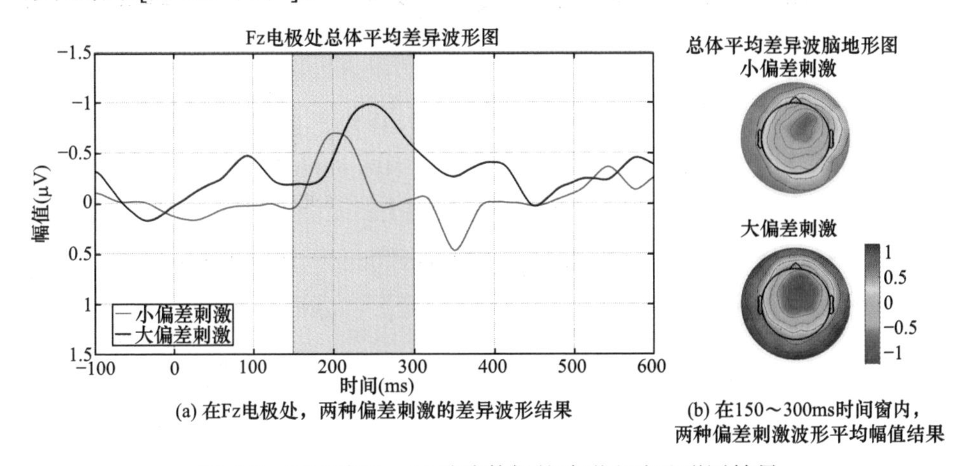

(a) 在Fz电极处，两种偏差刺激的差异波形结果

(b) 在150～300ms时间窗内，两种偏差刺激波形平均幅值结果

图 6.5 组平均后，差异波数据的波形和脑地形图结果

如前文所述，图 6.5（a）中的波形可被视为几个 ERP 成分的叠加。因此，以下内容将演示如何利用 PCA 来提取 MMN 成分。如 PCA 原理部分所述，经过 PCA 分解，数据可被分解为多个主成分（principle component）。如何从分解的主成分中挑选自己感兴趣的成分进行反投影（back-projection），进而实现单独分离 MMN 成分，即去除其他不感兴趣的 ERP 成分？该过程遵循的主要原则为：所选主成分要同时符合感兴趣 ERP 成分的时域（潜伏期和极性等）和空间分布（脑地形图）特征。以 MMN 为例，其时域特征为在 100～300ms 的潜伏期内，出现负性波峰；空间域特征为激活区域为额区。值得注意的是，PCA 分解具有极性和方差的不确定性。因此，应当选择的主

成分也要包括时域特征和空间域特征与感兴趣的 ERP 成分极性恰好相反，但两者的乘积与该 ERP 性质相符的成分。

在本部分数据中，根据主成分解释方差信息的 99%，我们确定分解的成分数为 15。在分解的所有成分中，遵循挑选感兴趣的主成分的原则：首先，同时满足 MMN 成分时域特征与空间域的特征，即在额区出现潜伏期为 100～300（ms）的负性波峰，如图 6.6 中所示的主成分 1、5、6。其次，根据所选成分进行反投影。最终，将经过 PCA 处理的数据进行结果展示，如图 6.7 所示。从图 6.7 中可以看出，PCA 过程实现了 MMN 成分的单独分离，即图 6.7（a）中只保留明显的 MMN 成分，且其脑地形图符合 MMN 激活的区域。

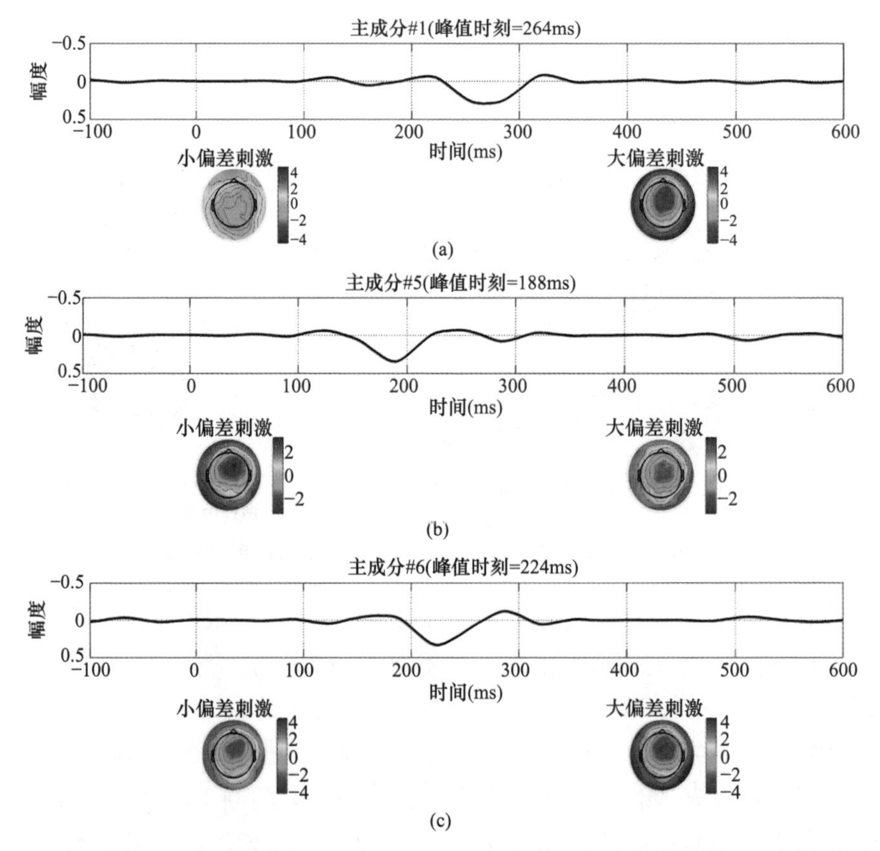

图 6.6 三个感兴趣的主成分的波形图和脑地形图。感兴趣的主成分挑选原则为该成分同时符合感兴趣 ERP 成分的时域（潜伏期和极性等）和空间域（脑地形图）的特征

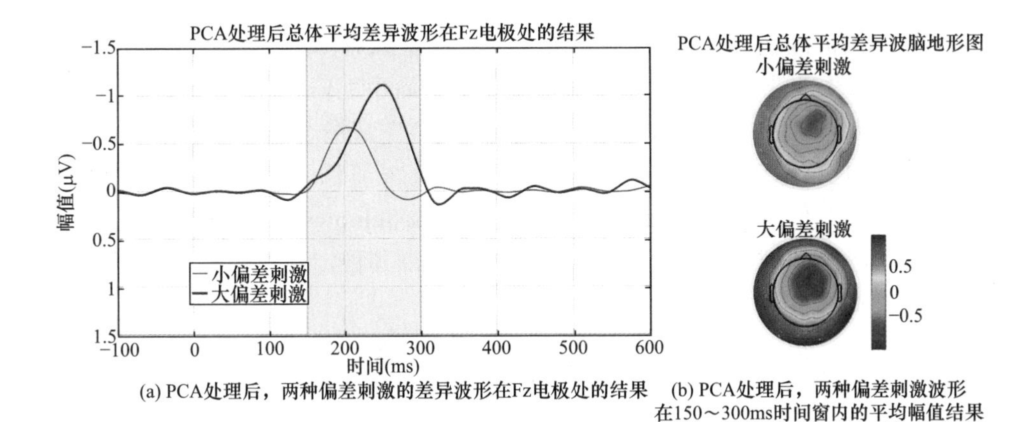

(a) PCA处理后，两种偏差刺激的差异波形在Fz电极处的结果　(b) PCA处理后，两种偏差刺激波形在150～300ms时间窗内的平均幅值结果

图 6.7　利用 PCA 提取 MMN 成分处理后，差异波数据的波形和脑地形图结果

第三节　独立成分分析在连续脑电中的应用

一、独立成分分析模型

独立成分分析基于未知独立信号 $\boldsymbol{S}$ 与观测信号 $\boldsymbol{Z}$ 之间的线性关系。该模型可以用以下公式表示：

$$\boldsymbol{Z}=\boldsymbol{\mathcal{A}}\boldsymbol{S}, \tag{6.7}$$

其中，$\boldsymbol{Z}\in\mathcal{R}^{M\times N},\boldsymbol{S}\in\mathcal{R}^{R\times N}$。$\boldsymbol{\mathcal{A}}\in\mathcal{R}^{M\times R}$，为满秩矩阵，称为混合矩阵，$\boldsymbol{S}$ 表示独立成分分析所求的源信号，R 表示源信号的数量。

在该超定模型中，假定观测信号的维度 M 要大于源信号的维度 R。因此，在数据独立成分分解之前，需要首先进行降维。模型阶数（源成分的数量）被估计出来之后，可以采用降维矩阵将模型从超定转变为正定，如下公式表示：

$$\boldsymbol{X}=\boldsymbol{V}^{\mathrm{T}}\boldsymbol{Z}=\boldsymbol{V}^{\mathrm{T}}\boldsymbol{\mathcal{A}}\boldsymbol{S}=\boldsymbol{A}\boldsymbol{S} \tag{6.8}$$

其中，$\boldsymbol{A}\in\mathcal{R}^{R\times R}$，$\boldsymbol{A}=\boldsymbol{V}^{\mathrm{T}}\boldsymbol{\mathcal{A}}$，$\boldsymbol{X}\in\mathcal{R}^{R\times N}$。$\boldsymbol{V}^{\mathrm{T}}\in\mathcal{R}^{R\times M}$ 称为降维矩阵，由 PCA 估计所得。$\boldsymbol{V}^{\mathrm{T}}$ 由前 R 个原始数据 $\boldsymbol{Z}$ 协方差矩阵的特征值构成。

独立成分分析的分解模型如下表示：

$$\boldsymbol{Y}=\boldsymbol{W}\boldsymbol{X} \tag{6.9}$$

其中，$\boldsymbol{Y}=\mathcal{R}^{R\times N}$ 是成分矩阵，用于估计源信号 $\boldsymbol{S}$。独立成分分析就是基于成分之间的独立性，计算解混合矩阵 $\boldsymbol{W}\in\mathcal{R}^{R\times R}$ 的过程。

根据代价函数的不同，Hyvärinen 等提出了几种不同的独立成分分析算法，包括最大非高斯性算法、极大似然算法、最小互信息量算法、基于张量的算法以及基于去相关的非线性算法与非线性主成分分析算法（Hyvärinen et al.，2001）。除此之外，基于固定点的 FastICA 算法（Hyvärinen，1999）与基于最大互信息的 InfomaxICA 算法（Bell & Sejnowski，1995）已经被广泛应用于各个领域。其中，InfomaxICA 算法以其稳定性而著称。计算互信息量的公式如下:

$$I(\boldsymbol{Y},\boldsymbol{X})=H(\boldsymbol{Y})-H(\boldsymbol{Y}\mid\boldsymbol{X}) \tag{6.10}$$

其中，I 表示互信息量，H 表示负熵。基于以上公式，迭代公式为

$$\Delta\boldsymbol{W}\propto[\boldsymbol{W}^{\mathrm{T}}]^{-1}+(1-2\boldsymbol{Y})\boldsymbol{X}^{\mathrm{T}} \tag{6.11}$$

对于混合矩阵的估计，需要结合解混合矩阵 $\boldsymbol{W}$ 与降维矩阵（Cong et al.，2014），如下所示：

$$\boldsymbol{U}=\boldsymbol{V}\boldsymbol{B}=\boldsymbol{V}\boldsymbol{W}^{-1} \tag{6.12}$$

其中，$\boldsymbol{B}=\boldsymbol{W}^{-1}$。$\boldsymbol{U}\in\mathcal{R}^{M\times R}$ 称为系数矩阵，用于估计公式（6.7）中的混合矩阵 $\boldsymbol{\mathcal{A}}$。

二、全局最优解条件下独立成分分析算法的稳定性

大部分的独立成分分析算法都是自适应的。在实际应用中，算法很可能收敛到局部最优解。因此，独立成分分析结果的可重复性的研究就变得非常重要。将等公式（6.8）与公式（6.9）的两边相乘，即可获得全局矩阵 $\boldsymbol{C}$。全局矩阵可以将分解所得的独立成分与源信号建立联系，如下所示：

$$\boldsymbol{Y}=\boldsymbol{W}\boldsymbol{X}=\boldsymbol{W}\boldsymbol{A}\boldsymbol{S}=\boldsymbol{C}\boldsymbol{S} \tag{6.13}$$

其中，$\boldsymbol{C}=\boldsymbol{W}\boldsymbol{A}$。

正如公式（6.11）所示，独立成分分析的算法是自适应的。在全局最优解条件下，全局矩阵 $\boldsymbol{C}$ 的每一行每一列有且只有一个非零元素。所以，全局矩阵可以表示为置换矩阵 $\boldsymbol{P}$ 与对角矩阵 $\boldsymbol{D}$ 的乘积，即

$$\boldsymbol{C}=\boldsymbol{P}\boldsymbol{D} \tag{6.14}$$

$$\boldsymbol{Y}=\boldsymbol{C}\boldsymbol{S}=\boldsymbol{P}\boldsymbol{D}\boldsymbol{S} \tag{6.15}$$

因此，系数矩阵就可以表示为

$$\boldsymbol{U}=\boldsymbol{V}\boldsymbol{B}=\boldsymbol{V}\boldsymbol{W}^{-1}=\boldsymbol{V}\boldsymbol{A}\boldsymbol{D}^{-1}\boldsymbol{P}^{-1}=\boldsymbol{V}\boldsymbol{V}^{\mathrm{T}}\boldsymbol{\mathcal{A}}\boldsymbol{D}^{-1}\boldsymbol{P}^{-1}=\boldsymbol{\mathcal{A}}\boldsymbol{D}^{-1}\boldsymbol{P}^{-1} \tag{6.16}$$

其中，$\boldsymbol{W}\boldsymbol{A}=\boldsymbol{P}\boldsymbol{D}$，$\boldsymbol{A}=\boldsymbol{V}^{\mathrm{T}}\boldsymbol{\mathcal{A}}$，$\boldsymbol{V}\boldsymbol{V}^{\mathrm{T}}$ 是单位矩阵，$\boldsymbol{D}^{-1}$ 是对角矩阵，$\boldsymbol{P}^{-1}$ 是置换矩阵。

在全局最优解条件下，独立成分分析算法在多次随机初始化条件下，系数矩阵的稳定性与成分矩阵的稳定性仍保持相同，独立成分分析算法的稳定性与分解所得成分的稳定性相同。

三、局部最优解条件下独立成分分析算法的稳定性

在实际应用中，大部分独立成分分析算法趋向于局部最优解。全局矩阵不能分解为置换矩阵与对角矩阵的乘积。因此，

$$\boldsymbol{Y} = \boldsymbol{CS} \neq \boldsymbol{PDS} \tag{6.17}$$

$$\boldsymbol{U} = \boldsymbol{VW}^{-1} \neq \mathcal{A}\boldsymbol{D}^{-1}\boldsymbol{P}^{-1} \tag{6.18}$$

以上公式表明，某些分解所得的成分仍然是部分源信号的混合。在系数矩阵 $\boldsymbol{U}$ 的估计中，不可避免地需要用到解混合矩阵 $\boldsymbol{W}$ 的逆运算。求逆运算使得 $\boldsymbol{W}$ 中的偏差被放大。因此，对于系数矩阵 $\boldsymbol{U}$ 的稳定性与成分矩阵 $\boldsymbol{Y}$ 的稳定性，就需要分别讨论。

例如，在随机初始化运行条件下，独立成分分析算法运行 K 次，每次选择成分数为 R，一共可获得 RK 个成分。将这些成分输入聚类算法中进行聚类分析，从而对每个成分的稳定性有所了解。在 ICASSO 软件（Himberg et al.，2004）中，将类内相似度与类间相似度之差作为描述成分稳定性的指标 Iq（index of quality）。ICASSO 软件包主要是对成分矩阵的稳定性进行评价，所以我们称之为 Comp_Iq。

在 ICA 分解过程中，系数矩阵与成分矩阵相互伴随。然而，系数矩阵的稳定性与成分矩阵的稳定性是不同的。为了对成分矩阵的稳定性进行分析，成分矩阵的聚类结果可以用于计算系数矩阵稳定性的评价指标，本章中称之为 Coef_Iq。

只有当系数矩阵与成分矩阵同时稳定时，才可以认为 ICA 算法稳定了。对于 ICA 算法的稳定性描述指标，可以用以下公式表示：

$$\mathrm{Iq} = \mathrm{Comp\_Iq} \times \mathrm{Coef\_Iq} \tag{6.19}$$

该稳定性指标的取值范围为 0～1。0 表示该成分极不稳定，1 表示该成分每次的分解结果都完全相同。Comp_Iq 可以表示为成分矩阵稳定性的概率，Coef_Iq 表示系数矩阵稳定性的概率，所以其乘积可以描述整体算法的稳定性（Zhang et al.，2018）。

四、反投影法去除单个成分

独立成分分析混合模型为

$$X = AS \tag{6.20}$$

其中，$X \in \mathcal{R}^{M\times N}$，表示待分解信号；$A \in \mathcal{R}^{M\times R}$，称为混合矩阵；$S \in \mathcal{R}^{R\times N}$，为源信号，$R$ 表示源信号的数量。

独立成分分析分解模型为

$$Y = WX \tag{6.21}$$

其中，$W \in \mathcal{R}^{R\times M}$ 表示解混合矩阵，其逆矩阵 $B = W^{-1} \in \mathcal{R}^{M\times R}$ 用于估计 A。$Y \in \mathcal{R}^{R\times N}$ 用于估计源信号 S。然而，独立成分分析具有极性与方差的不确定性。假定第 k 个分解所得成分对应第 i 个源信号，但 $y_{k,:} \neq s_{i,:}, b_{:,k} \neq a_{:,i}$。在全局最优解下，可以证明 $E_k = b_{:,k} \cdot y_{k,:} = a_{:,i} \cdot s_{i,:}$。这意味着秩–1 矩阵 E_k 是独立成分分析真正分解所得的成分。证明过程如下：

全局矩阵为

$$C = WA \tag{6.22}$$

所以：

$$Y = CS \tag{6.23}$$

$$BC = A \tag{6.24}$$

在全局最优解条件下，全局矩阵 C 每一行、每一列有且只有一个非零元素（Cong et al.，2011）。当第 k 个分解所得成分对应第 i 个源信号时，$c_{k,i}$ 即为非零值。所以，

$$y_{k,:} = c_{k,i} \cdot s_{i,:} \tag{6.25}$$

$$b_{:,k} \cdot c_{k,i} = a_{:,i} \tag{6.26}$$

将公式（6.25）与公式（6.26）两边相乘得

$$b_{:,k} \cdot c_{k,i} \cdot y_{k,:} = a_{:,i} \cdot c_{k,i} \cdot s_{i,:} \tag{6.27}$$

由于 $c_{k,i}$ 为实数，所以，

$$b_{:,k} \cdot y_{k,:} = a_{:,i} \cdot s_{i,:} \tag{6.28}$$

因此，秩–1 矩阵 $E_k = b_{:,k} \cdot y_{k,:}(k = 1,2,\cdots,R)$，$R$ 为所选的成分数）是独立成分分析最终分解的成分。

最终，可以通过反投影移除选定的成分（Cong et al.，2011），即

$$X_{\text{clear}} = X - E_k \tag{6.29}$$

通过该方法，可以将眼电伪迹（electrooculography，EOG）成分从脑电信号中移除。

五、ICA 与伪迹去除

本部分主要介绍眼电伪迹，包括眨眼和水平眼动伪迹，以及 ICA 工具箱的功能及操作说明，旨在帮助相关研究者快速上手，利用 ICA 工具箱实现上述两种伪迹的准确去除，实现数据净化。ICA 工具箱基于 MATLAB 开发，采用 EEGLAB 的数据存储标准格式“.set”作为该工具箱的输入与输出格式。下文内容将从眨眼和水平眼动伪迹（Luck，2014）、该工具箱的功能及一个具体实例逐一介绍。

六、眨眼伪迹

眼睛整体可以被视为一节电池，在眼球前端的角膜和后端的视网膜存在恒定的电势差。当眨眼发生时，恒定的电势差会在竖直方向发生改变，进而表现为一位于前额区的激活源，且激活电势差自前额区至枕区逐渐衰减。

图 6.8 的结果为经过 ICA 分解后得到的眨眼伪迹。如图 6.8（a）所示，眨眼伪迹成分的空间域特征，即脑地形图，为前额区激活，且电势差自前额区至枕区逐渐衰减。特别是由于 ICA 分解具有极性和方差的不确定性，因此，脑地形图可表现为正性或者负性激活。图 6.8（b）为上述脑地形图中电极能量的统计分布直方图，结果显示为少数电极（3 个位于前额区的电极）的能量值在 15 以上，且由于激活能量自前额区至枕区逐渐衰减，导致他所有电极能量小于 15。通常，眨眼会引起幅值在 50～100μV 的单向电势波动，且单次眨眼的持续时间约为 200～400ms[图 6.8（e）]，因此其功率谱能量主要集中在 2.5～5Hz[图 6.8（c）]。图 6.8d 为该时域成分基于短时傅立叶变换（short time Fourier transform，STFT）的时频表征图。

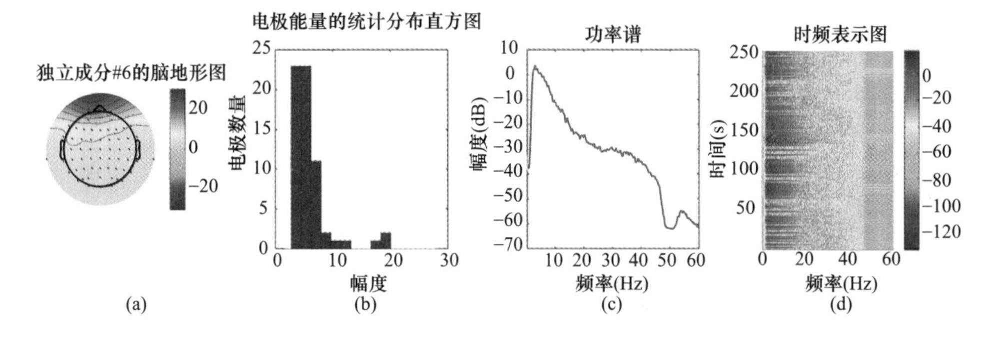

(a) (b) (c) (d)

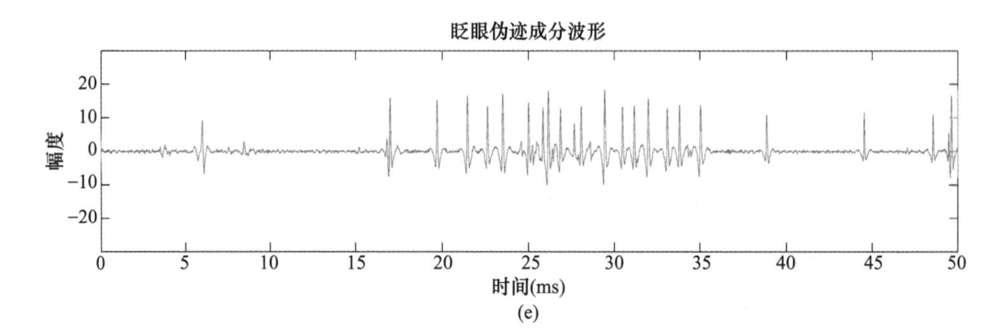

(e)

图 6.8 眨眼伪迹成分的基本特征。（a）眨眼伪迹的脑地形图可表现为前额区正性或者负性激活，且能量自前额区至枕区逐渐衰减；（b）以上脑地形图脑中电极能量的统计分布直方图，表现为少数电极有较大能量；（c）眨眼伪迹功率谱能量主要集中在低频部分；（d）基于短时傅里叶变换的时频表示图；（e）眨眼伪迹成分的时域波形，表现为幅值在 50～100μV 的单向电势波动，且持续时间为 200～400ms

七、水平眼动

相较于竖直方向的眨眼活动，水平眼动指的是眼球在水平方向的转动。类似于原本平衡的天平突然发生偏转时，天平两端高度不一致；当眼球水平转动时，水平方向电势会发生极性偏转，即眼球朝向的一侧呈正电势，对侧呈负电势。图 6.9（a）为经过 ICA 分解后得到水平眼动伪迹成分的脑地形图，其表现为能量集中在前额区，但两侧极性相反。上述脑地形图的统计分布直方图呈接近正态分布[图 6.9（b）]，即极性相反的电极数量大致相同。通常，水平眼动的呈现形式为扫视，即眼球突然转向某一侧，再缓慢转回中心位置，这会引该独立成分的时域波形表现为电势突然增加，再缓慢恢复至平稳电势。因此，相较于眨眼伪迹，该过程持续时间更长[图 6.9（e）]，且其功率谱能量集中在更低频的位置[图 6.9（c）]。

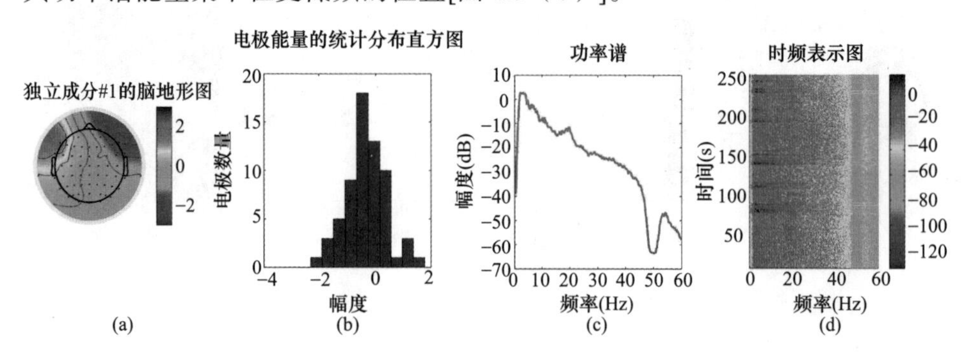

(a) (b) (c) (d)

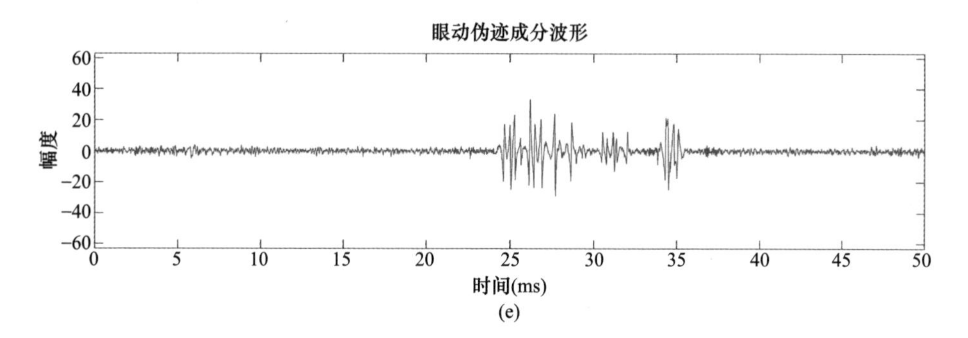

图 6.9 水平眼动伪迹成分的基本特征。(a)水平眼动伪迹成分的脑地形图可表现为能量集中在前额区，且两侧极性相反；(b)以上脑地形图脑中电极能量的统计分布直方图，呈接近正态分布；(c)相较于眨眼伪迹，水平眼动伪迹成分功率谱能量集中在更低频的位置；(d)基于短时傅里叶变换的时频表示图；(e)水平眼动伪迹成分的时域波形图

八、ICA 工具箱介绍

EEGLAB 为相关研究者提供了使用 ICA 去伪迹的功能，但该方法未能考虑独立成分的稳定性。正如 6.3 中介绍的，独立成分的稳定性基本涉及两个方面：①确定合适的独立成分数进行分解；②确定进行 ICA 分解的次数。因此，本部分所介绍的 ICA 工具箱加入了上述两个功能，为研究者提供独立成分的稳定性量化方式，并补充独立成分的可视化信息。

九、独立成分数量的确定

ICA 一般被用来分解正定模型，即信号源的数量与观测信号（电极）的数量相同。因此，在 EEGLAB 软件中，ICA 函数运行的默认设置为：分解出独立成分的数量与电极数相同。然而，依据实际的 EEG 信号处理经验，通过 PCA 降维至 15～30 个成分时，ICA 运算具有较好的分解效果。在该工具箱中，使用者可以根据需求选定某一成分数或者某一范围成分数进行 ICA 分解。

十、ICA 运行次数的确定

如前文所述，ICA 是一种自适应的算法，因此每次的运行结果会有所不同。在 EEGLAB 中，其 ICA 分解结果为单次运行结果。根据前文中 ICASSO 的计算思想，ICA 分解可运行多次来评估独立成分的稳定性。在我们的实验室中，我们通常选定运行 15～50 次 ICA 来提取稳定的独立成分。

十一、评估 ICA 成分数的稳定性

该工具箱利用 ICASSO 评估 ICA 分解独立成分稳定性的方法，提供四种指标进行独立成分数稳定性判别，具体包括：多次计算中分解至收敛所用步数；多次分解中可以达到收敛结果的次数；聚类质量指标（Iq）；该成分数可解释的方差比例。下文以一实际数据的分解结果对上述指标进行解释。

图 6.10 为一个连续 EEG 数据利用 FastICA 算法，在成分数上选择 2～30 个，运行 50 次的 ICA 分解结果。如 ICA 理论部分所述，在 ICA 分解过程中，解混合矩阵是随机初始化的，这导致每次计算至结果收敛所需步数会有所不同。所以，计算在每个成分数下，50 次分解至收敛所需步数的均值和方差为第一个指标。如图 6.10（a）所示，随着成分数量的增加，分解至收敛所需步数也逐渐增加，即分解算法越来越难以收敛。ICA 分解收敛准则如下：ICA 算法需要在一定步数内达到收敛准则才能视为算法收敛，如 FastICA 算法的收敛步数阈值为 100，InfomaxICA 算法的收敛步数阈值为 512。如图 6.10（b）所示，在 50 次分解过程中，当分解成分数量超过 25 时，解混合矩阵有 25 次无法满足收敛准则。这意味着成分数超过 25 时，数据算法的收敛性已经有所下降。图 6.10（c）展示的是在每个成分数下的聚类质

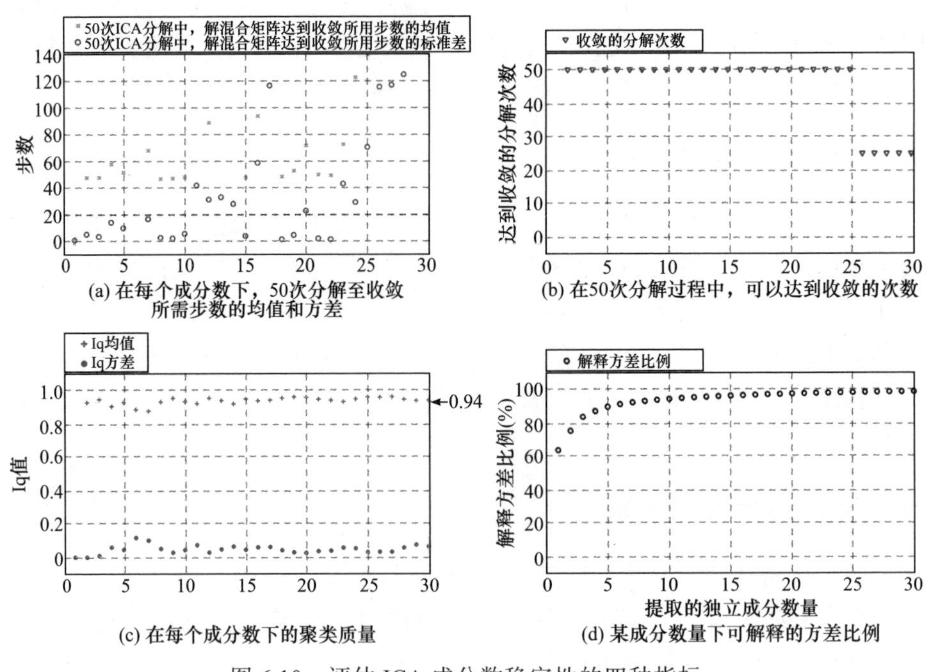

图 6.10　评估 ICA 成分数稳定性的四种指标

量。在我们的实验室中，Iq 的值要不低于 0.9。图 6.10（d）为不同成分数量可解释的方差比例，通常应保证其比例不低于 95%。综上所述，本数据分解中确定稳定的独立成分数量为 25。

十二、独立成分结果展示优化

通常，时域特征（波形）和空间域特征（脑地形图）是辨别一个独立成分是否为伪迹的重要指标。在 EEGLAB 中，独立成分的波形与脑地形图分别在两张图中展示，即想要对一个独立成分进行辨别，需要同时检查两幅图片。从使用者体验的角度而言，这样的展示方式不方便使用者快速进行伪迹筛选。在该工具箱中，一个独立成分的波形和脑地形图都集中于一幅图片进行展示。此外，我们还补充了脑地形图电极能量的统计分布直方图、功率谱和时频表征图等信息来辅助伪迹识别。

十三、ICA 工具箱运行步骤

本部分将介绍 ICA 工具箱的运行流程，帮助相关研究者快速上手实现伪迹去除。①根据提示导入脑电数据，格式应为“.set”[图 6.11（a）]。我们推荐大家使用连续 EEG 数据（未分段）进行 ICA 分解。因为连续数据保

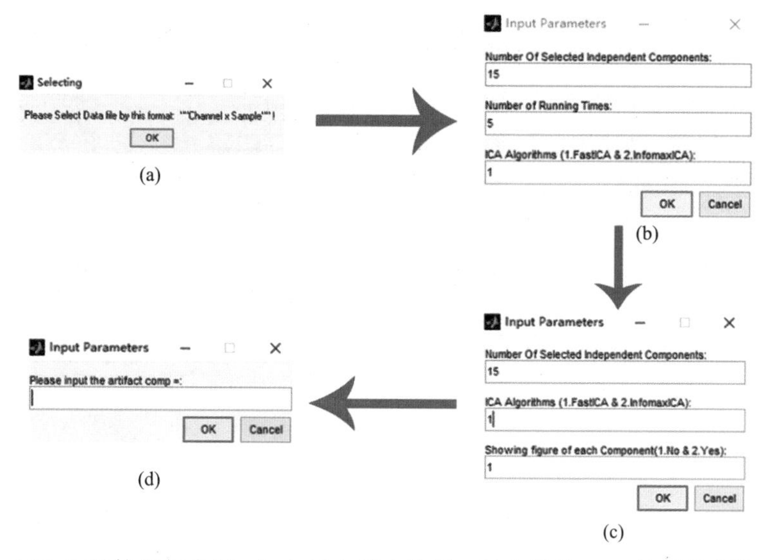

图 6.11 ICA 工具箱运行步骤。（a）导入脑电数据；（b）设置 ICA 分解的参数，具体包括：分解的独立成分数量，运行 ICA 分解的次数，和选用的 ICA 算法；（c）独立成分的结果展示参数设置，具体包括保持与上一步骤相同的成分数量和 ICA 算法，及选择是否立即在当前窗口显示每一个独立成分的结果展示图片；（d）输入要删除的伪迹成分的编号

留了数据的原始时域特征，而分段过程可能会引进技术伪迹，即各分连接处的数据不连续性。②设置 ICA 分解的参数[图 6.11（b）]，具体包括分解的独立成分数量、运行 ICA 分解的次数和选用的 ICA 算法。③独立成分的结果展示参数设置[图 6.11（c）]，结果最终将以“PNG”格式保存为图片。参数具体包括：保持与上一步骤相同的成分数量和 ICA 算法，选择是否立即在当前窗口显示每一个独立成分的结果展示图片。④输入要删除的伪迹成分的编号[图 6.11（d）]。在对独立成分逐个判别之后，只需在该窗口输入要删除的成分编号即可实现伪迹删除。以上即为使用本工具箱进行 ICA 分解实现伪迹去除的基本过程。

十四、实例

在本部分，我们将以一段时长为 20s、采样频率为 500Hz 的连续 EEG 数据为例，进行 ICA 去除伪迹效果的展示。图 6.12（a）为该数据的原始波形，在图中蓝色矩形填充处中可以看出明显的眼电伪迹。先对该数据利用 FastICA 算法选定 20 个成分数进行分解。如上文所述，根据每一个成分的时域，空间域，频域，时频域结果进行伪迹判断，图 6.10（b）为识别出的眨眼伪迹。最终，经过反投影去除该伪迹成分，得到图 6.12（c）所示的净化后的数据。

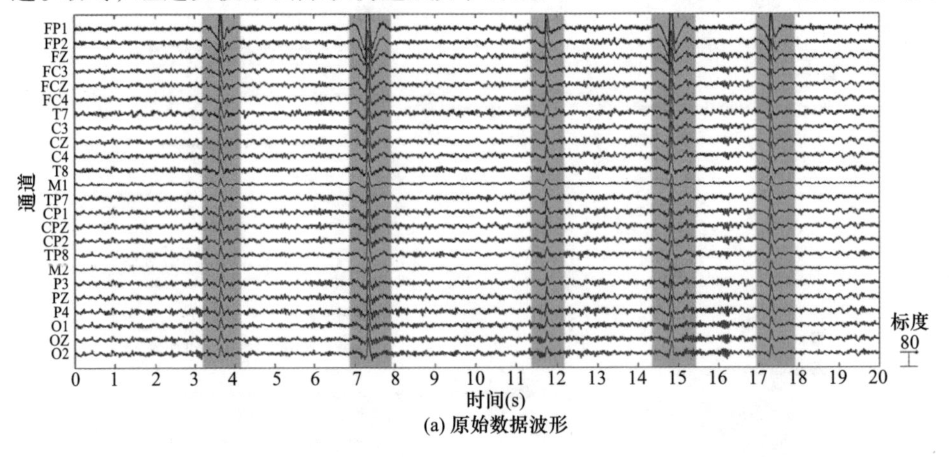

(a) 原始数据波形

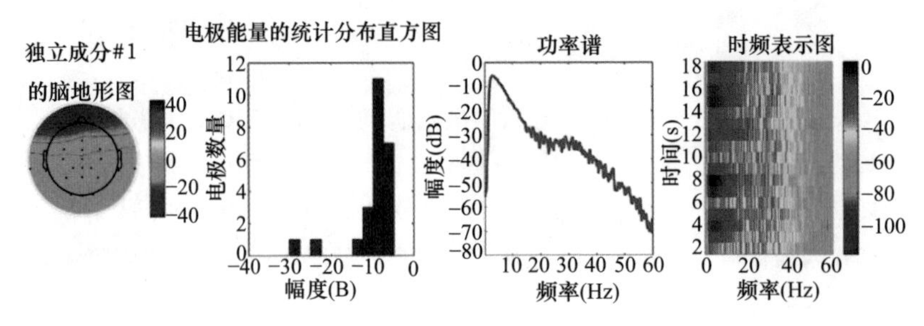

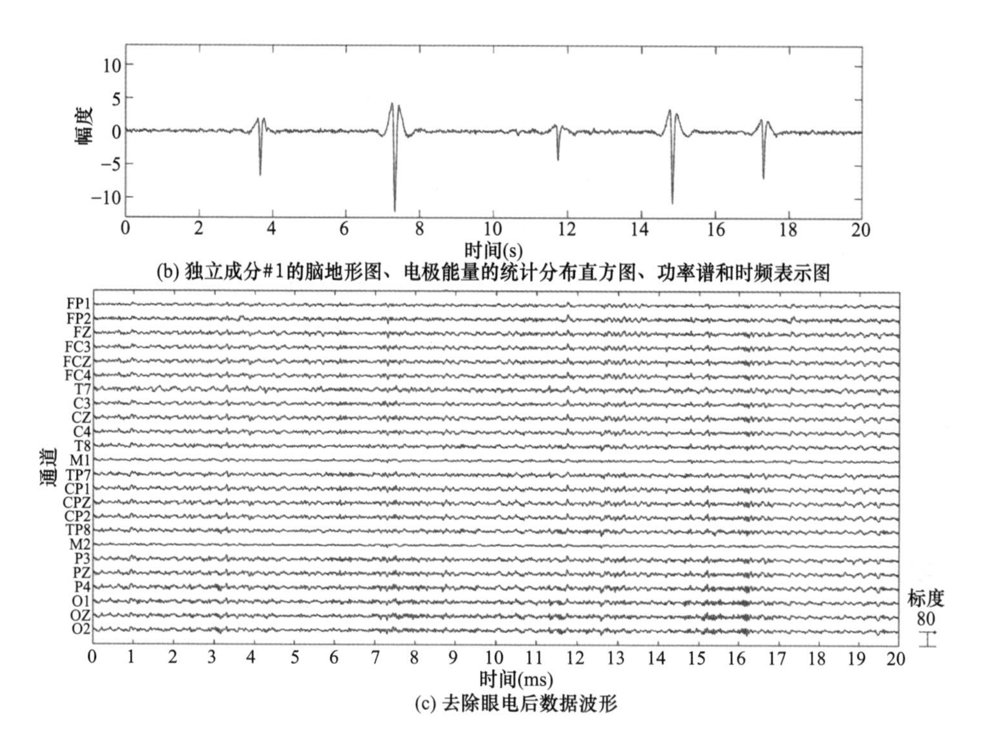

(b) 独立成分#1的脑地形图、电极能量的统计分布直方图、功率谱和时频表示图

(c) 去除眼电后数据波形

图 6.12　利用 ICA 进行眼电伪迹去除实例。（a）一段时长为 20s 的连续 EEG 数据原始波形，其中蓝色矩形填充处可以看出明显的眼电伪迹；（b）根据目视对每个独立成分检查后挑出的眨眼伪迹成分；（c）通过反投影去除眨眼伪迹成分后，得到净化后的数据波形

第四节　张量分解在事件相关电位研究中的应用

脑电实验中有包括时间与空间之外的多个维度的信号。例如，在分析脑电时，可能用到不同组别之间的脑电差异，比如，病人组与正常被试组之间的差异，即被试维度。通常，为了提取出 ERP，需要对多个刺激进行平均，即刺激维度。这意味着多维信号处理方法适用于 ERP 成分的提取。

然而，在对大脑信号的研究中，通常将多维的脑信号转化为一维或二维。因此，为了采用二维算法，通常将除时间与空间维度之外的维度在时间与空间维度进行连接起来（横向连接）或者堆积起来（纵向连接）（Calhoun & Adali，2012；Cong et al.，2013，2014；Delorme & Makeig，2004；Eichele et al.，2011）。这一过程通常被称为将多维向量展开为矩阵。对于脑电信号而言，这种展开不可避免地丢掉了一些维度内与维度间可能存在的交互作用。因此，为了更好地揭示多个维度之间的交互作用，多维信号分析方法自然成为具有前景的研究方向。

多维的矩阵，通常称为张量（Cichocki et al.，2007；Kolda & Bader，2009）。近年来，张量分解算法在信号处理领域得到广泛的研究（Cichocki，2013）。事实上，该方法早在 20 世纪 80 年代就开始被应用于 ERP 的研究中（Mocks，1988）。

通常，对于一个 N 维张量 $\underline{\mathbf{X}} \in \mathcal{R}^{I_1 \times I_2 \times, \cdots, \times I_N}$ ，其经典模式分解（canonical polyadic decomposition，CPD）用如下方式定义：

$$\underline{\mathbf{X}} = \sum_{r=1}^{R} \boldsymbol{u}_r^{(1)} \circ \boldsymbol{u}_r^{(2)} \circ \cdots \circ \boldsymbol{u}_r^{(N)} + \underline{\mathbf{E}} \tag{6.30}$$

$\boldsymbol{U}^{(n)} = \left[\boldsymbol{u}_1^{(n)}, \boldsymbol{u}_2^{(n)}, \cdots, \boldsymbol{u}_R^{(n)} \right] \in \mathcal{R}^{I_n \times R}$ ，表示第 n 个维度的成分矩阵，n=1,2,⋯,N（Cong et al.，2015）。

下文以一实际数据（Cong et al.，2012）演示利用非负经典模式分解（nonnegative canonical polyadic decomposition，NCPD）进行 MMN 成分提取。该预处理后的数据是大小为 60（采样点）×9（通道）×42（两组被试）的三阶张量。然后，对单个被试中每个通道的数据进行小波变换，从而形成一个 60（采样点数）×71（频率点）×9（通道）×42（两组被试）的四维张量。在本次实验中，选定成分数为 36 进行 NCPD 分解。

类似于 PCA 和 ICA 中所述，对于张量分解的感兴趣成分，同样根据目

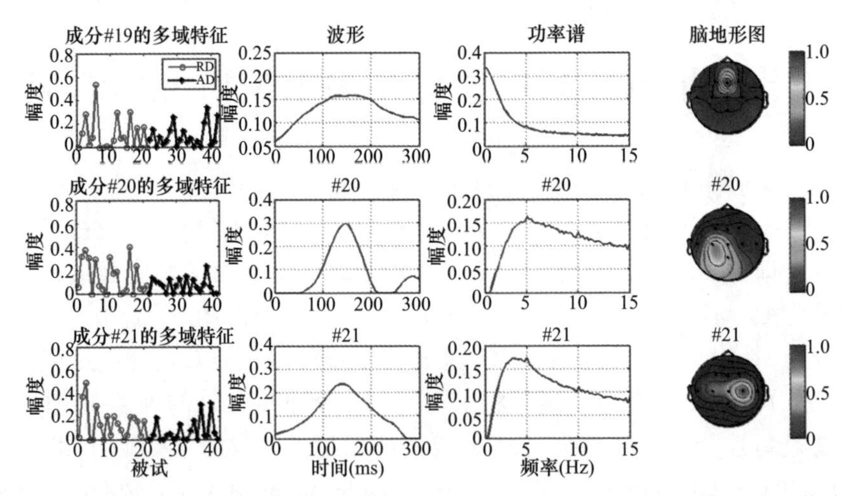

图 6.13 利用非负经典模式分解算法提取 MMN 成分的结果。从左到右的四列依次为张量成分（#19～21）的多域特征、波形、功率谱和脑地形图。其中，RD 代表阅读障碍（reading disability）被试，AD 代表注意力缺陷（attention deficit）被试

标 ERP 成分的时间、空间以及频谱的属性来选择。如图 6.13 所示，我们认为第 20 个成分满足了 MMN 的时域、空间域及频域特征，故将其挑选的感兴趣成分。

显然，时间、空间与频率的信号不包含任何被试的信息，是特征的共有属性。不同被试之间的差异存在于特征维度中，特征维度成分矩阵中的每一列表示一个成分。这是张量分解应用于 ERP 分析中的特点。当非负经典模式分解应用于四维事件相关张量（时间、频率、空间、特征）时，可进一步对其多域特征进行统计分析。

参 考 文 献

Anand, K., Mathew, G., & Reddy, V. （1995）. Blind separation of multiple co-channel BPSK signals arriving at an antenna array. *IEEE Signal Processing Letters*, *2*（9）, 176-178.

Bell, A. J., & Sejnowski, T. J. （1995）. An information-maximization approach to blind separation and blind deconvolution. *Neural Computation*, *7*（6）, 1129-1159.

Calhoun, V. D., & Adali, T. （2012）. Multisubject independent component analysis of fMRI: A decade of intrinsic networks, default mode, and neurodiagnostic discovery. *IEEE Reviews in Biomedical Engineering*, *5*, 60-73.

Cardoso, J. F. （1998）. Blind signal separation: Statistical principles. *Proceedings of the IEEE*, *86*（10）, 2009-2025.

Chaumette, E., Comon, P., & Muller, D. （1993）. *ICA-based technique for radiating sources estimation: Application to airport surveillance.* IEE Proceedings F-Radar and Signal Processing, *140*（6）, 395.

Cichocki, A. （2013）. Tensor decompositions: A new concept in brain data analysis? *arXiv preprint arXiv:*（*1305*）*.0395*.

Cichocki, A., Zdunek, R., & Amari, S. I.（2007）. Nonnegative matrix and tensor factorization [lecture notes]. *IEEE Signal Processing Magazine, 25*（1）, 142-145.

Cong, F., He, Z., Hämäläinen, J., Leppänen, P. H., Lyytinen, H., Cichocki, A., & Ristaniemi, T. （2013）. Validating rationale of group-level component analysis based on estimating number of sources in EEG through model order selection. *Journal of Neuroscience Methods*, *212*（1）, 165-172.

Cong, F., Kalyakin, I., & Ristaniemi, T. （2011）. Can back-projection fully resolve polarity indeterminacy of independent component analysis in study of event-related potential? *Biomedical Signal Processing and Control, 6*（4）, 422-426.

Cong, F., Kalyakin, I., Chang, Z., & Ristaniemi, T.（2011）. Analysis on subtracting projection of extracted independent components from EEG recordings. *Biomedizinische Technik*, *56*（4）, 223-234.

Cong, F., Phan, A. H., Zhao, Q., Huttunen-Scott, T., Kaartinen, J., Ristaniemi, T., et al. （2012）. Benefits of multi-domain feature of mismatch negativity extracted by nonnegative tensor factorization from EEG collected by low-density array. *International Journal of Neural Systems, 22*（6）, 1250025.

Cong, F., Puoliväli, T., Alluri, V., Sipola, T., Burunat, I., Toiviainen, P., et al. （2014）. Key issues in decomposing fMRI during naturalistic and continuous music experience with independent component analysis. *Journal of Neuroscience Methods, 223*, 74-84.

Cong, F., Ristaniemi, T., & Lyytinen, H. （2015）. *Advanced Signal Processing on Brain Event-related Potentials: Filtering ERPs in Time, Frequency and Space Domains Sequentially and Simultaneously* （Vol. 13）. Singapore: World Scientific.

D'Urso, G., Prieur, P., & Vincent, C. （1997）. *Blind identification methods applied to electricite de france's civil works and power plants monitoring.* Paper presented at the Proceedings of the IEEE Signal Processing Workshop on Higher-Order Statistics.

De Lathauwer, L., De Moor, B., & Vandewalle, J. （2000）. Fetal electrocardiogram extraction by blind source subspace separation. *IEEE Transactions on Biomedical Engineering, 47*（5）, 567-572.

Delorme, A., & Makeig, S. （2004）. EEGLAB: An open source toolbox for analysis of single-trial EEG dynamics including independent component analysis. *Journal of Neuroscience Methods, 134*（1）, 9-21.

Dien, J. （1998a）. Addressing misallocation of variance in principal components analysis of event-related potentials. *Brain Topography, 11*（1）, 43-55.

Dien, J. （1998b）. Differential lateralization of trait anxiety and trait fearfulness: Evoked potential correlates. *Personality and Individual Differences, 26*（2）, 333-356.

Dien, J., Beal, D. J., & Berg, P. （2005）. Optimizing principal components analysis of event-related potentials: Matrix type, factor loading weighting, extraction, and rotations. *Clinical Neurophysiology, 116*（8）, 1808-1825.

Eichele, T., Rachakonda, S., Brakedal, B., Eikeland, R., & Calhoun, V. D. （2011）. EEGIFT: Group independent component analysis for event-related EEG data. *Computational Intelligence and Neuroscience, Neuroscience, 2011*, 129365.

Harman, H. H. （1976）. *Modern Factor Analysis*. Chicago: University of Chicago Press.

Himberg, J., Hyvärinen, A., & Esposito, F. （2004）. Validating the independent components of neuroimaging time series via clustering and visualization. *NeuroImage, 22*（3）, 1214-1222.

Hurley, J. R., & Cattell, R. B. （1962）. The Procrustes program: Producing direct rotation to test a hypothesized factor structure. *Behavioral Science, 7*（2）, 258-262.

Hyvärinen, A. （1999）. Fast and robust fixed-point algorithms for independent component analysis. *IEEE Transactions on Neural Networks, 10*（3）, 626-634.

Hyvärinen, A., Hoyer, P. O., & Inki, M. （2001）. Topographic independent component analysis. *Neural Computation, 13*（7）, 1527-1558.

Kaiser, H. F. （1958）. The varimax criterion for analytic rotation in factor analysis. *Psychometrika, 23*（3）, 187-200.

Kolda, T. G., & Bader, B. W. （2009）. Tensor decompositions and applications. *SIAM Review,*

51（3），455-500.

Luck, S. J. （2014）. *An Introduction to the Event-related Potential Technique*. Cambridge: MIT Press.

Makeig, S., Bell, A. J., Jung, T. P., & Sejnowski, T. J. （1996）. *Independent Component Analysis of Electroencephalographic Data*. Paper presented at the Advances in neural information processing systems.

Mocks, J. （1988）. Topographic components model for event-related potentials and some biophysical considerations. *IEEE Transactions on Biomedical Engineering, 35*（6），482-484.

Näätänen, R., Paavilainen, P., Rinne, T., & Alho, K. （2007）. The mismatch negativity （MMN） in basic research of central auditory processing: A review. *Clinical Neurophysiology, 118*（12），2544-2590.

Pakarinen, S., Takegata, R., Rinne, T., Huotilainen, M., & Näätänen, R. （2007）. Measurement of extensive auditory discrimination profiles using the mismatch negativity （MMN） of the auditory event-related potential （ERP）. *Clinical Neurophysiology, 118*（1），177-185.

Squires, N. K., Squires, K. C., & Hillyard, S. A. （1975）. Two varieties of long-latency positive waves evoked by unpredictable auditory stimuli in man. *Electroencephalography & Clinical Neurophysiology, 38*（4），387-401.

Swindlehurst, A. L., Goris, M. J., & Ottersten, B. （1997）. *Some Experiments with Array Data Collected in Actual Urban and Suburban Environments*. Paper presented at the First IEEE Signal Processing Workshop on Signal Processing Advances in Wireless Communications.

Van der Veen, A. J. （1998）. Algebraic methods for deterministic blind beamforming. *Proceedings of the IEEE, 86*（10），1987-2008.

Wang, X., Fu, R., Xia, X., Chen, X., Wu, H., Landi, N., et al. （2018）. Spatial properties of mismatch negativity in patients with disorders of consciousness. *Neuroscience Bulletin, 34*（4），700-708.

Zhang, Q., Hu, G., Tian, L., Ristaniemi, T., Wang, H., Chen, et al. （2018）. Examining stability of independent component analysis based on coefficient and component matrices for voxel-based morphometry of structural magnetic resonance imaging. *Cognitive Neurodynamics, 12*（5），461-470.

Zhao, Q., Zhou, G., Adali, T., Zhang, L., & Cichocki, A. （2013）. Kernelization of tensor-based models for multiway data analysis: Processing of multidimensional structured data. *IEEE Signal Processing Magazine, 30*（4），137-148.

第七章

微状态分析

贾会宾[1]

摘要：基于 EEG/ERP 信号地形图聚类的微状态分析技术可以充分利用脑电信号的空间信息，因此，近些年来该技术得到了越来越多的应用。研究者通过静息态 EEG 信号分析发现，A、B、C、D 四类不同的地形图（或称为“微状态类别”）可以解释静息态 EEG 信号的大部分变异。研究者进一步发现，上述四种微状态类别均与一个从 fMRI 获得的大尺度静息态网络相对应。对于 ERP 信号来说，微状态技术可用于鉴别多通道 ERP 波形中所包含的 ERP 成分及其潜伏期。在本章中，我们将分析微状态分析的基本概念、常用的地形图聚类算法、微状态分析能得到的指标以及如何使用免费开放的工具实现微状态分析。

关键词：地形图；静息态 EEG；ERP；空间聚类

传统的 EEG 和 ERP 信号处理主要基于其时域特征（如 ERP 的波形）和频域特征（如功率谱、事件相关同步化/去同步化）（Jeremy et al.，2014；Jia et al.，2017；Maxwell et al.，2015；Wu et al.，2016）。在这些分析方法中，我们往往需要定义一些包括若干个电极的 ROI（Li et al.，2018），因而这些传统的脑电信号分析方法并没有充分利用 EEG、ERP 信号中所包含的丰富的空间信息。为了弥补此缺陷，研究者开发了基于头皮电场地形图聚类的微状态分析（microstate analysis）技术（Khanna et al.，2014）。脑电微状态分析始于 1987 年 Lehmann 等的研究（Lehmann et al.，1987）。他们发现，静息态脑电信号的头皮电压地形图的拓扑结构并不是随着时间而随机或连续

1. 河南大学心理与行为研究所；河南省心理与行为重点实验室，河南开封，中国。电子信箱：huibin_jia@foxmail.com。

变化的。地形图的拓扑结构总是在一定时间内（为 80～120ms）保持相对稳定的状态，之后迅速转换为另一个在一定时间内保持相对稳定状态的拓扑结构（Koenig et al.，2002；Michel & Koenig，2017）。需要注意的是，在地形图拓扑结构保持相对稳定的时间范围内，地形图的强度可能增大或减小，但是地形图的总体拓扑结构保持稳定。由于头皮电场能够反映脑功能网络整体活动的瞬时状态，而地形图形态的变化一定程度上代表了大脑功能活动整体协作模式的变化，Lehmann 等据此提出，这些地形图保持相对稳定状态的阶段反映了大脑信息处理的基本步骤，构成了思维的原子（atoms of thought），并称之为“功能微状态”（functional microstates）（Khanna et al.，2014；Lehmann et al.，2005；Lehmann et al.，1998）。上述微状态研究一开始聚焦于静息态自发脑电活动。之后，研究者在对 ERP 波形的地形图时间序列进行分析时也有类似的发现，即 ERP 地形图在一段时间内保持相对稳定状态，然后迅速转变成另一种地形图拓扑结构（Murray et al.，2008）。有意思的是，某种 ERP 微状态可能与某个 ERP 成分相对应（Hu et al.，2013）。

研究者已经发展出了多种技术来确定 EEG/ERP 中的微状态，而其中的大部分技术是基于头皮电压地形图的空间聚类分析（Gärtner et al.，2015；Michel & Koenig，2017；Murray et al.，2008；Pascual-Marqui et al.，1995）。在这些技术中，所有时间点的地形图被分为几个类别，而用少数的这几个类别的地形图就能够解释 EEG/ERP 活动的绝大多数变异。然后，通过将每个类别的模板地形图（template map）与每个时间点的地形图进行匹配，来确定脑电功能微状态。最终，可以计算出每个微状态类别的时间参数，包括平均持续时间（mean duration）、平均每秒钟的出现次数（occurrence rate per second）、在整个 EEG 记录的时程中所涵盖的时间比例（time coverage）等（Khanna et al.，2014）。

通过对睁眼或者闭眼状态下的静息态脑电进行微状态分析，研究者发现仅仅 4～8 个地形图类别就可以解释静息态脑电的绝大部分变异（80%左右）（Pascual-Marqui et al.，1995；Rieger et al.，2016；Van de Ville et al.，2010）。大部分针对静息态脑电的研究发现，静息态脑电地形图包括四个微状态类别（分别被命名为类别 A、类别 B、类别 C 和类别 D），并且这个四个类别的地形图在不同研究中具有高度的相似性（Gao et al.，2017）。为了探讨上述四个微状态类别的生理基础，研究者通过同时记录 EEG 和 fMRI 信号探讨了静息态脑电微状态与静息态 fMRI 的关联（Britz et al.，2014；Britz et al.，2010；Van de Ville et al.，2010）。Britz 等（2010）发现，这四种静息态脑电微状态类别均与一个从 fMRI 获得的大尺度静息态网络（large-scale resting-state network）相对应。通过对这四个微状态类别的时间参数和地形图拓扑构型进行分析，研究者发现这些指标与诸多因素有关，如神经与精神疾病、年龄、人格特征和认知操作等（Andreou et al., 2014；Britz et al., 2014；Gao et al., 2017；Hatz et al., 2015；Koenig et al., 2002；Schlegel et al., 2012）。

对于 ERP 信号来说，微状态分割（microstate segmentation）技术可以帮助我们鉴别多通道 ERP 波形中潜在的 ERP 成分，并确定其潜伏期范围（Hu et al., 2013）。在传统的 ERP 分析中，研究者通过对每个电极 ERP 波形和每个时间点地形图的观察来确定是否存在某个 ERP 成分，并确定其潜伏期。但是这种传统的方法具有一些缺点和局限性，例如，比较耗时、具有主观性以及依赖于参考电极的选取。而基于 ERP 地形图微状态分类的技术则是一种较为客观且可靠的方法，因为不同的电压地形图必然具有不同的神经发生源，不同的 ERP 成分必然产生于不同的神经源（Murray et al., 2008）。

本章将说明如下问题：微状态分析中的基本概念、常用的地形图聚类分析方法、微状态分析中的指标以及如何使用免费的工具来进行微状态分析。微状态分析的流程如图 7.1 所示。

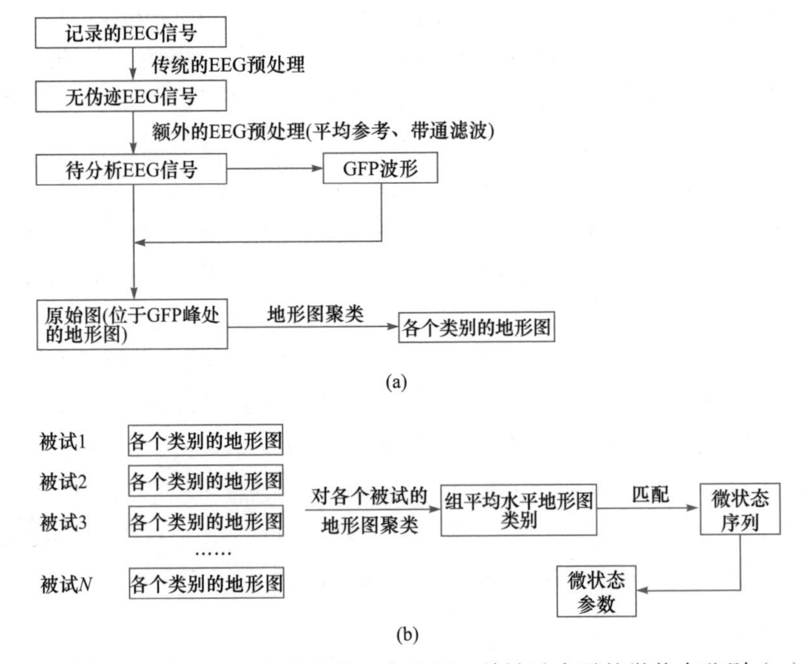

图 7.1 静息态 EEG 信号微状态分析的经典流程：单被试水平的微状态鉴别（a）和组水平的微状态分析（b）

第一节 基 础 概 念

在 EEG/ERP 微状态分析中，有两个经常被使用的描述地形图总体属性的指标：总体电场功率（global field power，GFP）和总体地形图不相似度（global map dissimilarity，GMD）（Brunet et al.，2011；Murray et al.，2008）。

GFP 指的是某一时刻头皮所有电极通道电压的标准差。它为描述每个地形图的活动强度（response strength）提供了一个单一的、与参考电极无关的指标。在“峭峻”的地形图（即那些具有明显的峰/谷和陡坡的地形图）中，GFP 比较高；在“平坦”的地形图中，GFP 则比较低（Brunet et al.，2011）。通过观察地形图可以发现：①GFP 较高的地形图往往具有相对稳定的地形图拓扑构型和较高的信噪比；②GFP 较低的地形图往往具有较低的信噪比，这意味着地形图拓扑构型正在由一种类型向另外一种类型转变。

GMD 提供了一个与电场强度无关的、可用于描述两个电压地形图拓扑构型差异性的指标（Brunet et al.，2011）。GMD 可使用如下公式进行计算：

$$\mathrm{GMD}=\sqrt{\frac{\sum_{i=1}^{N}\left\{\frac{u_i-\overline{u}}{\sqrt{\sum_{i=1}^{N}(u_i-\overline{u})^2/N}}-\frac{v_i-\overline{v}}{\sqrt{\sum_{i=1}^{N}(v_i-\overline{v})^2/N}}\right\}^2}{N}} \tag{7.1}$$

其中，u_i 和 v_i 分别指的是地形图 u 和 v 在电极 i 的电压值，$\overline{u}$ 和 $\overline{v}$ 分别指的是地形图 u 和 v 所有电极电压值的均值，N 指的是地形图 u 和 v 的电极数目。

GMD 的取值范围是 0～2。如果两个地形图的 GMD 为 0，则这两个地形图分别除以其 GFP 后是完全相同的；如果两个地形图的 GMD 为 2，则这两个地形图分别除以其 GFP 后极性是完全相反的。

一个与 GMD 等价的指标是这两个地形图的空间皮尔逊积差相关系数（即空间相关系数）。如果两个地形图的 GMD 等于 0，则其空间相关系数为 1；如果两个地形图的 GMD 等于 2，则其空间相关系数为−1。

GMD 可用于检验两个地形图是不是由不同神经发生源产生的。一般来说，两个时刻的地形图 GMD 通常与它们的 GFP 成反比，也就是说当 GFP 较高时，电压地形图倾向于保持相对稳定的状态（Brunet et al.，2011）。

第二节　微状态分析中的空间聚类算法

在过去的几十年中，研究者提出了很多方法，将 EEG/ERP 的地形图序列分为若干个 EEG/ERP 微状态。在此领域的绝大部分早期研究中，研究者用二维或者三维地形图空间中正负电荷的重心位置作为每个头皮地形图的"地形图描述量"(map descriptor)。通过观察这些地形图描述量的时间序列，研究者鉴别出该描述量显著改变的时刻，并将该时刻作为相邻两个微状态的界限（Lehmann et al.，1987）。尽管该方法在一些早期研究中被证明有一定的价值，但存在不少缺陷（Khanna et al.，2014）：①复杂的电压地形图通常具有多个正电荷重心或者负电荷重心；②该方法只使用了相当有限的空间信息（即正负电荷重心的空间位置）。因此，该方法在近年来的绝大多数研究中已不再被使用。目前，研究者主要使用两种空间聚类算法：第一种空间聚类算法基于 K-means 聚类（Pascual-Marqui et al.，1995）；第二种空间聚类算法则基于层次聚类（hierarchical clustering），并被命名为原子化与凝聚层次聚类（atomize and agglomerate hierarchical clustering，AAHC）技术（Murray et al.，2008）。下面将对这两种技术的基本思想进行阐述。

在基于 K-means 聚类的微状态分割（图 7.2）中，假设在拟分析的 EEG/ERP 信号中有 n 个微状态类别。这个 n 可取的最小值是 1，可取的最大值是数据的长度。在实际的多通道 EEG/ERP 分析中，n 的取值范围往往是 2～20。基于 K-means 聚类算法的微状态模式识别算法的步骤如下：①计算每个地形图的 GFP。因为 GFP 较高的地形图通常具有较高的相对稳定性和信噪比，因此只有位于 GFP 峰处的地形图才被用作 K-means 聚类中的"原始图"(original map)。②从所有的原始图中随机选择 n 个地形图作为"模板图"(template map)。③分别计算每个模板图与每个原始图的空间相关系数或者 GMD。这样，对于每个模板图，我们都会得到一个空间相关系数时间序列。对于每个原始图来说，这 n 个模板图中会有一个与其空间相关系数最高（或者 GMD 最低）。基于这些结果，我们可以计算选取的 n 个模板图的"总体方差解释比例"(global explained variance，GEV)。它描述的是使用上述模板图解释全部脑电数据时的方差比例。各模板图分别与各原始图进行比较后，各原始图标记为属于那个与其空间相关系数最大的模板图。所有被标记为属于同一个模板图的地形图叠加平均，得到 n 个新的模板图。④计算每个新的模板图与各原始图的空间相关系数或者 GMD，并计算新的 GEV。依据此步骤生成的各模板图的空间相关系数时间序列或者 GMD 时间序列，更新这 n 个模板图。这些步骤（即更新模板图，重新计算每个模板图的空间相关系数或者 GMD，重新计算 GEV）会不断重复，直至 GEV 不再变化（即达到一个最大的 GEV）。需要说明的是，K-means 聚类中初始的 n 个模板图是从全部的原始图中随机选取的，因此即使分析的同一批 EEG/ERP 数据，K-means 聚类的结果可能每次运行都不一样。为了克服此问题，需要随机选取一系列新的 n 个初始的模板图，并将上述所有步骤重新运算。通常，上述随机选取初始模板图需要重复很多次（如 100 次）。其代价是会大幅度增加 K-means 聚类计算的时间。在所有的运算结果中，选取 GEV 最大的那次的 K-means 聚类分析的结果。最后，考虑当模板图数目为 n+1 的情况，并重复上述所有步骤，直至微状态类别数目等于某个我们预先设定的最大可能类别数目为止。接着要解决的一个关键问题是如何决定模板图的最优数目（也就是 K-means 聚类分析中最优微状态类别数目）。

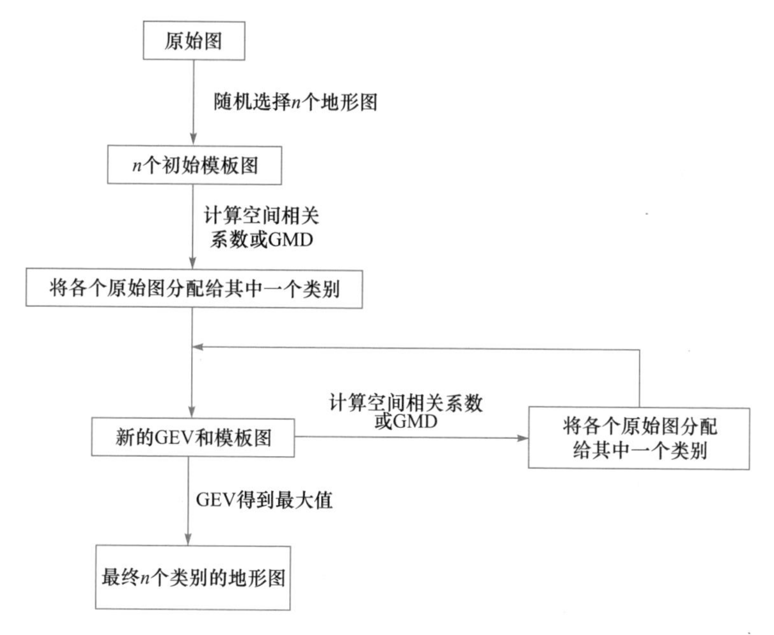

图 7.2 基于 K-means 的微状态类别识别流程

上述 K-means 方法针对每个假定的类别数目分别进行，然而 AAHC 方法则是通过一种完全自下而上的方式进行微状态鉴别（图 7.3）。在 AAHC 中，一开始类别数目很大，随着迭代的进行，类别的数目逐渐减少（Murray et al., 2008）。与 K-means 聚类一样，在很多基于 AAHC 方法的研究中，“原始图”被界定为位于 GFP 峰处的地形图。首先，每个原始图被指定为一个独特的类别。在所有类别中，鉴别出 GEV 最低的那个类别，并将其“原子化”（即将该类别的所有地形图分离开）。此类别中的所有地形图会独立地重新分配给与其空间相关系数最高的那个类别。接着，AAHC 会通过每次移除一个类别的方式不断迭代，直至所有的原始图合并为一个类别。假设在被分析的 EEG/ERP 数据中包括 n 个微状态类别，那么保留当类别数目为 n 时的那一步的结果即可。每个类别的模板图可以通过平均所有属于该类别的原始图的方式得到。和 K-means 一样，研究者需要在下一步决定最优的类别数目。

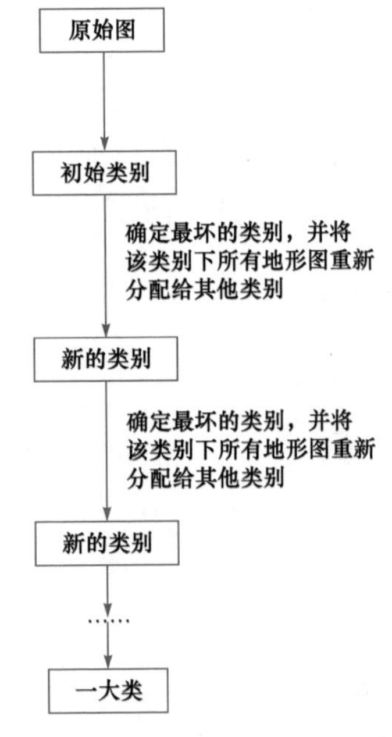

图 7.3　基于（T-）AAHC 的微状态类别识别流程

与 AAHC 技术很类似的一种技术是地形图原子化与凝聚层次聚类（topographic atomize and agglomerate hierarchical clustering，T-AAHC）技术，其与 AAHC 技术的区别仅在于评估聚类质量和“坏”类别的标准不一样。如前所述，在 AAHC 技术中，“坏”类别指的是 GEV 最低的那个类别，但是在 T-AAHC 技术中需要计算各类别下原始图与其模板图的空间相关系数加和。“坏”类别指的是空间相关系数加和最低的那个类别。

在进行 K-means 聚类或者 T-AAHC 时，以下问题需要注意：①由于在

K-means 聚类中需要随机选取很多次的初始模板图，K-means 聚类的计算时间要远远长于 T-AAHC 方法（Murray et al.，2008）。尽管使用两种方法经常会得到比较类似的结果（特别是多通道 EEG/ERP 活动具有高信噪比时），但是两种方法很难得到完全相同的结果（见下面的示例数据分析结果）。②在很多研究中，聚类中的原始图被界定为位于 GFP 峰处的地形图（Santarnecchi et al.，2017）。但在一些研究中，所有时刻的地形图都被认为是原始图，特别是在 ERP 信号的微状态分析中（Hu et al.，2013）。③在静息态脑电信号的地形图聚类分析中，需要忽略各原始图的极性，但是在 ERP 信号的地形图分析中原始图的极性不能被忽略（Kikuchi et al.，2011；Murray et al.，2008）。④在地形图聚类之前，需要进行一些额外的数据处理。研究者建议静息态脑电信号需要进行 2～20Hz（或者 1～40Hz）的带通滤波，并将参考电极转换为全脑平均参考（Koenig et al.，2002；Schlegel et al.，2012；Van de Ville et al.，2010）。

第三节　鉴别最优的类别数目

上述两种空间聚类算法会鉴别出一系列地形图类别（即微状态类别）及其模板图。接着，我们需要确定最优的类别数目。在以往研究中，研究者主要通过如下两种方法确定最优类别数目（Britz et al.，2010；Michel & Koenig，2017；Pascual-Marqui et al.，1995；Santarnecchi et al.，2017）：交叉验证（cross-validation，CV）准则和 Krzanowski-Lai 准则。由于增加类别数目会增加 GEV，从而降低自由度（反之亦然），因此 CV 准则通过优化 GEV 和自由度的比值来确定最优类别数目。该方法为每个类别的数量提供一个 CV 值，而最小的 CV 值对应最优的类别数目。在 Krzanowski-Lai 准则中，首先为每个类别数量计算一个刻画分类质量的指标，而该指标的最高值对应于最优化的地形图分类。然而，这两种方法都具有一定局限性。例如，CV 准则对头皮电极的数目敏感。如果使用高密度头皮 EEG，经常不能发现一个最小的 CV 准则值。然而，在 Krzanowski-Lai 准则中，研究者可能会观察到数个明显的峰（特别是静息态 EEG 信号）。在实际的数据分析中，研究者应该综合使用这两种方法来鉴定最优的类别数目。除此之外，由于在 Krzanowski-Lai 准则的结果中可能会观察到数个峰（局部最大值），Krzanowski-Lai 曲线中的第二个最大值可能比第一个最大值更为重要。

如前文所述，通常在静息态脑电信号中，研究者会鉴别出 4 个微状态类别。这 4 个类别的地形图在之前的研究中具有高度的相似性，且与 Koenig 等的早期研究结果很相似。因此，为了与前人的研究相一致，很多实验和临床研究将静息态脑电信号的类别数目固定为 4 个，而没有考虑上述准则（Gao et al.，2017；Michel & Koenig，2017）。

第四节　匹配模板图和电压图

在此步骤，EEG/ERP 数据中的各头皮地形图被分配给其中一个模板图。先前研究者的研究主要使用两种方法来达到此目的（Murray et al.，2008）。在第一种方法中，分别计算每个类别的模板图与每个时间点地形图的空间相关系数，然后每个地形图被分配给那个空间相关系数最大的类别。在第二种方法中，我们仅需要计算各原始图（即位于 GFP 峰处的地形图）与模板图的空间相关系数。如果相邻的两个原始图和同一个微状态类别的模板图具有最高空间相关，那么位于这两个原始图中间的所有电压地形图均被指定为属于同一个微状态类别。如果相邻的两个原始图与不同的微状态类别的模板图具有最高空间相关，那么这两个原始图中间的前面一半地形图被认为属于前一个微状态类别，而后面一半地形图被认为属于后一个微状态类别。通过上述第一种方法或者第二种方法的匹配过程，所有时间点的头皮地形图被重新表示为交替的功能微状态序列。

在该地形图匹配过程之后，可以进行一些时域后处理（temporal post-processing）操作。例如，可以通过时域平滑（temporal smoothing）技术去掉那些短的功能微状态。如果两个微状态类别的模板图的空间相关系数相对比较高（如高于 0.9），这两个微状态类别可以合并为一个类别（Brunet et al.，2011）。

第五节　经常使用微状态参数

通过对静息态脑电微状态时间序列进行分析，可以得到大量具有潜在神经生理学意义的指标。研究中常见的静息态脑电微状态分析指标包括：①一个微状态类别的平均持续时间（mean duration of a microstate class）；②一个微状态类别每秒的出现频率（occurrence rate per second of a microstate class）；

③一个微状态类别的时间涵盖比例（time coverage of a microstate class）；④微状态类别之间的转换概率（transition probability between microstate classes）（Michel & Koenig，2017；Schlegel et al.，2012）。需要注意的是，对于 ERP 地形图来说，由于每个微状态类别只会出现一次，因此前述的第二个和第四个指标不能得到。

第六节　微状态分析中的可用工具

在微状态分析中，有数个免费的工具可供使用：①苏黎世大学精神病医院下属的脑-心智重点研究所的 Pascual-Marqui 开发的 LORETA 软件（http://www.uzh.ch/keyinst/loreta.htm）（Pascual-Marqui，2002）；②瑞士伯尔尼大学 Koenig 开发的基于 EEGLAB 的微状态分析插件（http://sccn.ucsd.edu/wiki/EEGLAB _Extensions_and_plug-ins）；③来自瑞士日内瓦大学医学院的 Brunet 等开发的 CARTOOL 软件（Brunet etal.，2011）（http://sites.google.com/site/fbmlab/cartool）。

LORETA 软件中包括一个叫作“Microstate segmentation”的模块，该模块可以将 EEG/ERP 的头皮地形图分为若干微状态类别。但是，该模块只支持基于 K-means 聚类的微状态分割。基于 EEGLAB 的微状态分析插件（EEGLAB plugin for Microstates）依托于著名的 EEGLAB 软件，为 EEGLAB 使用者提供了一个简单易行的微状态分析途径。该插件同时支持基于 K-means 和 AAHC 方法的微状态分析。但是需要注意的是，目前该插件只支持针对静息态脑电活动的微状态分析，而并不支持基于 ERP 的微状态分析。与上述两个工具相比，CARTOOL 软件的功能更为完善和多样化，但是该软件并不支持 EEGLAB 格式的脑电数据文件。在下文，我们将展示如何使用基于 EEGLAB 的微状态分析插件对静息态自发脑电进行微状态的鉴别，以及如何使用 CARTOOL 软件对多通道头皮 ERP 波形进行 ERP 微状态分析。

一、示例 1：鉴别自发脑电中的脑电微状态

示例数据的基本信息：在实验中，使用 64 导脑电分别记录被试在闭眼（eye-closed，EC）休息和睁眼（eye-open，EO）休息下的 5 分钟静息态脑电数据。在线记录数据时，脑电数据取样率为 500Hz。实验时间是每天上午的 9:00～12:00。实验中被试首先闭眼休息 5 分钟，然后再睁眼休息 5 分钟。此

演示数据包括西南大学睡眠与神经成像中心（Sleep and Neuroimaging Center of Southeast University）的 10 名志愿者在闭眼和睁眼休息条件下的脑电数据，共包括 20 个脑电数据。在脑电数据预处理中，连续脑电数据首先降低取样率为 250Hz，并使用 Chebyshev II-type 滤波器进行 0.1～45Hz 的带通滤波。滤波后的脑电信号将参考电极转为平均参考，并分为 2s 一段。包含眼电、肌电和其他类型伪迹的分段被鉴别出来，并被移除掉。最终每个被试只保留前 120 个分段（即 4min）的脑电数据。

基于 EEGLAB 的微状态分析插件可从如下网站下载：http://sccn.ucsd.edu/wiki/EEGLAB_Extensions_and_plug-ins。关于如何使用该工具的一个简短视频可以从如下网站下载：http://www.thomaskoenig.ch/index.php/software/microstates-in-eeglab。在此插件中包括一个叫作“TestMSAnalyses.m”的 MATLAB 脚本。该脚本是一个关于如何使用该插件的示例脚本。为方便不熟悉 MATLAB 编程语言的使用者，我们对该脚本进行了修改。新的示例脚本文件名为“EEG_microstate_analysis.m”。

使用上述经过修改的示例脚本时，请遵照如下步骤进行。

（1）该微状态分析插件，除去 EEGLAB 软件外，不需要任何额外的软件即可运行。首先，请将下载后的插件文件进行解压缩，并将解压缩后的文件夹移至 EEGLAB 文件夹下的“plugins”文件夹。通过 MATLAB 指令{如 addpath[genpath(my_microstate0.3_directory)]}或者 MATLAB 中的“set path”菜单将上述文件夹添加进 MATLAB 搜索路径。

（2）打开修改后的示例脚本“EEG_microstate_analysis.m”，并运行它。

（3）一个带有提示语“Your version of DIPFIT”的模态对话框（modal dialog box）会打开。在此处，需要输入 DIPFIT 版本。DIPFIT 是一个基于 EEGLAB 的插件。它可以在 EEGLAB 文件夹下的“plugins”文件夹内找到。如果研究者使用的 DIPFIT 插件的版本是 2.2，此处需要输入“2.2”。

（4）一个带有提示语“Path to the data of one condition”的文件夹选择对话框（folder selection dialog box）会打开。用户可使用该对话框定位到某个实验条件被试脑电数据的文件夹（例如，示例数据中的“EC”文件夹）。该文件夹应当存储了该实验条件下所有被试的脑电数据。在使用该插件前，应该为每个条件/被试组别分别创建一个文件夹，并将该条件/被试组别下的所有预处理好的静息态脑电数据放在该文件夹下。各脑电数据为 EEGLAB 格式（*.set 文件和*.fdt 文件）。

（5）一个带有提示语“The name of this condition”的模态对话框会打开。

此处需输入该条件的名称。例如，如果上一步选择了“EC”文件夹，这里需要输入“EC”。

（6）一个带有提示语“The name of this group”的模态对话框会打开。此处，需输入该被试组别的名称。鉴于示例数据中只包括一组被试，此处可以任意输入组别名称，如“group 1”。

（7）一个带有提示语“Path to store the results”的文件夹选择对话框会打开。用户可使用该对话框定位到存储微状态分析结果的文件夹。

（8）一个带有提示语“Any electrode to be deleted? True = 1 False = 0”的模态对话框会打开。如果想在微状态分析之前删除某些电极（例如，位于双侧乳突的电极或者那些并不采集大脑信号的电极），此处需要输入“1”；否则在此处请输入“0”。

（9）如果在上一步输入“1”，此处会打开一个模态对话框，需要在此对话框中输入想删除的电极的名称。

（10）上述参数输入完成后，EEGLAB 会打开，并自动将第 4 步所指定的文件夹中的数据载入 EEGLAB。载入数据后，会自动完成一些额外的预处理操作，例如，载入通道位置信息、平均参考和 2～20Hz 的带通滤波。之后，四个模态对话框会相继打开。通过这四个模态对话框，我们可以指定地形图微状态聚类分析的关键参数。在第一个对话框（提示语是“Using the maps of GFPPeaks as original maps? True = 1 False = 0”）输入“1”。在第二个对话框（提示语是“Ignore the polarity of maps? True = 1 False = 0”）输入“1”。在第三个对话框（提示语是“Number of restarts”）输入“100”。对于第四个对话框（提示语是“Use AAHC? True = 1 False = 0”），如果想使用 AAHC 方法，请输入“1”；如果想使用 K-means 方法，请输入“0”。请注意，由于 AAHC 方法不要求随机选择初始模板图，因此如果第四个对话框选择了 AAHC 方法，改变第三个对话框的输入值并不会影响计算时间。上述参数指定完成后，该脚本会分别对每个被试进行分析，直至鉴别出每个被试的微状态类别。

（11）在每个被试的个体水平微状态类别（individual microstate classes）被鉴别出来后，该脚本会将各个被试的微状态类别进行合并，得到四个组水平的微状态类别（group-level microstate classes）。之后，四个组水平的微状态类别的地形图会弹出来。我们需要依据文献中的经典顺序对这四个地形图进行重新排序：微状态类别 A 的地形图重心位于左侧额叶和右侧顶枕叶，微状态类别 B 的地形图重心位于右侧额叶和左侧顶枕叶，微状态类别 C 的地形图重心位于额区中央和顶枕区中央，微状态类别 D 的地形图重心位于额-中央区。所有被试的 EEG 文件会更新并保存微状态相关信息，并会保存在第 7 步指定的路径中。

（12）一个带有提示语“Fitting based on GFP peaks? True = 1 False = 0”的模态对话框会打，此处如无其他考虑请输入“1”。

（13）两个 CSV 格式的文件会保存在第 7 步指定的路径中。这两个文件的名字分别是“Results From Individual Templates.csv”和“Results From Grand Grand Mean Template.csv”。这两个文件的区别是在将每个原始图与四个微状态类型的模板图进行匹配时，分别使用了各被试的单独的模板图和组平均的模板图。这两个文件会存储微状态的参数（例如，GEV、平均持续时间、单位时间内出现次数、涵盖的时间百分比以及相互之间的转换概率）。

二、示例 2：鉴别多通道 ERP 的微状态

在这里，我们使用“Data_AVSP_20”文件夹下面的“L”子文件夹中的数据集作为 ERP 微状态分割（ERP microstate segmentation）的示例数据。首先，我们需要 Brain Vision Recorder 格式的组平均水平的 ERP 活动。我们使用 EEGLAB 的插件“Grandaverage”来获得条件“L”下的组平均水平 ERP。该插件可以计算指定的 EEGLAB 格式文件的 ERP 活动。它可以从如下网站免费下载：http://sccn.ucsd.edu/wiki/ EEGLAB_Extensions_and_plug-ins。该插件的安装方法与前述微状态分析插件完全一样。为获得 Brain Vision Recorder 格式的组平均水平的 ERP 活动，请按照如下步骤进行。

（1）通过“File”菜单下面的“Load existing data”（File >> Load existing dataset）将条件“L”下的全部 20 个数据集进入 EEGLAB。

（2）通过“Edit”菜单下面的“Append datasets”（Edit >> Append datasets）将前述 20 个脑电数据合并，并使用 EEGLAB 的插件“Grandaverage”得到组平均水平的 ERP 活动。

（3）通过“Tools”菜单下面的“Extract epochs”重新对脑电数据进行分段（Tools >> Extract epochs）。此处只保留刺激呈现后 0～1000ms 的 ERP 活动。

（4）使用“Tools”菜单下的“Re-reference”（Tools >> Re-reference）将参考电极转变为平均参考。

（5）选择“File”菜单下的“Export”菜单下的“Write Brain Vis. exchange format file”（File >> Export >> Write Brain Vis. exchange format file）输出 Brain Vision Recorder 格式的 ERP 活动。在弹出的对话框中，输入文件名“L_granderp_avgref”。这样的话，会输出 3 个文件：“L_granderp_avgref.dat”“L_granderp_avgref. vhdr”“L_granderp_avgref. vmrk”。这三个文件分别保存 ERP 数据本身、数据的抬头信息以及数据记录时候打的标记。

在导出上述 ERP 活动后，可以使用 CARTOOL 软件进行微状态分割。在此软件中，选择“Tools >> EEG and Tracks >> Segmentation of EEG files”，然后一个标题为“Segmentation”的对话框会打开。该对话框包括两部分：“Files”以及“Parameters”。

第一部分“Files”包括一个抬头“Files Presets”和三个 Panel 控件。对“Files Presets”选项，请选择“ERPs/On Grand Mean（s）”。在第一个 Panel 控件“Segmenting Groups of Files”，点击“Add New Group of Files”，将在上一步生成的总平均 ERP 文件载入进来。在第二个 Panel 控件“Epochs”，选择“No epochs”。在第三个 Panel 控件“Files Options”，指定想保存微状态分割结果的路径，以及想保存哪些类型的结果文档。然后点击“Next”，这样会打开第二部分“Parameters”。

第二部分“Parameters”包括一个抬头“Computation Presets”和四个 Panel 控件。对“Computation Presets”选项，依据想使用的方法选择“EEG/Surface/ERPs/T-AAHC （recommended）”或者“EEG/Surface/ERPs/K-Means（classical）”。在此例中，我们选择第一种方法，即 T-AAHC（AAHC 方法的变式）。对于第一个 Panel 控件，不需要做任何操作。在第二个 Panel 控件“Data Preprocessing”，选择“Using Whole Data”。在第三个 Panel 控件，我们需要选择“Clustering method”（此例选择 Topographical AAHC [T-AAHC]）、“Range of Clusters”（此例选择 1～20 个类别），并决定如何处置相关系数很低的那些时间点（此例选择“No Labeling if Below”，“50%”）。在第四个 Panel 控件“Temporal Postprocessing”，选择“Sequentializing Segments”，“Merging Correlated Segments”选项选择“If Correlated above” 95%，“Segments Temporal Smoothing”选项选择“Window Half Size”为 3、“Strength（Besag factor）”为 10，并且“Rejecting Small Segments”选项选择“Shorter than or equal to” 20 TFs。然后点击“Process”。

在完成微状态分割后，会在第一部分“Files”指定的文件夹下生成一系列文件。假设你指定的文件夹名称是“Seg LGranderp”，那么你会在这个文件夹里面找到一个叫作“Seg LGranderp.vrb”的文件。使用记事本打开此文件后，你会在此文件的结尾看到最优分类（“Optimal Clustering”）的数目。对于当前的总平均 ERP 数据来说，此最优分类数目是 10。然后，我们可以打开当分类数目是 10 时的分类结果保存的文档。对于当前数据，相应的文件被命名为“Seg LGranderp.10.（12）”。在前述文件名中，“10”表示对 ERP 信号分析时我们希望分为 10 类（即 10 个 ERP microstates），“12”表示微状态分析时实际得到的类别（或者 ERP microstates）数目。这是因为聚类时很多情况下两个不相邻的时间段被分配给同一个微状态类别。在随后的时域后处理（temporal postprocessing）中，上述两个不相邻的时间段被重新分配给两个不同的微状态类别。为了查看微状态分类的结果，可以将“Seg LGranderp.10.（12）.seg”文件拖入 CARTOOL 软件的窗口。结果中的第二个、第三个、第四个和第五个微状态类别分别对应于激光诱发电位（Laser-evoked Potential，LEP）中的 N1、N2、P2 和 P4 成分。此结果与 Hu 等（2013）的研究结果十分相似。

上述两个示例的结果如图 7.4 和图 7.5 所示。

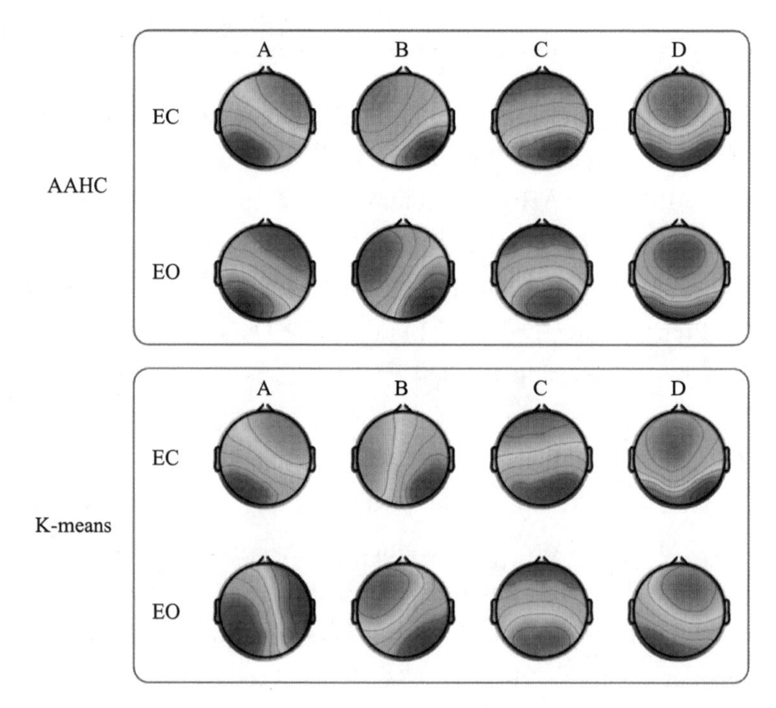

图 7.4　使用 AAHC 方法或者 K-means 聚类方法得到的闭眼（eye-closed，EC）和睁眼（eye-open，EO）条件下的四个微状态类别（A、B、C 和 D）组平均水平的地形图

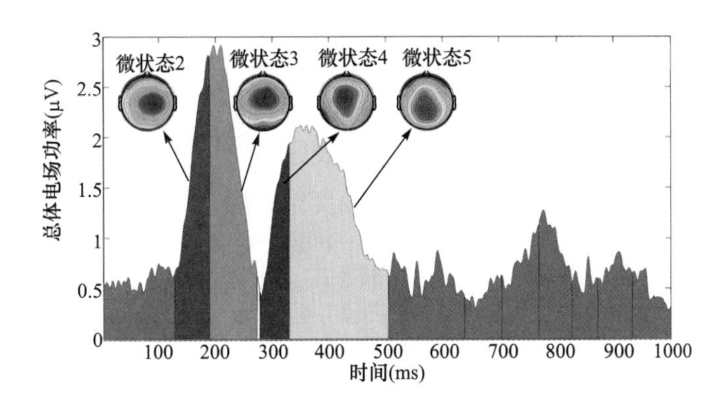

图 7.5　对条件“L”的组平均水平 ERP 波形进行微状态分割的结果。AAHC 方法鉴别出 12 个微状态类别。通过使用不同的颜色将它们标记在 GFP 曲线上。如图可见微状态类别（#2，#3，#4 和#5）的地形图构型（topographical configuration）。这四个微状态类别分别对应 LEP 中的 N1、N2、P2 和 P4 成分

第七节　总　　结

本章介绍了 EEG/ERP 微状态分析的基本理论，以及如何使用免费工具来进行相关分析。对于该脑电研究技术，需要注意如下几点：首先，为了获得稳定可靠的结果，对脑电数据必须进行合理的预处理；其次，目前，静息态脑电中的四个经常被发现的微状态类别的意义并不是十分明确，因此在解释静息态脑电微状态分析结果时，需要谨慎；再次，尽管在前人的研究中微状态分割技术主要被用于研究 EEG 和 ERP 活动，但正如 Jia 等（2015）所展示的，此方法同样可以用于时频域（Jia et al.，2015）。最后，在上述的示例中，微状态分析主要用于鉴别 ERP 波形中的 ERP 成分及其潜伏期。然而，正如 Murray 等（2008）展示的那样，研究者还可以进行更复杂的、基于地形图 ERP 分析（topographical ERP analysis）的数据分析。

参 考 文 献

Andreou, C., Faber, P. L., Leicht, G., Schoettle, D., Polomac, N., Hanganu-Opatz, I. L., et al.（2014）. Resting-state connectivity in the prodromal phase of schizophrenia: Insights from EEG microstates. *Schizophrenia Research*, *152*（2-3）, 513-520.

Britz, J., Hernandez L. D., Ro, T., & Michel, C. M. （2014）. EEG-microstate dependent emergence of perceptual awareness. *Frontiers in Behavioral Neuroscience*, *8*（20）, 163.

Britz, J., Van de Ville, D., & Michel, C. M. （2010）. BOLD correlates of EEG topography reveal rapid resting-state network dynamics. *NeuroImage*, *52*（4）, 1162-1170.

Brunet, D., Murray, M. M., & Michel, C. M. （2011）. Spatiotemporal analysis of multichannel EEG: CARTOOL. *Computational Intelligence and Neuroscience, 2011*, 813870.

Gärtner, M., Brodbeck, V., Laufs, H., & Schneider, G. （2015）. A stochastic model for EEG microstate sequence analysis. *NeuroImage*, *104*, 199-208.

Gao, F., Jia, H. B., Wu, X. C., Yu, D. C., & Feng, Y. （2017）. Altered resting-state EEG microstate parameters and enhanced spatial complexity in male adolescent patients with mild spastic diplegia. *Brain Topography*, *30*（2）, 233-244.

Harper, J. H., Malone, S. M., & Bernat, E. M. （2014）. Theta and delta band activity explain N2 and P3 ERP component activity in a go/no-go task. *Clinical Neurophysiology*, *125*（1）, 124-132.

Hatz, F., Hardmeier, M., Benz, N., Ehrensperger, M., Gschwandtner, U., Rüegg, S., et al. （2015）. Microstate connectivity alterations in patients with early Alzheimer's disease. *Alzheimer's Research & Therapy*, *7*（1）, 1-11.

Hu, L., Valentini, E., Zhang, Z. G., Liang, M., & Iannetti, G. D. （2014）. The primary somatosensory cortex contributes to the latest part of the cortical response elicited by nociceptive somatosensory stimuli in humans. *NeuroImage*, *84*（1）, 383-393.

Jia, H. B. , Li, H., & Yu, D. C. （2017）. The relationship between ERP components and EEG spatial complexity in a visual Go/Nogo task. *Journal of Neurophysiology*, *117*（1）, 275-283.

Jia, H. B., Peng, W. W., & Hu, L. （2015）. A novel approach to identify time-frequency oscillatory features in electrocortical signals. *Journal of Neuroscience Methods*, *253*, 18-27.

Khanna, A., Pascual-Leone, A., Michel, C. M., & Farzan, F. （2015）. Microstates in resting-state EEG: Current status and future directions. *Neuroscience and Biobehavioral Reviews*, *49*, 105-113.

Kikuchi, M., Koenig, T., Munesue, T., Hanaoka, A., Strik, W., Dierks, T., et al. （2011）. EEG microstate analysis in drug-naive patients with panic disorder. *Plos One*, *6*（7）, 65.

Koenig, T., Prichep, L. S., Lehmann, D., Sosa, P. V., Braeker, E., Kleinlogel, H., et al. （2002）. Millisecond by millisecond, year by year: Normative EEG microstates and developmental stages. *NeuroImage*, *16*（1）, 41-48.

Lehmann, D., Faber, P. L., Galderisi, S., Herrmann, W. M., Kinoshita, T., Koukkou, M., et al. （2005）. EEG microstate duration and syntax in acute, medication-naive, first-episode schizophrenia: A multi-center study. *Psychiatry Research*, *138*（2）, 141-156.

Lehmann, D., Ozaki, H., & Pal, I. （1987）. EEG alpha map series: Brain micro-states by space-oriented adaptive segmentation. *Electroencephalography & Clinical Neurophysiology*, *67*（3）, 271-288.

Lehmann, D., Strik, W. K., Henggeler, B., Koenig, T., & Koukkou, M. （1998）. Brain electric microstates and momentary conscious mind states as building blocks of spontaneous thinking: I. Visual imagery and abstract thoughts. *International Journal of Psychophysiology*, *29*（1）, 1-11.

Li, H. Y., Jia, H. B., & Yu, D. C. （2018）. The influence of vertical disparity gradient and cue conflict on EEG omega complexity in Panum' s limiting case. *Journal of Neurophysiology*, *119*（3）, 1201-1208.

Maxwell, C. R., Villalobos, M. E., Schultz, R. T., Herpertz-Dahlmann, B., Konrad, K., & Kohls, G. （2015）. Atypical laterality of resting gamma oscillations in autism spectrum disorders. *Journal of Autism & Developmental Disorders*, *45*（2）, 292-297.

Michel, C. M., & Koenig, T. （2017）. EEG microstates as a tool for studying the temporal dynamics of whole-brain neuronal networks: A review. *NeuroImage, 180*, 577-593.

Murray, M. M., Brunet, D., & Michel, C. M. （2008）. Topographic ERP analyses: A step-by-step tutorial review. *Brain Topography*, *20*（4）, 249-264.

Pascual-Marqui, R. D. （2002）. Standardized low-resolution brain electromagnetic tomography （sLORETA）: Technical details. *Methods and Findings in Experimental and Clinical Pharmacology*, *24* （suppl D）, 5-12.

Pascual-Marqui, R. D., Michel, C. M., & Lehmann, D. （1995）. Segmentation of brain electrical activity into microstates: Model estimation and validation. *IEEE Transactions on Biomedical Engineering*, *42*（7）, 658-665.

Rieger, K., Hernandez, L. D., Baenninger, A., & Koenig, T. （2016）. 15 years of microstate research in schizophrenia-where are we? A meta-analysis. *Frontiers in Psychiatry*, *7*, 22.

Santarnecchi, E., Khanna, A. R., Musaeus, C. S., Benwell, C. S. Y., Davila, P., Farzan, F., et al. （2017）. EEG microstate correlates of fluid intelligence and response to cognitive training. *Brain Topography*, *30*（4）, 502-520.

Schlegel, F., Lehmann, D., Faber, P. L., Milz, P., & Gianotti, L. R. R. （2012）. EEG microstates during resting represent personality differences. *Brain Topography*, *25*（1）, 20-26.

Van de Ville, D., Britz, J., & Michel, C. M. （2010）. EEG microstate sequences in healthy humans at rest reveal scale-free dynamics. *Proceedings of the National Academy of Sciences*, *107*（42）, 18179-18184.

Wu, X., Jia, H., Wang, E., Du, C., Wu, X., & Dang, C. （2016）. Vertical position of Chinese power words influences power judgments: Evidence from spatial compatibility task and event-related Potentials. *International Journal of Psychophysiology*, *102*, 55-61.

第八章

源　分　析

雷　旭[1]

摘要：EEG记录的是由脑内大量锥体神经元集群所产生的电生理活动。得益于硬件设备的长足发展，在时间方面，目前以毫秒为单位的EEG采样已经可以实现；在空间方面，已经有超过500个导联的电极帽实现商业量产。但由于头部容积效应的影响，EEG的空间分辨率仍不尽如人意。事实上，根据头表的EEG信号定位出大脑皮层上的电位活动，在数学上是一个经典的逆问题。本章首先从信号处理的角度简要介绍了逆问题。然后重点描述了脑电信号源分析的源模型和头模型。逆问题已经有多种解法，本章主要介绍其中4种典型方法：等效电流源模型、波束成像与扫描法、分布源模型和稀疏解。近年来，出现了大量基于贝叶斯方法的源定位方法，介绍了参数经验贝叶斯、解剖先验信息的构成和新近发展的网络源成像技术。此外，着重介绍了针对静息态脑电分析的静息态皮层节律技术（resting-state cortex rhythms, RECOR）。本章还通过实例对比了等效电流偶极子、sLORETA和RECOR技术在定位上的差异。最后，讨论和展望了脑电数据分析的最新发展和新兴的信号处理方法。

关键词：逆问题；脑电；源成像；参数经验贝叶斯；静息态皮层节律技术

我们这里探讨的EEG限定为头表记录的脑电图。它反映了脑内大量锥体神经元集群所产生的电生理活动。当大量锥体神经元同时产生突触后电位

1. 西南大学心理学部睡眠神经影像中心；认知与人格教育部重点实验室，重庆，中国。电子信箱：xlei@swu.edu.cn。

时，这些电流就会在周围组织中产生电场。达到一定规模后，头皮上的电极就可以测量到这些电活动。随着技术的进步，以毫秒为单位的脑电信号采样已经实现。然而，目前 EEG 的空间分辨率仍比较低，这是相对较少的空间测量（通常为几百个电极）和电磁逆问题固有的模糊性导致的必然结果。事实上，从头表 EEG 定位皮层的电位活动是经典的病态逆问题（Helmholtz，1853）。接下来，我们将从数学上所谓的正问题和逆问题来对 EEG 源分析进行介绍。

第一节 正 问 题

EEG 源分析的两个重要概念就是正问题和逆问题（图 8.1）。正问题是在已知大脑特定区域具有特定方向的偶极子活动后，估计出头表各个电极的电活动，或者说头表地形图。而逆问题相反，是通过观测到的头表地形图来估计出偶极子的位置、方向和幅度。方向和幅度其实构成具有 3 个自由参数的空间动量。正问题有唯一解，而逆问题的解并不唯一，逆问题是典型的病态问题（ill-posed problem）。

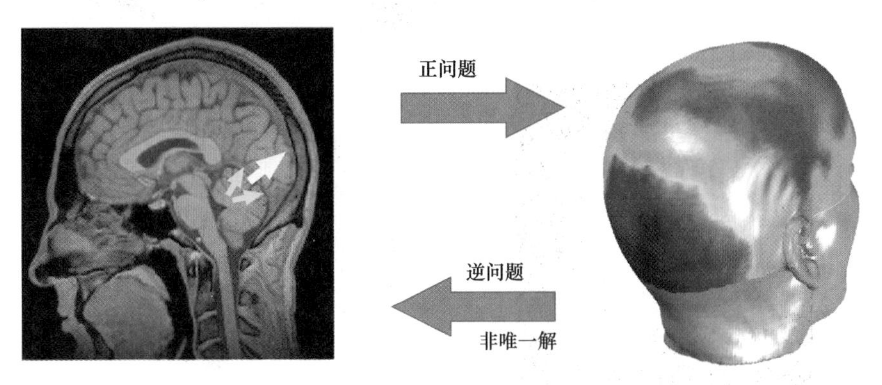

图 8.1 EEG 源分析中的正问题和逆问题。正问题有唯一的解，通过电磁场方程可以对脑内任何位置、任何动量的偶极子计算获得各个电极的电活动强度。逆问题没有唯一解，许多不同的偶极子结构都可以产生相同的头表电活动。如左图所示，中间的单个偶极子和稍小的两个偶极子都可以产生右图所示的头表地形图

由于偶极子的位置、朝向和幅度均为已知，通过电磁场方程可以计算出各个电极的电活动强度。在该计算过程中，影响计算精度的主要因素有头模型和源模型。对于特定的源模型，头表的电势分布和感应电场的计算通过求

解麦斯威尔方程（Maxwell's equations）的准静态（quasi-static）近似方程来得到，数学推导过程可参考 Baillet 等的相关说明（Baillet et al.，2001）。对于一些简单的几何形状，如单层球模型、同心球模型，解析解是存在的。如图 8.2（c）所示，每个同心球用来模拟头部不同的结构，如大脑、颅骨和头皮等。多层模型的优势是结构简单、计算速度快，但用于近似大脑活动时则失真较大。与此对应的是真实头模型，它通过边界元或有限元对大脑进行近似，目前被广泛用于临床和基础研究的 EEG 源分析中。然而，这些模型通常需要计算曲面积分，并需要耗费一定的计算资源对方程进行数值求解。

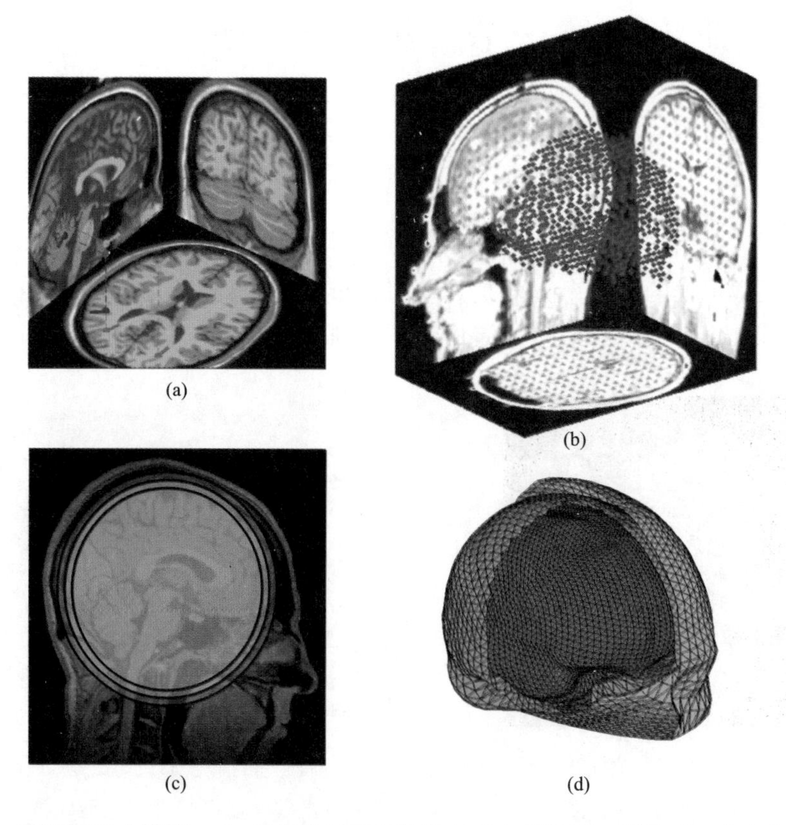

图 8.2　源空间和头模型。（a）偶极子模型假定有限个偶极子，其位置、方向和强度是待估计的参数；（b）分布源模型通过大脑的 MRI 结构像获得，包括上千个偶极子（图中的点阵）；（c）通过 3 层同心球模型球体模拟大脑不同组织的边界；（d）3 层边界元模型通过分割头部的 MRI 结构像获得，三层网格从外到内分别是头皮、颅骨和皮层

一、源模型

EEG 源空间的建模，包括如何对源本身进行建模和确定源空间的分布情况。至少有三种 EEG 的源模型：偶极子模型（El Badia & Ha-Duong, 2000）、电荷源模型（Yao，1996）和多极源模型（Nolte & Curio，2000）。最常用的电流偶极子模型是一个静电学概念，可以认为其本质是成对的电荷。相比之下，等效电荷源模型直接对应物理学的正电荷和负电荷。对于电流偶极子，可以通过一对符号相反的电荷源来近似。对于特殊结构的 EEG 源结构，等效电荷源模型甚至优于等效偶极子模型（Yao，1996）。值得注意的是，大脑活动实际上并不是离散分布的偶极子，偶极子其实是大量锥体神经元同步激活的一种近似。对于一些认知任务，活动的神经元集群可能分布于延绵数平方厘米的灰质上。采用多个偶极子来模拟同步激活的大脑区域时，可能会出现识别困难。在这种情况下，可以采用多极源模型来近似，它是格林函数的泰勒级数展开。在一项关于侧向延伸（lateral extent）的神经元活动的建模中，多极源模型有很好的结果（Nolte & Curio，2000）。

源模型建模的另一个方面是其空间分布。如果只假设几个有限区域的活动，而且每个区域对应的时间演化模式差别较大，那么 EEG 电位可以用一小组孤立的源来建模（isolated model）。这种局部建模既方便又实用。同一个小区域的神经元集群，其活动往往在时间上高度相似，用一个偶极子足以表达其动力学特征（Scherg & Von Cramon，1986）。孤立源模型的缺点是丢失了空间延展信息。虽然偶极子的坐标可以很好地代表皮层神经元集群的中心位置，但它很难表达这个片区在空间上的延伸情况。对于空间上高度伸展的皮层区域，孤立源定位的意义是有限的（Baillet et al.，2001）。另外，确定孤立源的个数也是一个难题，特别是当大脑活动涉及多区域、大团块的时候（Bénar et al.，2005）。

孤立源模型的上述缺陷使部分研究者倾向于采用分布源模型（distributed model）。该模型将大量偶极子（通常是成百上千个）均匀地放置在灰质体素或皮层表面。前者是三维的大脑体素（Hämäläinen & Ilmoniemi, 1994），后者是二维的灰质、白质分界面（Babiloni et al.，2003）。由于偶极子有三个方向（X、Y 和 Z 轴），求解正问题时，需要计算三个方向偶极子的活动。如果假设椎体细胞的排布是垂直于灰质和白质的分界面的，则可以固定方向为皮层网格的法线方向。灰质和白质的分界面通常利用个体磁共振结构像剖分来获得，构成源成像的解空间。固定方向的分布源模型，其传递矩阵是自由方向的 1/3。在临床应用中，当个体 MRI 变形或病变严重时，基于个体 MRI 的源模型显得尤为必要。另外，个体 MRI 通过配准，还可以提供标准空间的坐标信息，包括 Talairach 坐标、MNI 坐标等，这有助于进一步对激活涉及的神经生理结构做出判断。

二、头模型

头模型主要考虑电场在体积传导过程中的电磁特性和头部各组织的几何特性。电磁特性包括磁导率和导电性，而几何特性包括形状和结构特点。在给定位置放置偶极子后，外周空间就会形成电场。正是头模型确定了这个电场的分布，最终影响头皮表层测量到的电位值。一个最为简单同时应用也最广泛的头模型就是同心球模型。该模型假设电导率在各球体中是均匀的，但在分界面上存在差异。同心球模型的正问题具有解析解。然而，由于该模型对头部各组织的近似欠佳，导电率的空间异质性也很大，使得该模型的定位精度非常有限（Michel et al., 2004）。一种改进的模型是多壳球（multi-shell spherical）模型，球体包含不同的电导率，并考虑了各向异性。多壳球模型在一定程度上提高了同心球模型的计算精度。

部分仿真实验表明，精确的传递矩阵计算只能通过使用基于真实头模型来实现，方法包括边界元法（boundary element method，BEM）和有限元法（finite element method，FEM）（Valdés-Hernández et al.，2009）。对于边界元法，边界由分隔具有不同导电率的组织分界节点构成（Hamalainen & Sarvas，1989）。这些节点通过相互连接构成一个个三角片网格（mesh）。近年来，磁共振结构成像和计算机断层扫描（computed tomography，CT）已经成为一项常规的大脑检查。因此，构建边界元的个体 MRI 数据、CT 数据正变得越来越容易获得。在这种情况下，大脑、颅骨和头皮的表面边界可以作为常规性的输出。目前，已有大量全自动或半自动的软件来实现边界的剖分和网格化（Fischl et al.，1999）。

不同于边界元法，有限元法是将整个脑组织进行分块，构成不规则的体积单元。在电场的计算中考虑每个单元在导电率上的各向异质性。对于脑组织的变形、断裂和缺损等情况，都可以考虑将其加入到模型中来（G ü llmar et al., 2010）。但有限元的真实几何模型构建也是一个耗时、费力的过程，需要精确地分割 MRI 图像。相关的流程和分割算法需要相当稳定。另外，目前的脑成像技术还很难获得关于各活体组织的电导率等信息。由于个体有限元模型的复杂性，目前比较常用的思路是结合个体的配准信息，对已有的有限元模板进行变形。该方法的核心是获得从个体脑结构到模板脑结构的配准信息。该配准信息通常是非线性参数，其逆变换可以把模板空间的坐标转换为个体坐标。然而，对于模板脑结构，其有限元模板已经做完了耗时、费力的剖分过程，这就节省了计算时间。个体头部的结构差异可以在配准信息的帮助下得到充分考虑。另外，如果个体 MRI 结构像无法获得，可采用有限元的近似模型（approximate model，AM）。统计发现，近似模型的性能优于常用的平均空间模型，为大规模临床研究提供了可能（Valdés-Hernández et al.，2009）。

第二节 逆 问 题

逆问题求解的目标是通过观察到的头表地形图重建出皮层源的活动。这包括估计出源的规模、可能的位置、方向以及幅度。逆问题不管是理论层面还是实践层面，都具有很大挑战性。理论上，逆问题没有唯一解，即许多各不相同的大脑活动模式都可以产生相同的头表地形图（图 8.1）。在实践中，我们尚未得到一种最优的源成像方法。已有方法都涉及大量的参数，都需要若干假设。本节我们将介绍一些常用方法，以及它们相应的假设和涉及的参数。除了传统的等效偶极子和分布源模型，我们也介绍了新近出现的波束形成法和稀疏解方法。

一、等效偶极子

等效电流偶极子（equivalent current dipole，ECD）模型假设头表 EEG 由少数几个孤立的偶极子产生。这一假设在一些不涉及高级认知的心理过程中特别有效。当实验只涉及初级感觉皮层或运动皮层的活动时，采用等效偶极子可以很好地模拟初级知觉皮层的活动。基于孤立源假设，可以在数学上唯一确定源的所有参数：位置、方向和幅度。已有多种非线性优化算法来估计这些参数（Lei et al.，2009）。优化算法的目标函数，通常是最小化模型和记录之间的残差。一旦确定了偶极子的各个参数，就可以通过正问题来计算每个电极的模拟活动强度，该活动强度与测量观测值的差异就是模型的残差（residual variance，RV）。等效偶极子的拟合过程如图 8.3 所示。

当等效偶极子应用到一段时间的 EEG 时域数据时，还需要对其时间序列进行建模。时域数据可以是一段自发脑电、单个被试的 ERP 或是一组被试的平均数据。目前，有多种方法来对时间序列进行建模，其中一种方法是对每个时刻的 EEG 活动分别进行偶极子定位，该方法也叫移动偶极子定位法。偶极子的位置和方向是随时间不断变化的。该方法缺少对一段时间的活动位置的假设，因此在时域数据的每个时间点上都要完成一次定位。如果希望位置固定怎么办？此时可以选择一个典型的时间点来定位。该时间点通常对应了特殊的脑电成分，或是具有最大幅度的峰值时间，也可以是最大峰值附近一小段时间的平均值。另一种方法是固定偶极子法，要求空间固定，方向和幅度可以自由变化。有的固定偶极子甚至方向也固定，只允许幅度这一个自由参数用于拟合。在 BESA 或 SPM 软件中，时域数据首先进行主成分分解，然后对每个空间成分（相当于一个时间点）进行拟合，而 EEGLAB 则对每个独立成分进行拟合。这些基于成分的偶极子定位，通常只允许定位一个偶极子或者空间上左右对称（x 坐标符号相反）的偶极子。固定偶极子定位后，还可获得该偶极子活动的时间序列。类似于一个虚拟的电极，可以在偶极子时间序列的基础上进行波形分析、频谱变换和时频分析等。

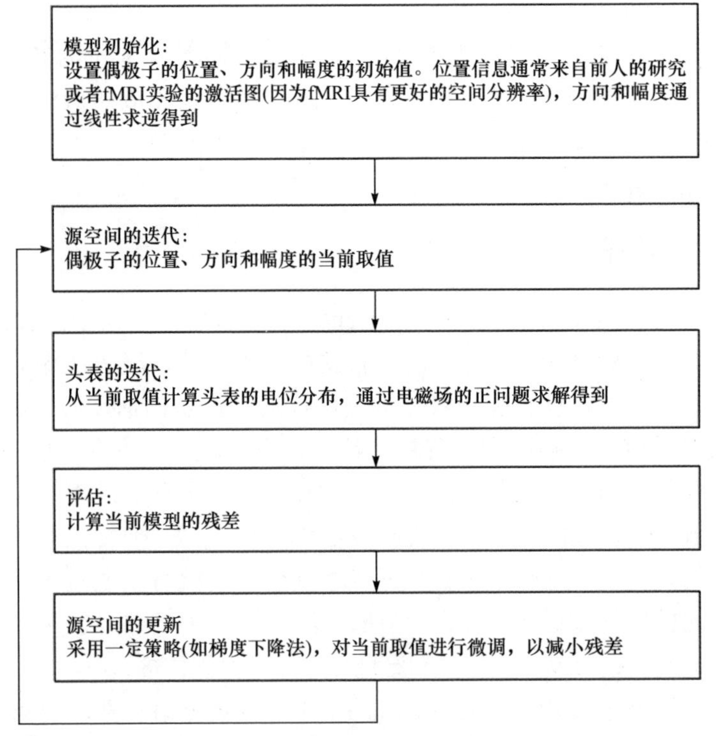

图 8.3　等效偶极子的拟合过程包括五个步骤：模型初始化，设置偶极子位置、方向和幅度的初始值；源空间的迭代，根据偶极子的初始值确定当前模型；头表的迭代，根据当前模型通过正问题计算头表电位分布；评估，计算当前模型的剩差；源空间的更新，对当前模型进行微调以减小残差

等效偶极子的优点是简单，适合模拟分散的神经活动。其缺点是需要预先设定偶极子的数量，无法模拟神经活动的空间延展性。每个偶极子的位置、方向和幅度，共包含 6 个未知参数。等效偶极子要求未知参数的数量少于电极的数量，这大大限制了偶极子的规模。另外，模型的求解依赖于非线性优化算法。这些算法的通病是无法避开局部极小值，通常表现为迭代过程的过早结束。另外是对多个偶极子的解释存在困难，很难让人相信定位的偶极子位置就是大脑中唯一具有电活动的地方。如果那样，静息态的大脑应该测量不到任何 EEG 信号。此外，对于复杂的认知过程或广泛的癫痫放电，等效偶极子模型的不合理性尤为突出（Bénar et al.，2005）。

二、波束形成与扫描法

波束形成（beamforming）法起源于雷达和声呐信号处理，后来被成功引入 EEG 源分析中，并成为最为常用的算法之一（Gross et al.，2001；Van Veen et al.，1997）。波束形成法的基本思路是：在源定位过程中，同时考虑信号区的活动提取和非信号区的干扰抑制。波束形成的典型应用就是雷达信号的空间滤波。雷达信号检测的一个典型应用就是从一组线性阵列获得的信号中提取特定到达方向的信号。波束形成法的目标函数是每个候选区域的代价函数，要求候选区域中信号和噪声之间的比率最大。噪声信号的协方差矩阵在算法中尤为重要，需要预先估计。波束形成法通常包含两个步骤：第一，使用先验定义的最优方向，线性估计每个源的活动；第二，通过噪声的功率对结果进行归一化处理。归一化思路在标准化低分辨率脑电磁断层扫描（standardized low resolution brain electromagnetic tomography，sLORETA）中也有使用，我们将在下一部分介绍。仿真实验表明，波束形成法的结果与其他源分析方法相比具有更高的精度，并且对空间范围的估计更为准确（Dalal et al.，2008）。

当然，和其他线性求逆方法一样，波束形成法也有分布源都具有的局限性。其主要缺点是必须设置大量参数，且设置过程通常比较主观，因而对结果的影响极大。这些设置包括解空间的规模、源的位置、源的方向是否固定、正问题模型（颅骨和头皮的传导参数等），以及如何在使用三个自由方向时根据每个方向的活动曲线获得该体素的振幅波动情况。其他设置还包括时域频域算法的选择、各个频段权重的设置等。对于时域方法，需要估计时域协方差，并设置计算协方差的时间窗长度。对于频域，需要估计互谱密度，以及决定时间窗长度是否需要根据频率而变化。进行协方差估计时，还需要考虑是否引入正则化参数及正则化的具体算法。对于多个实验条件，需要考虑是基于所有条件计算权重，还是分别为每个条件计算权重，多个条件中采用哪个条件作为统一的实验基线等，有时还需要对信号进行自适应空间滤波。目前，波束形成法主要包括静态波束形成法（quiescent beamformer）、线性约束最小协方差方法（linearly constrained minimum variance beamformer，LCMV），以及特征空间波束形成法（eigenspace-based beamformer）等。研究者可以根据自己感兴趣的源位置以及 EEG 噪声的特点选择合适的波束形成方法。有研究发现，深部脑区的涟漪波（ripple）都可通过波束形成法获得很好的定位性能（Van Klink et al.，2018），而涟漪波属于传统意义上用 EEG 源分析很难识别的脑电波。

与波束形成法高度相似的另一种方法是扫描法。该方法将所有的源位置逐一扫描，并量化每个位置产生头表 EEG 活动的可能性。该方法将偶极子产生的 EEG 测量信号分为信号子空间和噪声子空间，两个子空间相互正交。该方法的典型代表是多信号分类（multiple signal classification，MUSIC）算法。MUSIC 算法相对于偶极子等方法的优点是避免了寻找偶极子位置的非线性优化过程（Mosher et al.，1992）。然而，MUSIC 算法对相干源的定位有一定困难，尤其是当这些源彼此的位置接近时。另外，MUSIC 法对有色噪声也比较敏感。MUSIC 法的变式在一定程度上解决了 MUSIC 在相干源上的定位难题，这些方法包括递归 MUSIC、投影 MUSIC 和第一特征矢量定位法（first-principles vector localization method）等。

三、分布源模型

等效偶极子需要事先确定偶极子的数目。相比之下，分布源模型不需要任何关于源个数的假设，从而受到越来越多的关注。在这些模型中，三维网格或二维表面中的每一个节点都是解空间的源。这意味着源的数目将远远大于电极的个数，即在分布源模型中，EEG 逆问题是高度欠定的。接下来的任务是推导出一个唯一的解来拟合头表测量数据，因为有无限多的解都可以产生相同的头表 EEG 活动。

EEG 源成像的线性分布源模型为

$$Y = L\theta + \varepsilon_1 \tag{8.1}$$

其中，$Y \in Rn \times s$，为具有 n 个电极、s 个时间点的 EEG 记录。$L \in Rn \times d$ 是已知的传递矩阵，$\theta \in Rd \times s$ 为未知的 d 个源在 s 个时间点的动态过程。源如果是自由方向，L 是 $n \times 3d$ 的矩阵，而 θ 是 $3d \times s$ 的待求解的源活动矩阵。3 表示每个偶极子的三个正交分量（x，y，z）。$\varepsilon 1$ 用来表示头表电极空间中的随机噪声。式（8.1）为典型的线性方程，EEG 逆问题就是求解这个方程。电极数 n 通常比源个数 d 小得多，需要对解加上其他约束。下面介绍几种典型的约束方法。

最小模解（minimum norm，MN）是在没有先验信息的情况下，对三维源分布的最小二乘估计（Hämäläinen & Ilmoniemi，1994）。最小模解的唯一假设是解应具有最小的总强度，即最小的 $L2$ 范数。与此对应的解具有较为简单的表达式，即

$$\theta = L^{\mathrm{T}}(LL^{\mathrm{T}})^{+}Y \tag{8.2}$$

其中，“+”表示穆尔-彭罗斯（Moore-Penrose）广义逆，T 表示矩阵的转置。最小模解被广泛地应用于一般线性模型估计中。只有一个源组合可以同时实现测量数据的最佳拟合，又具有最低的总强度，它的解是唯一的。实际上，在数学上，要求活动总强度具有最低的能量并没有生理必要性。此外，位于皮层表面的偶极子，只需要很小的强度就可以产生很大的头表电压差，因此最小模解会倾向于定位到表面的偶极子。相比之下，深部源就很难识别，它们通常被错误地定位成活动更小的浅层源。

由于最小模解对表面源的倾向性，人们提出了多种线性加权矩阵来缓解这一问题。一种可能的加权是传递矩阵每一列的范数，这就是著名的加权最小模解（Lawson & Hanson，1995）。加权矩阵 W 定义为

$$W = \mathrm{diag}(\|L_1\|, \|L_2\|, \cdots, \|L_{\mathrm{d}}\|) \tag{8.3}$$

最终的解则改为

$$\theta = W^{-1}L^{\mathrm{T}}(LW^{-1}L^{\mathrm{T}})^{+}Y \tag{8.4}$$

对于深部源，传递矩阵中对应的列具有较小的范数，从式（8.3）可知，在源成像过程中具有较大的权重。式（8.4）提供了此类加权算法通用解的形式，可以在加权矩阵中考虑其他的数学约束。一个具有代表性的例子就是拉普拉斯加权，即 LORETA 采用的权重矩阵（Pascual-Marqui et al.，1994）：

$$W = B \times \mathrm{diag}(\|L_1\|, \|L_2\|, \cdots, \|L_{\mathrm{d}}\|) \tag{8.5}$$

其中，B 表示离散空间的拉普拉斯算子。要注意 LORETA 家族的其他算法，如 eLORETA，sLORETA 等并没有加入其他的权重矩阵。eLORETA 将用于求逆的算子采用迭代的方式得到。sLORETA 只是在拉普拉斯算子的基础上，考虑了电流密度能量的标准化（Pascual-Marqui & Pharmacol，2002）：

$$\theta_l' = \theta_l^{\mathrm{T}}\{[\mathrm{S}_\theta]_{ll}\}^{-1}\theta_l \tag{8.6}$$

其中，S_θ为估计的电流密度的方差：

$$S_\theta = W^{-1}A^{\mathrm{T}}(AW^{-1}A^{\mathrm{T}})^{+}A \tag{8.7}$$

空间拉普拉斯算子可以度量解空间的平滑程度。在 LORETA 家族的系列方法中，通过最小化空间拉普拉斯算子来获得平滑解是一种普遍的做法。注意，对于向量场，平滑程度可以有多种计算方式，这就产生了不同的平滑解方法（Mitiche et al.，1988）。平滑的约束具有一定的实用性，因为通常皮层上相邻区域的神经元群活动总是高度相关的。然而，由于解空间的分辨率（通常为毫米）和电极间的分辨率（通常为厘米）往往没有可比性，这使得平滑的适用范围值得商榷。

四、稀疏解

LORETA 家族的系列方法因为需要平滑，其中一个明显的缺陷是解具有模糊性。而神经生理学的功能定位的证据表明，神经电活动应该具有稀疏性（Gorodnitsky et al.，1995）。稀疏性是针对特定的空间尺度的，是指只有少数专门处理某个任务的区域具有显著的激活。这里需要特别强调的是，稀疏性的定义须考虑空间尺度和源模型的结构。例如，假设有 4 个偶极子，每个偶极子有一个偶极矩，即 3 个活动参数。解空间现在共有 12 个参数$[x_1, y_1, z_1, x_2, y_2, z_2, x_3, \cdots, z_4]$。如果两种算法都得到其中有 3 项参数是非零的，即解为$[1,1,1,0,0,\cdots,0]$，和$[1,0,0,1,0,0,1,0,\cdots,0]$，可以认为稀疏性指数都一样，为 3/12。但如果从偶极子角度看，前者只有 1 个偶极子活动（1/4），后者有 3 个偶极子活动（3/4），稀疏性是完全不同的，可能后者才更符合神经生理学的稀疏性。

至少有两种策略可以使解稀疏化：一种方法是直接求$\mathrm{l_p}(p \leqslant 1)$范数解，这包括 10、11/2、11 范数解等（Xu et al.，2007）。另一种方法是通过迭代去收缩解空间，通过修剪活动不大的节点来获得稀疏解。这两种策略都可以使原先的欠定问题转化为超定问题，从而获得唯一解。这里介绍局部欠定系统解方法（focal underdetermined system solver，FOCUSS）（Gorodnitsky et al.，1995）和高斯源成像算法（gaussian source imaging algorithm，GIA）（Lei et al.，2009）两种迭代算法。它们都是先获得基于 LORETA 的初始解，然后通过迭代步骤的特殊设计逐步获得稀疏解。

FOCUSS 是一种非常有效的收缩迭代算法（Gorodnitsky et al.，1995）。通过线性变换$\theta = W\phi$，式（8.1）可改写为目标函数，即

$$\begin{cases}\min\|\phi\| \\ \text{s.t}: LW\phi = Y\end{cases} \tag{8.8}$$

FOCUSS 的第 i 步迭代将权重矩阵 W_i 通过先前迭代得到的解 θ_{i-1} 来构造。迭代更新包括以下两步：

$$W_i = 1/\text{diag}\left(\|L_1\|, \|L_2\|, \cdots, \|L_\text{d}\|\right) \times \text{diag}(\theta_{i-1}) \tag{8.9}$$

$$\theta_i = W_i^{-1} A^\text{T} (A W_i^{-1} A^\text{T})^{+} Y \tag{8.10}$$

其中，W_i 中既有来自 θ_{i-1} 的活动强度信息，也有类似于加权最小模解的加权信息，其影响是 θ_{i-1} 中一些振幅较大的元素将获得更大权重，而其他元素将进一步变小。在迭代过程中，式（8.9）趋向于抑制大量元素的活动，直到它们变为零。因此，FOCUSS 的最终解具有很好的解稀疏。

迭代过程通过修改式（8.9）和（8.10）的构造，可以引入其他稀疏解算法。高斯源模型（Gaussian source model，GSM）是我们基于神经活动的特点提出的源分布模型，结合了分布源和稀疏解的优越性。高斯源假设局部区域中的解具有相同的方向，并且其振幅呈球形分布（Lei et al.，2009）。其算法，即高斯源成像算法（Gaussian source Imaging Algorithm，GIA）借鉴了 FOCUSS 的迭代步骤。其中，高斯源模型的构造是高斯源成像算法的关键，包括以下三个步骤。

首先，确定高斯源的中心。每个中心都是解空间的节点，但需要满足两个条件：第一，其振幅 v 是整个解空间最大的 1%的活动点；第二，振幅 v 是最近 6 个邻域中的最大者。由该定义可以看出，解空间中将有大量节点成为高斯源的中心。

其次，在确定中心后，接下来需确定高斯源的球半径。它被定义为在每个方向（对于空间体素有 6 个方向），从中心到振幅不再降低的第一个节点的距离。共可计算出 6 个半径，高斯源的半径是 6 个半径的均值。

最后，调整每个高斯源节点的振幅。各个节点的强度由高斯函数决定。对于第 i 个高斯源，其空间分布系数 δ_i 由中心的振幅 v，其近邻节点（最多 6 个）的平均值 Vneighbor 和最小空间分辨率 d 决定：

$$\delta_i^3 = d^3 / \ln(v / v_\text{neighbor}) \tag{8.11}$$

处于该高斯源的节点 j 的振幅 Q_j 由位置向量 $\boldsymbol{s}_j$ 确定：

$$Q_j = Q_j \times \exp(-\left\|s_i - s_j\right\|^3 / \delta_i^3) \tag{8.12}$$

其中，Q_j 表示中心节点 j 的偶极矩，其振幅是局部最大值 v。$\boldsymbol{s}_i$ 和 $\boldsymbol{s}_j$ 分别是

中心节点 i 和网格节点 j 的空间位置向量。如果 v_j，即 Q_j 的范数大于 j 节点当前的解，即 $\theta_i(j)$ 的范数，则 Q_j 赋值到 j 节点。否则 j 节点的偶极矩不变。距离中心越远，空间分布系数越小，该节点的偶极矩就会设定得越小。

上面两个步骤的实质是对解空间的平滑和修剪。迭代过程类似于FOCUSS，具有类似的收敛性质（Gorodnitsky et al.，1995）。关于该方法的详细讨论、仿真模拟以及应用实例可参考相关研究（Lei et al.，2009）。

第三节 贝 叶 斯

贝叶斯公式提供了一个将先验信息结合到源成像的合理框架：在先验分布上考虑各种约束或者先验信息，而成像的结果则通过后验分布的估计来获得。采用常用的概率函数并结合马尔科夫链蒙特卡洛方法（Markov chain monte carlo，MCMC）等数值方法，可以使复杂的源成像计算问题得到合理的解决。对于源分析，贝叶斯模型可以考虑更为精细的生物物理和神经解剖信息，主要包括神经电流的特点（Lei et al.，2009）、源的局部稀疏性（Phillips et al.，1997）、空时相结合的约束（Baillet & Garnero，1997），以及来自 fMRI 的多个脑网络（Lei et al.，2011）。参数经验贝叶斯（parametric empirical Bayesian，PEB）框架已在多种最新的算法中得到应用和验证，是非常有潜力的源成像方法（Lei et al.，2015）。

一、参数经验贝叶斯

参数经验贝叶斯模型扩展了分布源模型，包括两层线性方程（Lei et al.，2011；Mattout et al.，2006；Phillips et al.，2002）：

$$Y = L\theta + \varepsilon 1, \varepsilon 1 \sim N(0, T, C_1) \tag{8.13}$$

$$\theta = 0 + \varepsilon 2, \varepsilon 2 \sim N(0, T, C_2) \tag{8.14}$$

其中，Y，L，θ，$\varepsilon 1$ 和前面的定义一样，$N(\mu, T, C)$ 表示矩阵的多变量高斯分布，即 $\varepsilon \sim N(\mu, T, C) \Leftrightarrow vec(\varepsilon) \sim N(\mu, T \otimes C)$。其中，$\mu$ 为均值，而 $T \otimes C$ 为协方差。vec 表示列堆垛算子，$\otimes$ 为 Kronecker 矩阵张量乘积。$\varepsilon 2$ 表示源空间的随机噪声，T 表示已知的时间相关矩阵。这里假设电极空间的噪声 $\varepsilon 1$ 满足独立同分布 $C_1 = \alpha^{-1} I_n$，其中 I_n 是 n 阶单位矩阵；源空间的噪声 $\varepsilon 2$ 的协方差表示为协方差成分的加权形式：

$$C_2 = \sum_{i=1}^{k} \gamma_i V_i \quad (8.15)$$

其中，$\gamma = [\gamma_1, \gamma_2, \cdots, \gamma_k]T$ 是非负超参数向量，用来控制每个协方差成分矩阵 Vi 的相对贡献。协方差成分集 $V = \{V_1, V_2, \cdots, V_k\}$ 为已知，具有固定的形式。式（8.15）的这一加权形式非常灵活，不同形式的协方差成分都可以纳入 EEG 源定位中（Mattout et al.，2006）。参数γ的最终取值依赖于测量数据，使用限制最大似然算法（restricted maximum likelihood，ReML）来估计（Friston et al.，2007）。

二、解剖先验信息

参数经验贝叶斯模型提供了一个融合来自其他模态先验信息的自然框架，可以针对式（8.15）中的协方差成分进行专门设计。对于式（8.2）中定义的最小模解，在贝叶斯模型中，可以认为其协方差成分是单位矩阵，即 $V_1 = Id$，Id 为 d 行 d 列的单位矩阵（Phillips et al.，2005）。类似于 LORETA，贝叶斯模型中可引入空间平滑的协方差成分。格林函数通过邻接信息构造，就考虑了局部区域在神经活动上的一致性（Harrison et al.，2007）：

$$G = \exp(\sigma B) = [g_1, g_2, g_3, \cdots, g_d] \quad (8.16)$$

其为邻接矩阵 B 的格林函数，矩阵 B 表示源空间皮层网格上节点的相邻关系。这里 d 个网格在皮层表面均匀分布。G 中的第 i 列 g_i 定义了节点 i 的邻接权重。相邻节点的权重由它们与中心的距离决定，离 i 越近的节点有更大的权重。平滑参数σ为定义在 0～1 的参数，取值越大，平滑越剧烈，通常固定为 0.6（Friston et al.，2008）。在贝叶斯模型中，可以将 LORETA 理解为协方差成分为$V = \{I, G\}$的情况，即包括两个全脑活动的假设，分别代表各源之间互不相关（前者 I）或近邻源高度依赖（后者 G）这两种极端情况。在多重稀疏先验（multiple sparse priors，MSP）模型中，协方差成分由 k 个 G 中的列（空间模式）构成：$V = \{g_1 g_1 T, g_2 g_2 T, \cdots, g_k g_k T\}$。这里的 gi 是对矩阵 G 各列的等间隔稀疏采样。研究表明，多重稀疏先验模型比 MNM 和 LORETA 的解都更为准确，不管是在空间精度还是时间拟合性上，(Friston et al.，2008；Henson et al.，2010)。

三、网络源成像技术

贝叶斯模型的协方差成分具有可扩展性，这为引入其他先验信息提供了契机，例如，可以加入从 fMRI 信号中导出的时间相干网络（temporal coherent networks，TCNs）信息。基于参数经验贝叶斯模型，我们开发了基于大尺度脑网络的网络源成像（NEtwork-based SOurce Imaging，NESOI）（Lei et al.，2011）。与由统计参数图（statistical parameter mapping，SPM）得到的激活图不同，独立成分分析不需要对 fMRI 信号变化的时间过程进行任何假设。任务相关的瞬态成分、次生成分以及任务不相关成分都可用于 EEG 源成像。这些成分通过传统的 fMRI 统计参数图很难获得，即使能够得到，它们通常也在一个激活图中而失去可分性，即作为彼此独立的空间信息来帮助 EEG 源成像。

NESOI 的新颖之处在于，从任务态 fMRI 信号中提取多个时间相干网络。单个的时间相干网络包括 fMRI 信号波形相似但距离较远的皮层区域。因此，NESOI 不同于解剖上的空间相邻信息或 SPM 获得的局部功能激活信息。在 NESOI 中，EEG 和 fMRI 信号需要来自同一个被试且完成同一个实验，可以分别在两个模态上采集数据，也可以用同步 EEG-fMRI 采集。为了构建时间相干网络，采用 ICA 对 fMRI 信号进行盲源分离时，反应模式类似的大脑区域会进入同一个成分（Beckmann et al.，2005）。空间独立成分分析的结果包含空间独立成分，以及与之对应的时间过程。空间独立成分包含多个进行同步活动的区域，可以认为其活动强度表示每个体素和活动曲线间的相似性。如果进一步将成分的活动强度值变换为 z 分数，就能得到每个体素的相对贡献值。可以设置一个阈限，如绝对值大于 2 倍方差的体素，就认为该区域的活动与成分的时间过程高度一致。负的 z 分数表示 BOLD 信号与成分的时间过程波形相反（McKeown et al.，1998）。

把 EEG 的源空间和 fMRI 的体素空间配准后，EEG 源空间的格点被包含到 fMRI 的各个体素中。由于 EEG 源空间只是灰质和白质的分界面，而 fMRI 的体素覆盖了整个大脑，这就确保了源空间的每个格点都对应一个唯一的体素。每个格点按它所在体素的 z 分数进行赋值。该过程将 fMRI 中的 k 个空间独立成分变换为 EEG 源空间的激活强度矩阵 $\boldsymbol{U}$（$d\times k$），其中 d 为格点数，k 为独立成分数。激活强度被二值化，当激活强度的绝对值大于 3 时，$\boldsymbol{U}$ 中的元素 $\boldsymbol{U}_{ij}$ 设为 1，否则设 $\boldsymbol{U}_{ij}$ 为 0。由于每个独立成分的激活格点具有类似的动态过程，$\boldsymbol{U}$ 矩阵实际编码了 k 个功能网络。显然，$\boldsymbol{U}$ 是具有大量零元素的稀疏矩阵。考虑到局部区域源的空间相干性，NESOI 的 V_i 有以下形式：

$$V_i = G\times \mathrm{diag}(\boldsymbol{U}_i)\times G^{\mathrm{T}} \tag{8.17}$$

其中，$\boldsymbol{U}_i$ 是第 i 个独立成分获得的列向量，为二值化的激活强度，G 为格林函数。每个协方差成分 V_i 并不是对角矩阵。事实上，式（8.16）非对角线上不为 0 的项用来模拟同一个成分各个区域间的相干源。例如，在默认网络中用于模拟后扣带回和前额叶的同步活动。显然，NESOI 协方差成分的定义引入了一种全新的先验信息，既不来自数学约束也不来自神经解剖，而是 fMRI 的功能连接信息。

四、静息态皮层节律技术

网络源成像（NESOI）是针对 ERP 设计的源重建方法，其空间先验信息来自任务态 fMRI 实验。这些时间相干网络要求同一个被试在同一个范式下完成实验。近年来，静息态大脑活动成为神经影像研究的热点。静息态 EEG 由于成本低、易操作和实验简单的特点，逐渐受到重视（Babiloni et al.，2020）。已有一些工作开始探讨静息态 EEG 和静息态 fMRI 的相互关系，包括静息态的 fMRI 功能连接信息是否能应用于静息态 EEG 的源定位、NESOI 是否可以进一步推广到静息态 EEG 等问题。

为了实现 EEG 源成像的标准化、流程化分析，我们基于 8 个静息态脑网络模板开发了一个工具箱来估计每个静息状态网络中 EEG 节律的能量大小，即静息态皮层节律技术。该工具包通过三个步骤来计算每个大尺度脑网络中的 EEG 各节律能量[图 8.4（a）]。首先，在 EEG 信号的所有电极中通过韦尔奇（Welch）方法计算互功率密度谱。基于电极空间的互功率密度谱，

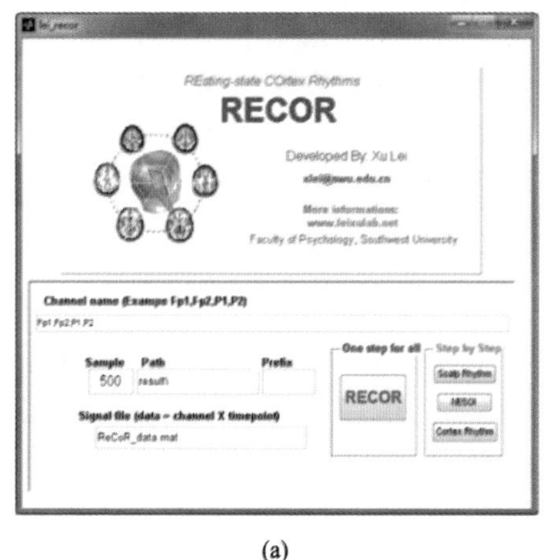

(a)

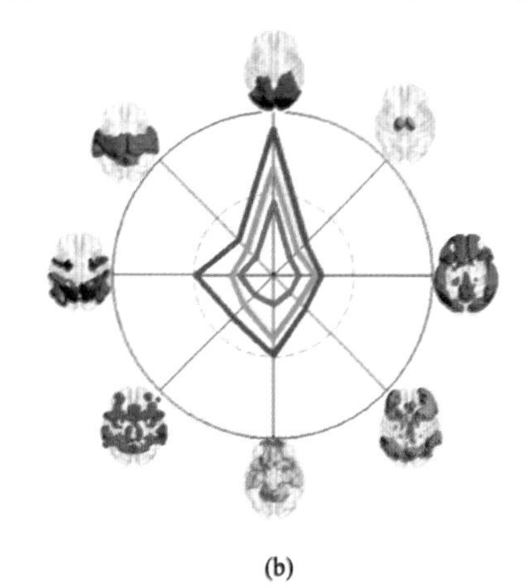

(b)

图 8.4 静息态皮层节律（RECOR）技术是一个专门用于静息态 EEG 分析的工具箱，用于估计 8 个大尺度脑网络中的 EEG 节律的功率。（a）RECOR 的图形用户界面；（b）每个节律的功率可以显示为 8 个脑网络能量的雷达图

可进一步按频段计算各个电极 7 个节律的功率绝对值，这些节律包括δ、θ、低α、高α、低β、高β和γ。功率谱的绝对值将进行对数变换，以提高其在被试间统计时的正态性。其次，基于电极的互谱进行 EEG 源的互功率密度谱的估计，采用 eLORETA 进行源重建。这里需要注意的是，RECOR 的核心源成像算法并没有采用贝叶斯模型，如 MSP、NESOI 等。在源空间估计出互功率密度谱后，每个节律的皮层源活动情况也可获得。RECOR 的最后一步是估计出 8 个大尺度脑网络的各节律能量，通过平均每个网络所有节点的功率值得到。图 8.4（b）中的三条线分别代表一组被试 EEG 的α节律的功率值，可以看到 3 组被试都在视觉网络具有最大的α功率。

这里我们把静息态脑网络（resting-state networks，RSNs）作为结果报告的空间模板（Yeo et al.，2011）。其中 7 个网络，即视觉网络、躯体感觉网络、背侧注意网络、腹侧注意网络、边缘系统网络、额顶网络和默认网络来自大数据分析（Yeo et al.，2011）。该分析基于 1000 人的大规模静息态 fMRI 数据，采用功能性聚类进行空间分割。我们进一步考虑了深部脑结构的贡献，包括丘脑、尾状核、海马、杏仁核和内嗅皮层等。上述脑区通过自动解剖标记模板（automated anatomical labelling，AAL）的对应关系（Tzourio-Mazoyer et al.，2002），构建第八个大尺度脑网络。每个静息态脑网络都涉及了多个脑区，它们在静息状态下具有类似的 BOLD 激活模式，已被广泛证明在人群中具有极高的可重复性（Smith et al.，2009）。神经科学研究表明，EEG 节律既包括局部脑区活动，也受到长程连接的影响。前者和高频活动相关，而后者和低频活动相关。对于反映长程连接的 EEG 节律，我们推测可能与静息态脑网络具有良好的空间一致性。低频部分 EEG 节律的模块分布极有可能与 fMRI 得到的静息态脑网络高度重叠。如果皮层的电生理活动在宏观尺度上遵循和静息态脑网络相同的空间模式，以它们来汇总 EEG 功率谱和脑连接的结果，将极大地提高 EEG 源成像的空间稳定性（Lei et al.，2015）。

RECOR 中的正问题采用了高密度的皮层网格模板，由 Fieldtrip 工具包提供。模板是基于个体的结构 MRI 制作，扫描自一位具有神经解剖典型性的成年男性（http://fieldtrip.fcdonders.nl/download.php）。网格有 8196 个顶点，均匀分布在白质和灰质的分界面上。每个顶点有一个垂直于网格表面的偶极子。参考 Yeo 等构建的大尺度脑网络模板（Yeo et al.，2011），基于最近邻体素所属的脑网络将 8196 个顶点进一步划分为 8 个子集，每个子集对应一个大尺度脑网络。将电极位置配准到头表，并在包括头皮、颅骨和大脑的三层边界元模型（boundary element method，BEM）中计算导联矩阵。通过一个迭代流程，eLORETA 可以基于导联矩阵得到求逆的线性算子，该过程不需要头表 EEG 信号作为输入。之后，基于在电极空间得到的互功率密度谱，最终实现 8196 个顶点的互功率密度谱的估计。值得注意的是，eLORETA 的估计过程采用的是互功率密度谱，确保了源定位过程中的每一步都是线性变换。

这里我们想强调的是，RECOR 的结果故意保持了源定位的空间“粗颗粒”性。虽然 RECOR 也可以估计出每个偶极子的电活动，但该步骤只是一个中间过程。RECOR 的核心输出是 EEG 源活动的大尺度脑网络分布，报告出每个网络的平均电流密度。我们认为这与 EEG 记录的低空间分辨率是匹配的、适宜的。当然，这并不是说通过低分辨率的 EEG 去重建高分辨率的皮层活动相关的工作没有意义，只是这种精确定位的工作可能需要更多的来自其他模态的信息，而且更适合于任务态。在静息态中报告大尺度脑网络的统计特征，可能更有利于在临床应用上的推广。在脑网络这一尺度上的平均计算可以降低对重建方法空间定位精度的要求，特别是降低在定位脑深部结构时表现不佳的影响。我们推荐在报告 RECOR 结果时跳过报告重建源的精确位置，将重点放在 8 个脑网络中更宏观的统计特征上。需要注意的是，RECOR 是专门针对静息态 EEG 设计的，而不是稳态刺激诱发的 EEG 或 ERP。自发 EEG 的源成像分析可以为理解大脑自发思维、休息和睡眠时的意识状态、大脑的发育和成熟或精神疾病中的功能变化提供重要的量化指标。

第四节 未来的发展方向

一、定位准确性

一个典型的源定位过程通常包括六步。第一，完成个体电极的定位和基准点采集以及个体解剖像的获取。第二，进行从个体电极到解剖像的配准，以及皮层网格即解空间的提取。第三，进行头模型的构建和传递矩阵的计算。第四，选择特定的源成像方法计算皮层活动。第五，对于组分析可能还需要进行空间平滑，以及归一化到解剖模板空间。第六，统计报告源分析结果并进行可视化呈现。仿真实验表明，精确的电极位置和个体结构像的扫描可以极大地提高源定位的空间精度，使 EEG 源成像结果可以与 fMRI 激活区定位的效果相匹敌（Brookes et al.，2010；Murzin et al.，2011）。然而，要想达到这样高的空间精度，在实践中是非常困难的。

许多不确定性因素会严重影响源定位的准确性，如电极的形状和电极——头皮的连接方式、颅骨和头皮的传导率、电极和 MRI 结构像的联合配准、头部和大脑的剖分方法等（Steinsträter et al.，2010）。对于分布源模型，源空间的设定就决定了最大的空间分辨率。源空间可以是二维网格或三维体素，源和源之间的距离通常为 3～5mm。源成像的结果如果经过了空间平滑以及空间归一化，将会进一步降低源定位的空间精度。因此，很少有人会看到源定位结果具有类似于 fMRI 激活图的定位精度。我们应该谨慎对待那些宣称具有毫米级空间精度的 EEG 源成像报告。虽然在假设驱动的研究中可能有更高的空间精度，但是大多数源重建研究中使用的有效的空间精度还是在厘米量级。如何提高定位精度、简化成像流程、开发更快速和实用的源重建方法，仍是重要而富有潜力的研究课题。

二、多模态结合

许多新兴的神经影像技术可以成为 EEG 源定位的补充，如脑磁图（MEG）、磁共振成像（MRI）、功能磁共振成像（fMRI）、正电子发射断层扫描（PET）、弥散张量成像（DTI）和脑刺激技术等（Lei et al.，2015）。每种技术都有许多不同的实现路径，如 fMRI 可以进一步分为任务 fMRI 和静息态 fMRI。脑刺激是一个大类，包括经颅磁刺激（TMS）、经颅电刺激（transcranial direct/alternating current stimulation, TDCS/TACS）和深度脑刺激等。从源分析的角度来看，各个模态的贡献体现在三个层面：在正问题中构建头模型，在逆问题中提供空间先验和在脑网络推断中提供连接信息。在前面的内容中，我们介绍了 MRI 和 CT 在头模型构建中的应用。在提供空间先验方面，基于 EEG 信息的 fMRI 分析、时间相干网络和静息态 fMRI 已经被系统地引入源分析之中。相关内容我们将在第十七章中专门进行介绍。此外，弥散磁共振成像的纤维追踪信息、神经刺激技术引起的空间连接等都可以作为连接性先验信息。它们的引入可以帮助我们推断源空间中的神经电活动的连接情况。

目前，MEG 和 EEG 联合记录已经是一种常规做法。长期以来，源定位领域的经验认为，MEG 在源定位的空间精度优于 EEG，但事实上 EEG 的有些特点是 MEG 无法企及的。EEG 对径向和切向偶极子都敏感，而 MEG 只对切向偶极子敏感。有研究发现，EEG 的定位精度其实可以与 MEG 一样好甚至优于 MEG（Murzin et al.，2011；Steinsträter et al.，2010）。个中原因，其实是 EEG 目前的定位流程还不够规范，例如，需要采用高密度脑电电极，采集精确的电极位置，获取个体头部形状信息，构造个体化的正问题模型，并对脑组织的电导率具有准确的估计。这种多模态信息和高精度测量在MEG中已被常规采用，但在EEG研究中并不常用。毕竟EEG价格低廉，人们似乎觉得用这些昂贵的神经影像技术来帮助它分析有些不值？这可能解释了为什么在实际应用中MEG的定位精度往往优于EEG的定位精度。随着EEG电极技术的进步，记录被试特定的电极位置的方法的普及，以及分析流程的成熟，未来EEG源重建结果的准确性一定会进一步提高。将EEG源分析与其他模态相结合，在认知神经科学和临床神经科学领域都有巨大的潜力。

第五节 应用实例

一、实验过程

对10名健康被试（6名女性，年龄为20.9±2.7岁）在闭眼静息状态下进行EEG记录。所有被试完成问卷调查，包括匹兹堡睡眠质量指数（Pittsburgh Sleep Quality Index，PSQI）、抑郁自评量表（Self-rating Depression Scale，SDS）和焦虑自评量表（Self-rating Anxiety Scale，SAS）。在详细介绍协议后，让被试签署知情同意书，数据集可以从链接中下载（http://www.leixulab.net/data.asp）。

EEG数据采用64通道弹性电极帽（Brain Products，德国慕尼黑）采集，时间都是在上午9:00～11:00，记录大约3分钟的数据，采样率为500Hz。脑电记录的阻抗保持在5kΩ以下。使用EEGLAB（http://sccn.ucsd.edu/eeglab）对数据进行预处理，包括用0.1～45Hz的带通滤波，采用平均参考进行数据转换。然后将数据分割成4s的段，并初步识别和排除眼电、肌电和其他类型的伪迹。对于所有被试的数据，我们选择前10段，即选用40s无伪迹的EEG数据进行接下来的分析。

利用MATLAB自带的韦尔奇变换函数（pweltch）来计算功率谱。这里呈现了10号被试在闭眼和睁眼两种情况下的功率谱。从图8.5（c）中可以看到，α节律（8～12Hz）在枕叶具有最大的功率，这是闭眼条件下最显著的节律。在下面的源定位过程中，我们重点对α节律的功率进行定位，演示了三个工具包：DIPFIT、sLORETA和RECOR。请注意频域中的源分析应该基于互功率密度谱，而不是基于对数变换后的头表电位功率强度值（即本例中所采用的）。直接对功率谱进行源定位是不正确的用法，这里我们只是使用α节律的能量作为模拟ERP的幅度分布，以展示不同工具箱的主要操作流程（Frei et al.，2001）。利用MATLAB代码计算静息态EEG的功率谱和地形图，分别采用pweltch和topoplot函数估计频谱和绘制地形图，这里保存了闭眼条件下α节律的功率和电极定位结果。

```
eegFilePath='D:\\resting-state EEG\\';
% % 计算 10 号被试的功率谱
for i=1:2 % 睁眼和闭眼条件
    if i==1   % load the file
        subFile='sub10c.set';
    else
        subFile='sub10o.set';
    end
    EEG = pop_loadset('filename', subFile, 'filepath',
eegFilePath);
```

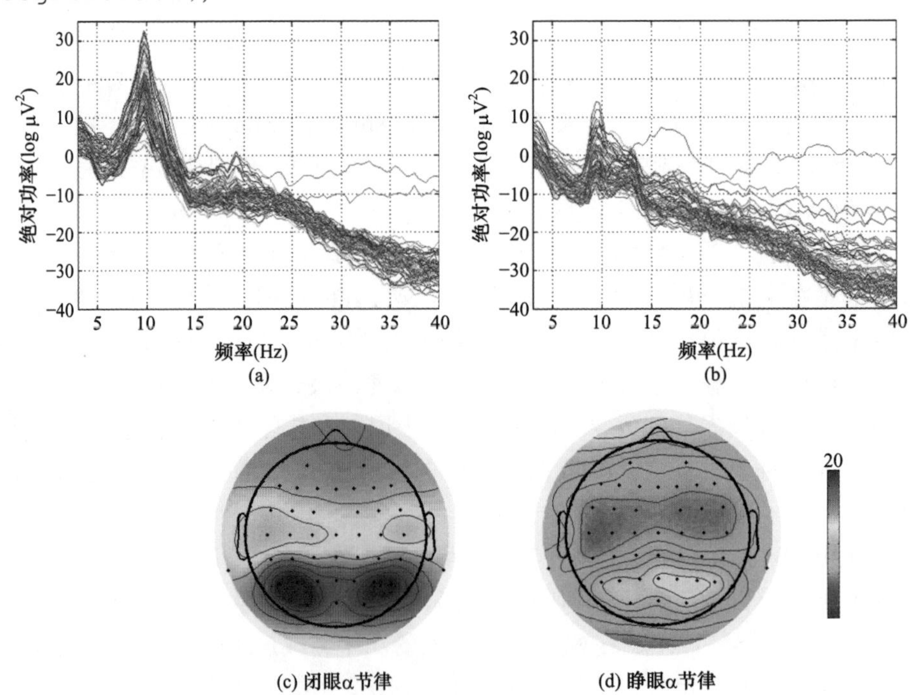

图 8.5　在睁眼和闭眼条件下静息态EEG的功率谱（a),（b）和α节律的头表地形图（c),（d)。在闭眼条件下α节律（8～12Hz）是频谱中的优势节律，主要分布在枕叶区域

```
    signalRest=reshape(EEG.data, [61,
100*240]);
    for j=1:61 % each channel
        [Pxx] = pwelch(signalRest(j, :), 200,
        0, 256, 100);
        Pxx=20.*log10(Pxx);
        Px(:, j, i)=Pxx;
    end
end
%% 画出EC和EO条件下的功率谱和头表拓扑图
Fs=[0:128]./128*50;
figure
for i=1:2
    subplot(2, 2, i)
    plot(Fs, Px(:, :, i));
    grid on;
    axis([3 40 -40 35]);
end
Pxm=squeeze(mean(Px(22:31, :, :))); % 对应[8
12]Hz的α节律
for i=1:2
    subplot(2, 2, i+2)
    topoplot(Pxm(:, i), EEG.chanlocs,
    'maplimits', [-20 20]);
end
alphaRhythm=Pxm(:, 1);      % alpha band for
eyes-closed
save alphaRhythm.mat alphaRhythm;
chanlocs= EEG.chanlocs;   % 电极信息
save chanlocs.mat chanlocs;
```

二、DIPFIT

我们使用EEGLAB里的插件DIPFIT来实现α节律的等效偶极子定位。

注意 DIPFIT 主要用于对 EEG 信号的独立成分进行定位，函数大都来自 Fieldtrip 工具包。下面是估计α节律的等效偶极子的 MATLAB 代码，反映了定位α节律的主要步骤，主要利用了 EEGLAB 的 DIPFIT 插件，分别用偶极子脑电图和偶极子图的函数来估计和绘制偶极子。

```
% % 偶极子拟合
load alphaRhythm.mat;  % 闭眼条件数据
alphaRhythm=alphaRhythm-mean（alphaRhythm）; %
平均参考
load chanlocs.mat;
templateFile='D:\matlab
tool\eeglab13_5_4b\plugins\dipfit2.3\standar
d_BESA\';
[ dipole, model] = dipfit_erpeeg（alphaRhythm,
chanlocs, 'dipoles', 2, 'settings', ...
    {'coordformat',  'spherical',  'hdmfile',
[templateFile,'standard_BESA.mat'], ...
   'mrifile', [templateFile, 'avg152t1.mat']}）;
% % 在 3-D 空间画出偶极子
dipplot（dipole, 'image', 'mri', 'sphere', 85,
'normlen', 'on', 'projimg','on', ...
    'projlines', 'on', 'gui', 'off '）;
% %画出头表拓扑图和偶极子
dipolefortopoplot = [dipole（1）.posxyz（:, 1:2）
dipole（1）.momxyz（:, 1:3）]/85;
figure
topoplot（ alphaRhythm,  chanlocs,  'dipole',
dipolefortopoplot, 'dipnorm', 'on', ...
    'electrodes', 'off '）;
title（[ 'Alpha rhythm, fit with two symmetric
dipoles  (RV '…
    num2str（dipole（1）.rv*100, 2） '%）'] ）;
```

本部分教程的实例数据(alphaRhythm.rar)可从链接(http://www.leixulab.

net/data.asp）中下载。该示例数据集包含一个电极位置文件和一个α节律头表功率分布文件。为拟合α节律功率分布的偶极子模型，需要导入头表电位的分布和电极定位文件。

如上面的代码所示，我们首先将头表活动强度进行重参考改为平均参考。“dipfit_erpeeg”是偶极子拟合的主要函数。创建等效电流偶极子包括三个步骤：第一步，设置模型和参数，包括选择头模型（球模型或边界元模型）和排除一些非脑电的电极数据（如脑电、肌电通道）。在这里，我们设置函数“dipfit_erpeeg”的输入值为：需要定位的头表电势分布、电极的空间位置、偶极子的源模型、配准的格式、用于结果显示所需的头模型文件和 MRI 文件。从地形图中我们看到枕叶α节律左右对称，因此特别设置了沿 x 对称的要求。第二步，对解空间进行网格扫描，即对全脑进行三维空间的粗略扫描，最优位置将被作为等效偶极子的起始搜索点。第三步，非线性优化搜索。该部分将运行优化搜索算法，以获得每个成分定位的最佳位置。需要注意的是，后面两步即网格扫描和非线性优化都是自动执行的，可能只能在命令窗口中找到该过程的相关输出。

接下来绘制三维偶极子图，具体数值可以在图形用户界面中得到。如图 8.6（a）所示，左边属性框中给出了偶极子的 Talairach 坐标和残差，还有其他一些显示模式可供选择。在这个例子中，我们还绘制了搭配头表地形图的偶极子结果[图 8.6（b）]。

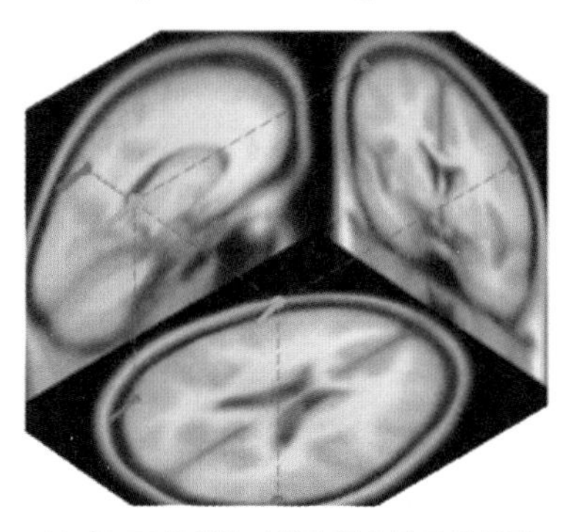

(a) 在MRI模板的三维空间中显示偶极子

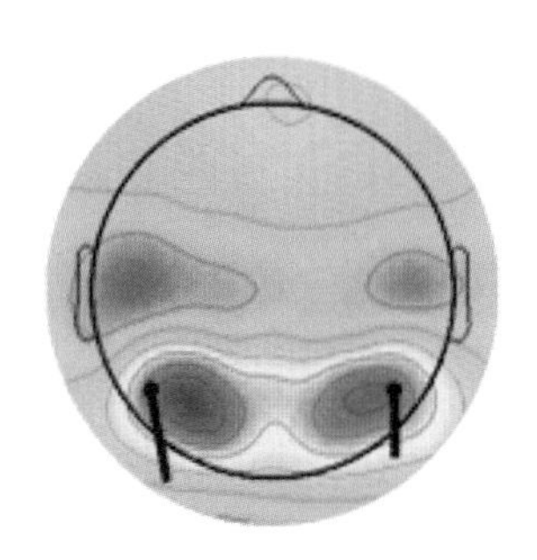

(b) 头表地形图和偶极子

图 8.6 采用 EEGLAB 中的 DIPFIT 插件对偶极子定位，在枕部重建了一对位置对称的偶极子

如图 8.6 所示，可以这样报告定位结果：“在枕部定位了一对位置左右对称的偶极子，它们的 Talairach 位置坐标分别为[53–65 50]和[–53 –65 50] mm。它们的动量为 [–3.4563 –0.0101 –1.3170] 和 [–4.9173 –0.8642

–0.3486]dB。从它们的动量来看左边的偶极子大于右边（1.35：1），拟合的残差为 27.46%。”

三、sLORETA

我们使用 sLORETA 来估计α节律电流密度皮层分布。sLORETA 的特点是在没有噪声的理想条件下，能准确地获得单个“测试点”的位置。sLORETA 的电极坐标和头模型均基于蒙特利尔神经研究所的平均 MRI 脑模板，即 MNI152 模板（Mazziotta et al.，2001）。皮层灰质构成了 6239 个体素的解空间，其空间分辨率为 125mm^3。

在运行 sLORETA 之前，需要将数据文件和电极位置文件转换为 sLORETA 兼容的格式。如下面的代码所示，我们重复之前获得的头表α节律的功率值 10 次，来构造一段类似于 ERP 的波形，并将其保存为 ASCII 格式文件“EEGdata.txt”。sLORETA 是一种对特定波形的定位方法，将 1 个时间点扩展为 10 个时间点的 ERP，这一步是必需的。同时，将电极位置信息保存为一个单独的文件“channel.txt”。下面为用于 sLORETA 定位的数据和电极文件准备代码。单个时间点被重复了 10 次，构成类似于 10 个时间点的 ERP 数据。电极位置信息文件里每行列出了电极名。

```
% % 为 LORETA 计算准备数据和电极文件
alphaSig=repmat(alphaRhythm', 10, 1); % 重复 10
次制作虚假 ERP 数据
save -ascii EEGdata.txt alphaSig;
fid = fopen('channel.txt', 'w');
fprintf(fid, '%s\n', chanlocs.labels);
fclose(fid);
```

先运行 sLORETA 程序。如图 8.7（a）所示，打开图形用户界面。第一次打开程序时需要输入密码，可以从软件支持主页（http:// www. keyinst. unizh.ch/loreta）中获得。然后，单击主应用菜单，单击按钮“Electrode names to coordinates”，实现从电极名到坐标的转换。在左侧的文件管理面板上可以查看文件夹和文件。打开保存α节律数据的文件夹“EEGdata.txt”。选择包含“电极名称”列表的文件“channel.txt”。注意电极的顺序必须与记录的一致，即后面在脑电导入时，脑电信号的先后和电极名的先后要一致，否则此软件将产生错误。将此文件拖放到“File with electrode names”的输入框中。输出的文件将被自动创建为“*.sxyz”格式。点击“运行”后将创建具有 Talairach

坐标的电极文件。

之后，制作 sLORETA 的转换矩阵。拖放扩展名为“*.sxyz”的 Talairach 电极坐标文件，运行程序。输出文件是 sLORETA 转换矩阵：channel.spinv。然后，运行 sLORETA 主界面上的菜单 Viewer/Explorer，并单击“File”按钮。然后，选择电极坐标文件“channel.sxyz”和转换矩阵文件“channel.pinv”。接下来，打开 EEG/ERP 文件“eegdata.txt”，单击“SamplingRateHz”按钮并将其设置为 10Hz。由于我们的数据是α节律重复 10 次，这一设置就意味着本 ERP 数据为 1s 的记录。我们还重置了“Number of time frame per page”，即每页的时间帧数为 10。单击“ViewInfo”，检查目前程序中加载的所有信息。然后，点击 EEG/ERP 信号窗口中的任意位置将出现一个光标，所有其他窗口都锁定在这个光标上，显示头表电位地形图。sLORETA 源成像结果将在 3D 皮层视图[图 8.7（d）]和切片视图（slice viewer）中显示。

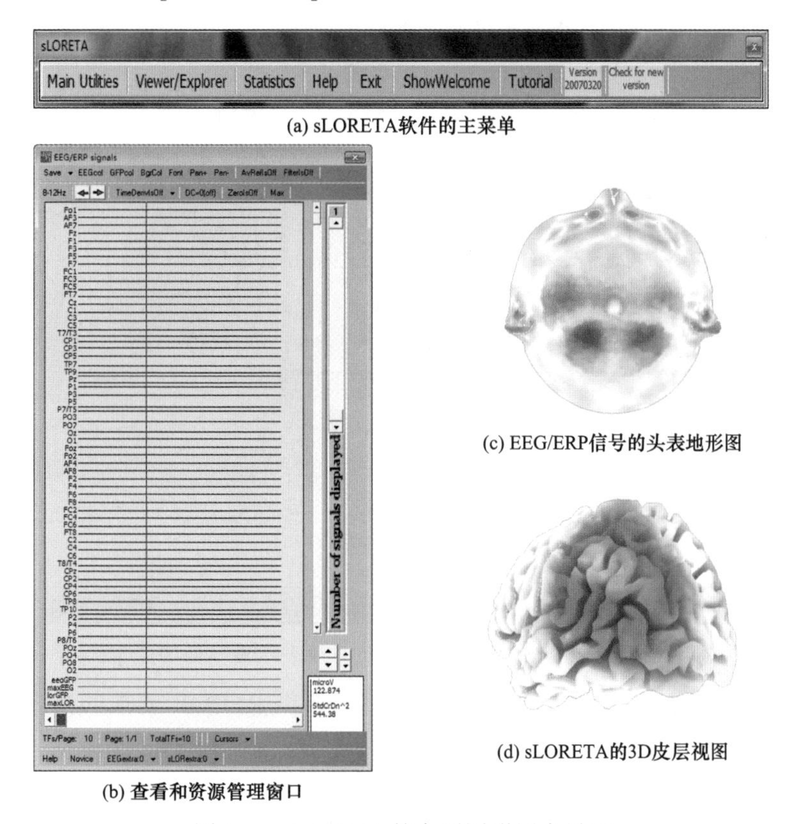

(a) sLORETA软件的主菜单

(b) 查看和资源管理窗口

(c) EEG/ERP信号的头表地形图

(d) sLORETA的3D皮层视图

图 8.7 sLORETA 的主要图形用户界面

切片视图是主要的输出窗口，如图 8.8 所示，上部显示了整个大脑的轴状位、矢状位和冠状位的切片，可点击鼠标手动跳转到用户感兴趣的解剖位置。在左下部面板中，输出文本框列出了该位置的其他参数：激活强度值和MNI 坐标，还报告了最佳匹配的布罗德曼分区的编号。

可以保存图像作为研究报告的一部分，并如下所示报告 sLORETA 的结果：sLORETA 定位出的分布源（皮层电流密度）分布于枕叶区域。中心位置的 MNI 坐标为[−50 −60 40] mm，位于布罗德曼第 40 区，即下顶叶区域。

四、RECOR

静息态皮层节律是一个静息态 EEG 源分析工具箱，用于估计 8 个大尺度脑网络中的 EEG 节律的功率（Lei et al.，2011）。这个工具箱可从 http://www.leixulab.net/recor.asp 下载。经过初期测试，可以在 MATLAB R2008a 或更高级版本上运行。解压文件后将 RECOR 目录添加到 MATLAB 的搜索路径中，就完成了该软件的安装。

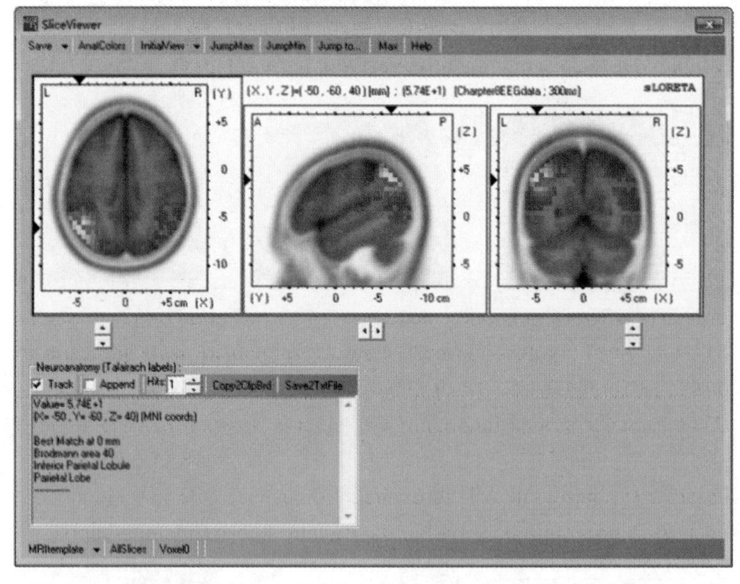

图 8.8　sLORETA 的切片视图。彩色方块表示重建源的能量大小

在运行 RECOR 之前，需要准备数据以提供 RECOR 要求的格式。EEG 数据应保存为“.mat”文件，其中只包含一个变量名为 data 的数据。data 保存了一个矩阵，行数为电极数，列数为时间点个数。在本例中，首先使用 EEGLAB 来加载已有的数据集“sub10c.set”。然后，在 MATLAB 的命令窗口中运行代码“data=eeg.data”。之后，把数据保存为 MATLAB 数据文件“sub10c.mat”，这是之后在 RECOR 图形用户界面中输入的数据。设置了

RECOR 的路径后，在命令窗口中输入“lei_recor”。之后，将打开一个新的图形用户界面，即 RECOR 主界面，如图 8.4（a）所示，也可以使用批处理代码运行 RECOR 工具包。批处理代码对于运行大规模被试的数据集非常有用。

在图形用户界面中进行以下设置：对于通道名称，默认输入是电极名，并用逗号分隔。注意电极顺序必须与记录保持一致，否则此软件将产生错误。这里我们输入的是：“Fp1，AF3，AF7，Fz，F1，F3，F5，F7，FC1，FC3，FC5，FT7，Cz，C1，C3，C5，T7，CP1，CP3，CP5，TP7，TP9，Pz，P1，P3，P5，P7，PO3，PO7，Oz，O1，Fpz，Fp2，AF4，AF8，F2，F4，F6，F8，FC2，FC4，FC6，FT8，C2，C4，C6，T8，CPz，CP2，CP4，CP6，TP8，TP10，P2，P4，P6，P8，POz，PO4，PO8，O2。”采样率、输出存储路径和信号文件的输入分别为“100”、“recor result\”和“sub10c.mat”。该软件目前仅支持国际 5-5 系统命名的电极，不支持其他命名系统的电极名。采用其他电极命名系统的用户需要自行转换到国际 5-5 系统的电极命名。

图形界面的右下角有 4 个按钮，“RECOR”表示一次性运行所有步骤。分步的分析可以通过选择“头表节律”、“eLORETA”和“皮层节律”来实现。在这里，我们选择 RECOR，将在当前文件路径中生成 9 个图形和 12 个文件，主要包括以下三部分结果。

第一部分是头表的功率谱和地形图，如图 8.9 所示。EEG 节律的平均功率谱和地形图得到呈现。节律主要包括 7 个：δ（2～4Hz）、θ（4～8Hz）、低α（8～10.5Hz）、高α（10.5～13Hz）、低β（13～20Hz）、高β（20～30Hz）和γ（30～Hz）。

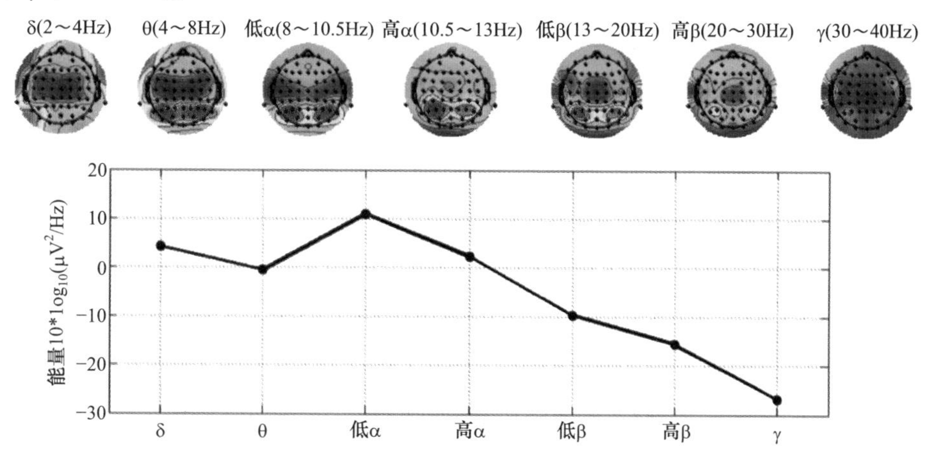

图 8.9 RECOR 软件给出的 7 个节律的功率谱和头表地形图。注意α节律被分离到低频（8～10.5Hz）和高频（10.5～13Hz）两个频带

第二部分为每个节律在皮层上的电流密度，如图 8.10 所示。源定位采用的是电极的互功率密度谱，核心算法为 eLORETA。这里显示了低 α 和高 α 的电流密度分布。

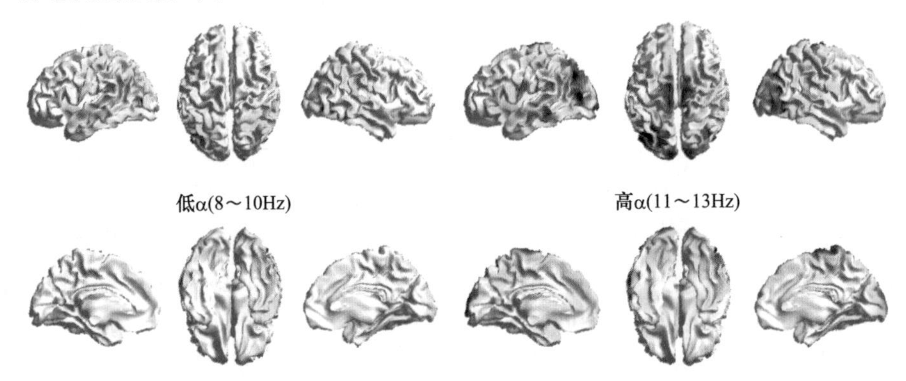

图 8.10 皮层的电流密度分布包括低α（8～10.5Hz）和高α（10.5～13Hz）两个节律

第三部分是每个网络的脑电节律情况，如图 8.11 所示。图中 8 个子图对应了 8 个大尺度脑网络。每个子图共报告了 7 个值，分别对应到从δ到γ共 7 个节律。

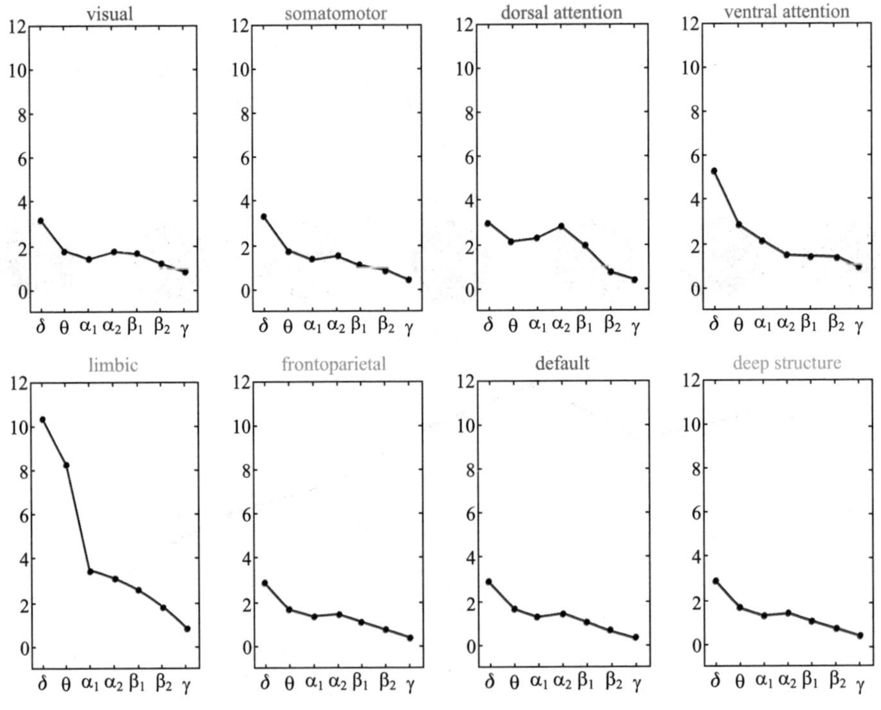

图 8.11 脑电频谱功率密度在 8 个大尺度网络上的分布，包含从δ到γ共 7 个节律

输出文件夹中有三个 mat 文件：ReCoR_rhythmScalp.mat，ReCoR_rhythmCortex.mat 和 ReCoR_rhythmNetwork.mat。这些文件是头表电极空间、皮层源空间和大尺度脑网络上的节律能量值，是用户进一步开展单个被试和群体被试统计分析的基础。这些文件中数据的对应维度分别是[61×7]、[8196×7]、[8×7]。第二个维度都是 7，代表 7 个节律。在这里，我们对 α 节律在皮层的最大活动位置感兴趣，通过加载 ReCoR_rhythmCortex.mat 来查看。在该文件导入数据的第 3 列和第 4 列中，我们发现最大值（绝对值）分别为–190.44 和–90.36，相应的行序号为 282。这意味着第 282 个偶极子具有最大的活动，可进一步在皮层源模型文件 forward\mesh8196.mat 中找到它的 MNI 坐标：[–48.23 –81.07 5.11]。下面为用于进行 RECOR 分析的批处理代码。主要输入是采样率、信号文件、输出文件夹和电极名称。输出模板有多种选择，包括 Yeo 静息态脑网络模板和布罗德曼分区模板。

```
srate=100;                  % 采样率 100 Hz
signal='sub10c.mat';          % 数据文件，包括变量"data"
path='recor result\';          % 输出文件的路径
prefix = '';                 % 输出文件的前缀
label={'Fp1', 'AF3', 'AF7', 'Fz', 'F1', 'F3', 'F5',
     'F7', 'FC1', 'FC3', 'FC5', …
     'FT7', 'Cz', 'C1', 'C3', 'C5', 'T7', 'CP1', 'CP3',
     'CP5', 'TP7', 'TP9', 'Pz', ….
     'P1', 'P3', 'P5', 'P7', 'PO3', 'PO7', 'Oz', 'O1',
     'Fpz', 'Fp2', 'AF4', 'AF8', …
     'F2', 'F4', 'F6', 'F8', 'FC2', 'FC4', 'FC6', 'FT8',
     'C2', 'C4', 'C6', 'T8', …
     'CPz', 'CP2', 'CP4', 'CP6', 'TP8', 'TP10', 'P2',
     'P4', 'P6', 'P8', 'POz', …
     'PO4', 'PO8', 'O2'};      % 61 道脑电电极名
template = 'RSN';            % 输出模板采用静息态脑网络 RSN
%                 'RSN'     静息态脑网络 （8 个）
%                 'BRM'   Brodmann 脑区 （6 个）
%%%%%%%%%%%%%%%%%%%%%%%%%%%%%%%%%%%
recorpath = which('lei_recor.m');
```

```
recorpath = recorpath(1:end-length('lei_recor.m'));
load(signal);
EEG.data=data;
EEG.srate=srate;
rhythmScalp=lei_step1_extractRhythm(EEG, label, prefix,
path, recorpath);
rhythmCortex=lei_step2_NESOI(label, prefix, path,
inverseType, recorpath);
rhythmNetwork=lei_step3_ReCor(prefix, path, template,
recorpath);
```

该结果与先前我们在图形用户界面中的设置一样。在这里可以发现结果模板有两个选项：Yeo 静息态脑网络模板和布罗德曼分区模板。

五、三种方法的对比

本部分使用 3 个工具包来对 α 节律进行源定位：DIPFIT、sLORETA 和 RECOR。DIPFIT 基于等效偶极子模型，后两个工具包基于分布源模型。请注意，所有的源重建通常都基于时间波形，而不是这里所展示的功率谱能量值。这里我们只是为了展示源成像的过程，实际上频域的源分析需要使用功率密度谱（Frei et al.，2001）。

3 个定位工具包给出了不同位置：DIPFIT [53 −65 50]，sLORETA [−50 −60 40]以及 RECOR [−48.23 −81.07 5.11]，注意 DIPFIT 报告的是 Talairach 坐标，而后两个为 MNI 坐标。DIPFIT 和 sLORETA 的定位坐标更接近一些，而 RECOR 和它们都不同。对比两种分布源定位方法，具有最强活动的偶极子之间的间距达 5mm。然而，sLORETA 和 RECOR 之间有许多不同之处。首先，在 RECOR 中，偶极子的方向是固定的，垂直于皮层表面，而 sLORETA 中的偶极子具有 3 个自由方向。其次，RECOR 中的偶极子位于皮层表面，但 sLORETA 在所有灰质上都有分布。此外，RECOR 的偶极子数量（8196 个）比 sLORETA（6239 个）更多，从而可以对皮层的局部细节有更好的模拟。在这个结果中，RECOR 的最大偶极子不同于 DIPFIT 和 sLORETA。需要再次强调的是，对于 RECOR 工具包，源定位仅是其中间步骤，最终的脑网络报告是基于大尺度脑网络的整体平均活动。

第六节 总 结

2000 年以来，源分析的算法已经在多个方面取得了较大进步，包括模型从等效电流偶极子到分布源模型，先验从 fMRI 任务诱发活动到任务无关的功能连通网络（Lei et al.，2011），分析方法从单个模态的估计到多个模态的融合（Baillet et al.，2001）等，同时出现了大量的开放性获取的脑电信号分析工具包。大多数工具包基于 MATLAB 开发并支持功能连通分析。一些工具包专注于成分分析和时间序列分析，如 EEGLAB，另一些工具包专门用于头表地形图分析和聚类，如 CARTOOL。OpenMEEG 可制作被试特异的边界元模型（Gramfort et al.，2010），而 SPM 则支持动态因果模型（dynamic causal model），即源空间的有效连接的推断，eConnectome 提供了大量因果分析方法（He et al.，2011）。Brainstorm（Tadel et al.，2011）和 Fieldtrip（Oostenveld et al.，2011）则因在脑电信号源分析中的强大功能而广受欢迎。我们这里只介绍了少数几个具有代表性的工具箱。这些工具箱操作简易、易于上手，有些还有在线教程和用户指南，非常适合在大规模被试的数据库研究中应用。

鉴于 EEG 信号分析技术目前取得的可喜进展，源分析技术将越来越多地被应用于临床应用和基础科研。在大多数临床应用中，廉价的脑电设备、易得的计算资源和开源的分析工具使 EEG 源成像的广泛应用势不可挡。此外，其从全脑视角进行精细动态观测的能力，使得 EEG 源分析成为研究人类大尺度脑网络的理想手段。EEG 源分析可以为脑网络及其动力学特征提供非常有价值的信息，它还具有与其他模态（如 fMRI、MEG 和 DTI）相结合的优点。在第十七章，我们将单独介绍同步 EEG-fMRI，它可以将 EEG 的高时间分辨率与 fMRI 的高空间分辨率相结合。提高脑功能成像的时空分辨率没有止境，我们期盼着利用更好的无创工具开展相关的认知神经科学研究。我们可以预见，设计更好的源重建算法，在考虑源成像的同时也考虑网络的构建，结合其他神经成像或经颅刺激技术，将是未来 EEG 源分析颇具潜力的研究方向。

参 考 文 献

Babiloni, C., Barry, R. J., Başar, E., Blinowska, K. J., Cichocki, A., Drinkenburg, W. H. I. M., et al.（2020）. International Federation of Clinical Neurophysiology（IFCN）—EEG research workgroup: Recommendations on frequency and topographic analysis of resting state EEG rhythms. Part 1: Applications in clinical research studies. *Clinical Neurophysiology, 131*（1）, 285-307.

Babiloni, F., Babiloni, C., Carducci, F., Romani, G., Rossini, P., Angelone, L., & Cincotti.（2003）. Multimodal integration of high-resolution EEG and functional magnetic resonance imaging data: A simulation study. *NeuroImage, 19*（1）, 1-15.

Baillet, S., & Garnero, L.（1997）. A Bayesian approach to introducing anatomo-functional priors in the EEG/MEG inverse problem. *IEEE Transactions on Biomedical Engineering, 44*（5）, 374-385.

Baillet, S., Mosher, J. C., & Leahy, R. M.（2001）. Electromagnetic brain mapping. *IEEE Signal Processing Magazine, 18*（6）, 14-30.

Beckmann, C., De Luca, M, Devlin, J, T., & Smith, S. M.（2005）. Investigations into resting-state connectivity using independent component analysis. *Philosophical Transactions of the Royal Society B: Biological Sciences, 360*（1457）, 1001-1013.

Bénar, Gunn, N, R., Grova, Christophe, Champagne, et al.（2005）. Statistical maps for EEG dipolar source localization. *IEEE Transactions on Biomedical Engineering, 52*（3）, 401-413.

Brookes, J, M., Zumer, M, J., Stevenson, C. M., Hale, J. R., et al（2010）. Investigating spatial specificity and data averaging in MEG. *NeuroImage, 49*（1）, 525-538.

Dalal, S. S., Guggisberg, A. G., Edwards, E., Sekihara, K., Findlay, A. M., Canolty, R. T., et al.（2008）. Five-dimensional neuroimaging: Localization of the time-frequency dynamics of cortical activity. *NeuroImage, 40*（4）, 1686-1700.

El Badia, A., & Ha-Duong, T. J. I. P.（2000）. An inverse source problem in potential analysis. *Inverse Problems, 16*（3）, 651.

Fischl, B., Sereno, M. I., Tootell, R. B., & Dale, A. M.（1999）. High-resolution intersubject averaging and a coordinate system for the cortical surface. *Human Brain Mapping, 8*（4）, 272-284.

Frei, Edi, Gamma, Alex, Pascual - Marqui, Roberto, et al.（2001）. Localization of MDMA-induced brain activity in healthy volunteers using low resolution brain electromagnetic tomography（LORETA）. *Human Brain Mapping, 14*（3）, 152-165.

Friston, K, Harrison, L., Daunizeau, J., Kiebel, S., Phillips, C., et al.（2008）. Multiple sparse priors for the M/EEG inverse problem. *NeuroImage, 39*（3）, 1104-1120.

Friston, K, Mattout, Jérémie, Trujillo-Barreto, Nelson, et al.（2007）. Variational free energy and the Laplace approximation. *NeuroImage, 34*（1）, 220-234.

Gorodnitsky, I, F., George, J, S., Rao, B. D.（1995）. Neuromagnetic source imaging with FOCUSS: A recursive weighted minimum norm algorithm. *Electroencephalography & Clinical Neurophysiology, 95*（4）, 231-251.

Gramfort, A., Papadopoulo, T., Emmanuel, O. et al.（2010）. OpenMEEG: Opensource software for quasistatic bioelectromagnetics. *Biomedical Engineering Online, 9*（1）, 45.

Gross, J., Kujala, J., Hämäläinen, M., Timmermann, L., Schnitzler, A., et al.（2001）. Dynamic imaging of coherent sources: Studying neural interactions in the human brain. *Proceedings of the National Academy of Sciences of the Vnited Stutes of America, 98*（2）,

694-699.

Güllmar, D., Haueisen, J., Reichenbach, J. R. （2010）. Influence of anisotropic electrical conductivity in white matter tissue on the EEG/MEG forward and inverse solution. A high-resolution whole head simulation study. *NeuroImage, 51*（1）, 145-163.

Hämäläinen, M. S., & Ilmoniemi, R. （1994）. Interpreting magnetic fields of the brain: Minimum norm estimates. *Medical & Biological Engineering & Computing Volume, 32*（1）, 35-42.

Hamalainen, M. S., & Sarvas, J. （1989）. Realistic conductivity geometry model of the human head for interpretation of neuromagnetic data. *IEEE Transactions on Biomedical Engineering, 36*（2）, 165-171.

Harrison, L. M., Penny, W., Ashburner, J., Trujillo-Barreto, N., et al. （2007）. Diffusion-based spatial priors for imaging. *NeuroImage, 38*（4）, 677-695.

He, B., Dai, Y. K., Astolfi, L., Babiloni, F., Yuan, H., & Yang, L. （2011）. eConnectome: A MATLAB toolbox for mapping and imaging of brain functional connectivity. *Journal of Neuroscience Methods, 195*（2）, 261-269.

Helmholtz, H. （1853）. Ueber einige Gesetze der Vertheilung elektrischer Ströme in körperlichen Leitern, mit Anwendung auf die thierisch-elektrischen Versuche. *Annalen Der Physik, 165*（7）, 353-377.

Henson, R, N., Flandin, G., Friston, K, J., & Mattout, J. （2010）. A Parametric Empirical Bayesian framework for fMRI-constrained MEG/EEG source reconstruction. *Human Brain Mapping, 31*（10）, 1512-1531.

Lawson, C. L., & Hanson, R. J. （1995）. *Solving Least Squares Problems*. London: Prentice-Hall.

Lei, X., Wu, T. Y., Valdes-Sosa, & Pedro, P. A. （2015）. Incorporating priors for EEG source imaging and connectivity analysis. *Frontiers in Neuroscience, 18*（9）, 284.

Lei, X., Xu, P., Chen, A., & Yao, D. Z. （2009）. Gaussian source model based iterative algorithm for EEG source imaging. *Computers in Biology and Medicine, 39*（11）, 978-988.

Lei, X., Xu, P., Luo, C., Zhao, J.P., Zhou, D., & Yao, D. Z. （2011）. fMRI functional networks for EEG source imaging. *Human Brain Mapping, 32*（7）, 1141-1160.

Mattout, J., Phillips, C., Penny, W, D., Rugg, M. D., & Friston, K. J. （2006）. MEG source localization under multiple constraints: An extended Bayesian framework. *NeuroImage, 30*（3）, 753-767.

Mazziotta, J., Toga, A., Evans, A., Fox, P., Lancaster, J., et al. （2001）. A four-dimensional probabilistic atlas of the human brain. *Journal of the American Medical Informatics Association, 8*（5）, 401-430.

McKeown, J, M., Makeig, S., Brown, G, G., Tzyy-Ping, J., Kindermann, S. S., Bell, A. J., et al. （1998）. Analysis of fMRI data by blind separation into independent spatial components. *Human Brain Mapping, 6*（3）, 160-188.

Michel, C, M., Murray, M. M., Lantz, G., Gonzalez, S., Spinelli, L., & De Peralta, R. G. （2004）. EEG source imaging. *EEG Source Imaging, 115*（10）, 2195-2222.

Mitiche, A., Grisell, R., Aggarwal, J. K. （1988）. On smoothness of a vector field-application to optical flow. *IEEE Transactions on Pattern Analysis Machine Intelligence, 10*（6）, 943-949.

Mosher, J, C., Lewis, P, S., Leahy, R. M. （1992）. Multiple dipole modeling and localization from spatio-temporal MEG data. *IEEE Transactions on Biomedical Engineering, 39*（6）, 541-557.

Murzin, V., Fuchs, A., Kelso, J. A. C. （2011）. Anatomically constrained minimum variance beamforming applied to EEG. *Experimental Brain Research, 214*（4）, 515.

Nolte, G., & Curio, G. （2000）. Current multipole expansion to estimate lateral extent of neuronal activity: A theoretical analysis. *IEEE Transactions on Biomedical Engineering, 47*（10）, 1347-1355.

Oostenveld, R., Fries, P., Maris, E., & Schoffelen, J. M. （2011）. FieldTrip: Open source software for advanced analysis of MEG, EEG, and invasive electrophysiological data. *Computational Intelligence and Neuroscience, 2011*, 156869-156869.

Pascual-Marqui, R. D. （2002）. Standardized low-resolution brain electromagnetic tomography （sLORETA）: Technical details. *Methods and Findings in Experimental and Clinical Pharmacology, 24*（Suppl D）, 5-12.

Pascual-Marqui, R. D., Michel, C. M., & Lehmann, D. （1994）. Low resolution electromagnetic tomography: A new method for localizing electrical activity in the brain. *International Journal of Psychophysiology, 18*（1）, 49-65.

Phillips, C. Mattout, J., Rugg, M, D., Maquet, P., Friston, K. J. （2005）. An empirical Bayesian solution to the source reconstruction problem in EEG. *NeuroImage, 24*（4）, 997-1011.

Phillips, C., Rugg, D, M., Friston, K. J. （2002）. Systematic regularization of linear inverse solutions of the EEG source localization problem. *NeuroImage, 17*（1）, 287-301.

Phillips, J, W., Leahy, R, M., Mosher, J. C. （1997）. MEG-based imaging of focal neuronal current sources. *IEEE Transactions on Medical Imaging, 16*（3）, 338-348.

Scherg, M., & Von Cramon, D. （1986）. Evoked dipole source potentials of the human auditory cortex. *Electroencephalography & Clinical Neurophysiology/Evoked, Potentials Section, 65*（5）, 344-360.

Smith, S, M., Fox, P, T., Miller, K, L., Glahn, D. C., Fox, P. M., et al. （2009）. Correspondence of the brain's functional architecture during activation and rest. *Proceedings of the National Academy of Sciences, 106*（31）, 13040-13045.

Steinsträter, O., Sillekens, S., Junghoefer, M., Burger, M., & Wolters, C. H. （2010）. Sensitivity of beamformer source analysis to deficiencies in forward modeling. *Human Brain Mapping, 31*（12）, 1907-1927.

Tadel, F., Baillet, S., Mosher, J. C., Pantazis, D., Leahy, R. M. （2011）. Brainstorm: A user-friendly application for MEG/EEG analysis. *Computational Intelligence Neuroscience*, 1-13.

Tzourio-Mazoyer, N., Landeau, B., Papathanassiou, D., Crivello, F., Etard, O., et al. （2002）. Automated anatomical labeling of activations in SPM using a macroscopic anatomical parcellation of the MNI MRI single-subject brain. *NeuroImage*, *15*（1）, 273-289.

Valdés-Hernández, P, A., Von Ellenrieder, N., Ojeda-Gonzalez, A., . . . A, P. （2009）. Approximate average head models for EEG source imaging. *Journal of Neuroscience Methods*, *185*（1）, 125-132.

Van Klink, N., Mol, A., Ferrier, C., Hillebrand, A., Huiskamp, G., & Zijlmans, M. Kochen, S., Alemán-Gómez, Y., Muravchik, C., et al. （2018）. Beamforming applied to surface EEG improves ripple visibility. *Clinical Neurophysiology*, *129*（1）, 101-111.

Van Veen, B. D., Van Drongelen, W., Yuchtman, M., & Suzuki, A. （1997）. Localization of brain electrical activity via linearly constrained minimum variance spatial filtering. *IEEE Transactions on Biomedical Engineering*, *44*（9）, 867-880.

Yao, D. Z. （1996）. The equivalent source technique and cortical imaging. *Electroencephalography and Clinical Neurophysiology/Evoked*, *98*（6）, 478-483.

Yeo, Thomas, B. T. T., Krienen, F, M., Sepulcre, J., Sabuncu, M. R., Lashkari, D., Hollinshead, M., et al. （2011）. The organization of the human cerebral cortex estimated by intrinsic functional connectivity. *Journal of Neurophysiology*, *106*（3）, 1125.

第九章

单试次分析

胡　理[1]

摘要：在现代认知神经科学中，传统的跨试次平均法被广泛用于增强脑响应信号的信噪比，以便提取ERP。然而，该方法既造成了脑电信号中锁时非锁相信号（如事件相关同步化或事件相关去同步化）的丢失，也导致事件相关脑响应的跨试次变异性信息的丢失。因此，如何有效地提高脑响应信号在单试次水平的信噪比，并准确估计脑响应的特征参数，成为一个备受瞩目的问题。本章介绍了时域和时频域的单试次分析方法，以提高事件相关脑响应的信噪比，并提供了估计其单试次参数（例如，潜伏期、频率和幅值等）的技术细节。这些方法包括用于空间滤波的概率独立成分分析和共空间模式分析，用于时频滤波的连续小波变换分析，以及用于特征提取的多元线性回归分析。最后，我们强调了单试次分析的重要性，并讨论了该方法在基础研究和临床实践中的应用前景。

关键词：空间滤波；小波滤波；多元线性回归分析；变异性；单试次分析

第一节　单试次分析简介

脑电图主要反映了大脑中大量朝向相似的锥体神经元所产生的突触后电位的同步变化（Nunez & Srinivasan，2006）。几乎所有的感觉、运动或心

---

1. 中国科学院心理研究所心理健康重点实验室；中国科学院大学心理学系，北京，中国。电子信箱：huli@psych.ac.cn。

理事件都可以引起自发 EEG 活动的短暂变化，即刺激锁时和锁相的 ERP（Pfurtscheller & Da Silva，1999；Mouraux & Iannetti，2008）。同样的事件也可以引起 EEG 神经振荡信号的非锁相调制，包括特定频率段的振荡信号能量的瞬态下降或升高，即事件相关去同步化（ERD）和事件相关同步化（ERS）。随着 ERD 和 ERS 发生频率的变化，它们所代表的功能和意义也各不相同。然而，几乎所有的事件相关脑响应信号（ERP、ERS 和 ERD）的振幅都远小于自发脑电活动的振幅。因此，有效识别和提取这些脑响应信号，依赖于优化的信号处理技术，以提高它们的信噪比。

在时域（Dawson，1951，1954）和时频域（Pfurtscheller & Da Silva，1999）中，用于检测事件相关脑响应最广泛的方法是跨试次平均法。值得注意的是，这种跨试次平均法成立的基本前提是事件相关脑响应信号在不同的试次中是稳定不变的，即潜伏期、振幅和形态在不同试次中保持不变（Spencer，2005）。然而，这种前提假设在实践中无法成立，例如，在锁相的 ERP 响应中，波的潜伏期、振幅和形态在不同试次中的差异显著，且相互独立（Spencer，2005）（图 9.1）。同样，这种前提假设对于非锁相的 ERS 和 ERD 响应也不成立。由此可见，尽管跨试次平均法可以提高脑响应信号的信噪比，但也造成了事件相关脑响应信号的跨试次动态变异性信息的丢失（Mouraux and Iannetti，2008）。应该注意的是，跨试次变异性通常包括与人体生理和心理相关的重要信息，并且可能会反映刺激特征的变化（例如，持续时间、刺激强度和刺激位置）（Iannetti et al.，2005b；Iannetti et al.，2006；Mayhew et al.，2006）和心理状态的波动（例如，警觉性、期望和注意力）（Legrain et al.，2002；Legrain et al.，2003；Lee et al.，2009）。因此，在单试次水平上准确地估计事件相关脑响应信号及其特征（包括时域和时频域的特征）显得尤为必要，不仅可以帮助我们更好地分析脑电数据，而且有助于深入探讨脑响应信号的生理和心理功能。例如，通过单试次分析，我们可以在被试内水平研究单试次脑响应信号与各项行为指标（例如，感觉强度和反应时间）的关联（Iannetti et al.，2005b），探讨刺激前 EEG 神经振荡信号与单试次脑响应信号的动态关系（Tu et al.，2016），以及在单试次水平上整合同步记录的 EEG 和 fMRI 数据（Debener et al.，2006）。

总体来说，在现代认知神经科学中，精确地估计事件相关脑响应信号中的单试次参数是一个非常重要的目标。先进的单试次分析技术不仅可以极大地提高单试次脑响应信号的信噪比，而且可用于精确地估计单试次脑响应信号的参数，进而帮助我们更好地了解脑响应信号在人们处理认知事件过程中

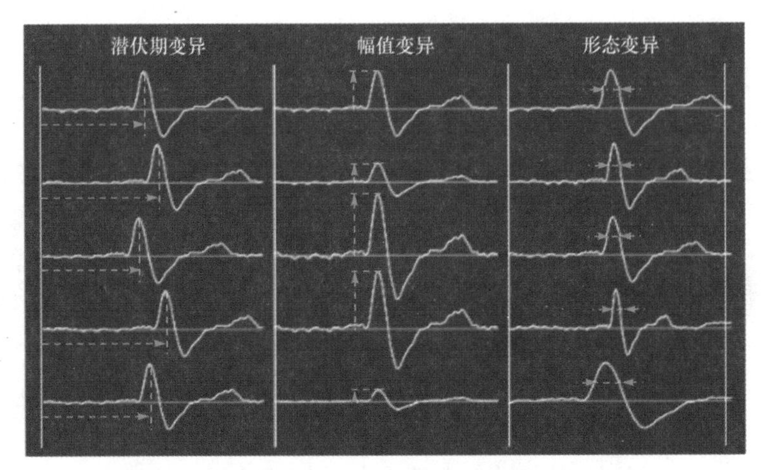

图 9.1 潜伏期、幅值和形态的跨试次动态变异性

的功能和意义（Mouraux & Iannetti，2008）。

第二节 如何进行单试次分析

如何有效且可靠地提高事件相关脑响应信号的信噪比，是单试次分析及单试次特征提取面临的主要挑战。实际上，当前研究已经提出了各种用于处理锁相 ERP 响应的单试次分析方法（Quiroga，2000；Jung et al.，2001；Quiroga & Garcia，2003；Tang et al.，2005；Barbati et al.，2006；Mayhew et al.，2006；Tecchio et al.，2007；Barbati et al.，2008；Porcaro et al.，2008；Porcaro et al.，2009；Hu et al.，2010；Mayhew et al.，2010；Porcaro et al.，2010；Hu et al.，2011）。根据它们的基本原理，这些方法大致可分为四大类。第一类是时域滤波，用于消除或减弱不包含 ERP 信号的频率。其中，最简单和应用最广泛的方法是带通滤波，如 Wiener 滤波（Walter，1968；Doyle，1975）、时变 Wiener 滤波（De Weerd，1981；De Weerd & Kap，1981；Yu & McGillem，1983）以及自适应滤波（Hu et al.，2005；Lam et al.，2005）。前期的研究表明，这些时域滤波方法可以在单试次水平上有效地提高 ERP 响应的信噪比。第二类是基于盲源分离（blind Source Separation，BSS）算法的空间滤波，如独立成分分析（Ab Aziz and Ahmad，2006）和二阶盲辨识算法（Tang et al.，2005）。这些方法已被证明可以有效地从背景 EEG 活动中分离出刺激相关的脑响应信号（Makeig et al.，1997；Hyvarinen，1999；Bingham & Hyvarinen，2000；Hyvarinen & Oja，2000；Jung et al.，2001；Tang et al.，2005）。第三

类是基于连续或离散小波变换的时频滤波(Quiroga, 2000; Quiroga & Garcia, 2003; Mouraux & Plaghki, 2004; Jongsma et al., 2006; Hu et al., 2010; Hu et al., 2011)。时频滤波可在时频空间中从背景 EEG 活动和非脑伪迹中有效地分离出事件相关脑响应信号。最后一类单试次分析方法旨在准确地估算单试次脑响应信号的特征参数，如 Mayhew 等提出的用于估计 ERP 潜伏期和幅值的多元线性回归分析方法（Mayhew et al., 2006）。这种方法被进一步改进为引入形态变异回归因子的算法，用于提高单试次特征参数的估计精度和获取更多的单试次动态信息（Hu et al., 2011）。

大多数单试次分析方法旨在从时域中估计刺激所诱发的锁相脑响应信号（即 ERP 响应）的特征参数，而不能用于估计刺激所诱发的非锁相脑响应信号（即 ERD 和 ERS）的特征参数。因此，在单试次水平上开发相应的算法以考察刺激诱发的非锁相脑响应信号的单试次动态信息，显得十分必要。不同于在时域上的 ERP 单试次分析，提取 ERD 和 ERS 的单试次特征参数需要结合时频分析，且包含两个关键步骤：时频域的特征分离和单试次水平的参数估计。在以往的研究中，我们发现各种感觉刺激诱发的不同时频特征（即 ERP、ERD 和 ERS）可以通过基于方差最大旋转的主成分分析法进行分离（Hu et al., 2015）。此外，借助时频域多元线性回归分析方法，可以提高单试次中 ERP、ERD、ERS 的信噪比，进而实现对其潜伏期、频率和幅度的无偏估计。

在本章的后续内容中，我们将重点介绍在时域和时频域中被广泛使用的单试次分析方法，并提供相应的技术细节。

一、时域单试次分析

1. 空间滤波

空间滤波主要通过整合不同电极的脑电信号，赋予电极不同权重的方式，来分离 EEG/ERP 信号。现阶段，空间滤波方法得到了广泛的研究，其中最常用的方法是独立成分分析（ICA）。基于非高斯源信号的相互统计独立性假设，ICA 可以将多变量信号分解为可加性的独立成分（Makeig et al., 1997; Hyvärinen & Oja, 2000）。当应用于多通道 EEG 或 ERP 数据时，ICA 可以将多电极通道的脑电信号分解成与电极数量相等的一系列独立成分（independent component, IC）（Makeig et al., 1997; Mouraux & Iannetti, 2008），即无约束 ICA。ICA 能可靠地将伪迹（例如，眨眼、眼球运动和肌肉活动）、背景 EEG 活动和事件相关脑响应分离成不同的独立成分。据此，我们可以从大量噪声中有效地分离出事件相关脑响应信号，从而提高脑响应信号在单试次水平上的信噪比（Jung et al.，2001）。为了增强空间滤波的性能，研究者开发了一系列新的算法，包括概率独立成分分析（probabilistic independent component analysis，PICA）（Beckmann，2004；Beckmann & Smith，2004；Mouraux & Iannetti，2009）、共空间模式（common spatial pattern，CSP）分析（Koles et al.，1990；Koles，1991）、二阶盲辨识算法（second order blind identification，SOBI）（Tang et al.，2005）、功能源分离算法（functional source separation，FSS）（Barbati et al.，2006；Tecchio et al.，2007；Barbati et al.，2008；Porcaro et al.，2008；Porcaro et al.，2009；Porcaro et al.，2010）以及参考 ICA 算法（James & Gibson，2003；Lu & Rajapakse，2006；Huang & Mi，2007）等。在下面的内容中，我们将重点介绍 PICA 和 CSP 的技术细节。

1）概率独立成分分析（PICA）

在实际信号源（独立成分）的数量少于记录电极数量的情况下，无约束 ICA 可能无法准确地分离各个独立成分。这一过度估计的问题可通过概率独立成分分析来解决，即先估计独立成分的数量，再约束 ICA 分析，从而更准确地估计各独立成分（Beckmann，2004；Beckmann & Smith，2004；Mouraux & Iannetti，2009）。从理论上讲，PICA 是概率主成分分析（probabilistic principal component analysis，PPCA）（Tipping & Bishop，1999a，1999 b；Minka，2001；Beckmann & Smith，2004）和信息最大化算法（infomax ICA）（Bell & Sejnowski，1995；Delorme & Makeig，2004）的有效组合。具体来说，PPCA 可将 EEG 信号分解为指定数量的主成分（principal component，PC）和高斯噪声残差。然后，通过信息最大化算法（Bell & Sejnowski，1995）对 PC 的子空间进行正交化，以获得时间独立的 IC。更详细的过程如下所示。

PPCA 使用最大似然密度估计将 EEG、ERP 数据分解为低维源子空间和噪声子空间（Tipping & Bishop，1999b）。PPCA 模型的特点是将高维观测向量定义为低维 PC 和加性高斯噪声的线性组合：

$$\boldsymbol{x} = \boldsymbol{A}\boldsymbol{y} + \mu + \boldsymbol{n} \tag{9.1}$$

其中，$\boldsymbol{x}$ 表示多通道 EEG 数据的 d 维向量，$\boldsymbol{y}$ 表示分布为 $\boldsymbol{y} \sim \mathcal{N}(0, \boldsymbol{I}_k)$ 的 PC 的 k 维（$k \leqslant d$）向量，μ 为 $\boldsymbol{x}$ 的均值，$\boldsymbol{A}$ 表示混合矩阵，$\boldsymbol{n}$ 表示分布为 $\boldsymbol{n} \sim \mathcal{N}(0, \sigma^2 \boldsymbol{I}_d)$ 的高斯噪声。混合矩阵 $\boldsymbol{A}$ 的逆矩阵为 $\boldsymbol{W}_p$。在该模型中，观察数据 $\boldsymbol{x}$ 的分布为

$$\boldsymbol{x} \sim \mathcal{N}(\mu, \boldsymbol{A}\boldsymbol{A}^{\mathrm{T}} + \sigma^2 \boldsymbol{I}_d) \tag{9.2}$$

基于最大似然密度估计(Tipping & Bishop，1999a，1999b；Minka，2001)，我们可以得到如下公式：

$$\mu_{\text{ML}} = \frac{1}{N}\sum_{i=1}^{N}\boldsymbol{x}_i \tag{9.3}$$

$$\boldsymbol{S} = \frac{1}{N}\sum_{i=1}^{N}(\boldsymbol{x}_i - \mu)(\boldsymbol{x}_i - \mu)^{\text{T}} \tag{9.4}$$

$$\boldsymbol{A}_{\text{ML}} = \boldsymbol{U}_k(\Lambda_k - \sigma^2\boldsymbol{I}_k)^{1/2}\boldsymbol{R} \tag{9.5}$$

$$\sigma_{\text{ML}}^2 = \frac{1}{d-k}\sum_{j=k+1}^{d}\lambda_j \tag{9.6}$$

其中，$\boldsymbol{U}_k$ 为包含 $\boldsymbol{S}$ 的前 k 个特征向量的列正交矩阵，Λ_k 为包含 $\boldsymbol{S}$ 的前 k 个特征向量的对角矩阵，λ_j 是 Λ_k 的第 (j, j) 处的值。$\boldsymbol{R}$ 则代表正交矩阵，一般取 $\boldsymbol{R} = \boldsymbol{I}$，也可采用更复杂的期望最大化（expectation-maximization，EM）算法（Roweis，1998）来有效估计 $\boldsymbol{R}$。

值得注意的是，应在 PC 估计之前确定有效的子空间数量（即独立源的数量），这可以通过拉普拉斯近似算法来实现（Beckmann & Smith，2004）。一旦 PPCA 分离出了确定数量的 PCs，多维正交向量将被转换为具有彼此最大统计独立性的 ICs。研究表明，使用信息最大化算法可将分离的 PCs 有效地转化为 ICs(Bell & Sejnowski，1995；Delorme & Makeig，2004)。

2）共空间模式分析（CSP）

与盲源分离算法不同，CSP 是将两组多变量信号群分解为一系列空间模式的数学方法，以最大化两组信号间方差的差异(Muller-Gerking et al.，1999；Ramoser et al.，2000)。这种方法最先被用于术中脑电分析，以检测术中神经生理指标的异常（Koles et al.，1990；Koles，1991），并已被广泛用于脑机接口领域来区分不同的心理意图（Blankertz et al.，2008）。此外，该方法也可以用于增强单试次 EEG/ERP 脑响应信号的信噪比，进而用于疼痛感知的预测研究（Huang et al.，2013）。

当采用 CSP 进行单试次分析时，一组信号群可由刺激前的 EEG 数据(即刺激前脑电活动）组成，另一组则由刺激后的 EEG 数据（即刺激后脑电活动）组成。在同一试次中，所有通道的刺激前和刺激后的 EEG 数据构成了两个对应的矩阵 $\boldsymbol{X}_{\text{pre}}$, $\boldsymbol{X}_{\text{post}} \in R^{N\times T}$。其中，$N$ 是通道数，T 是每个试次中的采样数。为从脑电背景噪声（即 $\boldsymbol{X}_{\text{pre}}$）中有效分离事件相关脑响应信号（即

X_{post} 中不同于 X_{pre} 的部分），CSP 通过求解广义特征值的问题来估计广义特征向量或投影向量 w，进而使 X_{pre} 和 X_{post} 之间的方差的区别最大化，即

$$\left\langle X_{\text{post}}X_{\text{post}}^{\text{T}}\right\rangle w = \lambda\left\langle X_{\text{pre}}X_{\text{pre}}^{\text{T}}\right\rangle w \tag{9.7}$$

其中，$\langle\cdot\rangle$ 是跨试次平均算子，λ 是广义特征值。矩阵 $W=[w_1,\cdots,w_N]\in R^{N\times N}$ 是空间滤波器，其中 $w_1,\cdots,w_N$ 是根据式（9.7）估计的 N 个特征向量，$A=W^{-1}\in R^{N\times N}$ 为 EEG 通道加权的空间模式。在此应注意的是，CSP 根据两个信号群之间的差异度，提供了有序的空间模式，即 X_{post} 具有最大方差的空间模式对应于 X_{pre} 具有最小方差的空间模式，反之亦然。通常，少数的空间模式足以有效区分两个群体的数据（Muller-Gerking et al.，1999）。这些少数的空间模式可以将刺激诱发的 EEG 脑响应（仅包含在 X_{post} 内）从自发的 EEG 活动（包含在 X_{post} 和 X_{pre} 内）中分离出来，进而发挥有效的空间滤波作用，以增强信噪比。在实践中，我们推荐选择对应于 X_{post} 最大特征值和 X_{pre} 最小特征值的有限个特征向量来重建空间滤波后的单试次 EEG 脑响应。

2. 时频滤波

基于时频分解的原理（如短时傅里叶变换或小波变换），时频滤波（Quiroga，2000；Quiroga & Garcia，2003；Mouraux & Plaghki，2004；Jongsma et al.，2006；Wang et al.，2007）可以将刺激诱发的锁相 ERP 脑响应信号从背景 EEG 活动和噪声相关的伪迹中分离出来，从而提高单试次 ERP 脑响应的信噪比。在小波变换中，DWT 和 CWT 均很常用。基于 DWT 的时频滤波仅保留与 ERP 信号相关的小波系数，并根据有限的小波系数重构去噪后的 ERP 波形（Quiroga，2000；Quiroga & Garcia，2003；Jongsma et al.，2006）。与仅考虑特定尺度（通常为二元尺度）的 DWT 不同，基于 CWT 的时频滤波算法（Hu et al.，2010）可以在任何可能的时间和频率精度下进行运算，因此在单试次水平上能更为有效地提高刺激诱发脑响应的信噪比（Tognola et al.，1998；Mouraux & Iannetti，2008）。

具体而言，基于 CWT 的时频滤波通过以下 3 个步骤来增强脑响应信号的信噪比（图 9.2）。第一，使用 CWT 将单试次 EEG / ERP 波形分解为时频表征。第二，计算与 ERP 响应对应的时频平面上的特定区域，并将其用作小波滤波模型。第三，使用逆连续小波变换（inverse continuous wavelet transform，ICWT）将滤波后的时频表征转化为滤波后的时域 ERP 波形（Hu et al.，2010）。

1）连续小波变换

CWT 用于估计 EEG 或 ERP 信号的时频表征（详见本书第五章）。通过基于估计的频率调整窗口的宽度，CWT 可以提供时间和频率分辨率的优化组合（Mouraux et al.，2003；Iannetti et al.，2008；Mouraux & Iannetti，2008）。CWT 的定义如下（Tognola et al.，1998）：

$$\mathrm{WT}(\tau, f)=\int_t x(t)\cdot\sqrt{f/f_0}\cdot\psi^*(f/f_0\cdot(t-\tau))dt \tag{9.8}$$

$$\psi(t)=\frac{1}{\sqrt{\pi f_b}}e^{2\mathrm{i}\pi f_0 x}e^{-\frac{x^2}{f_b}} \tag{9.9}$$

其中，τ 和 f 分别是时间和频率指数，$x(t)$ 代表时域 (t) 中的原始信号，$\psi(t)$ 表示具有中心频率 f_0 的小波母函数，$\psi^*_{(f)}$ 是 $\psi(t)$ 的 Fourier 变换。本章中介绍的小波母是复 Morlet 小波[式（9.9）]。当分析频率为 1～30Hz 的脑电数据时，带宽参数 f_b 和 f_0 可分别设置为 0.05 和 6，该参数表现出较好的时频分辨率。$\mathrm{WT}(\tau, f)$ 的平方即脑电信号的功率谱。

2）小波滤波模型

为了在单试次水平上应用时频滤波来增强 ERP 脑响应信号的信噪比，需要构建小波滤波模型，用于分离 ERP 脑响应信号和噪声。通过识别由刺激引起的 ERP 脑响应在时频面中的分布和范围，可以构建一个加权的二进制时频滤波模型 W_f。该模板可用于过滤掉非刺激相关的背景 EEG 活动和噪声相关的伪迹，从而提高单试次 ERP 响应的信噪比。对于每个单试次的 EEG 信号，可通过式（9.10）来实现时频滤波：

$$\mathrm{FWT}_i(\tau, f)=W_f\cdot\mathrm{WT}_i(\tau, f) \tag{9.10}$$

其中，WT_i 是 CWT 估算的试次为 i 的时频表征，FWT_i 是 WT_i 乘以二进制时频滤波模型 W_f 计算得到滤波后的时频表征，τ 和 f 分别是时间和频率指数。

3）逆连续小波变换

对于滤波后的时频表征 $\mathrm{FWT}_i(\tau, f)$，根据式（9.11），采用 ICWT 重构时频滤波后的时域信号 $y_i(t)$（Tognola et al.，1998）。

$$y_i(t)=C_\psi\int_\tau\int_f \mathrm{FWT}_i\cdot(\tau, f)\cdot\sqrt{f/f_0}\cdot\psi(f/f_0(t-\tau))\cdot(f/f_0)^2\cdot d\tau\cdot df \tag{9.11}$$

其中，C_ψ 表示依赖于 $\psi(t)$ 的傅里叶变换的系数，f 是频率指数。

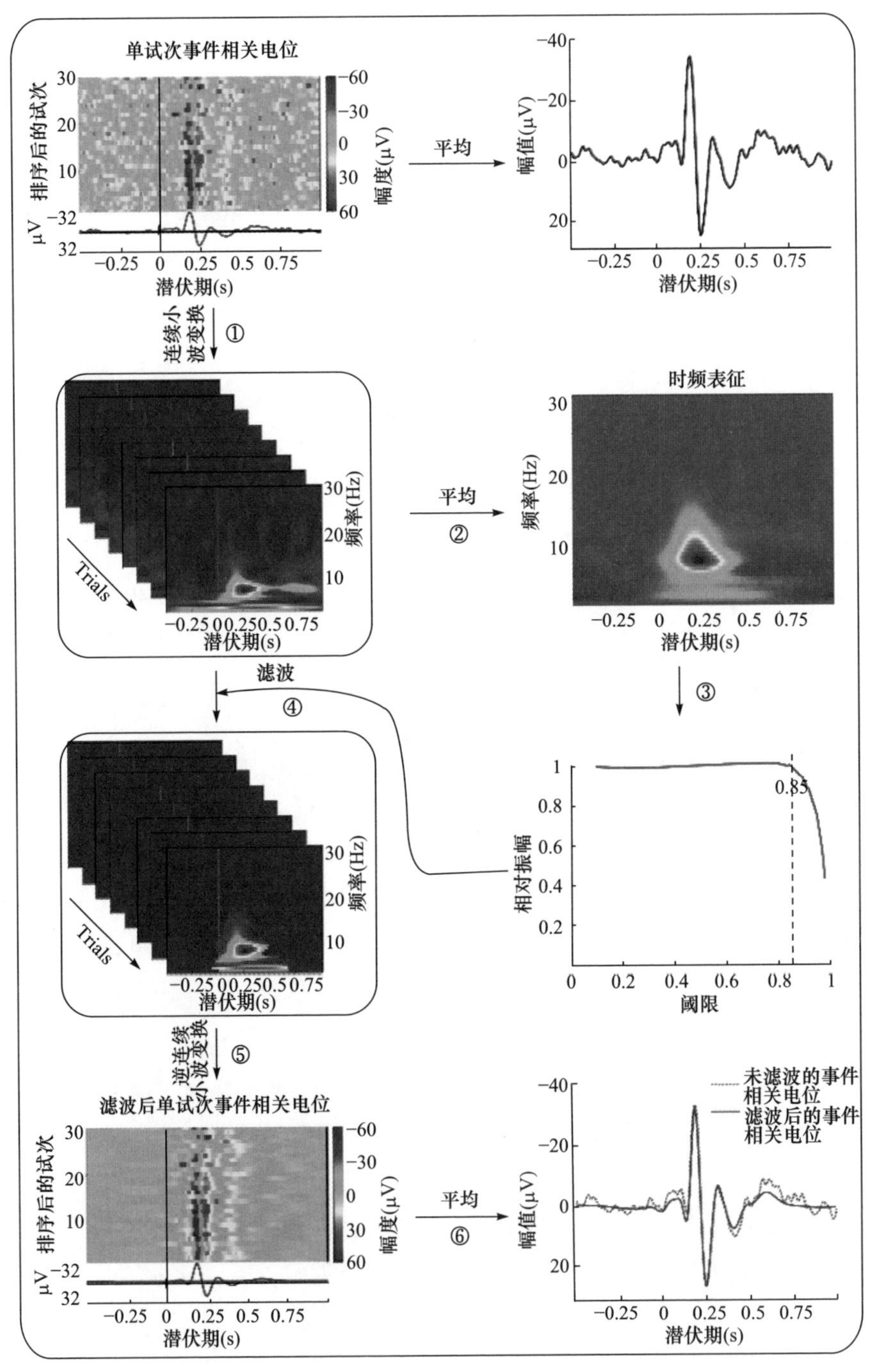

图 9.2 基于连续小波变换的时频滤波分析的流程图（Hu et al.，2011）

3. 参数方法

1）多元线性回归

Mayhew 等（2006）首次提出了基于多元线性回归（multiple linear regression，MLR）的单试次参数检测方法。该方法可用于自动估计单试次 ERP 脑响应的潜伏期和幅值（Mayhew et al.，2006），并已被成功应用于检测不同模态感觉刺激诱发的单试次 ERP 参数，如激光诱发电位（LEP）的 N2 和 P2（Mayhew et al.，2006）、听觉诱发电位（AEP）的 N1 和 P2（Mayhew et al.，2010）。将小波滤波和 MLR 方法相结合，可以显著地提高单试次 ERP 响应的信噪比，从而为准确估计更小的 ERP 成分（如 LEP 响应的 N1 波）的单试次参数提供可能的途径（Hu et al.，2010）。MLR 方法也常被用于分析 fMRI 数据（Friston et al.，1998），其中标准的血流动力学响应函数（类似于本章中的平均 ERP 响应）及其时间导数（解释血流动力学响应的时间变异性）均用于拟合单试次 ERP 脑响应。在回归量中纳入时间导数，可以同时捕获单试次 ERP 脑响应潜伏期和幅值的动态变化。

如下所示，以 LEP 响应的 N2 和 P2 为例，具有变化潜伏期和幅值的单试次脑响应可以描述为

$$f(t)=k_N y_N(t+a_N)+k_P y_P(t+a_P) \tag{9.12}$$

其中，$f(t)$ 表示单试次的 ERP 波形，其电位值随时间 t 而变化，该函数可表征为 N2 波 $[k_N y_N(t+a_N)]$ 和 P2 波 $[k_P y_P(t+a_P)]$ 的变式的总和。k_N 和 k_P 是 N2 波和 P2 波的加权常数，a_N 和 a_P 分别刻画 N2 波和 P2 波潜伏期的变化。由于 LEP 响应的 N2 波和 P2 波反映了不同神经源的活动（Garcia-Larrea et al.，2003），且它们的幅值可通过若干实验因素单独调节（如空间注意和感知概率等）（Legrain et al.，2002；Lee et al.，2009），我们需要对 N2 波和 P2 波分别进行单独建模。通过将式（9.12）进行泰勒展开，MLR 模型可细化为

$$f(t)\approx k_N y_N(t)+a_N k_N y_N'(t)+k_P y_P(t)+a_P k_P y_P'(t) \tag{9.13}$$

其中，$y_N(t)$ 和 $y_P(t)$ 代表 N2 和 P2 波的平均波形，$y_N'(t)$ 和 $y_P'(t)$ 分别表示 N2 和 P2 波的时间导数。简而言之，单试次 ERP 波形可近似表征为 N2 和 P2 波的加权平均波形及其时间导数之和。

将式（9.13）的各项回归因子用于拟合单试次脑响应，从而可以得到拟合后的 ERP 波形。在此基础上，预先确定各 ERP 成分的时间窗口，以每个被试的平均 ERP 波形中的 N2 波和 P2 波的潜伏期为中心，确定对应窗口内

单试次 ERP 响应的潜伏期和幅值（图 9.3，顶部）。

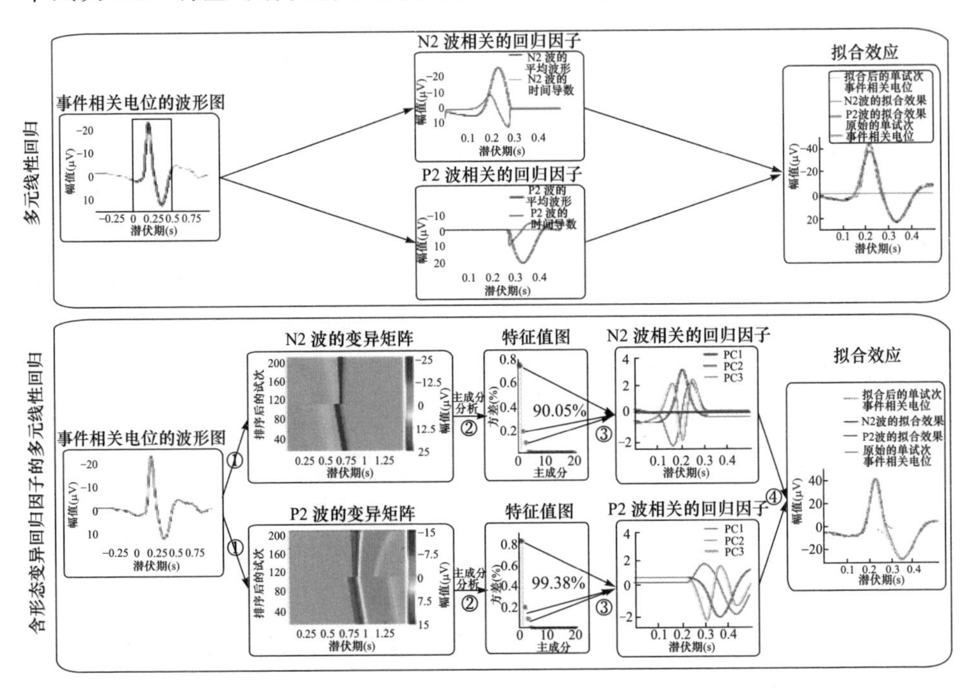

图 9.3 多元线性回归分析（MLR，顶部）和含形态变异回归因子的多元线性回归分析（MLRd，底部）的流程图（Hu et al.，2011）

2）含形态变异回归因子的多元线性回归

除 ERP 潜伏期和幅值在不同试次中存在差异之外，ERP 波形的形态在不同试次中也是动态变化的(Jung et al.,2001;Casarotto et al.,2005;Mouraux & Iannetti，2008)。这种 ERP 波形的形态变异性也常见于诸如多发性硬化所致的视神经炎等多种疾病的临床 ERP 数据中。在这些情况下，ERP 波形幅值减小，潜伏期增加，更重要的是其波形形态也会变宽（Pelosi et al.，1997；Orssaud，2003）。当使用 ERP 作为临床诊断工具时，ERP 波形形态（如波宽）的变化也可量化为评估疾病的重要参数。此外，为了更准确地估计单试次 ERP，不仅要考虑 ERP 的潜伏期和幅值的变化（Mayhew et al.，2006；Hu et al.，2010），还要考虑 ERP 波形形态的变化（Hu et al.，2011）。

为了实现这一目标，在 MLR 模型中引入一个形态变异回归因子，可以捕获代表 ERP 波形形态的变异性，即含形态变异回归因子的多元线性回归（multiple linear regression with dispersion term，MLRd）：

$$f(t)=k_N y_N(s_N t+a_N)+k_P y_P(s_P t+a_P) \tag{9.14}$$

其中，s_N 和 s_P 表示时间维度的压缩系数，它们分别为单试次 ERP 中的 N2 和 P2 波相对于平均 ERP 的波形压缩比。

然而，由于刻画 ERP 波形的实际函数是未知的，对这些单试次参数（即 s、a 和 k）的准确估计是很困难的。为了解决这一问题，可采用基于主成分分析（PCA）的一种非参数的、数据驱动的分析方法。该方法可以帮助我们有效地定义用于多元线性回归分析的回归因子，进而用于拟合单试次 ERP 脑响应。这种方法类似于在一些 BOLD-fMRI 研究中用于模拟血流动力学响应的分析方法（Friman et al.，2003；Hossein-Zadeh et al.，2003；Woolrich et al.，2004）。该方法中，我们首先采用穷举法构建了包含 ERP 潜伏期、幅值和形态变化的变异矩阵[关于变异矩阵的生成细节，请参考 Hu 等（2011）的研究]。随后，采用 PCA 将变异矩阵转换为若干不相关的 PCs（Jolliffe，2002），其中，对于每个 ERP 波形（如 N2 和 P2 波），可分离出三个 PCs，分别代表：跨试次平均的 ERP 波、ERP 潜伏期的变异性、ERP 形态的变异性。这些分离出来的 PCs 可作为多元线性回归中的回归因子来拟合单试次的 N2 和 P2 波[具体步骤请参考 Hu 等（2011）的研究；图 9.3，底部]。

前期的研究表明，以 Gamma 函数为例，基于 PCA 分离的前三个 PCs 与基于泰勒展开分离的前三项泰勒级数（即 Gamma 基函数、Gamma 函数的时间导数和 Gamma 函数的形态导数）非常相似，验证了基于 PCA 分离方法在实际运用中的可行性（Hossein-Zadeh et al.，2003）。变异矩阵分离出的前三个 PCs 可以有效捕获单试次 ERP 脑响应的变化，即潜伏期、幅值和形态的跨试次变异性（Spencer，2005）。在多元线性回归中纳入形态变异回归因子，可以帮助我们获取 ERP 形态变化中所反映的生理、心理信息。在实际应用中，当单试次 EEG 信号中的噪声水平较低时，纳入 ERP 形态变异的回归因子可以显著提高单试次 ERP 参数估计的准确性（Hu et al.，2011）；相反，当单试次 EEG 信号中的噪声水平较高时，纳入 ERP 形态变异的回归因子可能因拟合了部分噪声而无法提高单试次 ERP 参数估计的准确性。在这种情况下（高噪声水平），MLR 和 MLRd 的拟合结果无显著差异。因此，MLRd 通常被用于单试次 ERP 数据的信噪比较高时，或与其他滤波方法（如小波滤波）联合使用（Hu et al.，2011）。

二、时频域单试次分析

如前文所述，时域中的单试次分析方法可以有效估计锁相信息（即 ERP 响应）的单试次参数，而不能估计非锁相信息（即 ERD 和 ERS 响应）。因此，为了探索非锁相信息的动态变化，我们需要在时频域中开发相应的单试次分析算法。与时域分析不同，时频域中的单试次分析方法涉及两个重要步骤：时频域中的特征分离和单试次水平的参数估计（Hu et al.，2015）。

前期研究（Bernat et al.，2005；Bernat et al.，2007；Mayhew et al.，2010）均表明，基于正交旋转的 PCA 分解方法能有效分离单试次事件相关脑响应信号中时频特征（即 ERP、ERD 和 ERS）（Kayser & Tenke，2003；Bernat et al.，2005；Dien，2010）。该方法的具体操作主要包括如下 5 个关键步骤（Hu et al.，2015）：①数据转换，即将每个试次的时频分布数据转化为对应试次的向量，并将所有试次的向量堆叠成一个 PCA 可分解的矩阵；②主成分分析将堆叠的矩阵分解为一系列 PCs；③经过正交旋转分解后的 PCs，以最大化平方负荷的方差之和，使得堆叠矩阵转换为少量基函数的线性组合（Kaiser，1979；Richman，1986；Kayser & Tenke，2003）；④数据重转换，即将分离的 PCs 向量转换为时频分布（一般来说，分离的前 3 个 PCs 包含堆叠矩阵的大部分方差，且对应于事件相关的 ERP、ERD 和 ERS 响应）；⑤采用设定的阈限（如在时频域中可设为均值加减上下两个标准差），将 PCs 时频分布中与 EEG 背景噪声有关的数据去除（Mayhew et al.，2010）。时频特征分离完成后，可采用如下的时频域多元线性回归分析方法来估计单试次响应的特征参数。

1. 时频域多元线性回归

当将时域中的 MLR 方法扩展到时频域时，使用时频域多元线性回归（time-frequency multiple linear regression，TF-MLR）方法不仅要考虑时频特征潜伏期的变异性，还要考虑其频率的变异性。因此，这些变异性的单试次时频特征可表示为

$$\begin{aligned} F(t,\ f) = & k_1 F_1\left[(t+a_1),(f+b_1)\right] + k_2 F_2\left[(t+a_2),(f+b_2)\right] \\ & + k_3 F_3\left[(t+a_3),(f+b_3)\right] + \varepsilon \end{aligned} \tag{9.15}$$

其中，$F(t,\ f)$表示单试次 EEG 响应的时频表征。$F_1(t,\ f)$、$F_2(t,\ f)$和$F_3(t,\ f)$分别对应于分离的时频特征（ERP、ERD 和 ERS）的跨试次均值。$F(t,\ f)$可表征为 ERP、ERD、ERS 和背景噪音ε的加权和，k_1、k_2和k_3是加权常数；a_1、a_2和a_3分别刻画各时频特征潜伏期的变化；而b_1，b_2和b_3分别代表各时频特征频率的变化。

通过将式（9.15）进行泰勒展开，TF-MLR 模型可细化为

$$
\begin{aligned}
F(t,\ f) \approx\ & k_1 F_1(t,\ f) + k_1 a_1 \frac{\partial F_1(t,\ f)}{\partial t} + k_1 b_1 \frac{\partial F_1(t,\ f)}{\partial f} + k_2 F_2(t,\ f) \\
& + k_2 a_2 \frac{\partial F_2(t,\ f)}{\partial t} + k_2 b_2 \frac{\partial F_2(t,\ f)}{\partial f} \\
& + k_3 F_3(t,\ f) + k_3 a_3 \frac{\partial F_3(t,\ f)}{\partial t} + k_3 b_3 \frac{\partial F_3(t,\ f)}{\partial f}
\end{aligned}
\tag{9.16}
$$

其中，$\frac{\partial F_1(t,\ f)}{\partial t}$、$\frac{\partial F_2(t,\ f)}{\partial t}$和$\frac{\partial F_3(t,\ f)}{\partial t}$分别代表 ERP、ERD 和 ERS 的时间导数；$\frac{\partial F_1(t,\ f)}{\partial f}$、$\frac{\partial F_2(t,\ f)}{\partial f}$和$\frac{\partial F_3(t,\ f)}{\partial f}$分别代表 ERP、ERD 和 ERS 的频率导数。单试次 EEG 响应的时频表征（TFD）可拟合为上述所有回归因子的加权和。基于拟合的单试次时频表征，可计算每个时频特征（ERP、ERD 和 ERS）的单试次参数（潜伏期、频率和幅值）（Hu et al.，2015）（图 9.4）。

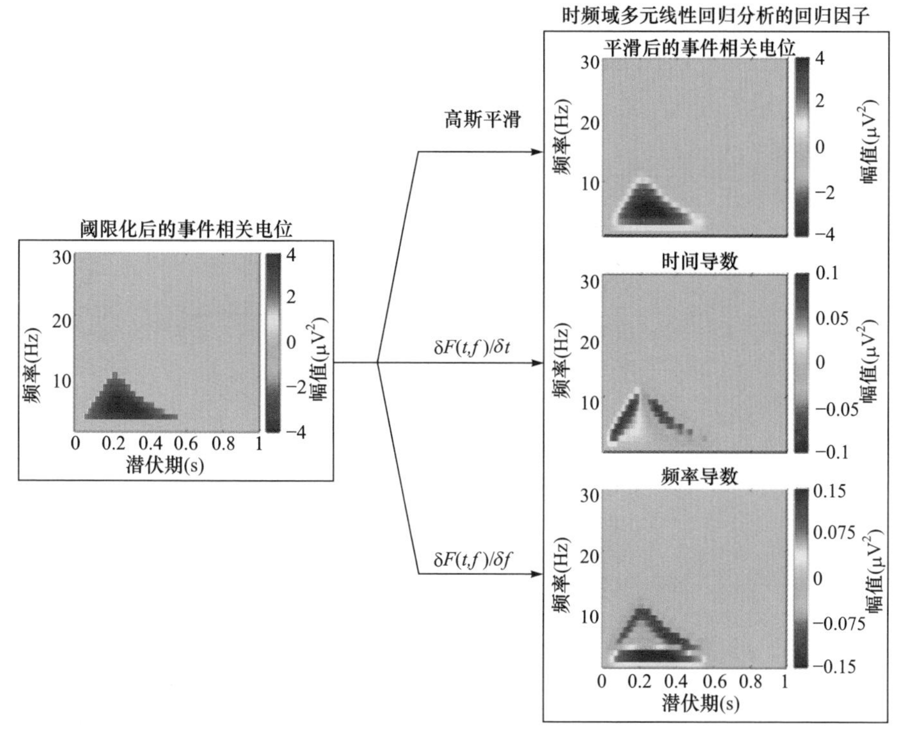

图 9.4　时频域多元线性回归分析（TF-MLR）的流程图（转载自 Hu et al.，2015）

2. 含形态变异回归因子的时频域多元线性回归

与时域的多元线性回归分析相同，为了更准确地估计单试次时频特征，不仅要考虑这些时频特征在潜伏期和频率上的变异性，还要考虑它们在形态上的变异性。鉴于此，除了 TF-MLR 中已经包含的回归因子之外，还应该考虑单试次时频特征在时间和频率维度上的形态变异回归因子，从而得出包含形态变异回归因子的时频域多元线性回归（time-frequency multiple linear regression with dispersion term，TF-MLRd）模型（图 9.5）：

$$
\begin{aligned}
F(t,\ f) = & k_1 F_1\left[\left(s_1 t + a_1\right),\left(c_1 f + b_1\right)\right] + k_2 F_2\left[\left(s_2 t + a_2\right),\left(c_2 f + b_2\right)\right] \\
& + k_3 F_3\left[\left(s_3 t + a_3\right),\left(c_3 f + b_3\right)\right] + \varepsilon
\end{aligned} \tag{9.17}
$$

其中，s_1、s_2和s_3分别表示单试次 TFD 中的 ERP、ERD 和 ERS 在时间维度上相对于平均 TFD 的形态压缩比。c_1、c_2和c_3分别表示单试次 TFD 中的 ERP、ERD 和 ERS 在频率维度上相对于平均 TFD 的形态压缩比。

为了估计单试次 TFD 的参数 k、s、c、a 和 b，可采用 PCA 分离变异矩阵（同时域 MLRd）分别对 ERP、ERD 和 ERS 构建回归因子（Jolliffe，2002），并用于后续的时频域多元线性回归分析。简单来说，对于每个时频特征，可生成五个 PCs，分别代表：①响应的平均值；②潜伏期变异；③频率变异；④时域中的形态变异；⑤频域中的形态变异[具体步骤请参考 Hu 等（2015）的研究]（图 9.5）。

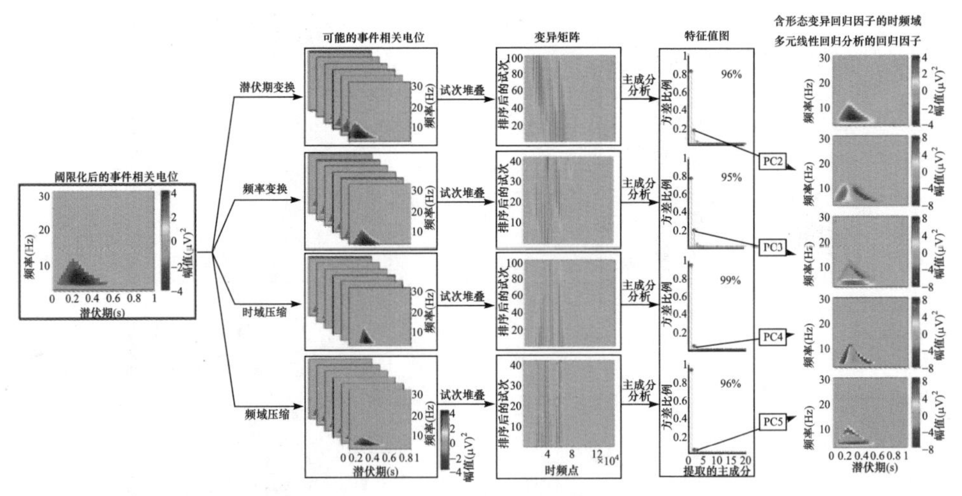

图 9.5 包含形态变异回归因子的时频域多元线性回归分析（TF-MLRd）的流程图（转引自 Hu et al.，2015）

相对来说，TF-MLR 使用了更少的回归因子，算法稳定性更高，对探测刺激相关的脑响应成分更具有特异性（Friman et al.，2003），而 TF-MLRd 使用了更多的回归因子，算法敏感性更高，可以在时域和频域上获取脑响应信号形态变异性的相关参数。也就是说，TF-MLR 提供了一种简单而稳定的方法来估计单试次时频特征参数，在 EEG 响应信号的信噪比较低时更为适用。相比之下，TF-MLRd 方法在拟合脑响应信号变异性方面更为敏感（Hu et al.，2011），但也可能拟合部分噪声（Friman et al.，2003），因此该方法更适用于 EEG 响应信号的信噪比相对较高的情况（例如，颅内记录的脑电信号）。此外，为了进一步提高单试次时频特征参数估计的精度，上述方法可以联合其他信噪比增强技术（如空间滤波和张量分解等方法）（Cichocki，2013），在去噪后的信号上运用 TF-MLR 或 TF-MLRd 估计单试次时频特征参数，结果会更加准确。

三、单试次分析工具包

上述单试次分析方法大多已集成在 MATLAB 环境下运行的 GUI（Graphical User Interface）工具包中，名为 STEP1（图 9.6）。此外，STEP1 还可用于自动提取事件相关脑响应中不同特征的单试次参数（例如，ERP 的潜伏期和幅值）。该工具包可以从以下网站免费下载：http://www.hulilab.com 和 http://iannettilab.net。

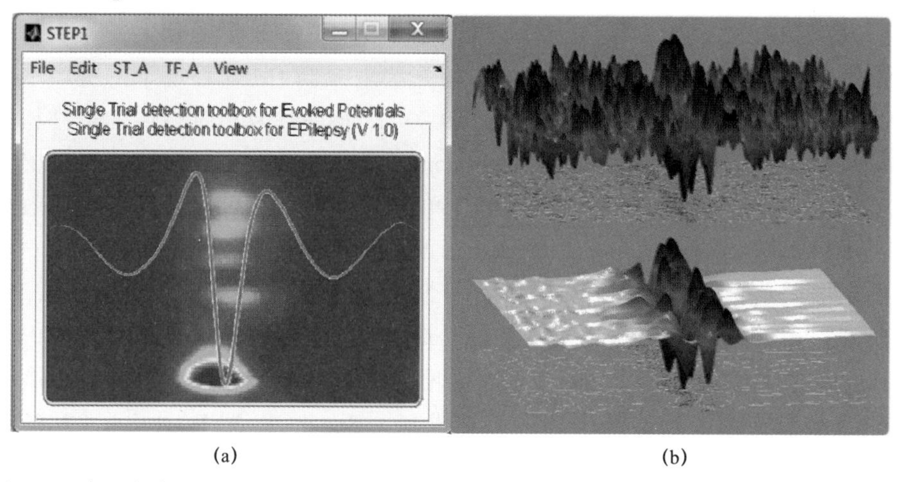

图 9.6 单试次分析工具包（a）和单试次分析提高脑响应信息信噪比的效果。（b）顶部：原始 EEG 数据；底部：去噪后的 EEG 数据

第三节 单试次分析的潜在应用

单试次分析方法可以有效挖掘事件相关脑响应的单试次特征参数，提供丰富的动态信息，进而用于一系列基础和临床研究（具体示例如下），帮助

我们更好地了解脑响应信号在人们处理认知事件过程中的功能和意义。

首先，锁相和非锁相脑响应信息的单试次动态参数可用于被试内的相关分析，如刺激参数或行为指标与脑响应指标在被试内不同试次间的相关分析。在认知神经科学领域，事件相关脑响应信号具有很强的跨试次变异性（Iannetti et al.，2005a），这些跨试次变异性可由诸多外部因素（如刺激强度和持续时间）和内部因素（如警觉、注意力集中程度和任务策略）决定（Legrain et al.，2002，2003；Lee et al.，2009）。被试内的相关分析可以明确脑响应指标与行为指标的关系，有利于我们更好地理解大脑响应的功能和意义（Mouraux et al.，2003；Mouraux & Plaghki，2004；Iannetti et al.，2008）。更重要的是，由于被试内相关性分析不会受到被试间差异（如年龄、性别和体重）的影响，统计结果可能会更加稳定可靠。

其次，单试次分析方法可用于同步 EEG-fMRI 的数据整合（详见本书第十七章）。由于 EEG 和 fMRI 信号之间的神经血管耦合效应，锁相和非锁相脑响应信号的动态变化可以帮助我们整合同步记录的 EEG 和 fMRI 数据，即在 fMRI 响应中寻找与 EEG 信号动态变化高度耦合的区域，从而确定产生 EEG 信号动态变化的脑区。应用单试次分析方法可以有效地实现这一目标，其原因有二：其一，与 fMRI 同步收集的 EEG 数据受到大量噪声污染（Allen et al.，1998）。尽管已有相应的算法来减弱 fMRI 环境下的噪声水平（Allen et al.，2000；Debener et al.，2007），但是时域和时频域的事件相关脑响应信号的信噪比仍然很低（Debener et al.，2005；Iannetti et al.，2005a；Niazy et al.，2005）。在这种情况下，单试次分析方法可以帮助我们有效地提高事件相关脑响应信号的信噪比，为两种数据的融合提供基础。其二，事件相关脑响应信号的单试次参数可用于构建拟合血流动力学响应的函数。该函数在一般线性模型分析中被作为一个附加回归因子（Iannetti et al.，2005a；Mayhew et al.，2010），以确定与 EEG 信号动态变化耦合的脑区，进而有助于研究动态脑响应信号的生理、心理机制（Bagshaw & Warbrick，2007；Goldman et al.，2009）。

再次，锁相和非锁相脑响应信号的单试次特征参数还可以结合机器学习算法（离散变量的分类算法和连续变量的回归算法），用于人体主观感受的预测研究，如疼痛感觉强度的预测（Huang et al.，2013）。在疼痛认知神经科学领域，这种解码主观疼痛感受的技术非常重要，有助于实现对语言交流障碍和意识障碍患者（这些患者无法用语言评估自身疼痛）的疼痛诊断、监测与治疗（Schnakers et al.，2010；Schulz et al.，2012）。

最后，单试次分析方法所提取的锁相和非锁相脑响应信号的动态变化参数还可以用于临床诊断和术中监护。例如，表征躯体感觉上行通路功能的躯体感觉诱发电位（somatosensory-evoked potentials，SEPs）（Cruccu et al.，2008）已被广泛用于相关疾病的临床诊断（Aminoff et al.，1988；Zeman & Yiannikas，1989；Yiannikas & Vucic，2008）和脊柱手术中的神经生理监测（Nuwer，1998；Luk et al.，2001；Deletis & Shils，2002；Minahan，2002；Hu et al.，2003；Devlin et al.，2006）。单试次分析方法可以帮助我们提高 SEPs 信号的信噪比，有利于对短暂性脊髓功能障碍进行早期诊断，为预防后续不可逆性的脊髓损伤提供帮助（Wiedemayer et al.，2002；Rossi et al.，2007）。

参 考 文 献

Ab Aziz, C. B., & Ahmad, A. H. （2006）. The role of the thalamus in modulating pain. *The Malaysian Journal of Medical Sciences*, *13*（2）, 11-18.

Allen, P. J., Josephs, O., & Turner, R. （2000）. A method for removing imaging artifact from continuous EEG recorded during functional MRI. *NeuroImage*, *12*（2）, 230-239.

Allen, P. J., Polizzi, G., Krakow, K., Fish, D. R., & Lemieux, L. （1998）. Identification of EEG events in the MR scanner: The problem of pulse artifact and a method for its subtraction. *NeuroImage*, *8*（3）, 229-239.

Aminoff, M. J., Olney, R. K., Parry, G. J., & Raskin, N. H. （1988）. Relative utility of different electrophysiologic techniques in the evaluation of brachial plexopathies. *Neurology*, *38*（4）, 546-550.

Bagshaw, A. P., & Warbrick, T. （2007）. Single trial variability of EEG and fMRI responses to visual stimuli. *NeuroImage*, *38*（2）, 280-292.

Barbati, G., Porcaro, C., Hadjipapas, A., Adjamian, P., Pizzella, V., Romani, G. L., et al. （2008）. Functional source separation applied to induced visual gamma activity. *Human Brain Mapping*, *29*（2）, 131-141.

Barbati, G., Sigismondi, R., Zappasodi, F., Porcaro, C., Graziadio, S., Valente, G., et al. （2006）. Functional source separation from magnetoencephalographic signals. *Human Brain Mapping*, *27*（12）, 925-934.

Beckmann, C. F. （2004）. Probabilistic ICA for FMRI. *2004 2nd IEEE International Symposium on Biomedical Imaging: Nano to Macro 1-2*, 1490-1493.

Beckmann, C. F., & Smith, S. M. （2004）. Probabilistic independent component analysis for functional magnetic resonance imaging. *IEEE Transactions on Medical Imaging*, *23*（2）, 137-152.

Bell, A. J., & Sejnowski, T. J. （1995）. An information-maximization approach to blind separation and blind deconvolution. *Neural Computation*, *7*（6）, 1129-1159.

Bernat, E. M., Malone, S. M., Williams, W. J., Patrick, C. J., & Iacono, W. G. （2007）. Decomposing delta, theta, and alpha time-frequency ERP activity from a visual oddball task using PCA. *International Journal of Psychophysiology, 64*（1）, 62-74.

Bernat, E. M., Williams, W. J., & Gehring, W. J.（2005）. Decomposing ERP time-frequency energy using PCA. *Clinical Neurophysiology, 116*（6）, 1314-1334.

Bingham, E., & Hyvarinen, A.（2000）. A fast fixed-point algorithm for independent component analysis of complex valued signals. *International Journal of Neural Systems, 10*（1）, 1-8.

Blankertz, B., Losch, F., Krauledat, M., Dornhege, G., Curio, G., & Muller, K. R.（2008）. The Berlin brain-computer interface: Accurate performance from first-session in BCI-naive subjects. *IEEE Transactions on Biomedical Engineering, 55*（10）, 2452-2462.

Casarotto, S., Bianchi, A., Cerutti, S., & Chiarenza, G. A.（2005）. Dynamic time warping in the analysis of event-related potentials. *IEEE Engineering in Medicine and Biology Magazine, 24*（1）, 68-77.

Cichocki, A.（2013）. Tensor decompositions: A new concept in brain data analysis? *arxiv: 1305.0395.*

Cruccu, G., Aminoff, M. J., Curio, G., Guerit, J. M., Kakigi, R., Mauguiere, F., et al.（2008）. Recommendations for the clinical use of somatosensory-evoked potentials. *Clinical Neurophysiology, 119*（8）, 1705-1719.

Dawson, G. D.（1951）. A summation technique for detecting small signals in a large irregular background. *Journal of Physiology, 115*（1）, 2-3.

Dawson, G. D.（1954）. A summation technique for the detection of small evoked potentials. *Electroencephalography & Clinical Neurophysiology, 6*（1）, 65-84.

De Weerd, J. P. C.（1981）. A posteriori time-varying filtering of averaged evoked potentials. I. Introduction and conceptual basis. *Biological Cybernetics, 41*（3）, 211-222.

De Weerd, J. P. C. , & Kap, J. I.（1981）. A posteriori time-varying filtering of averaged evoked potentials. II. Mathematical and computational aspects. *Biological Cybernetics, 41*（3）, 211-222.

Debener, S., Strobel, A., Sorger, B., Peters, J., Kranczioch, C., Engel, A. K., & Goebel, R.（2007）. Improved quality of auditory event-related potentials recorded simultaneously with 3-T fMRI: Removal of the ballistocardiogram artefact. *NeuroImage, 34*（2）, 587-597.

Debener, S., Ullsperger, M., Siegel, M., & Engel, A. K.（2006）. Single-trial EEG-fMRI reveals the dynamics of cognitive function. *Trends in Cognitive Sciences, 10*（12）, 558-563.

Debener, S., Ullsperger, M., Siegel, M., Fiehler, K., Von Cramon, D. Y., & Engel, A. K.（2005）. Trial-by-trial coupling of concurrent electroencephalogram and functional magnetic resonance imaging identifies the dynamics of performance monitoring. The *Journal of Neuroscience, 25*（50）, 11730-11737.

Deletis, V., & Shils, J. L.（2002）. *Neurophysiology in Neurosurgery: A Modern Intraoperative Approach*. San Diego: Academic Press.

Delorme, A., & Makeig, S. （2004）. EEGLAB: An open source toolbox for analysis of single-trial EEG dynamics including independent component analysis. *Journal of Neuroscience Methods*, *134*（1）, 9-21.

Devlin, V. J., Anderson, P. A., Schwartz, D. M., & Vaughan, R. （2006）. Intraoperative neurophysiologic monitoring: Focus on cervical myelopathy and related issues. *Spine Journal*, *6*（6）, S212-S224.

Dien, J. （2010）. Evaluating two-step PCA of ERP data with geomin, infomax, oblimin, promax, and varimax rotations. *Psychophysiology*, *47*（1）, 170-183.

Doyle, D. J. （1975）. Some comments on the use of Wiener filtering for the estimation of evoked potentials. *Electroencephalography & Clinical Neurophysiology*, *38*（5）, 533-534.

Friman, O., Borga, M., Lundberg, P., & Knutsson, H. （2003）. Adaptive analysis of fMRI data. *NeuroImage*, *19*（3）, 837-845.

Friston, K. J., Fletcher, P., Josephs, O., Holmes, A., Rugg, M. D., & Turner, R. （1998）. Event-related fMRI: Characterizing differential responses. *NeuroImage*, *7*（1）, 30-40.

Garcia-Larrea, L., Frot, M., & Valeriani, M. （2003）. Brain generators of laser-evoked potentials: From dipoles to functional significance. *Neurophyslologie Clinique*, *33*（6）, 279-292.

Goldman, R. I., Wei, C. Y., Philiastides, M. G., Gerson, A. D., Friedman, D., Brown, T. R., & Sajda, P. （2009）. Single-trial discrimination for integrating simultaneous EEG and fMRI: Identifying cortical areas contributing to trial-to-trial variability in the auditory oddball task. *NeuroImage*, *47*（1）, 136-147.

Hossein-Zadeh, G. A., Ardekani, B. A., & Soltanian-Zadeh, H. （2003）. A signal subspace approach for modeling the hemodynamic response function in fMRI. *Magnetic Resonance Imaging*, *21*（8）, 835-843.

Hu, L., Liang, M., Mouraux, A., Wise, R. G., Hu, Y., & Iannetti, G. D. （2011）. Taking into account latency, amplitude, and morphology: Improved estimation of single-trial ERPs by wavelet filtering and multiple linear regression. *Journal of Neurophysiology*, *106*（6）, 3216-3229.

Hu, L., Mouraux, A., Hu, Y., & Iannetti, G. D. （2010）. A novel approach for enhancing the signal-to-noise ratio and detecting automatically event-related potentials （ERPs） in single trials. *NeuroImage*, *50*（1）, 99-111.

Hu, L., Zhang, Z. G., Hung, Y. S., Luk, K. D., Iannetti, G. D., & Hu, Y. （2011）. Single-trial detection of somatosensory evoked potentials by probabilistic independent component analysis and wavelet filtering. *Clinical Neurophyslology*, *122*（7）, 1429-1439.

Hu, L., Zhang, Z. G., Mouraux, A., & Iannetti, G. D. （2015）. Multiple linear regression to estimate time-frequency electrophysiological responses in single trials. *NeuroImage*, *111*, 442-453.

Hu, Y., Lam, B. S., Chang, C. Q., Chan, F. H., Lu, W. W., & Luk, K. D. （2005）. Adaptive signal enhancement of somatosensory evoked potential for spinal cord compression detection: An experimental study. *Computers in Biology and Medicine*, *35*（9）, 814-828.

Hu, Y., Luk, K. D. K., Lu, W. , & Leong, J. C. （2003）. Application of time-frequency analysis to somatosensory evoked potential for intraoperative spinal cord monitoring. *Journal of Neurology, Neurosurgery & Psychiatry*, *74*（1）, 82-87.

Huang, D. S., & Mi, J. X. （2007）. A new constrained independent component analysis method. *IEEE Transactions on Neural Networks*, *18*（5）, 1532-1535.

Huang, G., Xiao, P., Hung, Y. S., Iannetti, G. D., Zhang, Z. G., & Hu, L. （2013）. A novel approach to predict subjective pain perception from single-trial laser-evoked potentials. *NeuroImage*, *81*, 283-293.

Hyvärinen, A. （1999）. Fast and robust fixed-point algorithms for independent component analysis. *IEEE Transactions on Neural Networks*, *10*（3）, 626-634.

Hyvarinen, A., & Oja, E. （2000）. Independent component analysis: Algorithms and applications. *Neural Networks*, *13*（4-5）, 411-430.

Iannetti, G. D., Hughes, N. P., Lee, M. C., & Mouraux, A. （2008）. Determinants of laser-evoked EEG responses: Pain perception or stimulus saliency? *Journal of Neurophysiology*, *100*（2）, 815-828.

Iannetti, G. D., Niazy, R. K., Wise, R. G., Jezzard, P., Brooks, J. C., Zambreanu, L., et al. （2005a）. Simultaneous recording of laser-evoked brain potentials and continuous, high-field functional magnetic resonance imaging in humans. *NeuroImage*, *28*（3）, 708-719.

Iannetti, G. D., Zambreanu, L., & Tracey, I. （2006）. Similar nociceptive afferents mediate psychophysical and electrophysiological responses to heat stimulation of glabrous and hairy skin in humans. *Journal of Physiology*, *577*（Pt 1）, 235-248.

Iannetti, G. D., Zambreanu, L., Cruccu, G., & Tracey, I. （2005b）. Operculoinsular cortex encodes pain intensity at the earliest stages of cortical processing as indicated by amplitude of laser-evoked potentials in humans. *Neuroscience*, *131*（1）, 199-208.

James, C. J., & Gibson, O. J.（2003）. Temporally constrained ICA: An application to artifact rejection in electromagnetic brain signal analysis. *IEEE Transactions on Biomedical Engineering*, *50*（9）, 1108-1116.

Jolliffe, I. T. （2002）. *Principal Component Analysis* （2nd ed.）. New York: Springer.

Jongsma, M. L. A., Eichele, T., Van Rijn, C. M., Coenen, A. M. L., Hugdahl, K., Nordby, H., & Quiroga, R. Q. （2006）. Tracking pattern learning with single-trial event-related potentials. *Clinical Neurophysiology*, *117*（9）, 1957-1973.

Jung, T. P., Makeig, S., Westerfield, M., Townsend, J., Courchesne, E., & Sejnowski, T. J. （2001）. Analysis and visualization of single-trial event-related potentials. *Human Brain Mapping*, *14*（3）, 166-185.

Kaiser, H. F. （1958）. The varimax criterion for analytic rotation in factoranalysis. *Psychometrika* 23, 187-200.

Kayser, J., & Tenke, C. E. （2003）. Optimizing PCA methodology for ERP component identification and measurement: Theoretical rationale and empirical evaluation. *Clinical*

Neurophysiology, *114*（12）, 2307-2325.

Koles, Z. J. （1991）. The quantitative extraction and topographic mapping of the abnormal components in the clinical EEG. *Electroencephalography & Clinical Neurophysiology*, *79*（6）, 440-447.

Koles, Z. J., Lazar, M. S., & Zhou, S. Z. （1990）. Spatial patterns underlying population differences in the background EEG. *Brain Topograaphy*, *2*（4）, 275-284.

Lam, B. S., Hu, Y., Lu, W. W., Luk, K. D., Chang, C. Q., Qiu, W., & Chan, F. H. （2005）. Multi-adaptive filtering technique for surface somatosensory evoked potentials processing. *Medical Engineering & Physics*, *27*（3）, 257-266.

Lee, M. C., Mouraux, A., & Iannetti, G. D. （2009）. Characterizing the cortical activity through which pain emerges from nociception. *Journal of Neuroscience*, *29*（24）, 7909-7916.

Legrain, V., Bruyer, R., Guérit, J. M., & Plaghki, L. （2003）. Nociceptive processing in the human brain of infrequent task-relevant and task-irrelevant noxious stimuli. A study with event-related potentials evoked by CO_2 laser radiant heat stimuli. *Pain*, *103*(3), 237-248.

Legrain, V., Guérit, J. M., Bruyer, R., & Plaghki, L. （2002）. Attentional modulation of the nociceptive processing into the human brain: Selective spatial attention, probability of stimulus occurrence, and target detection effects on laser evoked potentials. *Pain*, *99*（1-2）, 21-39.

Lu, W., & Rajapakse, J. C. （2006）. ICA with reference. *Neurocomputing*, *69*, 2244-2257.

Luk, K. D.K., Hu, Y., Lu, W. W., & Wong, Y. W. （2001）. Effect of stimulus pulse duration on intraoperative somatosensory evoked potential （SEP） monitoring. *Journal of Spinal Disorders*, *14*（3）, 247-251.

Makeig, S., Jung, T. P., Bell, A. J., Ghahremani, D., & Sejnowski, T. J. （1997）. Blind separation of auditory event-related brain responses into independent components. *Proceedings of the National Academy of Sciences of the United States of America*, *94*（20）, 10979-10984.

Mayhew, S. D., Dirckx, S. G., Niazy, R. K., Iannetti, G. D., & Wise, R. G. （2010）. EEG signatures of auditory activity correlate with simultaneously recorded fMRI responses in humans. *NeuroImage*, *49*（1）, 849-864.

Mayhew, S. D., Iannetti, G. D., Woolrich, M. W., & Wise, R. G. （2006）. Automated single-trial measurement of amplitude and latency of laser-evoked potentials （LEPs） using multiple linear regression. *Clinical Neurophysiology, 117*（6）, 1331-1344.

Minahan, R. E. （2002）. Intraoperative neuromonitoring. *The Neurologist*, *8*（4）, 209-226.

Minka, T. P. （2001）. Automatic choice of dimensionality for PCA. *Advances in Neural Information Processing Systems*, *13*, 598-604.

Mouraux, A., & Iannétti, G. D. （2008）. Across-trial averaging of event-related EEG responses and beyond. *Magnetic Resonance Imaging*, *26*（7）, 1041-1054.

Mouraux, A., & Iannétti, G. D. （2009）. Nociceptive laser-evoked brain potentials do not reflect nociceptive-specific neural activity. *Journal of Neurophysiology, 101*（6）, 3258-3269.

Mouraux, A., & Plaghki, L.（2004）. Single-trial detection of human brain responses evoked by laser activation of Adelta-nociceptors using the wavelet transform of EEG epochs. *Neuroscience Letters, 361*（1-3）, 241-244.

Mouraux, A., Guérit, J. M., & Plaghki, L.（2003）. Non-phase locked electroencephalogram（EEG）responses to CO_2 laser skin stimulations may reflect central interactions between A partial partial differential- and C-fibre afferent volleys. *Clinical Neurophysiology, 114*（4）, 710-722.

Müller-Gerking, J., Pfurtscheller, G., & Flyvbjerg, H.（1999）. Designing optimal spatial filters for single-trial EEG classification in a movement task. *Clinical Neurophysiology, 110*（5）, 787-798.

Niazy, R. K., Beckmann, C. F., Iannetti, G. D., Brady, J. M., & Smith, S. M.（2005）. Removal of fMRI environment artifacts from EEG data using optimal basis sets. *NeuroImage, 28*（3）, 720-737.

Nunez, P. L., & Srinivasan, R.（2006）. *Electric Fields of the Brain: The Neurophysics of EEG*（2nd ed.）. Oxford: Oxford University Press.

Nuwer, M. R.（1998）. Spinal cord monitoring with somatosensory techniques. *Journal of Clinical Neurophysiology, 15*（3）, 183-193.

Sadun, A. A., La Morgia, C., Carelli, V.（2011）. Leber's hereditary optic neuropathy. *Curr Treat Options Neurol,* 13(1), 109-117.

Pelosi, L., Geesken, J. M., Holly, M., Hayward, M., & Blumhardt, L. D.（1997）. Working memory impairment in early multiple sclerosis. Evidence from an event-related potential study of patients with clinically isolated myelopathy. *Brain, 120*（Pt 11）, 2039-2058.

Pfurtscheller, G., & Da Silva, F. H. L.（1999）. Event-related EEG/MEG synchronization and desynchronization: Basic principles. *Clinical Neurophysiology, 110*（11）, 1842-1857.

Porcaro, C., Barbati, G., Zappasodi, F., Rossini, P. M., & Tecchio, F.（2008）. Hand sensory-motor cortical network assessed by functional source separation. *Human Brain Mapping, 29*（1）, 70-81.

Porcaro, C., Coppola, G., Di Lorenzo, G., Zappasodi, F., Siracusano, A., Pierelli, F., et al.（2009）. Hand somatosensory subcortical and cortical sources assessed by functional source separation: An EEG study. *Human Brain Mapping, 30*（2）, 660-674.

Porcaro, C., Ostwald, D., & Bagshaw, A. P.（2010）. Functional source separation improves the quality of single trial visual evoked potentials recorded during concurrent EEG-fMRI. *NeuroImage, 50*（1）, 112-123.

Quiroga, R. Q.（2000）. Obtaining single stimulus evoked potentials with wavelet denoising. *Physica D: Nonlinear Phenomena, 145*（3-4）, 278-292.

Quiroga, R. Q., & Garcia, H.（2003）. Single-trial event-related potentials with wavelet denoising. *Clinical Neurophysiology, 114*（2）, 376-390.

Ramoser, H., Muller-Gerking, J., & Pfurtscheller, G.（2000）. Optimal spatial filtering of single trial EEG during imagined hand movement. *IEEE Transactions on Rehabilitation Engineering*, *8*（4）, 441-446.

Richman, M. B.（1986）. Rotation of principal components. *Journal of Climatology*, *6*（3）, 293-335.

Rossi, L., Bianchi, A. , Merzagora, A., Gaggiani, A., Cerutti, S., & Bracchi, F.（2007）. Single trial somatosensory evoked potential extraction with ARX filtering for a combined spinal cord intraoperative neuromonitoring technique. *Biomedical Engineering Online*, 6(1), 2.

Roweis, S.（1998）. EM algorithms for PCA and SPCA. *Advances in Neural Information Processing Systems*, *10*, 626-632.

Schnakers, C., Chatelle, C., Majerus, S., Gosseries, O., De Val, M., & Laureys, S.（2010）. Assessment and detection of pain in noncommunicative severely brain-injured patients. *Expert Review of Neurotherapeutics*, *10*（11）, 1725-1731.

Schulz, E., Zherdin, A., Tiemann, L., Plant, C., & Ploner, M.（2012）. Decoding an individual's sensitivity to pain from the multivariate analysis of EEG data. *Cerebral Cortex*, *22*（5）, 1118-1123.

Spencer, K. M.（2005）. Averaging, detection, and classification of single-trial ERPs. In T. C. Handy（Ed.）, *Event-related Potentials*: A *Methods Handbook*（pp. 209-227）. Cambridge: MIT Press.

Tang, A. C., Sutherland, M. T., & Mckinney, C. J.（2005）. Validation of SOBI components from high-density EEG. *NeuroImage*, *25*（2）, 539-553.

Tecchio, F., Porcaro, C., Barbati, G., & Zappasodi, F.（2007）. Functional source separation and hand cortical representation for a brain-computer interface feature extraction. *The Journal of Physiology*, *580*（Pt.3）, 703-721.

Tipping, M. E., & Bishop, C. M.（1999a）. Mixtures of probabilistic principal component analyzers. *Neural Computation*, *11*（2）, 443-482.

Tipping, M. E., & Bishop, C. M.（1999b）. Probabilistic principal component analysis. *Journal of the Royal Statistical Society Series B*: *Statistical Methodology*, *61*, 611-622.

Tognola, G., Grandori, F., & Ravazzani, P.（1998）. Wavelet analysis of click-evoked otoacoustic emissions. *IEEE Transactions on Biomedical Engineering*, *45*（6）, 686-697.

Tu, Y., Zhang, Z., Tan, A., Peng, W., Hung, Y. S., Moayedi, M., et al.（2016）. Alpha and gamma oscillation amplitudes synergistically predict the perception of forthcoming nociceptive stimuli. *Human Brain Mapping*, *37*（2）, 501-514.

Walter, D. O.（1968）. A posterior "Wiener filtering" of average evoked responses. *Electroencephalography & Clinical Neurophysiology*, (Suppl 27), 61.

Wang, Z. S. , Maier, A., Leopold, D. A., Logothetis, N. K., & Liang, H.（2007）. Single-trial evoked potential estimation using wavelets. *Computers in Biology and Medicine*, *37*（4）, 463-473.

Wiedemayer, H., Fauser, B., Sandalcioglu, I. E., Schafer, H., & Stolke, D.（2002）. The impact of neurophysiological intraoperative monitoring on surgical decisions: A critical analysis of 423 cases. *Journal of Neurosurgery*, *96*（2）, 255-262.

Woolrich, M. W., Behrens, T. E., & Smith, S. M. （2004）. Constrained linear basis sets for HRF modelling using Variational Bayes. *NeuroImage*, *21*（4）, 1748-1761.

Yiannikas, C., & Vucic, S. （2008）. Utility of somatosensory evoked potentials in chronic acquired demyelinating neuropathy. *Muscle Nerve*, *38*（5）, 1447-1454.

Yu, K. B., & Mcgillem, C. D. （1983）. Optimum filters for estimating evoked potential waveforms. *IEEE Transactions on Biomedical Engineering*, *30*（11）, 730-737.

Zeman, B. , & Yiannikas, C. （1989）. Functional prognosis in stroke: Use of somatosensory evoked potentials. *Journal of Neurology, Neurosurgery & Psychiatry*, *52*（2）, 242-247.

第十章

非线性神经动力学

白 洋[1] 李小俚[2] 梁振虎[3]

摘要：脑电图中所反映的人类大脑的神经活动是具有非线性动力学特征的复杂活动，因此，非线性理论相关的方法有利于帮助我们理解和解释脑电动力学特征和对应的大脑神经活动过程。目前，已有多种非线性动力学算法被应用于脑电分析，这些算法从不同层面展示了脑电信号的非线性特征。在这些脑电分析法中，尤其以“复杂度”和“熵”的应用最为广泛。其中，基于熵的脑电分析法已被应用于麻醉深度监测的临床实践。本章选择了三大类（共 12 种）经典的非线性动力学算法，分别介绍了各算法的基本原理，并通过实例展示其在脑电分析中的应用。虽然以往的研究已经比较了多种非线性动力学算法在不同场景下的应用，但需注意的是，直接讨论某种算法的好坏是不恰当的。在实验中如何选择最优的算法，需要综合考虑多个方面的因素，比如，参数选择、对噪声的抗干扰性、计算复杂度以及非线性特征与相关神经活动的关联性等。

关键词：脑电；复杂度；熵；非线性动力学

---

1. 杭州师范大学国际植物状态和意识科学研究所；杭州师范大学基础医学系，浙江杭州，中国。电子信箱：baiyang@hznu.edu.cn。

2. 北京师范大学认知神经科学与学习国家重点实验室；北京师范大学，北京，中国。电子信箱：xiaoli@bnu.edu.cn。

3. 燕山大学电气工程学院，河北秦皇岛，中国。电子信箱：zhl@ysu.edu.cn。

第一节　非线性神经动力学简介

复杂系统的动力学特征检测在物理、医学、工程和生物科学中扮演着至关重要的角色。尤其是在神经生理学中，准确地评估神经元活动的特性，将有利于对患者的诊断与治疗。非线性动力学分析的目的是反映复杂系统的动力学特征的改变。神经元活动的特征量是动态变化的，因此非线性动力学理论将大脑视作一个多维度的动态系统。神经系统具有非线性和混沌性的特征，因此可以采用非线性动力学理论的相关方法来捕获神经元活动的特征。自从非线性动力学方法被应用于人体睡眠时的脑电分析，越来越多的研究开始探索脑电非线性动力学分析在各方面的应用。例如，在麻醉方面，非线性动力学已成为评估麻醉状态的重要参考标准（Anier et al.，2010；Olofsen et al.，2008；Schultz et al.，2008）。

2000 年以来，研究者已提出了多种非线性算法，以提取脑电的非线性特征来评估大脑活动状态。其中，最重要的特征是其呈动态变化的“复杂度”，该特征可通过复杂度分析来量化活动特性。复杂度分析主要反映的是信号在时间序列中的随机性程度。脑电复杂度衡量的是信号片段的信息容量，从而反映神经元的潜在活动特征。例如，静息态脑电在睁眼情况下的复杂度显著高于闭眼时。两者的区别是视觉上的差异导致的，睁眼时大脑处于警觉状态，神经元活动的信息更丰富；当闭上眼睛时，大脑处在相对静止的状态，神经元的活跃程度降低，这就意味着脑电信号的复杂程度降低。Lempel 和 Ziv 提出了非线性复杂度方法——Lempel-Ziv 复杂度（Lempel-Ziv complexity，LZC）（Lempel & Ziv，1976），其反映了一个时间序列随着序列长度的增加出现新模式的速率。在计算过程中，Lempel-Ziv 复杂度只考虑系统动态变化过程中活动模式的增加或减少。该算法不受系统的不确定性与随机性影响（Li et al.，2008b）。基于脑电的 Lempel-Ziv 复杂度及由其衍生出来的方法已被应用于多种疾病的表征，例如，应用于检测不同状况下意识状态的水平，包括麻醉过程（Jouny & Bergey，2012）、癫痫发作过程（Zhang et al.，2001）、抑郁症（Li et al.，2008）、帕金森病（Chen et al.，2010）、精神分裂症（Sabeti et al.，2009）和阿尔茨海默症。

“熵”这一表述首先被应用于热动力学中，是由 Clausius 于 1865 年提出的。当“熵”作为一个物理概念时，它被用来描述气体或流体体系的混乱程度（分子的分布概率）。1949 年，Shannon 将熵引入了信息论（Shannon &

Weaver，1949）。香农熵（Shannon entropy，ShEn）是根据已知信号中幅值的分布概率来预测随后信号的幅值（Bruhn et al.，2001；Yoon et al.，2011）。到目前为止，熵的理论已发展了一百多年，随后各种定义的推导熵得到了不断完善。目前，多种熵方法已被应用于神经活动的信息处理，如谱熵（spectral entropy，SpEn）[包括反应熵（response entropy，RE）、状态熵（state entropy，SE）]（Klockars et al.，2012；Viertiö-Oja et al.，2004）、小波熵（wavelet entropy，WE）（Särkelä et al.，2007）和希尔伯特-黄谱熵（Hilbert-Huang spectral entropy，HHSE）等（Li et al.，2008b），还有基于熵的相空间重构方法[包括样本熵（sample entropy，SampEn）、模糊熵（fuzzy entropy，FuzzyEn）和近似熵（approximate entropy，ApEn）（Bruhn et al.，2000）]以及 Bandt 和 Pompe 提出的排序熵（permutation entropy，PE）。排序熵是一种基于符号动力学的时间序列分析方法（Bandt & Pompe，2002a），已被广泛应用于脑电信号的分析（Cao et al.，2004；Li et al.，2008a，2007）。不同的熵算法从不同角度描述了信息的容量，并且很多熵算法在麻醉深度监测中表现出色。一般情况下，麻醉剂会抑制神经元活动，导致意识衰退。因此，随着麻醉剂量的增加，脑内信息交互能力降低，相应地反映在脑电信号上即为熵值降低。

除了复杂度和熵外，分析脑电的非线性动力学方法还有许多，例如，递归定量分析法（recurrence quantification analysis，RQA）（Webber & Zbilut，1994）、Lyapunov 指数（Röschke et al.，1995）、关联维度（Shayegh et al.，2014）和去趋势波动分析（detrended fluctuation analysis，DFA）（Matic et al.，2015）。值得注意的是，赫斯特指数测量了由重标区间分析或 DFA 得出的分形时间序列的平滑度，已被成功地应用于评价脑电记录的自相似性和自相关性（Rajendra et al.，2005）。它衡量了无序时间序列的自相似性，以表征信号的持久性和抗持久性。RQA 无需对时间序列的平稳性、长度或噪声进行假设，因此具有分析复杂环境下脑电信号的优势（Schinkel et al.，2009；Webber & Zbilut，1994）。目前，RQA 已经被应用于判断睡眠分期（Song et al.，2004）和意识状态（Klaus et al.，2010），并被用于监测癫痫患者的癫痫发作。

在本章中，我们选择了几种非线性动力学方法，详细介绍其算法，并举实例说明它们在清醒和麻醉状态下对脑电信号的分析过程。算法包括复杂度计算（LZC 及其衍生方法）、熵（ShEn、SpEn、ApEn、SamEn、PE、WE、HHSE、HE）和 RQA 算法相关指标。本章还附了相关 MATLAB 代码。

第二节　复　杂　度

Lempel-Ziv 复杂度（Lempel & Ziv，1976）及由其衍生而来的算法已被应用于表征多种生物信号的随机性，尤其在脑电分析方面涉及较多。

一、Lempel-Ziv 复杂度

Lempel-Ziv 复杂度分析的第一步是对序列进行粗粒化处理，将信号$\{s(n)\}$转换为几个符号的有限序列（Zhang et al.，2001）。粗粒化过程通常将信号$s(i)$转换成二进制$x(i)$，采用几进制粗粒化方法决定了原始信号中保留的信息量。基于常用的粗粒化方法，我们介绍四种 Lempel-Ziv 复杂度（平均值：LZC_{mean}；中位数：LZC_{median}；中点：$LZC_{mid\text{-}point}$；k-均值：$LZC_{k\text{-}means}$）。

粗粒化算法通过比较幅值和阈值，将原始信号转换为 0-1 序列。LZC_{mean}、LZC_{median}和$LZC_{mid\text{-}point}$只需要一个阈值T_d，而$LZC_{k\text{-}means}$需要两个阈值。接着，通过信号的复杂度计算得出序列中不同模式的数量。

1. LZC_{mean}

将幅值的平均值记作T_d（Zhang et al.，2000）。通过幅值与阈值的比较可得

$$x(i)=\begin{cases}0, & s(i)<T_d\\ 1, & s(i)\geqslant T_d\end{cases} \tag{10.1}$$

2. LZC_{median}

将幅值的中位值记作T_d。比较幅值和T_d的值$\left(s(i)-T_d\right)$，若其差值大于 0 则取 1，否则取 0（Zhang et al.，2001）。

3. $LZC_{mid\text{-}point}$

幅值的中值取决于幅值的最大值s_{max}与最小值s_{min}，

$$T_d=\frac{s_{min}+s_{max}}{2} \tag{10.2}$$

接下来的步骤与式(10.1)相同。

4. $LZC_{K\text{-means}}$

K-means 方法计算数据点在矩心周围聚集分布的组。我们在原始方法的基础上进行了改进，设置了 2 个矩心分别为 $z_1(1)=s_m+\varepsilon\times s_m$ 和 $z_2(1)=s_m-\varepsilon\times s_m$。其中，$\varepsilon$ 的值会影响信号的稳定性，其值的大小决定了阈值的高低。根据已往研究的经验值，我们取 $\varepsilon=0.05$（Linde et al.，1980；Zhou et al.，2011）。s_m 则表示幅值的平均值。由此可得质心与数据点之间的距离为

$$\begin{cases} D_1^i=\left\|s(i)-z_1(1)\right\|^2 \\ D_2^i=\left\|s(i)-z_2(1)\right\|^2 \end{cases} \tag{10.3}$$

然后，将信号转换成二进制序列，如下所示：

$$x(i)=\begin{cases} 1 & if \quad D_1^i<D_2^i \\ 0 & if \quad D_1^i\geqslant D_2^i \end{cases} \tag{10.4}$$

二、Lempel-Ziv 排序复杂度

Lempel-Ziv 排序复杂度（permutation Lempel-Ziv complexity，PLZC）考虑的不是绝对的振幅值而是数值间的大小排序。采用排序法结合 Lempel-Ziv 复杂度的主要原因是以往的研究已经证明排序法具有计算简单、鲁棒性强、计算复杂度低等优点（Bandt，2005；Bandt & Pompe，2002）。除了 Lempel-Ziv 排序复杂度外，已有多种结合排序法的非线性运算被提出用以描述混沌系统，比如，排序熵（Bandt & Pompe，2002；Bruzzo et al.，2008；Li et al.，2010，2008），排序条件互信息（Li & Ouyang，2010）和排序传递熵（Li Z& Li X，2013）。

Lempel-Ziv 排序复杂度是在 Lempel-Ziv 复杂度的基础上结合排序法提出的，通过该方法提高了其鲁棒性。其排序方式如图 10.1 所示。这些图案也被称为模式（Olofsen et al.，2008）。m 是每个模式中数据点的数目，因此可能的模式总共有 $m!$种。m=3 意味着每个图案中总共有 3 个数据点并且总共有 6（3!）种不同的图案。通过这种方法，脑电图信号可以转换成一串有限的符号序列，其可能的元素为 1～6。为了确保所有数据点组合都映射到一个排序中，对于相同的数据值将根据出现顺序进行重构，比如，$x(i)=x(i+1)$ 在排序法中其将被视作 $x(i)<x(i+1)$，其中 i 表示时间点。在排序过程中，m 和 τ 是最重要的两个参数。

大部分 Lempel-Ziv 复杂度（Lempel & Ziv，1976）通常使用 2 种及以上

符号。Lempel-Ziv 排序复杂度的计算具体可以通过以下 8 个步骤实现。

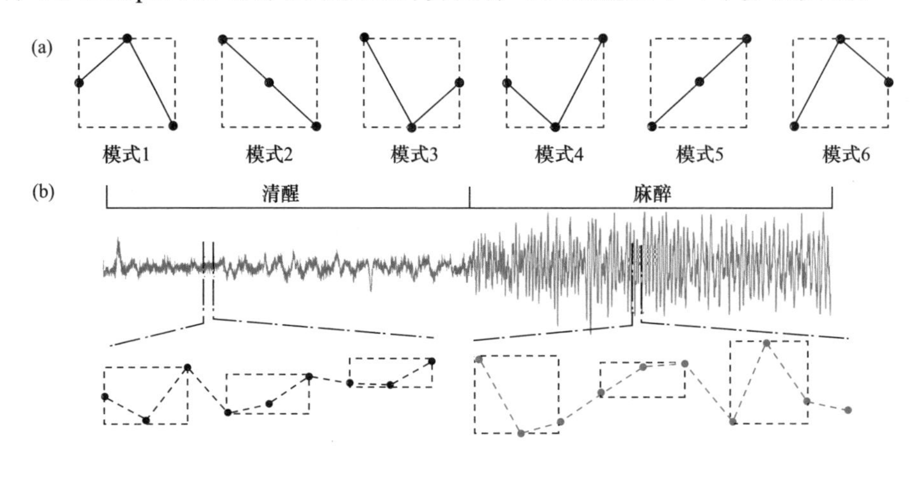

图 10.1 m=3 时排序过程图解。（a）m=3 时的模式组合；（b）通过排序法将信号转化为符号序列

第一步，采用上文提及的排序算法将脑电信号转换成有限数字序列 $\{x(n)\}$。通过该步骤信号将被表示为不超过 $m!$ 种代表排序模式的符号。

第二步，初始化 PLZC 的度量值。使 S 和 Q 分别代表 $\{x(n)\}$ 中第一个和第二个符号，并令复杂度 $c(n)=1$。

第三步，整合 S 和 Q 变为 SQ，去除 SQ 序列的末尾字符形成 SQv。比如，$S=x(1)$，$x(2)$，…，$x(i)$，$Q=x(i+1)$，…，$x(i+j-1)$，$x(i+j)$，然后 $SQ=x(1)$，$x(2)$，…，$x(i)$，$x(i+1)$，…，$x(i+j-1)$，$x(i+j)$ 和 $SQv=x(1)$，$x(2)$，…，$x(i)$，$x(i+1)$，…，$x(i+j-1)$。

第四步，判断 Q 是否已经到达字符序列末尾。如果已经到达，那么算法结果将归一化。

第五步，举例 SQv 的子序列，将所有子序列放在名为 SQv^{sub} 的表格内，如果 Q 属于 SQv^{sub}，则进入第六步；否则 Q 就是一个新序列，并进行第七步。

第六步，加入下一个字符更新 Q，并回到第三步。

第七步，令 $S=SQ$，将 Q 赋值为数字序列 $\{x(n)\}$ 的下一个字符。同时，复杂度 $c(n)$ 加 1。

第八步，此时得到的复杂度 $c(n)$ 表示的即为原数字序列 $\{x(n)\}$ 中不同模式的数目。子序列的总数有上界 $L(n)$（Hu et al.，2006）

$$L(n)=c(n)\{\log_{m!}[c(n)]+1\} \quad (10.5)$$

PLZC 可通过 $c(n)$ 表示：

$$\mathrm{PLZC}=\frac{c(n)[\log_{m!}c(n)+1]}{n} \tag{10.6}$$

n 表示符号序列的长度。当 n 非常大时，PLZC 可被简化为

$$\mathrm{PLZC}=\frac{c(n)\{\log_{m!}n\}}{n} \tag{10.7}$$

图 10.2 展示了分别采用五种 LZC 方法分析清醒与麻醉状态下的脑电信

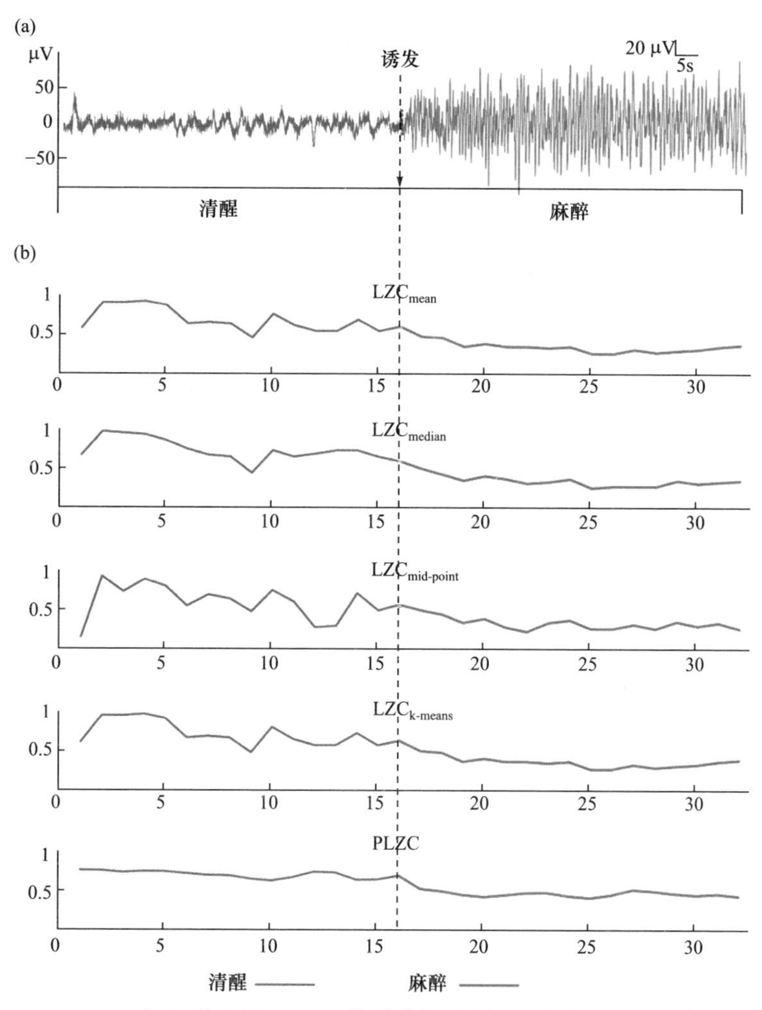

图 10.2　Lempel-Ziv 复杂度应用于 EEG 信号分析示例。（a）为清醒（蓝色）与麻醉（红色）状态下的脑电信号；（b）为用 $\mathrm{LZC}_{\mathrm{mean}}$、$\mathrm{LZC}_{\mathrm{median}}$、$\mathrm{LZC}_{\mathrm{mid\text{-}point}}$、$\mathrm{LZC}_{\mathrm{k\text{-}means}}$ 和 PLZC 分析清醒与麻醉状态下脑电的结果

号的结果。结果均显示，清醒状态下的脑电复杂度高于麻醉状态。其中，PLZC算法表现出更好的稳定性，尤其是在清醒状态下。与其他四种 LZC 算法相似，PLZC 也评估了新模式的数量及其在给定序列中的发生率。但是传统的 LZC 算法的粗粒化过程使用的是振幅的绝对值，使得传统的 LZC 算法对信号中的噪声信号十分敏感。除此之外，LZC 方法中还有一明显的缺陷，即二进制序列是简单地用一个阈值构造的，这将导致原始信号中的频率信息的丢失。PLZC 中排序的过程反映了信号点之间的相互关系，这些模式的变化反映了信号本身内部数据点之间关系的变化。当信号在高频段与低频段发生变化时，会影响其排序模式的变化。这一特性在描述脑电图信号的神经元动态变化方面特别有利，因为大脑活动可能主要表现在脑电图的频域中。正因为如此，PLZC 更有利于区分清醒状态与麻醉状态。

第三节　熵

一、基于时域的熵：香农熵、近似熵、样本熵、排序熵

1. 香农熵（ShEn）

香农是第一个提出用熵来度量信息量的大小的（Shannon，1922）。ShEn 是根据振幅值的概率分布来测量概率密度。其既可以对所有数据进行全局分析，也可以仅对特定的局部数据进行分析。此算法可以提供有关特定事件的附加信息，例如，异常值或罕见事件。随机变量 S（可取 $s_1,s_2,\cdots,s_N$）的信息熵 S_{en} 定义为

$$\begin{aligned} S_{en} &= \sum_{i=1}^{n} p(s_i)\log_a \frac{1}{p(s_i)} \\ &= -\sum_{i=1}^{n} p(s_i)\log_a p(s_i),\ \ a>1 \end{aligned} \tag{10.8}$$

其中，$p(s_i)$ 代表随机变量 S 等于 s_i 的概率，i 表示数据点，a 表示对数底。

2. 近似熵（ApEn）

ApEn 是在 Kolmogorov-Sinai 熵的基础上发展而来的，由 Pincus 于 1991 年提出（Pincus，1991）。ApEn 基于已知信号的振幅值来预测未来振幅值的大小。其只可用于分析有限长度的信号，可以描述信号的不可预测性或随机

性。ApEn 的计算过程涉及将信号重构到相空间中，当相空间的嵌入维数从 m 增加到 $m+1$ 时，ApEn 估算出在预定值 r 内相空间模式数的增长率。长度 N 的有限长信号在时间序列 $x(i)\ (1\leqslant i\leqslant N)$ 中，通过下式重构 $N-m+1$ 个向量 $X_m(i)$：

$$X_m(i)=\{x(i),\ x(i+1),\cdots,x(i+m-1)\},\quad i=1,2,\cdots,N-m+1 \tag{10.9}$$

其中，m 表示嵌入尺寸。

令 $C_i^m(r)$ 为向量 $X_m(j)$ 与向量 $X_m(i)$ 之间的距离小于 r 的概率，用下式表示：

$$C_i^m(r)=\frac{1}{N-m+1}\sum_{j=1}^{N-m+1}\Theta(d_{ij}^m-r)\quad i,\ j=1,2,\cdots,N-m+1 \tag{10.10}$$

其中，d_{ij}^m 代表向量 $X_m(j)$ 与向量 $X_m(i)$ 之间的距离，定义为

$$d_{ij}^m=d\left[X_i^m,\ X_j^m\right]=\max\left(\left|x(i+k)-x(j+k)\right|\right)\quad k=0,1,\cdots,m \tag{10.11}$$

Θ 代表 Heaviside 函数。接着，定义参数值 $\Phi^m(r)$：

$$\Phi^m(r)=(N-m+1)^{-1}\sum_{i=1}^{N-m+1}\ln C_i^m(r) \tag{10.12}$$

当维数变为 $m+1$ 时，将重复上述过程。

$$\Phi^{m+1}(r)=(N-m)^{-1}\sum_{i=1}^{N-m}\ln C_i^{m+1}(r) \tag{10.13}$$

最终近似熵可被定义为

$$\mathrm{ApEn}(m,\ r,\ N)=\Phi^m(r)-\Phi^{m+1}(r) \tag{10.14}$$

Bruhn 等（2000）展示了具体算法的过程。ApEn 计算易受数据长度（N）、相似容量（r）和嵌入维数（m）的影响。根据 Pincus（1991）和 Bruhn 等（2000）的研究，建议 n 取 1000，r 取信号标准差的 0.1～0.25，m 取 2～3。

3. 样本熵（SampEn）

SampEn 是由 Richman 和 Moorman（2000）提出的。SampEn 是由 ApEn 发展而来的，并改进了近似熵的以下三个不足。

（1）SampEn 去除了数据中的自身匹配。

（2）为了避免去除自身匹配而出现 ln0 的情况，SampEn 在对数运算之前先计算了匹配良好的模板总数。

（3）为了使嵌入维数 m 和 $m+1$ 的模式数相等，在嵌入维数 m 时，SampEn

中重构的时间序列为 $N-m$ 行而不是 ApEn 的 $N-m+1$ 行。

第一步与 ApEn 算法过程相同。当嵌入维数为 m 时，模板匹配总数记作：

$$B^m(r)=(N-m)^{-1}\sum_{i=1}^{N-m}C_i^m(r) \tag{10.15}$$

与上式相似，当嵌入维数为 $m+1$ 时，模板匹配总数记作：

$$A^m(r)=(N-m)^{-1}\sum_{i=1}^{N-m}C_i^m(r) \tag{10.16}$$

时间序列的 SampEn 估算为

$$\text{AampEn}(r,\ m,\ N)=-\ln\frac{A^m(r)}{B^m(r)} \tag{10.17}$$

与样本熵定义相似，$C_i^m(r)$ 为向量间的距离小于 r 的概率，i 和 m 定义参考式 10.9。样本熵是基于近似熵发展而来，因此样本熵与近似熵的参数与筛选程序相同。

4. 排序熵（PE）

PE 是定量的复杂度算法，用以研究动态时间序列的局部结构。它将给定的时间序列转换成一系列有序的模式，每一种模式都描述了在给定时间内当前和等距过去值之间的顺序关系（Bandt，2005）。与其他算法相比，PE 具有简便、抗噪能力强、计算复杂度低等特点（Li et al.，2007）。

首先，对给定的时间序列 $\{x(i):1\leqslant i\leqslant N\}$ 进行重构：

$$\begin{gathered}X_i=\{x(i),\ x(i+\tau),\cdots,\ x(i+(m-1)\tau)\}\\ i=1,2,\cdots,N-(m-1)\ \tau\end{gathered} \tag{10.18}$$

其中，τ 表示时间延迟，m 表示嵌入维度。

然后对 X_i 序列进行递增排序：

$$\{x(i+(j_1-1)\tau)\leqslant x(i+(j_2-1)\tau)\leqslant\cdots\leqslant x(i+(j_m-1)\tau) \tag{10.19}$$

故 m 维有 $m!$ 种排序，也就是说，每一个向量 X_i 都被映射到了 $m!$种排列中的其中之一。

第 j 种排序出现 p_j 的概率为

$$p_j=\frac{n_j}{\sum_{j=1}^{m}n_j} \tag{10.20}$$

其中，n_j 表示第 j 种排序出现的次数。

时间序列 $\{x(i):1\leqslant i\leqslant N\}$ 的排序熵为

$$H_x(m)=-\sum_{j=1}^{m!}p_j\ln p_j \tag{10.21}$$

当时间序列为随机序列时，$H_x(m)$ 达到最大值 $\ln(m!)$；而当时间序列为有序数列时，$H_x(m)$ 趋向于 0。

为了方便表示，通常会将 $H_x(m)$ 除以一个 $\ln(m!)$ 来归一化：

$$\mathrm{PE}=\frac{H_x(m)}{\ln(m!)} \tag{10.22}$$

图 10.3 反映了 ShEn、AE、SampEn 和 PE 分析脑电的结果。从中我们可以发现，AE、SampEn 和 PE 可以直接区分清醒状态与麻醉状态，且清醒状态下的熵值明显高于麻醉状态。虽然在以往的研究中 ShEn 可以用于对麻醉深度的监测，但是在该数据分析中 ShEn 未能较好地区分清醒状态与麻醉

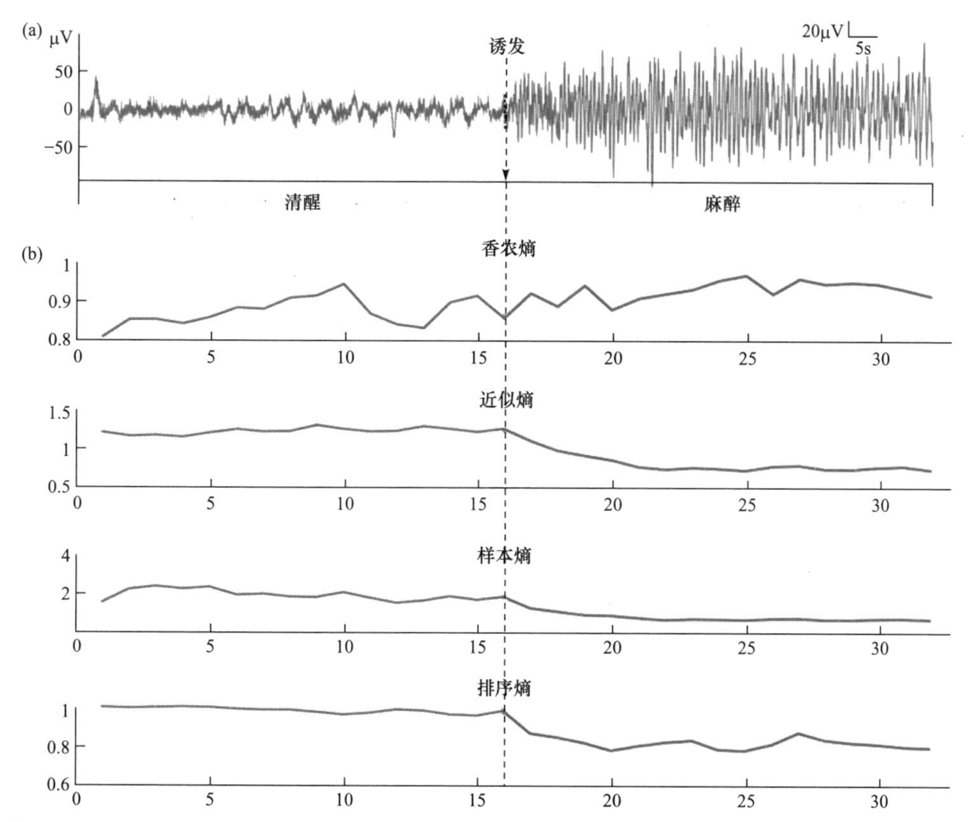

图 10.3 ShEn、AE、SampEn 和 PE 分析清醒状态（蓝色）与麻醉状态（红色）下脑电的结果。(a) 清醒脑电及药物诱发麻醉状态下脑电；(b) 清醒及麻醉脑电下熵值

状态。从算法的角度看，ShEn 简单地测量了信号幅值的分布，而这些信息易被噪声干扰。与 ShEn 不同的是，AE、SampEn 和 PE 需要首先对信号进行重构，然后研究幅值的顺序关系，这样使得它们对脑电信号细微的变化更加敏感，并且抗噪能力更强。

二、基于时频的熵：小波熵和希尔伯特-黄谱熵

虽然对谱熵的研究还不透彻，但在非线性分析中的应用十分重要。首先，利用频谱分析将信号转换为时频域，然后利用香农函数测量频谱功率分布。虽然它采用了香农熵，但谱熵反映的是脑电信号转换后的功率分布，并将其归一化为单位功率，以减少个体差异效应（Inouye et al.，1991）。谱熵的计算效率极大地依赖于频谱测量。通常情况下，使用快速傅里叶变换和移动时间窗识别功率谱。此外，小波变换和希尔伯特黄变换是信号处理领域最常用的方法。本章以小波熵和希尔伯特-黄谱熵为例。

1. 小波熵（WE）

WE 可以区分自身或刺激下特定的脑状态。当脑电信号表现出更强的规律性时，即神经元活动出现同步的现象，小波熵值将降低。WE 还可以对动态过程进行时间局域化。首先，计算每一段信号尺度 j 的小波能量 $E_j^{(N_j)}$，公式如下：

$$E_j^{(N_j)} = \sum_{k=m_j}^{m_j+N_j-1} d_j(k)^2 \tag{10.23}$$

其中，m_j 表示尺度 j 的第 m 个数据段，d 表示尺度 j 的小波系数，N 表示运行窗口的长度。

$$E_{tot} = \sum_j E_j^{(N_j)} = \sum_i \sum_{k=m_j}^{m_j+N_j-1} d_j(k)^2 \tag{10.24}$$

将各小波能量除以总能量，以获得各尺度 j 的相对小波能量和运行窗口的长度：

$$p_j^{(N_j)} = \frac{E_j^{(N_j)}}{E_{tot}} = \frac{E_j^{(N_j)}}{\sum_j E_j^{(N_j)}} = \frac{\sum_{k=m_j}^{m_j+N_j-1} d_j(k)^2}{\sum_j \sum_{k=m_j}^{m_j+N_j-1} d_j(k)^2} \tag{10.25}$$

WE 即不同尺度间 $p_j^{(N_j)}$ 分布的熵，可表示为

$$\mathrm{WE} = -\sum_j p_j^{(N_j)} \log p_j^{(N_j)} \tag{10.26}$$

WE 的具体过程可查阅 Särkelä 等（2007）等相关文章。WE 的值取决于小波基函数、分解层数（n）和数据的长度（N）。其中，小波基函数在小波分析中最为重要，由于缺乏固定的准则，在实际应用中很难直接选择合适的小波基底函数，许多研究都是基于实验结果来确定该函数。

2. 希尔伯特-黄谱熵

为了弥补小波变化的缺陷，Huang 等（1998）结合希尔伯特变换（希尔伯特-黄变换）提出了经验模式分解法（Empirical mode delomposition，EMD）来处理非线性和非平稳信号（Huang et al.，1998）。目前，该方法已被广泛应用于提取脑电特征（Li，2006；Liang et al.，2000；Rilling et al.，2003；Shalbaf et al.，2012），特别是 Li 等（2008b）已发展并完善了 HHSE，并将其成功应用于麻醉时脑电信号的分析。HHSE 是基于希尔伯特变换，并将香农熵的方法应用于希尔伯特-黄谱（Li et al.，2008b）。对于一段给定的非平稳信号 $x(t)$，用经验模式分解法将信号分解成一系列内在模式函数 $C_n(1,2,\cdots,N)$（IMFs），其中，N 表示函数的数目。因此，一段信号 $x(t)$ 可表示为

$$x(t) = \sum_{i=1}^{n-1} imf(t)_i + r_n(t) \tag{10.27}$$

接着，对 IMF 分量进行希尔伯特变换：

$$Z(t) = imf(t) + iH[imf(t)] = a(t)e^{i\int \omega(t)dt} \tag{10.28}$$

其中，$a(t) = \sqrt{imf^2(t) + H^2[imf(t)]}$，$\omega(t) = \dfrac{d}{dt}\left[\arctan\left(\dfrac{H[imf(t)]}{imf(t)}\right)\right]$

$$h(\omega) = \int H(\omega, t)dt \tag{10.29}$$

$\omega(t)$ 和 $a(t)$ 分别表示 IMF 的瞬时频率和振幅。为了简化表示，希尔伯特-黄谱 $h(f)$ 用频率函数 (f) 代替角频率 (ω)。将非主体的谱归一化为

$$\hat{h}(f) = \frac{h(f)}{\sum h(f)} \tag{10.30}$$

$\hat{h}(f)$ 表示归一化后的希尔伯特-黄谱，接着，将香农熵算法应用到希尔伯特-黄谱中，即可得到希尔伯特-黄谱熵：

$$\mathrm{HHSE}=-\sum_{f}\hat{h}(f)\log(\hat{h}(f)) \tag{10.31}$$

HHSE 值主要受频率分辨率和数据长度 N 的影响。为了使计算结果更精确，此处频率分辨率取 0.1Hz。数据长度将直接影响经验模式分解法。一般情况下，数据长度太长或太短均会引起边界效应，从而影响数据造成功率谱的失真。

图 10.4 展示了 WE 和 HHSE 分析脑电的结果。当从清醒状态转变为麻

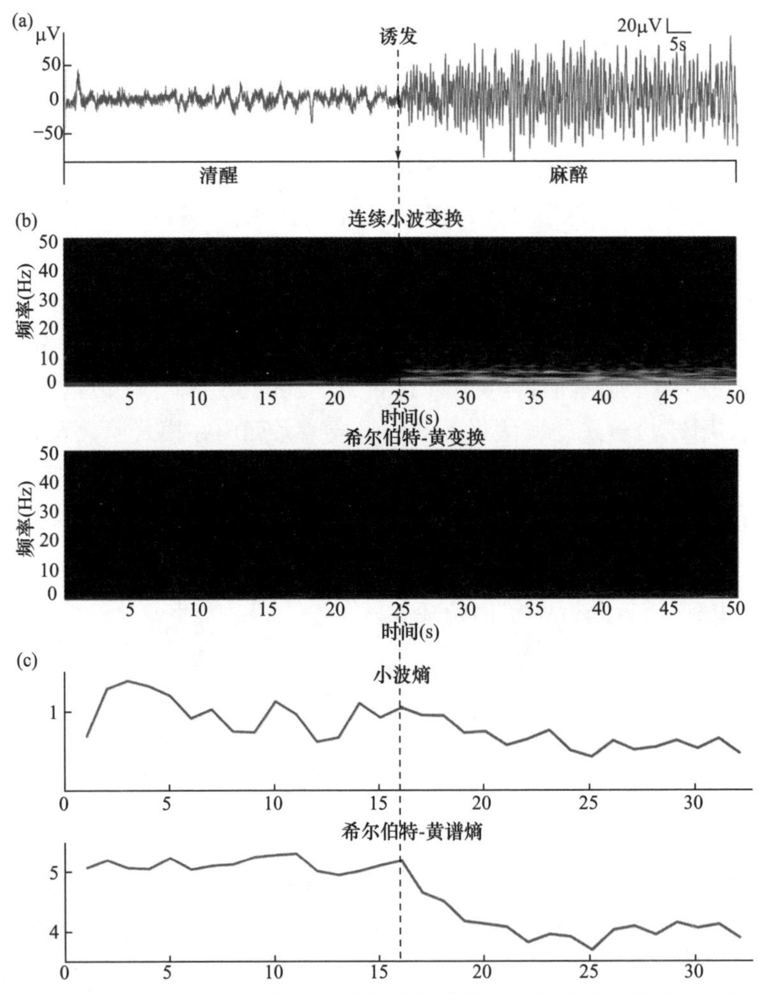

图 10.4 清醒和麻醉状态下脑电信号的时频谱和谱熵。(a)为脑电信号；(b)为连续小波变换和希尔伯特-黄变换获得的频谱；(c)为 WE 和 HHSE 分析清醒（蓝色）和麻醉（红色）状态下脑电的结果

醉状态时，WE 和 HHSE 均呈下降趋势。但与 WE 相比，HHSE 在不同状态下的结果一致性更好，且当发生状态转变时，HHSE 的变化更明显。小波转换有利于呈现不同时间和频率的脑电信号（Zoughi et al.，2012）。特别是小波域中的信号熵（WE），其表示每个频率尺度上的信号变化（Rosso et al.，2001）。虽然 WE 已在多项研究中被应用于频谱的分析，但小波变换仍存在局限性。小波变换在实际应用中只能处理线性的非平稳信号，并且不易在时间和频率上精确地定位单个振荡的内容。与小波变换相比，希尔伯特-黄变换可以在时域和频域同时提供更高的分辨率，这使得 HHSE 能够更好地捕捉脑电信号中的频率变化。此外，希尔伯特-黄变换可以将一个复杂的信号分解成几个没有基函数的振荡模式，例如，正弦或小波函数，因此其不会导致瞬时振幅的振荡模式失真。综上所述，希尔伯特-黄变换的优点使得 HHSE 能够更精确地估计频率分量的复杂度。

第四节　赫斯特指数

最近的研究发现，人脑的神经活动加工过程服从幂律分布（Worrell et al.，2002）。赫斯特指数常被用以描述幂律特征的动态变化，可从脑电信息中提取信号特征，从而表征麻醉药物的效果（Liang et al.，2012）。赫斯特指数是基于频谱分析的算法。在该研究中，谐小波用于提供 EEG 功率谱的无偏差和一致性估计。小波变换通过时间序列 $x(t)$ 上的滤波器 $\psi(\cdot)$ 完成：

$$W_x(a,\ \tau)=\frac{1}{\sqrt{|a|}}\int x(t)\psi\left(\frac{t-\tau}{a}\right)\mathrm{d}t \tag{10.32}$$

其中，$\psi(\cdot)$ 表示小波基函数或小波母函数，W 表示小波系数，a 和 τ 分别表示换算系数和平移距离，t 表示时间点。因此谐波小波函数可表示为

$$\psi_{m,\ n}(t)=\frac{e^{jn2\pi t}-e^{jm2\pi t}}{j(n-m)2\pi t} \tag{10.33}$$

其中，m 和 n 是实际的比例参数，但不一定是整数。小波转换过程如下：

$$W_s(n)=\sum_{n=0}^{N-1}x_n\psi_0^*\left(\frac{n-N}{s}\right) \tag{10.34}$$

其中，$*$表示复共轭。然后，用 f 替换 s 来定义时间序列 x_n 的小波谱：

$$S(f)=\bar{W}^2(f) \tag{10.35}$$

接着就可得到幂率：

$$S(f)=\alpha f^{-\beta} \tag{10.36}$$

假设脑神经活动服从分数布朗随机场模型，可将赫斯特指数 H 定义为

$$H=(\beta-1)/2 \tag{10.37}$$

其中，$0<H<1$，表征时间序列 $x(t)$ 的持久性与反持久性。

图 10.5 展示的是赫斯特指数应用于分析清醒与麻醉状态下的脑电信号。在该研究中，赫斯特指数的计算沿用之前研究中采用的 16s 的时间窗和 75%

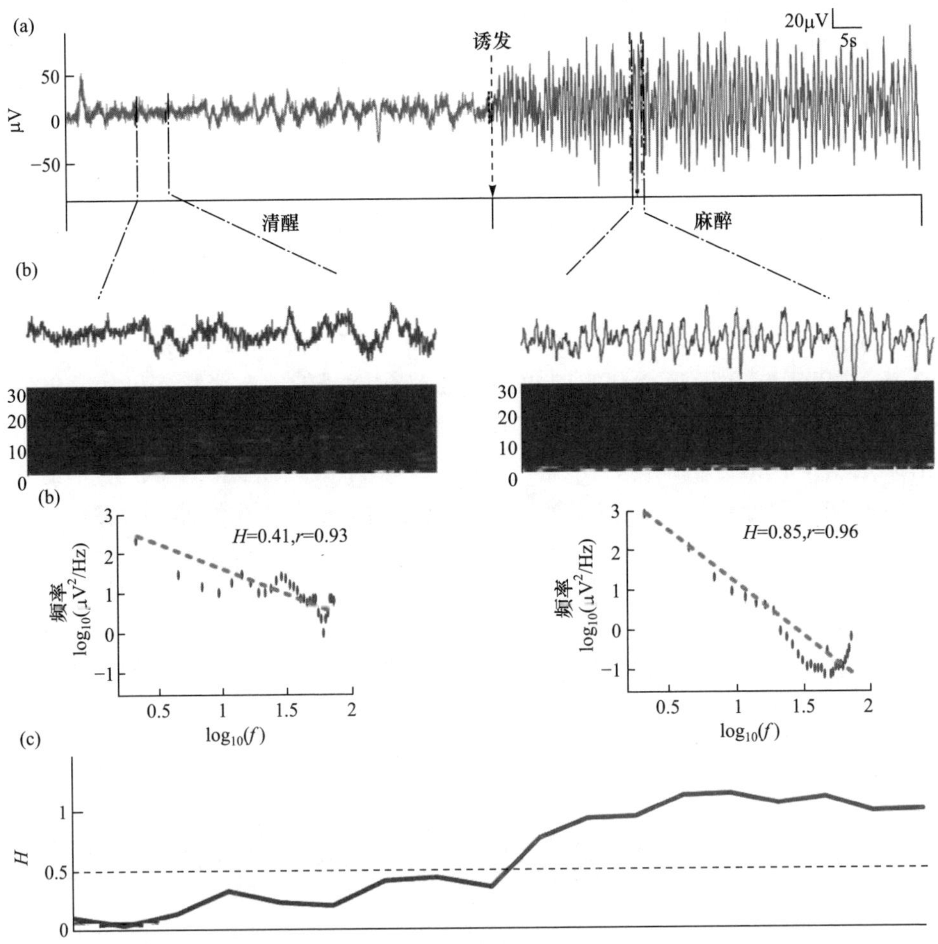

图 10.5 赫斯特指数应用于清醒和麻醉状态下脑电图记录的幂律分析图。(a) 为清醒与麻醉状态下的脑电图；(b) 为脑电信号的周期及相应的谐波小波谱、赫斯特指数和线性相关系数；(c) 为脑电信号的赫斯特指数

的重叠窗口（Yan et al.，2016）。滑动时间窗使得赫斯特指数可以每 16s 分析一次脑电信号。数据显示，在清醒状态下，赫斯特指数保持在 0.5 以下，麻醉后其值迅速升高到 0.5 以上。根据幂律概念，$H<0.5$ 表示抗持久性行为；$0.5<H<1$ 表明脑电信号的持续性；$H=0.5$ 是临界状态，表示神经活动的随机波动。结果表明，麻醉剂可以改变脑电记录的幂律特征所反映的神经振荡模型。因此，赫斯特指数可以用来反映麻醉时的意识状态。然而，我们应注意的是，幂律特征是基于大脑神经活动服从分数布朗随机场模型的假设，所以在使用赫斯特指数监测神经系统的变化时应考虑到这一点。

第五节　递 归 图

在非线性方法的框架下，RQA 通过递归图描述非线性系统的动力学特征。它提出了复杂时间序列中递归的图示（Facchini et al.，2007；Mocenni & Stanley，2010）。通过递归量化分析得到的递归图，能够自动提取和量化递归，步骤如下。

第一步，对于一段给定的时间序列 $x_1, x_2, \cdots, x_L$，相空间矢量 X_i 可以根据观察结果 x_k 用 Taken 的时间延迟法重构，$X_k=(x_k, x_{k+\tau}, \cdots, x_{k+(m-1)\tau})$（Takens，1981）。

第二步，确定参数 m、τ 和 r。

第三步，递归图是根据以上相空间中 X_i 随时间的变化计算的。

递归图形成的关键步骤是计算以下 $N\times N$ 的矩阵：

$$R_{i,j}=\begin{cases}1: \|X_i-Y_j\|\leqslant r \\ 0: \text{其他情况}\end{cases} \quad i, j=1,\cdots,N \tag{10.38}$$

其中，N 表示用于分析的时间序列的点数，$\|\cdot\|$ 是范数（选择 L_∞ 为范数，因为它的计算速度更快，并且可以解析递归图的某些特性），r 是以 X_i 为中心的区域的边界距离。

第四步，为了进一步探究递归图的性质，将一些用以量化递归图的小尺度结构的复杂度算法称作递归量化分析。更多关于 RQA 和 RP 的信息可参考一些研究者的文章（Eckmann et al.，1987；Marwan，2003）。首先，通过下式计算进行 RQA 中最简单的步骤——计算递归效率（recurrence rate，RR）：

$$\mathrm{RR}=\frac{1}{N^2}\sum_{i,j=1}^{N}R_{i,j} \tag{10.39}$$

它只计算了 RP 中的黑点，RR 是对递归点密度的测量。

对角结构上的递推点与所有递推点之比称为确定性（determinism，DET），表示为

$$\mathrm{DET}=\frac{\sum_{l=l_{\min}}^{N} lP(l)}{\sum_{i,j=1}^{N} R_{i,j}} \tag{10.40}$$

其中，$P(l)$ 表示 RP 中对角线长度的频率分布。$l_{\min}$ 表示阈值，它不包括由相空间轨迹的切向运动形成的对角线。DET 是对系统的确定性（或可预测性）的度量。

ENTR 是指对角线长度频率分布的香农熵，可表示为

$$\mathrm{ENTR}=-\sum_{l=l_{\min}}^{N} p(l)\ln p(l) \tag{10.41}$$

ENTR 被认为是动态系统中确定性结构的复杂度计算。确定性结构越复杂，ENTR 值越大。

图 10.6 展示了从 RQA 计算出的估计值。所有的指标均能明显反映清醒状态与麻醉状态的差异以及状态转换过程中的趋势。除麻醉外，RQA 还被用于分析病理性脑活动的脑电信号（Ouyang et al.，2008）。RQA 方法的优点是可用以表征有噪声且不平稳的短信号的动态特性（Li et al.，2004）。此外，RQA 还可以处理线性和非线性的时间序列，以量化系统的活动，而不考虑个别信息源的数量或动态性质。

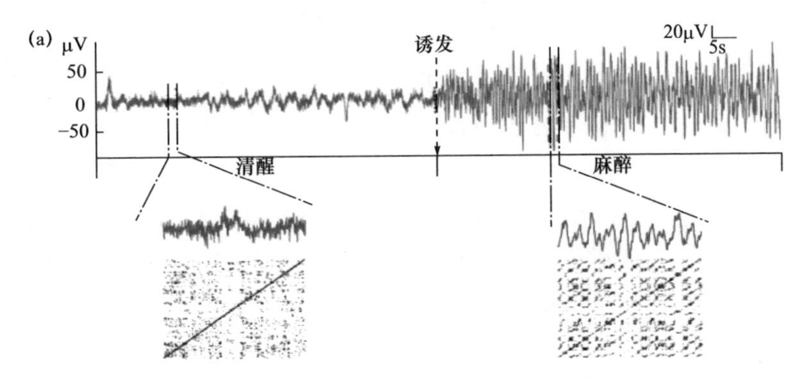

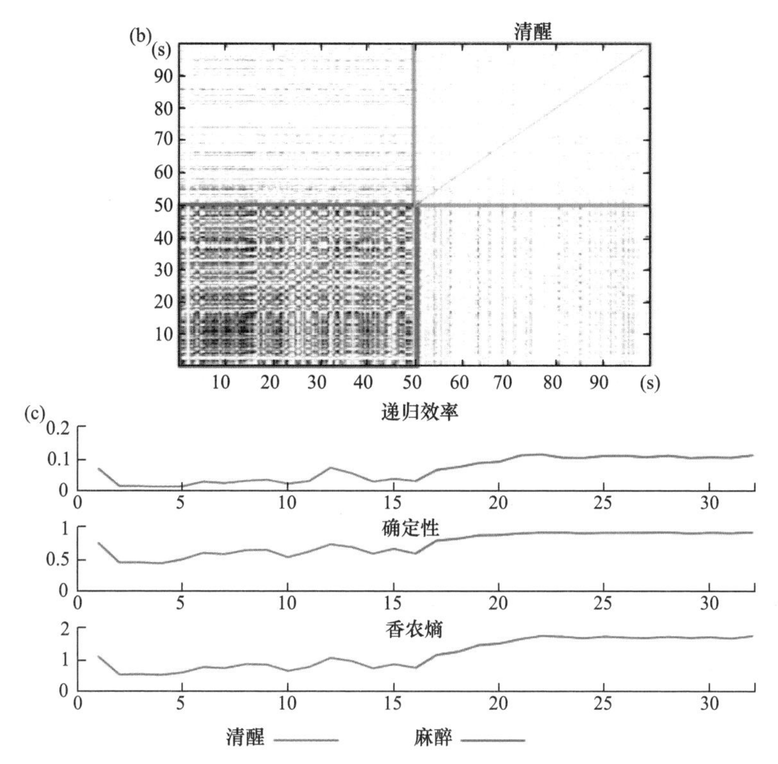

图 10.6 图（a）为清醒和麻醉状态下的脑电图信号和相应的递归图；图（b）为清醒（蓝框）和麻醉（红框）状态下的递归图模式；图（c）为递归效率、确定性和香农熵在清醒（蓝色）与麻醉（红色）状态下的值

第六节 总 结

本章内容囊括了脑电分析中常用的 12 种非线性动力学算法。这些方法可以被大致分为三类：复杂度、熵和图像分析。复杂度通过提取信号中的潜在模式来衡量信息容量。熵是基于香农信息理论的度量信号的特征分布。因此，研究者根据对不同特征量的统计提出了多种不同的熵算法，也反映了熵的不同性质。在本章中，我们介绍了包括基于时域的熵（例如，ApEn、SampEn、PE 和 RQA）和基于时频的熵（例如，WE 和 HHSE）。在这 12 种算法中，ApEn 和 SampEn 基于相空间重构法（Chen et al.，2009），而 PE 和 PLZC 则基于排序模式（Bandt，2005）。

根据本章的结果看，除了 ShEn 之外，其余算法均可以较好地根据脑电图信号区分清醒状态与麻醉状态。但研究的结果均依赖算法中的具体参数的选取，而本章中的参数选择方法较为随意。在具体的应用中，参数的选择决定了计算的效能。关于这些算法参数选择的具体案例，可在之前的一篇研究中找到（Liang et al.，2015）。总而言之，每一种算法均有其优点与局限。虽然已经有研究者对这些算法的性能进行比较（Bein，2006；Sleigh et al.，2005），但我们认为不能简单地论断某种算法的好坏，只能说在特定的应用情况下某种算法相对合适。参数的选择、对噪声的鲁棒性、计算量以及对信号长度尺度的要求等都是需要考虑的重要方面。

综上所述，非线性动力学方法适用于描述脑电信号的非线性特性。在选择非线性动力学方法时，需要综合考虑信号特性以及脑电本身特征与对应神经活动过程的关系。

参 考 文 献

Anier, A., Lipping, T., Jantti, V., Puumala, P., & Huotari, A. （2010）. Entropy of the EEG in transition to burst suppression in deep anesthesia: Surrogate analysis. *Paper presented at the Engineering in Medicine and Biology Society.*

Bandt, C. （2005）. Ordinal time series analysis. *Ecological Modelling, 182*（3-4）, 229-238.

Bandt, C., & Pompe, B. （2002）. Permutation entropy: A natural complexity measure for time series. *Physical Review Letters, 88*（17）, 174102.

Bein, B. （2006）. Entropy. *Best Practice & Research Clinical Anaesthesiology, 20*（1）, 101-109.

Bruhn, J., Lehmann, L. E., Röpcke, H., Bouillon, T. W., & Hoeft, A. （2001）. Shannon entropy applied to the measurement of the electroencephalographic effects of desflurane. *Anesthesiology, 95*（1）, 30-35.

Bruhn, J., Röpcke, H., & Hoeft, A. （2000）. Approximate entropy as an electroencephalographic measure of anesthetic drug effect during desflurane anesthesia. *Anesthesiology, 92*（3）, 715-726.

Bruzzo, A. A., Gesierich, B., Santi, M., Tassinari, C. A., Birbaumer, N., & Rubboli, G. （2008）. Permutation entropy to detect vigilance changes and preictal states from scalp EEG in epileptic patients. A preliminary study. *Neurological Sciences, 29*（1）, 3-9.

Cao, Y. H., Tung, W., Gao, J.B., Protopopescu, V., & Hively, L. （2004）. Detecting dynamical changes in time series using the permutation entropy. *Physical Review E, 70*（4；PART 2）, 46217-46217.

Chen, C. C., Hsu, Y. T., Chan, H. L., Chiou, S. M., Tu, P. H., Lee, S. T., et al. （2010）. Complexity of subthalamic 13-35Hz oscillatory activity directly correlates with clinical impairment in patients with Parkinson's disease. *Experimental Neurology, 224*（1）, 234-240.

Chen, W. T. , Zhuang, J., Yu, W. X. , & Wang, Z. （2009）. Measuring complexity using FuzzyEn, ApEn, and SampEn. *Medical Engineering & Physics, 31*（1）, 61-68.

Eckmann, J. P., Kamphorst, S. O., & Ruelle, D. （1987）. Recurrence plots of dynamical systems. *Europhysics Letters, 4*（9）, 973-977.

Facchini, A., Mocenni, C., Marwan, N., Vicino, A., & Tiezzi, E. （2007）. Nonlinear time series analysis of dissolved oxygen in the Orbetello Lagoon （Italy）. *Ecological Modelling, 203*（3-4）, 339-348.

Hu, J., Gao, J., & Príncipe, J. C. （2006）. Analysis of biomedical signals by the Lempel-Ziv complexity: the effect of finite data size. *IEEE Transactions on Biomedical Engineering, 53*（12）, 2606-2609.

Huang, N. E., Shen, Z., Long, S. R., Wu, M. C., Shih, H. H., Zheng, Q., et al. （1998）. The empirical mode decomposition and the Hilbert spectrum for nonlinear and non-stationary time series analysis. *Proceedings of the Royal Society of London. Series A: Mathematical, Physical and Engineering Sciences, 454*（1971）, 903-995.

Inouye, T., Shinosaki, K., Sakamoto, H., Toi, S., Ukai, S., Iyama, A., et al. （1991）. Quantification of EEG irregularity by use of the entropy of the power spectrum. *Electroencephalography & Clinical Neurophysiology, 79*（3）, 204-210.

Jouny, C. C., & Bergey, G. K. （2012）. Characterization of early partial seizure onset: Frequency, complexity and entropy. *Clinical Neurophysiology, 123*（4）, 658-669.

Klaus, B., Gerhard, S., Matthias, E., Andreas, R., Kochs, E. F., Walter, Z., & Hans-Ulrich, D. （2010）. Anaesthesia Monitoring by Recurrence Quantification Analysis of EEG Data. *Plos One, 5*（1）, e8876.

Klockars, J., Hiller, A., Munte, S., van Gils, M. J., & Taivainen, T. （2012）. Spectral entropy as a measure of hypnosis and hypnotic drug effect of total intravenous anesthesia in children during slow induction and maintenance. *Anesthesiology, 116*（2）, 340-351.

Lempel, A., & Ziv, J. （1976）. On the complexity of finite sequences. *IEEE Transactions on Information Theory, 22*（1）, 75-81.

Li, D., Li, X., Liang, Z., Voss, L. J., & Sleigh, J. W. （2010）. Multiscale permutation entropy analysis of EEG recordings during sevoflurane anesthesia. *Journal of Neural Engineering, 7*（4）, 046010.

Li, X. （2006）. Temporal structure of neuronal population oscillations with empirical model decomposition. *Physics Letters A, 356*（3）, 237-241.

Li, X., Cui, S., & Voss, L. J. （2008a）. Using permutation entropy to measure the electroencephalographic effects of sevoflurane. *Anesthesiology, 109*（3）, 448.

Li, X., Li, D., Liang, Z., Voss, L. J., & Sleigh, J. W. （2008b）. Analysis of depth of anesthesia with Hilbert-Huang spectral entropy. *Clinical Neurophysiology, 119*（11）, 2465-2475.

Li, X., Ouyang, G., & Richards, D. A. （2007）. Predictability analysis of absence seizures with permutation entropy. *Epilepsy Research, 77*（1）, 70.

Li, X., Ouyang, G., Yao, X., & Guan, X. （2004）. Dynamical characteristics of pre-epileptic seizures in rats with recurrence quantification analysis. *Physics Letters A, 333*（1-2）, 164-171.

Li, X. L., Cui, S. Y., & Voss, L. J. （2008a）. Using permutation entropy to measure the electroencephalographic effects of sevoflurane. *Anesthesiology, 109*（3）, 448-456.

Li, X. L., & Ouyang, G. X. （2010）. Estimating coupling direction between neuronal populations with permutation conditional mutual information. *NeuroImage, 52*（2）, 497-507.

Li, Y., Tong, S., Liu, D., Gai, Y., Wang, X., Wang, J., et al. （2008b）. Abnormal EEG complexity in patients with schizophrenia and depression. *Clinical Neurophysiology, 119*（6）, 1232-1241.

Li, Z., & Li, X. （2013）. Estimating Temporal Causal Interaction between Spike Trains with Permutation and Transfer Entropy. *Plos One, 8*（8）, e70894.

Liang, H., Lin, Z., & McCallum, R. （2000）. Artifact reduction in electrogastrogram based on empirical mode decomposition method. *Medical and Biological Engineering and Computing, 38*（1）, 35-41.

Liang, Z., Li, D., Ouyang, G., Wang, Y., Voss, L. J., Sleigh, J. W., & Li, X. （2012）. Multiscale rescaled range analysis of EEG recordings in sevoflurane anesthesia. *Clinical Neurophysiology, 123*（4）, 681-688.

Liang, Z., Wang, Y., Sun, X., Li, D., Voss, L. J., Sleigh, J. W., et al. （2015）. EEG entropy measures in anesthesia. *Frontiers in Computational Neuroscience, 9*, 16.

Linde, Y., Buzo, A., & Gray, R. M. （1980）. Algorithm for Vector Quantizer Design. *IEEE Transactions on Communications, 28*（1）, 84-95.

Marwan, N. （2003）. *Encounters with neighbours: Current developments of concepts based on recurrence plots and their applications*. Potsdam, Germany: Norbert Marwan.

Matic, V., Cherian, P. J., Koolen, N., Ansari, A. H., Naulaers, G., Govaert, P., et al. （2015）. Objective differentiation of neonatal EEG background grades using detrended fluctuation analysis. *Frontiers in Human Neuroscience, 9*, 189.

Mocenni, C., & Stanley, H. E. （2010）. Identifying the dynamics of complex spatio-temporal systems by spatial recurrence properties. *Proceedings of the National Academy of Sciences of the United States of America, 107*（18）, 8097-8102.

Olofsen, E., Sleigh, J. W., & Dahan, A. （2008）. Permutation entropy of the electroencephalogram: A measure of anaesthetic drug effect. *British Journal of Anaesthesia, 101*（6）, 810-821.

Ouyang, G.X., Li, X. L. , Dang, C. Y., & Richards, D. A. （2008）. Using recurrence plot for determinism analysis of EEG recordings in genetic absence epilepsy rats. *Clinical Neurophysiology, 119*（8）, 1747-1755.

Pincus, S. M. （1991）. Approximate entropy as a measure of system complexity. *Proceedings of the National Academy of Sciences of the United States of America, 88*（6）, 2297-2301.

Rajendra, A. U., Faust, O., Kannathal, N., Chua, T. L., & Laxminarayan, S. （2005）. Non-linear analysis of EEG signals at various sleep stages. *Computer Methods & Programs in Biomedicine, 80*（1）, 37-45.

Richman, J. S., & Moorman, J. R. （2000）. Physiological time-series analysis using approximate entropy and sample entropy. *American Journal of Physiology-Heart and Circulatory Physiology, 278*（6）, H2039-H2049.

Rilling, G., Flandrin, P., & Gonçalvés, P. （2003）. *On empirical mode decomposition and its algorithms.* Paper presented at the IEEE-EURASIP workshop on Nonlinear Signal and Image Processing .

Röschke, J., Fell, J., & Beckmann, P. （1995）. Nonlinear analysis of sleep eeg in depression: Calculation of the largest lyapunov exponent. *European Archives of Psychiatry & Clinical Neuroscience, 245*（1）, 27-35.

Rosso, O. A., Blanco, S., Yordanova, J., Kolev, V., Figliola, A., Schurmann, M., et al. （2001）. Wavelet entropy: A new tool for analysis of short duration brain electrical signals. *Journal of Neuroscience Methods, 105*（1）, 65-76.

Sabeti, M., Katebi, S., & Boostani, R. （2009）. Entropy and complexity measures for EEG signal classification of schizophrenic and control participants. *Artificial Intelligence in Medicine, 47*（3）, 263-274.

Särkelä, M. O. K., Ermes, M. J., van Gils, M. J., Yli-Hankala, A. M., Jäntti, V. H., & Vakkuri, A. P. （2007）. Quantification of epileptiform electroencephalographic activity during sevoflurane mask induction. *Anesthesiology, 107*（6）, 928-938.

Schinkel, S., Marwan, N., & Kurths, J. （2009）. Brain signal analysis based on recurrences. *Journal of Physiology Paris, 103*（6）, 315-323.

Schultz, A., Siedenberg, M., Grouven, U., Kneif, T., & Schultz, B. （2008）. Comparison of Narcotrend Index, Bispectral Index, spectral and entropy parameters during induction of propofol-remifentanil anaesthesia. *Journal of Clinical Monitoring and Computing, 22*（2）, 103-111.

Shalbaf, R., Behnam, H., Sleigh, J. W., & Voss, L. J. （2012）. Using the Hilbert-Huang transform to measure the electroencephalographic effect of propofol. *Physiological Measurement, 33*（2）, 271-285.

Shannon, C. E. （1922）. *A mathematical theory of communication: The bell system.* New York: American Telephone and Telegraph Company.

Shannon, C. E., & Weaver, W. （1949）. *The Mathematical Theory of Communication.* Urbana: University of Illinois Press.

Shayegh, F., Sadri, S., Amirfattahi, R., & Ansari-Asl, K. （2014）. A model-based method for computation of correlation dimension, Lyapunov exponents and synchronization from depth-EEG signals. *Computer Methods & Programs in Biomedicine, 113*（1）, 323-337.

Sleigh, J. W., Voss, L., & Barnard, J. （2005）. What are electroencephalogram entropies really measuring? *International Congress Series, 1283*, 231-234.

Song, I. H., Lee, D. S., & Kim, S. I. （2004）. Recurrence quantification analysis of sleep electoencephalogram in sleep apnea syndrome in humans. *Neuroscience Letters, 366*（2）, 148-153.

Takens, F. （1981）. Dynamical systems and turbulence. *Lecture Notes in Mathematics, 898*（9）, 366.

Viertiö-Oja, H., Maja, V., Särkelä, M., Talja, P., Tenkanen, N., Tolvanen-Laakso, H., et al. (2004). Description of the Entropy™ algorithm as applied in the Datex-Ohmeda S/5™ Entropy Module. *Acta Anaesthesiologica Scandinavica*, *48* (2), 154-161.

Webber, C.L., & Zbilut, J. P. (1994). Dynamical assessment of physiological systems and states using recurrence plot strategies. *Journal of Applied Physiology, 76* (2), 965-973.

Worrell, G. A., Cranstoun, S. D., Echauz, J., & Litt, B. (2002). Evidence for self-organized criticality in human epileptic hippocampus. *Neuroreport, 13* (16), 2017.

Yan, J.Q., Wang, Y.H., Ouyang, G.X, Yu, T., Li, Y., Sik, A., & Li, X. (2016). Analysis of electrocorticogram in epilepsy patients in terms of criticality. *Nonlinear Dynamics, 83* (4), 1909-1917.

Yoon, Y. G., Kim, T. H., Jeong, D. W., & Park, S. H. (2011). Monitoring the depth of anesthesia from rat EEG using modified Shannon entropy analysis. 2011 Annnal International *Conference Proceeding IEEE Engineering in Medicine and Biology Society, 2011*, 4386-4389.

Zhang, H. X., Zhu, Y. S., & Wang, Z. M. (2000). Complexity measure and complexity rate information based detection of ventricular tachycardia and fibrillation. *Medical and Biological Engineering and Computing, 38* (5), 553-557.

Zhang, X. S., Roy, R. J., & Jensen, E. W. (2001). EEG complexity as a measure of depth of anesthesia for patients. *IEEE Transactions on Biomedical Engineering, 48* (12), 1424-1433.

Zhou, S., Zhang, Z., & Gu, J. (2011). Interpretation of coarse-graining of Lempel-Ziv complexity measure in ECG signal analysis. *Conference Proceeding IEEE Engineering in Medicine and Biology Society, 2011*, 2716-2719.

Zoughi, T., Boostani, R., & Deypir, M. (2012). A wavelet-based estimating depth of anesthesia. *Engineering Applications of Artificial Intelligence*, *25* (8), 1710-1722.

第十一章

连通性分析

贾会宾[1]

摘要：脑电信号可用于评估脑区之间的信息交互（即连通性）。当前，研究者开发出多种技术来衡量头皮脑电信号或源层面活动的连通性。总的来说，文献中使用的脑电连通性指标可以分为四类——基于相干的指标、基于相位同步的指标、基于广义同步的指标以及基于格兰杰因果的指标，所有这些指标均有其优势与不足之处。在本章中，我们将说明脑电分析中的共同源问题和脑电连通性分析中使用的指标，并结合两个脑电连通性分析的实例来说明如何进行静息态和任务态脑电信号的连通性分析。

关键词：功能连通性；源定位；同步化；格兰杰因果

大脑的每个部分在人类行为中都具有其独特的功能，因此，即使最为简单的任务也需要很多大脑区域共同协作才能完成。不仅如此，研究者发现即使是在无任务的自由休息状态，属于默认网络（default mode network，DMN）的脑区依旧是激活的（Buckner et al.，2008）。具有特定功能的大脑区域之间的有效信息沟通是实现良好的认知加工的必要条件（Abrams et al.，2013）。在宏观尺度上，对于脑区之间的连通性（connectivity），可以通过现代脑成像技术进行定量研究。例如，我们可以使用 MRI 和 DTI 技术探测并研究脑区间的解剖学联系（Ercan et al.，2016；Rasero et al.，2017）；而使用 EEG 可以研究空间距离较远的脑区 EEG 信号的统计学依赖性（statistical

1. 河南大学心理与行为研究所；河南省心理与行为重点实验室，开封，中国。电子邮件：huibin_jia@foxmail.com。

dependency），即时域的耦合性或依赖性（temporal coupling/dependency）（O'Reilly et al.，2017）。

为了充分利用 EEG 信号丰富的时域、空域、频域信息，并克服其内在的局限性（如低空间分辨率、参考电极选取等），研究者发展出了很多用于刻画 EEG 连通性的指标。依据是否可以用于检测脑区之间联系的方向，我们可以将这些指标分为两类：功能性连接（functional connectivity）和效应性连接（effective connectivity）。功能性连接中的指标可以衡量信号之间的线性或非线性统计学依赖关系，但并不能提供任何因果或方向性信息；效应性连接中的指标却可以进一步衡量信号之间的因果联系。依据信号间统计学依赖关系的逻辑，它们可以分为基于相干性的指标（coherency based measures）、基于相位同步的指标（phase synchronization based measures）、基于广义同步的指标（generalized synchronization based measures）和基于格兰杰因果（Granger causality，GC）的指标（Granger causality based measures）（Niso et al.，2013）。在过去的几十年间，研究者使用这些 EEG 连通性的评估指标做了大量研究工作。这些研究加深了我们对大脑在正常或病理状况下的工作机制的理解，并发现很多因素（例如，年龄、性别、任务操作、认知加工和神经疾病）可以调节不同脑区之间的连通性（Abrams et al.，2013；Duann & Ide，2009；Heise et al.，2014；Huster et al.，2014）。

在下文中，我们将说明 EEG 信号分析中的“共同源问题”（common sources problem）、EEG 连通性分析中的指标，以及如何对静息态和任务态的 EEG 信号进行连通性分析。

第一节　共同源问题

EEG 分析中的共同源问题指的是如下两个问题：参考电极选取及容积传导。

在 EEG 预处理中有一个十分重要的操作，即选取合适参考电极，并进行重参考。目前，先前研究者的研究中使用了多种不同类型的参考，包括鼻尖参考、头顶参考、双侧乳突参考、全脑平均参考以及左侧乳突参考等（Yao et al.，2007）。众多研究表明，参考电极选取会显著影响一些脑电指标的估算，例如，频谱功率、ERP 成分的波幅和潜伏期以及连通性分析中的某些指标（Nunez et al.，1997；Yao et al.，2007；Yao et al.，2005）。

容积传导指的是如下现象：产自大脑某个区域的电磁场会通过人的组织

进行传播（如大脑、颅骨和头皮），并最终被脑电电极记录到（van den Broek et al.，1998）。容积传导是一把双刃剑，如果没有这个效应，我们便无法从头皮记录到 EEG 信号；但也因为该效应的存在，对 EEG 的连通性的测量可能会出现混淆（Cohen，2015）。为克服容积传导的缺点并恢复脑区间真实的连通性，我们可以使用如下两种策略（Cohen，2015）：在第一种策略中，我们可以对头皮 EEG 进行空间滤波（如通过头皮拉普拉斯变换和源定位技术实现），从而减少容积传导的影响，然后对空间滤波之后的信号进行常规的功能连接指标计算（Srinivasan et al.，2007；Sun et al.，2014）；在第二种策略中，选取对容积传导不敏感的指标并将该指标用于 EEG 连通性计算。需要注意的是，上述两种不同的策略在很多研究中通常是结合使用的，即先对头皮脑电进行空间滤波，然后选取对容积传导不敏感的指标进行 EEG 连通性分析（Nolte et al.，2004；Stam et al.，2007；Vinck et al.，2011）。

第二节　EEG 连通性分析中的指标

接下来，我们将阐述如下四种类型的指标：基于相干性的指标、基于相位同步的指标、基于广义同步的指标和基于格兰杰因果的指标。需要注意的是，在 EEG 连通性分析中最简单的指标是两个电极或脑区 EEG 信号的皮尔逊积差相关系数。尽管该指标很简单并易于计算，但由于其具有很多局限性（例如，不能充分利用 EEG 信号的丰富频域信息，在解释负相关时存在困难），现有的文献中很少使用该指标。因此，下文将不再对此指标进行详细阐述。

一、基于相干性的指标

幅值平方相干（magnitude squared coherence）简称相干（coherence），可以衡量两个信号在特定频段或频率点的线性关系（Niso et al.，2013）。假设 $X(t)$ 和 $Y(t)$ 分别代表电极（或脑区）X 和 Y 的 EEG 信号。首先，使用诸如快速傅里叶变换、短时傅里叶变换或者离散/连续小波变换等频域转换方法将时域信号 $X(t)$ 和 $Y(t)$ 转换至频域。然后，对于每一个频率 f，估计其各自的频谱功率密度 $S_{xx}(f)$ 和 $S_{yy}(f)$ 以及它们的交叉功率谱密度 $S_{xy}(f)$。据此，可使用如下公式计算它们的相干性函数（coherency function）$K_{xy}(f)$，即

$$K_{xy}(f)=\frac{S_{xy}(f)}{\sqrt{S_{xx}(f)\ S_{yy}(f)}} \tag{11.1}$$

最后，使用如下公式计算在频率 f 的相干值，即

$$\mathrm{COH}_{xy}(f) = \left|K_{xy}(f)\right|^2 \tag{11.2}$$

相干指标的取值范围是 0～1。$\mathrm{COH}_{xy}(f)=0$ 意味着 $X(t)$ 和 $Y(t)$ 在频率 f 不存在线性依赖关系。相干值越大，表示两个信号之间的统计学依赖关系越强；反之亦然。

相干被广泛用于 EEG 连通性研究，但是它具有一些局限性：第一，它仅能评估两个信号的线性依赖关系，不能检测它们之间的非线性关系；第二，该指标会受到信号波幅的影响；第三，它不能分离出容积传导对脑区间连通性的影响。

为了克服相干的局限性，Nolte 等（2004）提出可用相干性函数 $K_{xy}(f)$ 的虚部（imaginary part of the coherency function，ImC）来衡量 EEG 的功能连通性，并指出两个不相关的源不可能产生一个非零的 ImC，且该指标可以排除容积传导的影响（Nolte et al.，2004）。需要注意的是，ImC 这个指标同样存在一个缺陷。正如 Stam 等（2007）所发现的那样，该指标会受到相干性函数相位的影响。当相位差为 $\frac{\pi}{4}$ 时，ImC 检测连通性最为有效，但是如果两个感兴趣的神经发生源的相位差为 0 或者 π 时，则不能检测到连通性（Stam et al.，2007）。

这两个基于相干性的指标均不能提供任何因果信息，因为它们属于功能性连接的指标。基于相干性，研究者发展出了相位斜率指数（phase slope index，PSI）来衡量信号之间的因果关系。PSI 指标的基础思想是：①神经过程之间的联系需要一定时间；②如果不同频率波的传播速度是相似的，信号发出方和接收方的相位差会随着频率的增加而增大，这在相位谱中表现为一个正的斜率（Nolte et al.，2007）。

在 Nolte 等（2007）的研究中，PSI 被定义为

$$\tilde{\Psi}_{xy} = \mathfrak{I}\left(\sum_{f \in F} K_{xy}^{*}(f) K_{xy}(f+\delta f)\right) \tag{11.3}$$

其中，$K_{xy}(f)$ 是相干性函数，δf 是 FFT 的频率分辨率，F 是频率的集合，$\mathfrak{I}(\cdot)$ 指的是虚部，$*$表示共轭转置。

通常，需要使用 $\tilde{\Psi}_{xy}$ 的标准差对 $\tilde{\Psi}_{xy}$ 进行标准化，即

$$\Psi_{xy} = \frac{\tilde{\Psi}_{xy}}{\mathrm{std}(\tilde{\Psi}_{xy})} \tag{11.4}$$

$\mathrm{std}(\tilde{\Psi}_{xy})$ 可以通过刀切法（jackknife）法进行估计。一般而言，Ψ_{xy} 大

于 2，意味着 $X(t)$ 和 $Y(t)$ 在频率集合 F 范围内存在统计显著时间延迟，即 EEG 信号的 $X(t)$ 可以显著影响 $Y(t)$。Nolte 等（2007）证明该方法对信息流动方向的检测效果显著优于传统的效应性连接指标（即格兰杰因果分析）。

二、基于相位同步的指标

基于相干性的指标在评估连通性时不能分离 EEG 信号波幅和相位的影响。然而，基于相位同步的指标却可以排除 EEG 信号相位和波幅成分的干扰。

相位同步被广泛用于探索混沌系统的非线性动力学特征。假如两个振荡活动的相位具有一个恒定的相位差，那么我们可以说这两个活动存在相位同步关系。假设 $\phi_x(t)$ 和 $\phi_y(t)$ 分别为 EEG 信号 $X(t)$ 和 $Y(t)$ 在时间点 t 的相位，$\Delta\phi_{xy}(t)$ 是它们在时间点 t 的相位差或相对相位，如果在每一个时间点，存在如下等式：

$$\Delta\phi_{xy}(t) = \left|\phi_x(t) - \phi_y(t)\right| \leqslant \text{constant} \tag{11.5}$$

我们则认为存在相位同步关系。在实际分析中，相位差需要通过如下等式转换至区间：

$$[0, 2\pi) : \ \Delta\phi_{\text{rel}}(t) = \Delta\phi_{xy}(t) \bmod 2\pi \tag{11.6}$$

在 EEG 连通性分析中，首先我们需要通过经典的频域转换方法（例如，带通滤波-希尔伯特变换方法、短时傅里叶变换、离散/连续小波变换）得到每个电极（或脑区）EEG 信号的瞬时相位时间序列（instantaneous phase time series）。在下文，我们将展示如何使用带通滤波-希尔伯特变换方法提取出瞬时相位时间序列，并据此计算基于相位同步的指标。

在进行希尔伯特变换之前，需要先进行一个带通滤波。这是因为希尔伯特变换要求信号是一个窄带信号，这样才能准确分析信号的相位和波幅。一个经常被使用的滤波器是有限脉冲响应（finite impulse response，FIR）滤波器。FIR 滤波器的阶数（order）一般建议至少为所关心频段的低频活动的三个周期。

假设 $X(t)$ 和 $Y(t)$ 分别为两个电极（或脑区）带通滤波后的 EEG 信号。通过希尔伯特变换，我们可以得到它们的解析信号 $X_{an}(t)$ 和 $Y_{an}(t)$，即

$$X_{an}(t) = X(t) + iX_H(t) \tag{11.7}$$

$$Y_{an}(t) = Y(t) + iY_H(t) \tag{11.8}$$

其中，$X_H(t)$ 和 $Y_H(t)$ 是带通滤波后信号 $X(t)$ 和 $Y(t)$ 的希尔伯特变换，即

$$X_H(t)=\frac{1}{\pi}P.V.\int_{-\infty}^{+\infty}\frac{X(\tau)}{t-\tau}d\tau \tag{11.9}$$

$$Y_H(t)=\frac{1}{\pi}P.V.\int_{-\infty}^{+\infty}\frac{Y(\tau)}{t-\tau}d\tau \tag{11.10}$$

其中，P.V.是柯西主值（Cauchy’s principal value）。

使用解析信号 $X_{an}(t)$，我们可以计算瞬时波幅 $A_x(t)$ 和瞬时相位 $\phi_x(t)$ [$Y_{an}(t)$类似]，即

$$A_x(t)=\sqrt{X(t)^2+X_H(t)^2} \tag{11.11}$$

$$\phi_x(t)=\tan^{-1}\frac{X_H(t)}{X(t)} \tag{11.12}$$

在得到瞬时相位时间序列 $\phi_x(t)$ 和 $\phi_y(t)$ 后，我们可以依据式（11.5）和式（11.6）计算它们的相位差 $\Delta\phi_{rel}(t)$。Lachaux 等（1999）提出 EEG 信号间的相位同步可通过相位差进行计算，并提出可使用相位锁值（PLV）评估相位同步程度（Lachaux et al.，1999）。假设 $\Delta\phi_{rel}(t)$ 是 $X(t)$ 和 $Y(t)$ 的相位差，它们的 PLV 可通过如下公式评估：

$$PLV_{XY}=\left|\frac{1}{N}\sum_{n=1}^{N}e^{i\Delta\phi_{rel}(t_n)}\right| \tag{11.13}$$

其中，N 是 $\Delta\phi_{rel}(t)$ 的长度（即点数）。

事实上，PLV 评估的是相位差时间序列在 $[0,2\pi)$ 的分布。一个较大的 PLV 值表示相位差时间序列只占用了单位圆 $[0,2\pi)$ 很小的一部分。

PLV 的取值范围是 0～1。如果 PLV 等于 1，则表示相位差时间序列在整个时间序列范围内是恒定的；如果 PLV 等于 1，则表示相位差均匀分布在 $[0,2\pi)$ 范围内。尽管该指标在传统的 EEG 连通性分析中被广泛应用，但它具有一个重要缺陷，即对共同源问题敏感。

Stam 等（2007）提出的相位延迟指数（phase lag index，PLI）可以排除共同源问题的影响，从而可以准确评估相位同步程度。EEG 连通性分析中的一个基础思想是神经振荡活动间真实的相互影响与容积传导效应不同，其产生需要一定时间（即延迟交互），因此对于两个存在真实连通性的神经信号，我们经常会观察到一个特定的时间差（Stam et al.，2007）。与可能由容积传导导致的瞬时交互不同，一个具有固定时间的延迟交互应该会产生一个不同于 0 和 π 的恒定相位差。这同样也是上面阐述的 ImC 的基本假设。无论相位超前（phase lead）和相位延迟（phase lag）的幅度有多大，PLI 均忽

略相位差为 0 或 π，而去评估相位差分布的不对称性。假如相位差 $\Delta\phi_{rel}(t)$ 在 $(-\pi,0)$ 内的时间点的数目不同于相位差 $\Delta\phi_{rel}(t)$ 在 $(0,\ \pi)$ 内的时间点的数目，那么相位差分布存在非对称性，说明两个神经信号之间存在真实的连通性。该对称性越大，表明 EEG 的连通性越强。相位差的对称分布，即相位差 $\Delta\phi_{rel}(t)$ 在 $(-\pi,0)$ 内的时间点的数目等于相位差 $\Delta\phi_{rel}(t)$ 在 $(0,\ \pi)$ 内的时间点的数目，则提示不存在真实的连通性。PLI 可使用如下公式进行计算：

$$\mathrm{PLI}=\left|\frac{1}{N}\sum_{n=1}^{N}\mathrm{sign}(\Delta\phi_{rel}(t_n))\right| \tag{11.14}$$

PLI 的取值范围是 0～1。PLI 的值为 0，意味着不存在连通性或者两个信号的相位差是 0 或者 π。PLI 的值为 1 意味着存在完全的相位锁值，且恒定的相位差不为 0 或者 π。

Stam 等（2007）的研究发现，相比 ImC，PLI 在检测真实的连通性方面表现更好，且对共同源问题更不敏感。然而，该指标有一个重要缺陷，即具有不连续性。这个问题在相位同步化的程度较小时更为严重（Vinck et al., 2011）。为了克服这个缺陷，Vinck 等（2011）引进了一个相关的指标，并将其命名为加权相位延迟指数（weighted phase lag index，WPLI）。在 WPLI 的计算中，观察到的相位超前和相位延迟通过交叉谱的虚部的幅度进行加权。与 PLI 相比，WPLI 至少有两个优势：对额外的不相关的噪声源不敏感、检测相位同步的变化时统计效力更强。假设 S 是 $X(t)$ 和 $Y(t)$ 的交叉谱，那么 WPLI 可通过如下公式计算：

$$\mathrm{WPLI}=\frac{\left|\langle\Im(S)\rangle\right|}{\langle|\Im(S)|\rangle}=\frac{\left|\langle|\Im(S)|\mathrm{sign}(\Im(S))\rangle\right|}{\langle|\Im(S)|\rangle} \tag{11.15}$$

WPLI 的取值范围是 0～1。WPLI 的值越高，表明神经振荡活动的耦合程度越高；反之亦然。

所有这些基于相位同步的指标（即 PLV、PLI 和 WPLI）均不能衡量两个电极（或者脑区）EEG 信号的因果关系。

三、基于广义同步的指标

除基于相干性的指标和基于相位同步的指标外，一些研究者提出可以使用基于广义同步的指标来探讨 EEG 的连通性（Stam & van Dijk，2002）。对两个动力学系统 X 和 Y，假设反应系统 Y 的状态是驱动系统 X 的状态的函数，即 $Y=F(X)$，那么可认为存在广义同步。尽管研究者提出了多个算法来检测生理信号之间的广义同步，在脑功能连通性分析中用得最多的指标是

Stam 和 van Dijk（2002）提出的同步似然率（synchronization likelihood, SL）。该指标可以避免其他基于广义同步的指标的缺陷，并可以为多通道 EEG 信号之间的动态交互提供一个标准化的估计量（Stam & van Dijk，2002）。

假设在要分析的 EEG 信号中电极或者脑区数目为 M，时间点的数目为 N，EEG 数据可以表示为 $x_{k,i}$，其中 k 为电极或者脑区的序号（$k=1,\cdots,M$），i 是时间点（$i=1,\cdots,N$）。对此多通道或多脑区 EEG 信号，嵌入向量 $\boldsymbol{X}_{k,i}$ 可通过如下公式进行构建：

$$\boldsymbol{X}_{k,i}=(x_{k,i},\ x_{k,i+\tau}, x_{k,i+2\tau},\cdots, x_{k,i+(d-1)\tau}) \tag{11.16}$$

其中，τ 和 d 分别是时间延迟和嵌入维度。

然后，对于电极（或者脑区）k 以及时间点 i，定义一个 $P_{k,i}^{\varepsilon}$。该参数用于评估嵌入向量间彼此距离小于某个给定参数 ε 的概率，并可以使用如下公式进行计算：

$$P_{k,i}^{\varepsilon}=\frac{1}{2(w_2-w_1)}\sum_{\substack{j=1\\ w_1<|i-j|<w_2}}^{N}\theta\left(\varepsilon-\left|\boldsymbol{X}_{k,i}-\boldsymbol{X}_{k,j}\right|\right) \tag{11.17}$$

其中，θ 为单位跃阶函数[当 $x\leqslant 0$ 时，$\theta(x)=1$；否则，$\theta(x)=0$]，w_1 是泰勒窗（该参数用于避免自相关效应，并应该至少为自相关时间的阶数），w_2 也是一个窗口，可以提高同步指标的时间分辨率。需要注意的是，应存在如下关系：$w_1 \ll w_2 \ll N$。

对于每个电极（或脑区）和每个时间点，依据公式 $P_{k,i}^{\varepsilon_{k,i}}=P_{ref}$（其中 $P_{ref}\ll 1$）可定义一个临界距离 $\varepsilon_{k,i}$。然后对于在时间窗口内的每两个时间点组成的配对 $(i,\ j)$，其中 $(w_1<|i-j|<w_2$，我们可以计算 $\boldsymbol{X}_{k,i}$ 和 $\boldsymbol{X}_{k,j}$ 之间的距离小于临界距离 $\varepsilon_{k,i}$ 的电极数目 $H_{i,j}$。这个 $H_{i,j}$ 可以通过如下公式计算：

$$H_{i,j}=\sum_{k=1}^{M}\theta(\varepsilon_{k,i}-\left|\boldsymbol{X}_{k,i}-\boldsymbol{X}_{k,j}\right|) \tag{11.18}$$

同步似然率 $\mathrm{SL}_{k,i,j}$（其中，k 表示某个电极或脑区，i 和 j 分别代表两个不同的时间点）可以通过如下标准评估：

$$\text{假如}\left|X_{k,i}-X_{k,j}\right|<\varepsilon_{k,i}\text{，那么}\ \mathrm{SL}_{k,i,j}=\frac{H_{i,j}-1}{M-1}\text{；否则，}\mathrm{SL}_{k,i,j}=0 \tag{11.19}$$

通过对所有的 j 进行平均，我们可以得到同步似然率 $\mathrm{SL}_{k,i}$（它描述的是在时间 i 电极 k 与其他的 $M-1$ 个电极同步的程度）：

$$\mathrm{SL}_{k,i}=\frac{1}{2(w_2-w_1)}\sum_{\substack{j=1\\ w_1<|j-i|<w_2}}^{N}\mathrm{SL}_{k,i,j} \tag{11.20}$$

SL 的取值范围是 P_{ref} ～1。假如计算得到的 SL 等于 P_{ref}，则表明全部的 M 个电极或脑区彼此之间是不相关的。假如计算得到的 SL 等于 1，我们可以认为 M 个电极或脑区达到了最大的同步化。需要注意的是，该指标并不能提供 M 个电极的时间序列数据的因果信息。

四、基于格兰杰因果的指标

除 PSI 之外，上述所有指标并不能用于评估不同神经振荡活动之间的因果关系或信息流动方向。为了测量脑区间的因果关系或有向的信息流动，研究者发展出了多种指标（如动态因果模型、结构方程模型、转移熵和格兰杰因果方法），并将它们用于 fMRI、EEG 和 MEG 信号的连通性分析（Astolfi et al.，2004；Friston et al.，2003；Gao et al.，2011；Vicente et al.，2011）。

格兰杰因果的理论最早是由 Wiener（1956）发展出来的。随后，格兰杰（1969）通过线性随机自回归模型将这个思想用公式表示出来（Granger，1969；Wiener，1956）。格兰杰定义时间序列间的因果关系时主要是基于如下两个假设：①原因一定发生在其效应或结果之前；②在对效应进行预测时，原因可以通过提供效应的过去信息所没有的信息来提高效应的预测准确性。在 GC 中，假如时间序列 $X(t)$ 是另一个序列 $Y(t)$ 的格兰杰原因，那么预测 $Y(t)$ 的未来值时，同时使用其自身的过去值和 $X(t)$ 的过去值会比只使用 $Y(t)$ 的过去值更加准确。在下文，我们将使用数学语言来展示如何进行格兰杰因果分析。

假设我们想检测时间序列 $X(t)$ 是不是另一个时间序列 $Y(t)$ 的格兰杰原因，我们需要以 $Y(t)$ 为因变量、以 $Y(t)$ 的过去值为自变量来构建第一个自回归模型（autoregressive model）：

$$Y(t)=a_0+a_1Y(t-1)+a_2Y(t-2)+\cdots+a_pY(t-p)+\varepsilon_{Y|Y^*} \tag{11.21}$$

$Y(t-p)$ 表示时刻 t 之前第 p 个时刻点的数值，其中 p 被称为自回归模型的阶数，ε_{Y/Y^*} 表示使用 $Y(t)$ 的过去值预测 $Y(t)$ 时的残差。然后，我们同样以 $Y(t)$ 为因变量构建第二个自回归模型。与第一个自回归模型不同，$X(t)$ 和 $Y(t)$ 的过去值均被用作自变量。

$$\begin{aligned}Y(t)=&\ b_0+b_1Y(t-1)+b_2Y(t-2)+\cdots+b_pX(t-p)\\ &+c_1X(t-1)+c_2X(t-2)+\cdots+c_pX(t-p)+\varepsilon_{Y|X^*,Y^*}\end{aligned} \tag{11.22}$$

在上述两个自回归模型中，a_i（$i=1$，2，…，p）、b_i（$i=1$，2，…，p）

和 c_i（$i=1$，2，⋯，p）为模型的参数。它们可通过最小二乘法方法、格型算法（如 Vieira-Morf 方法）或状态空间方法（如卡尼曼滤波）得到。自回归模型中的 p 为模型的阶数。该参数需要在自回归模型拟合前估算出来。通常，模型阶数需要选定为使一个或多个信息准则达到最小值时的阶数。文献中使用过的信息准则包括赤池信息准则（AIC）、贝叶斯信息准则（BIC）、最终预测误差准则（final prediction error criterion，FPE criterion）以及 Hannan-Quinn 准则（Hannan-Quinn criterion，HQ criterion）（Lutkepohl，2005）。模型阶数是唯一一个需要被试确定的参数，因此我们需要确保选择了一个合适的阶数。在实际数据分析中，研究者需要检测多个信息准则的结果来确定一个合适的模型阶数。另外，需要注意模型阶数的选取可能是一个很耗时且需要不断试验的过程。

在上述两个自回归模型中，$\varepsilon_{Y|Y^*}$ 和 $\varepsilon_{Y|X^*,Y^*}$ 指的是模型的残差。在上述模型拟合后，可计算残差项的方差：

$$V_{Y|Y^*} = \mathrm{var}(\varepsilon_{Y|Y^*}) \tag{11.23}$$

$$V_{Y|X^*,Y^*} = \mathrm{var}(\varepsilon_{Y|X^*,Y^*}) \tag{11.24}$$

其中，$\mathrm{var}(\cdot)$ 表示方差。

假如 $X(t)$ 是 $Y(t)$ 的格兰杰原因，那么第二个自回归模型的残差项方差（即 $V_{Y|X^*,Y^*}$）应当小于第一个自回归模型的残差项的方差（即 $V_{Y|Y^*}$）。通过这两个自回归模型残差项的方差，我们可以计算一个经典的时域格兰杰指标，即

$$GC_{X\to Y} = \ln\left(\frac{V_{Y|Y^*}}{V_{Y|X^*,Y^*}}\right) \tag{11.25}$$

该指标的取值范围是 $[0,+\infty)$。假如 $GC_{X\to Y}$ 等于 0，那么 $X(t)$ 的过去信息不能提高 $Y(t)$ 的预测准确性；假如 $GC_{X\to Y}$ 大于 0，那么 $X(t)$ 是 $Y(t)$ 的格兰杰原因。

需要注意的是，传统的格兰杰因果检验主要用于检测两两神经过程之间的因果关系。但是当两个神经信号之间的关系可能会受到另一个甚至更多神经信号的影响时，上述方法有可能会产生误导性的结果。为了解决这个问题，研究者通过使用向量自回归模型对多电极或多脑区的 EEG 信号进行拟合，进而发展出了多变量格兰杰因果分析（multivariate Granger causality analysis）。例如，假设电极或脑区数目为 M，则可以构造维度为 M、阶数为 p 的向量自回归模型，即

$$\begin{pmatrix} X_1(t) \\ \cdot \\ \cdot \\ \cdot \\ X_M(t) \end{pmatrix} = \sum_{\tau=1}^{p} A_\tau \begin{pmatrix} X_1(t-\tau) \\ \cdot \\ \cdot \\ \cdot \\ X_M(t-\tau) \end{pmatrix} + \begin{pmatrix} \varepsilon_1(t) \\ \cdot \\ \cdot \\ \cdot \\ \varepsilon_M(t) \end{pmatrix} \tag{11.26}$$

其中，A_τ（$\tau=1,\cdots,p$）是 $M \times M$ 系数矩阵。

假如对上述向量自回归模型的系数矩阵进行傅里叶变换，我们可以计算出更复杂的频域格兰杰因果指标，例如，部分有向相干（partial directed coherence，PDC）和直接转移函数（directed transfer function，DTF）（Baccalá & Sameshima，2001；Kamiński & Blinowska，1991）。

需要注意的是，自回归模型对分析的信号有两个重要的假设，即平稳性（stationary）和稳定性（stability）。假如一个随机过程 $X(t)$ 的均值和标准差不随着时间的变化而变化，那么这个过程是弱平稳的（weakly stationary），而一个稳定的过程不会出现随着时间不断增大（最终趋近于无穷大）的现象。对于信号，一个重要的事实是稳定的信号一定是平稳的信号，因此对一个信号进行稳定性检验，足以检验其平稳性和稳定性。需要注意，EEG 信号（特别是包含明显诱发电位的 EEG 信号）通常是不平稳的时间序列，即随着时间的变化，其均值和标准差会出现大幅度的变化。在对非平稳信号通过向量自回归模型进行拟合时，研究者提出了多种方法。这些方法包括基于分段的自适应向量自回归模型（adaptive VAR，AVAR）、卡尼曼滤波以及基于最小相位谱矩阵分解的非参数方法（Dhamala et al.，2008；Ding et al.，2000；Sommerlade et al.，2009）。除了使用这些方法，一些额外的预处理操作可以提高 EEG 信号的平稳性，例如，滤波、差分和去线性趋势。假如 EEG 数据包括低频飘移或者局限于某个频段的明显伪迹，对信号进行滤波可以极大地提高数据的平稳性。频域的相位差在解释信息流动时极为重要，因此需要使用不会导致相位偏差的零相位偏移滤波器。差分也会提高信号的平稳性。对信号 $X(t)$ 进行一阶差分的公式如下：$\nabla X^1(t) = X(t) - X(t-1)$。该操作可以拓展为 n 阶差分：$\nabla^n X(t) = \nabla^{n-1} X(t) - \nabla^{n-1} X(t-1)$。需要注意，差分相当于一个高通滤波，因此可能会影响频域格兰杰因果指标的幅度或大小。假如信号中存在线性趋势，我们可以使用最小二乘法去除信号的线性趋势。此方法同样相当于一个高通滤波。

第三节 总　　结

在上文中，我们分四个部分（基于相干性的指标、基于相位同步的指标、基于广义同步的指标以及基于格兰杰因果的指标）对 EEG 连通性分析中的经典指标进行了解释。计算这些指标的流程如图 11.1 所示。需要注意，文献中存在很多其他指标，如方向相位指数（directionality phase index，DPI）、互信息（mutual information，MI）和转移熵（transfer entropy，TE）。在本章中，我们仅仅解释了那些 EEG 连通性分析中最常被使用的指标。

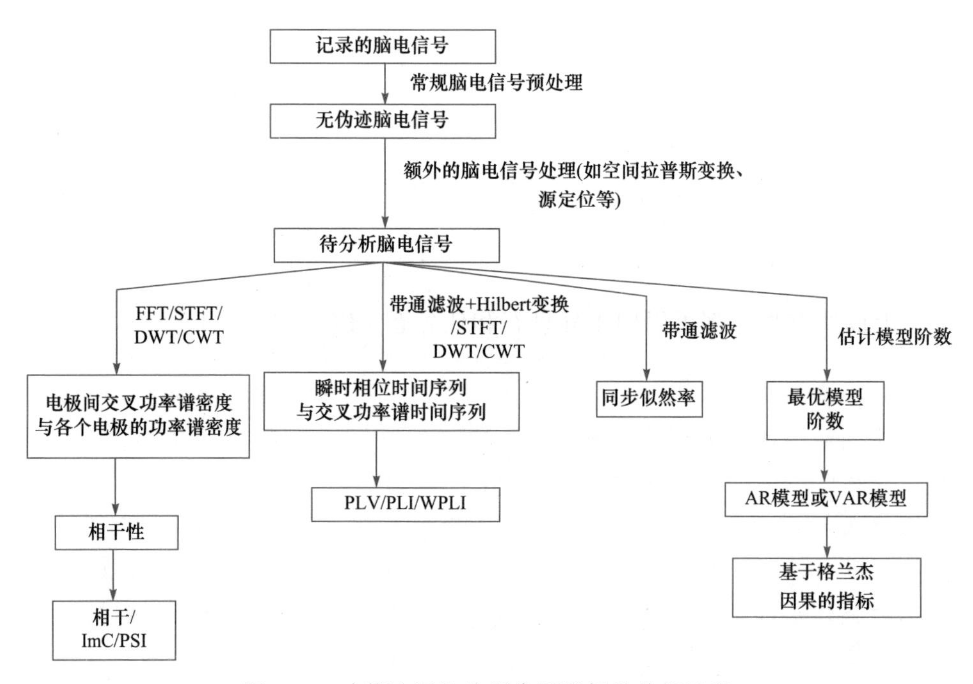

图 11.1　功能连通性分析常用指标的分析流程

依据相关指标能否提供任何关于因果关系或信息流动方向的信息，EEG 连通性可以分为功能性连接指标和效应性连接指标。功能性连接指标包括相干、相干函数的虚部（ImC）、相位锁值（PLV）、相位延迟指数（PLI）、加权相位延迟指数（WPLI）和同步似然率（SL），而效应性连接指标包括相位斜率指数（PSI）和基于格兰杰因果的指标。其中，一些指标（包括 ImC、PSI、PLI 和 WPLI）可以克服共同源问题。在使用其他会受到共同源问题干扰的指标时，一般建议最好对头皮脑电进行空间滤波（例如，头皮拉普拉斯变换或源定位）。

头皮脑电数据的拉普拉斯变换可以用于估计电流源密度（current source density，CSD）。CSD 是一个与参考电极选取无关的指标，且为头皮电场的二阶空间导数。CSD 可以提高和分离局部脑电活动，并可以排除产生于深层脑结构的低频空间信号的干扰，因此当估计深层或者广泛分布的源活动时，空间拉普拉斯变换就不再适用。该方法应该被用于时域的 EEG 信号，而不应被用于频域数据。CSD 工具箱可以实现头皮拉普拉斯变换。该工具箱可从如下网站下载：http://psychophysiology.cpmc.columbia.edu/software/csdtoolbox/tutorial.html。

CSD 是一个基于头皮电极的指标，因此并不能提供任何具体脑区的电活动信息。为了获得每个脑区的源活动，需要在计算功能连接指标之前进行源定位。关于源定位技术的更多信息参见第七章。有多个非常优秀的免费工具箱可以实现源定位，例如，LORETA 软件（http://www.uzh.ch/keyinst/loreta.htm）、FieldTrip 软件（http://www.fieldtriptoolbox.org/）以及 Brainstorm 软件（http://neuroimage.usc.edu/brainstorm/）。

一、静息态与任务态 EEG 信号的连通性指标计算

上面所有指标都可以用于静息态和任务态 EEG 信号，但在实际的指标计算中两种信号存在一定的差异。

1. 静息态 EEG 信号的连通性分析

在静息态 EEG 研究中，被试需要闭眼或睁眼休息一段时间（如 5 分钟）。在这些研究中，我们并不关心人类认知加工的时间进程信息。这一点是静息态实验设计和任务态实验设计的根本区别。

在进行 EEG 连通性指标的计算前，我们需要对静息态 EEG 数据进行合适的预处理。一般认为，连续 EEG 数据需要分成很多等长的分段。此分段操作的合理性可以概括为如下几点：首先，尽管连续 EEG 信号已经被预处理，但它们可能依旧包括一些无法用传统预处理技术来矫正的伪迹。在这种情况下，我们需要通过设置一个阈限（如 ±75μV）将被伪迹干扰的分段去除。其次，使用傅里叶变换计算的指标以及基于格兰杰因果的指标要求信号是平稳的。一般认为，静息态 EEG 信号在几秒的时间内是近似平稳的。在前人的研究中，多种分段长度均有使用，如 1s、2s 和 5s。最后，由于 FFT 算法的计算细节问题，如果分段长度是 2 的次方数（如 64、128 和 256 个时间点），那么计算速度会更快。

在将连续 EEG 数据转换为不包含伪迹的分段后，我们便要计算每个分段、每个频段以及每个电极对（或脑区对）的连通性指标（如基于相位同步的指标、基于广义同步的指标以及基于格兰杰因果的指标）。然后，对于每个频段和每个电极对（或脑区对），对连通性指标进行分段间平均。但是，需要注意的是，对于基于相干性的指标并不是这样的。在计算基于相干性的指标（如相干、ImC 和 PSI）时，需要对每个分段进行 FFT 变换。然后，对于每个电极对，分别计算每个电极的功率频谱密度和电极之间的交叉谱密度。将电极的功率谱密度和电极对之间的交叉谱密度进行分段间平均。最后，基于分段间平均的功率谱密度和交叉谱密度计算前述基于相干性的指标。

2. 任务态 EEG 信号的连通性分析

正如前文所述，静息态和任务态实验设计的一个根本区别是我们需要提取出任务相关 EEG 信号中包含的人类认知加工中的时间进程信息。

在对 EEG 连通性指标进行计算时，需要对事件相关 EEG 信号进行很好的预处理，并且需要依据实验条件对数据进行分段。对于各条件，应该将被伪迹干扰的分段删掉。

当我们想计算的是基于相干性和相位同步的指标时，首先需要计算每个频率、每个时间点的解析信号。这些解析信号可以通过“带通滤波+希尔伯特变换”的方法得到，也可以通过经典的时频分析技术（如 STFT 和 CWT/DWT）提取出来。因此，与时频域的事件相关去同步化（ERD）、事件相关同步化（event related synchronization，ERS）分析相似，分段的长度应该比经典的 ERP 分析长一些，如分成 3s 一段（包括刺激呈现前的 1s 和刺激呈现后的 2s）。

当我们想对事件相关信号进行基于相干性指标的计算时，首先需要计算每个频率、每个时间点和每个分段的各个电极的功率谱密度以及各个电极对的交叉谱密度。然后，对于各时频点，将计算得到的功率谱密度和交叉谱密度进行分段间的平均。最后，计算基于相干性的指标，最终每个电极对得到一个用时频表征的相干指标。与静息态 EEG 相比，在任务态 EEG 分析中，我们不仅需要计算每个频率的连通性指标，还需要对每个时间点进行评估。

当我们想对事件相关信号进行基于相位同步性指标的计算时，首先需要使用“带通滤波+希尔伯特变换”方法或者经典的时频分析技术（例如，STFT 和 CWT/DWT），提取出每个频率、每个时间点、每个分段以及每个电极的相位信息。假如我们想计算 WPLI，需要同时计算出各个电极对的交叉谱密度的虚部。需要注意的是，对于静息态 EEG 信号，我们评估的是某一个给定的分段所有时间点相位差的一致性（PLV）或者相位差符号的一致性（PLI）。但是，对于任务态 EEG 信号，上述一致性是分别对每个时频点评估试次间的一致性。对任务态 EEG 进行相位同步指标计算时，最终对于每个电极对可以得到一个时频矩阵用于表示相位同步指标。

在基于格兰杰因果的指标中，数据的平稳性是构建准确可靠的 *V* 的 VAR 模型的先决条件。然而，众所周知，包括 ERP 波形的 EEG 信号是高度不平稳的。在神经科学研究中，研究者提出了多种方法来解决这个问题。在所有的方法中，最简单的方法是“基于分段的自适应 VAR 模型”（Ding et al., 2000）。该方法与 STFT 或其他加窗技术（windowing technique）背后的逻辑十分相似。也就是说，我们需要提取出长度为 *N* 的时间窗口脑电数据，在此窗口内进行 VAR 模型拟合。然后，将该窗口向后移动一个很短的步长，并在此新的时间窗口内进行 VAR 模型的拟合。上述过程（时间窗口向后平移、VAR 模型拟合）会不断进行，直至时间窗口的最后一个点与分段的最后一个点重合。

二、源层面的连通性分析

脑电连通性分析可以针对头皮脑电信号进行，也可以针对源定位后的活动进行。对源定位后的脑电活动进行连通性分析得到的结果可能更易解释，这是因为我们探究的是不同脑区之间的连通性而非头皮电极间的连通性。为了进行源层面的连通性分析，我们需要源定位后的脑电活动。如果使用分布式源定位分析技术，我们可以得到大脑所有灰质体素的源电流密度活动；如果使用离散式源定位技术，我们可以得到大脑少数偶极子的活动。接着，我们可以依据经典的大脑图谱（如自动解剖标记，automated anatomical labeling）来提取我们感兴趣脑区（ROI）的活动。最后，我们可以使用前述的各种技术计算 ROIs 之间的连通性指标。

进行源层面的连通性分析需要注意如下几点：首先，源层面的连通性分析结果与源定位活动的信号质量与准确性密切相关，而这又依赖于头皮脑电信号的信噪比和源定位技术的可靠性。其次，源定位的准确性在较深层的脑结构会大打折扣，因此一些研究者建议不应该研究深层脑结构之间的脑电连通性。最后，通过一些源定位技术得到的源活动中空间相邻体素的相关性相对较高，因此使用能够克服共同源问题的指标（如 PLI 和 WPLI）可以得到更为合理的结果。

三、EEG 连通性的统计分析

尽管静息态 EEG 和任务态 EEG 连通性指标统计分析的基本原理是相同的，但是这种数据类型在实际操作中存在一定的差异。

对于静息态 EEG 信号，我们需要计算每个数据集中每个频段、每个电极对的连通性指标。统计检验需要对每个频段下的每个电极对分别进行，即群体单变量检验。在一般的静息态 EEG 分析中，往往需要定义数个频段，如 δ 频段、θ 频段、α 频段、β 频段和 γ 频段。同时，电极对的数目也是非常大的。假设电极数目为 N，那么电极对的数目就是 $C_N^2\left(\text{即}\dfrac{N(N-1)}{2}\right)$。这造成功能连接的统计分析中多重比较的问题极为严重。传统上，该问题可通过控制多重比较谬误（family-wise error rate，FWER）或者错误发现率（false discovery rate，FDR）得以解决。这些传统的策略（mass-univariate testing + FWER/FDR）并不需要依赖任何抽象的功能连接空间组织或拓扑属性。其主要的缺点是由于通常要进行数目极大的多重比较，如果数据信噪比较低，统计分析结果的统计效力会较低。另外一种策略是“基于网络的统计检验”（network-based statistic，NBS），该方法已经被证明是解决网络上多重比较问题极为有效的方法（Zalesky et al.，2010）。

简单来说，NBS 方法包含如下步骤：①对所有的连接或者电极对进行单变量检验（如 t 检验、方差分析）。②将超出某个给定阈限（如 $p < 0.01$）的连接鉴别出来。③在超出阈限的连接中鉴别出“连通图分量”（connected graph component）。一个连通图分量指的是一系列电极对，而任何两个电极之间都可以发现一个“路径”（path）。④通过 5000 次的置换得到零假设条件下连通图分量的大小的经验分布。在每次置换中，记录下最大的连通图分量的大小（即该分量的连边数目或者统计量的加和）。⑤通过分析原始计算得到各个连通图分量的大小在零假设条件下的位置，得到每个连通图分量的 FWER 校正的 p 值。NBS 工具箱便可以完成上述 NBS 检验。它可以从如下网站下载：http://www.nitrc.org/projects/nbs。

对于任务态 EEG 信号，不仅需要分别对每个频率、每个电极对计算连通性指标，还需要分别对每个时间点计算相关指标，因此数据统计分析的情况更为复杂。一般而言，如传统的时频域 ERD/ERS 分析那样，研究者需要分别对每个电极对的时频表征矩阵进行统计检验，并对多重比较问题进行控制。但是由于电极对的数目通常非常大，对所有的时频矩阵进行检验往往是不现实的，因此，研究者可能需要依据研究假设选择感兴趣的电极对。

对于任务态 EEG 信号，我们也可以使用另一种策略。首先，依据研究假设或者对时频表征的观察，定义一个时频域感兴趣区，并对该时频感兴趣内所有的数值进行平均。通过上述操作，统计检验的复杂性会大幅度降低。然后，我们便可以分别对每个感兴趣的电极对进行统计检验了。

第四节 示 例

一、示例：静息态 EEG 的连通性分析

演示数据的基本信息：在实验中，使用 64 导脑电（Brain Products，Munich，Germany）分别记录被试在闭眼休息和睁眼休息时的 5 分钟静息态脑电数据。在线记录数据时，脑电数据取样率为 500Hz。实验时间是每天上午的 9:00～12:00。实验中，被试首先闭眼休息 5 分钟，然后再睁眼休息 5 分钟。此演示数据包括西南大学睡眠与神经成像中心的 10 名志愿者在闭眼和睁眼休息条件下的脑电数据，即共有 20 个脑电数据。在脑电数据预处理中，首先将未分段的、连续的脑电数据取样率降低为 250Hz，并使用 Chebyshev II-type 滤波器进行 0.1～45Hz 的带通滤波。滤波后的脑电信号将参考电极转为平均参考，并分为 2s 一段，包含眼电、肌电和其他类型伪迹的分段被鉴别出来，并被移除掉。最终，对于每名被试，只保留前 120 个分段（即 4 分钟）的脑电数据。

预处理后的 EEG 信号包含位于左右侧乳突的 TP9 和 TP10 电极，由于这两个电极采集的信号可能不包含人脑产生的 EEG 信号，因此在进一步分析时需要将这两个电极去掉。在 EEGLAB 中，可通过“Edit >> Select data”实现。在去掉这两个电极后，对剩余电极的信号进行全脑平均参考。每个电极的名称、序号以及空间位置如图 11.2 所示。

为了解决共同源问题，可使用 CSD 工具箱进行基于头皮电场二阶空间导数的头皮拉普拉斯变换。在 CSD 工具箱中进行该变换的步骤如下。

首先，获得每个电极的名称。在进行原始的预处理后，EEG 数据中的电极数目为 61，因此在移除电极 TP9 和 TP10 后电极数目为 59。假如该数据已经被载入 EEGLAB，使用如下命令可获得电极名称：electrodes = EEG.chanlocs.labels’。需要注意的是，在 CSD 工具箱中，电极名称必须是一个列向量，因此在上述命令中进行了转置操作。

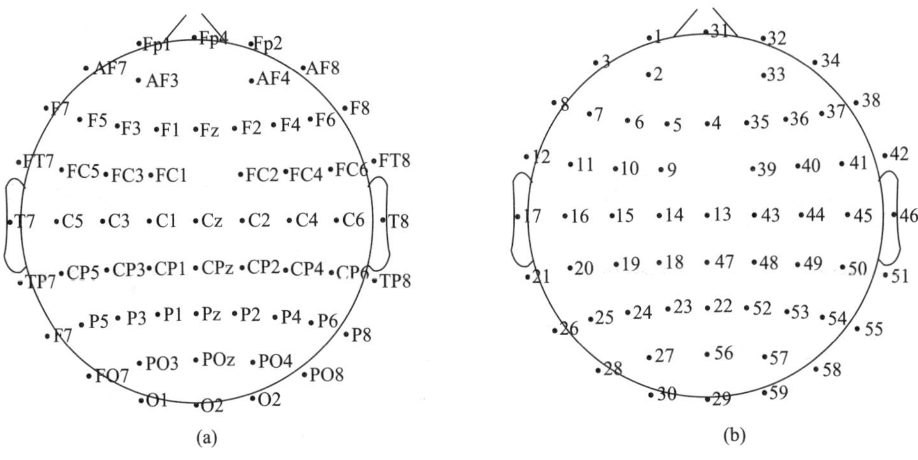

图 11.2　每个电极的空间位置。各个电极的名称和编号分别显示在子图（a）和子图（b）中

其次，获得 EEG 空间位置信息。头皮拉普拉斯变换是基于头皮电场的二阶空间导数的，因此我们有必要知道每个电极的空间坐标信息。在 CSD 工具箱中，人的头部被表示为一个单位球（即半径为 1 的球形），而所有的电极位于该球的表面。如果使用笛卡儿坐标系（Cartesian coordinates），x-y 平面为包括电极 Fpz、T7、Oz 和 T8 的圆，其中 x 轴为从 T7（–1.0）到 T8（+1.0），y 轴为从 Oz（–1.0）到 Fpz（+1.0），z 轴为从 x-y 平面的原点到 Cz（+1.0）。如果使用球形极坐标，那么方位角（theta）表示从 x 轴向 y 轴旋转的角度，倾斜角（phi）表示从 x-y 平面向 z 轴正值端偏移的角度。CSD 工具箱中包括一个查阅文件（look-up file），即“10-5-System_Mastoids_EGI129.csd”。该文件包括 330 个基于经典 10-20 系统的标准电极位置和 129 个第一代 geodesic sensor net 电极的坐标，可以使用 CSD 工具箱中的函数“ExtractMontage”获得 EEG 电极坐标位置。假设变量“electrodes”中包含电极的名称，那么可以使用命令 Montage = ExtractMontage（'10-5-System_Mastoids_EGI129. csd', electrodes）获得电极空间坐标信息。为检验是否所有头皮电极都已经成功找到空间坐标信息，可以使用 CSD 工具箱中的“MapMontage”函数进行验证，命令为“MapMontage（Montage）”。上述 MATLAB 指令会弹出一个电极二维的空间分布图。

最后，产生转换矩阵 $\boldsymbol{G}$ 和 $\boldsymbol{H}$。头皮拉普拉斯变换是基于 Perrin 等（1989）提出的两个维度为“电极×电极”的转换矩阵 $\boldsymbol{G}$ 和 $\boldsymbol{H}$ 的。这两个矩阵可通过如下命令得到：$[G, H]$ = GetGH（Montage）。然后，我们需要使用 MATLAB 函数“save”将这两个矩阵保存，以便将来使用。

将 EEGLAB 格式的预处理后数据载入 EEGLAB，对脑电数据进行头皮拉普拉斯变换，并保存 CSD 的估计值。对于每个 EEG 数据集，我们需要首先将它们载入 EEGLAB。假如 EEG 数据是 EEGLAB 格式的，我们可以使用 EEGLAB 中的函数“pop_loadset”载入脑电数据。在 EEGLAB 中，载入的脑电数据保存在变量“EEG”的域“data”（即 EEG.data）中。假如脑电数据是一个连续数据，则脑电数据为一个“电极×采样点”的二维矩阵；假如脑电数据是一个分段数据，则脑电数据为一个“电极×采样点×分段”的三维矩阵。使用 CSD 工具箱中的函数“CSD”进行头皮拉普拉斯变换的指令如下：$X = \mathrm{CSD}(\boldsymbol{D}, \boldsymbol{G}, \boldsymbol{H})$，其中，$\boldsymbol{D}$ 为需要转换的 EEG 信号，$\boldsymbol{G}$ 和 $\boldsymbol{H}$ 为在上一步计算得到的转换矩阵，X 为对 $\boldsymbol{D}$ 进行变换后的 CSD 估计量。需要注意的是，上述输入项 $\boldsymbol{D}$ 应该是一个“电极×采样点”的二维矩阵，因此假如 EEG 信号是一个三维的分段 EEG 信号，需要分别对每段进行 CSD 估计。计算得到的 CSD 估计量的维度与原 EEG 信号完全相同。为方便未来使用，该 CSD 估计量 X 可以保存为 EEGLAB 格式。由于在 EEGLAB 中脑电数据保存在变量“EEG”的域“data”（即 EEG.data）中，我们可以通过如下指令将 EEG 信号替换为 CSD 估计量：EEG.data = X。然后，这个更新后的变量“EEG”可以通过 EEGLAB 中的函数“pop_saveset”进行保存。需要注意的是，经此步骤生成的文件（即*.set 文件和*.fdt 文件）存储的是 CSD 估计量，而非 EEG 信号。

在本例中，我们将计算如下 EEG 连通性的指标：相干、PLV、PLI 以及 WPLI。

为了计算电极对之间的相干，需要对每个被试的数据进行如下操作。

（1）载入 CSD 估计值。在我们的例子中，每个被试的 CSD 估计值是一个 59×200×120 的三维矩阵。

（2）使用 MATLAB 函数“fft”对每个电极的每个分段 CSD 数据进行 FFT 变换。该函数的一个示例是：$\boldsymbol{B} = \mathrm{fft}(\boldsymbol{A}, \mathrm{NFFT}, \boldsymbol{N})$。输入变量 $\boldsymbol{A}$、NFFT、N 分别为某个给定电极的给定分段的 CSD 估计值、大于变量 A 长度的最小 2 次方数、变量 $\boldsymbol{A}$ 的长度。输出变量 B 为向量 $\boldsymbol{A}$ 的 FFT 变换。在本例中，N 为 200，NFFT 为 256。

（3）通过式（11.1）和式（11.2）计算每个频率下各个电极对之间的相干。需要注意的是，相干是分别对每个频率单独计算的。因此，为了得到每个频段（如 δ 频段、θ 频段、α 频段、β 频段和 γ 频段）的相干，我们需要将相应频段范围内所有频率点的相干进行叠加平均。

为了计算 PLV 和 PLI，需要对每个被试、每个频段分别进行如下步骤的操作。

（1）载入 CSD 估计值。

（2）对 CSD 估计值进行带通滤波。需要依据我们感兴趣的频段对数据进行相应带通滤波，如 8～13Hz（即 α 频段）带通滤波。本例中使用 EEGLAB 的函数“eegfilt”进行带通滤波。需要注意的是，此函数要求带通滤波的输入数据为一个二维数据，因此 CSD 估计值需要使用“reshape”函数由三维矩阵变为二维矩阵（电极×采样点）。

（3）通过希尔伯特变换得到带通滤波 CSD 估计值的瞬时相位时间序列。假设带通滤波的 CSD 估计值为 X，那么可通过如下指令得到瞬时相位时间序列：Y = angle（hilbert（X））。由于希尔伯特变换计算时要求对无限时间进行积分，得到的时间序列两端各 10%的相位值需要去掉。然后，将剩余的相位时间序列重新转换为三维矩阵（电极×采样点×分段）。

（4）使用式（11.13）和式（11.14）计算每个电极对、每个分段的 PLV 和 PLI。然后对 PLV 和 PLI 进行分段间的平均。

为了计算 WPLI，需要对每名被试、每个频段分别进行如下步骤的操作。

（1）载入 CSD 估计值并对其进行带通滤波。

（2）使用希尔伯特变换得到解析信号，并去掉解析信号两端各 10%的数据。然后，将剩余的解析信号重新转换为三维矩阵（电极×采样点×分段）。

（3）使用式（11.15）计算每个电极对、每个分段的 WPLI。然后对 WPLI 进行分段间的平均。

我们提供了两个 MATLAB 脚本，它们分别用于计算 CSD 估计值和 EEG 连通性指标（即相干、PLV、PLI 和 WPLI）。

在两个条件下对所有被试的数据均进行 EEG 连通性指标计算后，我们可以使用 NBS 工具箱来检验条件效应（即比较闭眼条件下的指标是否与睁眼条件下的指标存在显著差异）。需要注意的是，在本例中我们感兴趣的频段是 α 频段（8～13Hz）。每个条件（闭眼/睁眼）下的被试间平均 EEG 连通性（相干、PLV、PLI、WPLI）矩阵以及 NBS 检验的结果参见图 11.3。从图 11.3 我们可以发现，相对于 PLI 指标，PLI 和 WPLI 指标显著降低了空间上相邻电极之间的连通性数值，而这很可能是共同源问题导致的。NBS 的结果显示，相比睁眼休息条件，闭眼休息条件下很多电极对的连通性指标显著更高。

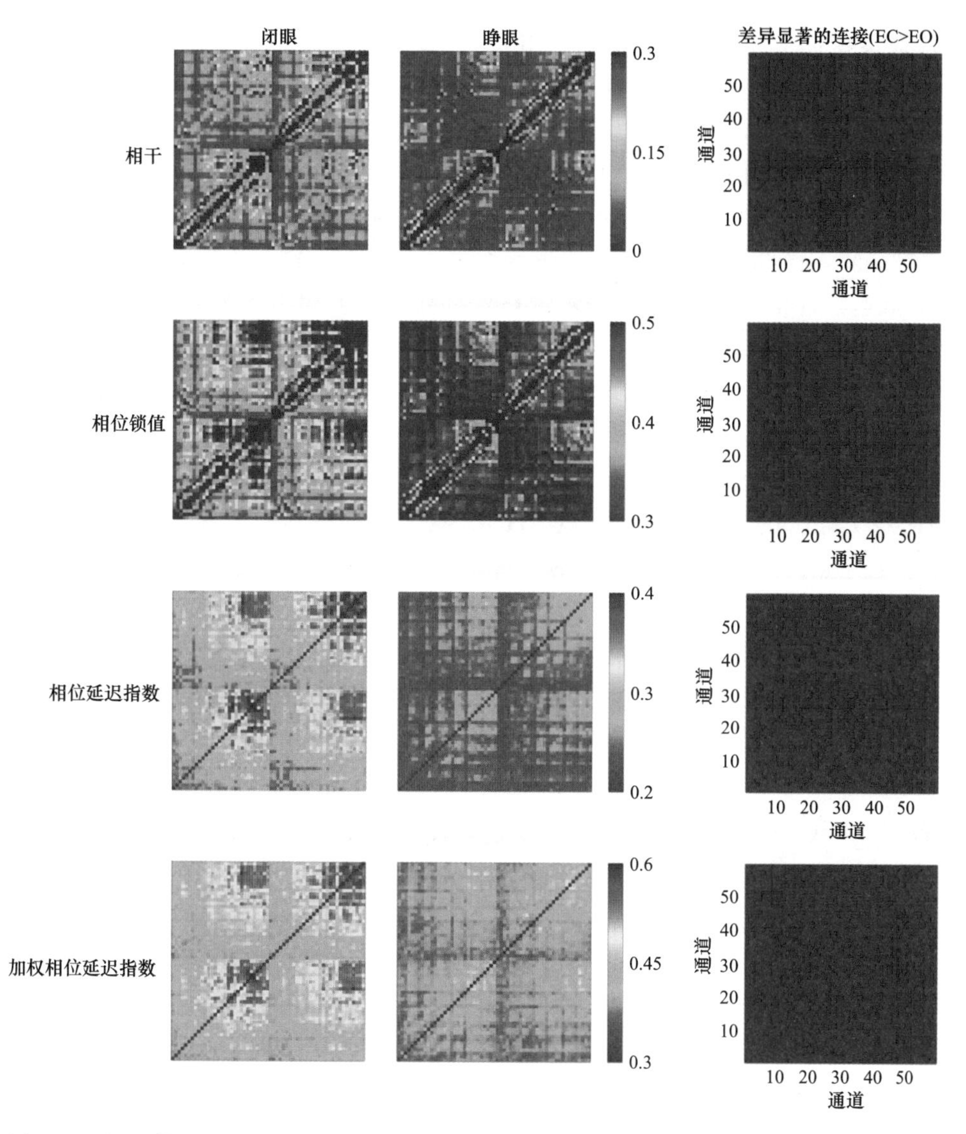

图 11.3　闭眼休息（EC）及睁眼休息（EO）条件下组平均水平的α 频段相干、PLV、PLI 和 WPLI 以及具有显著的条件效应（EC > EO）的连边

二、示例：任务态 EEG 的连通性分析

在这里，文件夹“Data_AVSP_20”下的子文件夹“S”和“L”中的数据集将被用作示例数据。首先，为减轻计算负担，将 EEG 数据的取样率降低为 250Hz；然后，使用 CSD 工具箱对每名被试在每个条件下的脑电数据

进行 CSD 估计；最后，依据每名被试每个条件下的 CSD 估计值，计算 EEG 连通性指标（即 PLV、PLI 和 WPLI）。

对于每名被试每个条件下的 CSD 数据，使用如下步骤计算连通性指标。

1）与静息态 EEG 相似，可以将 CSD 估计值保存为 EEGLAB 格式。在这里，可以使用 EEGLAB 中的“pop_loadset”函数载入 CSD 数据。

2）使用 STFT 得到每个分段的复时频表征。在这里，使用 MATLAB 函数“sub_stft”进行 STFT 变换。该函数的参数如下：窗口大小（window size）为 0.3s、评估的时间点（time points evaluated）为−1：0.004：1.996s（在 MATLAB 中，−1：0.004：1.996s 表示自−1s 开始，步长为 0.004s，终止于 1.996s）（即与原始 EEG/CSD 数据每个分段的时间轴相同）、评估的频率点（frequency bins evaluated）为 1：1：30Hz（在 MATLAB 中，1：1：30 表示自 1 开始，步长为 1，终止于 30）。每个数据的 CSD 估计是一个“电极×采样点×分段”的三维矩阵。通过 STFT，我们可以得到一个维度为“电极×频率×采样点×分段”的复时频矩阵。

3）计算基于相位同步性的指标（即 PLV、PLI 和 WPLI）。为了计算 PLV 和 PLI，使用 MATLAB 函数“angle”从上一步得到复时频矩阵，计算出每个电极、每个分段、每个时频点的相位信息。假设电极 i 和电极 j 的相位信息分别保存在变量 Phase_i 和 Phase_j（维度均为频率×采样点×分段）中，我们可以计算它们的相对相位（即相位差）：$\text{relative\_phase} = \text{Phase}_i - \text{Phase}_j$。电极 i 和电极 j 的 PLV 可通过如下 MATLAB 指令得到：PLV = abs（sum（exp（1i*relative_phase），3）/size（relative_phase, 3））。电极 i 和电极 j 的 PLI 可通过如下 MATLAB 指令得到：PLI = abs（mean（sign（(abs（relative_phase）-pi）.*relative_phase），3））。为了计算电极 i 和电极 j 之间的 WPLI，我们需要它们的复时频表征 S_i 和 S_j。它们交叉谱的虚部可通过如下指令得到：crossspec_imag = imag（S_i.* conj（S_j））。然后，电极 i 和电极 j 的 WPLI 可通过如下指令得到：WPLI = abs（mean（crossspec_imag, 3））./mean（abs（crossspec_imag），3）。

计算过程中，我们可以计算所有电极对之间的连通性指标，但可能只需要对自己感兴趣的电极对进行进一步的统计分析。在本例中，我们感兴趣的电极是 C3 和 C4（分别位于左右侧运动皮层上方）。条件 L 和条件 S 下的被试间总平均连通性指标（即 PLV、PLI 和 WPLI）参见图 11.4。从图 11.4 我们可以得出如下结论：在条件 L 下，我们可以从如下两个时频区域观察到明显的电极 C3 和 C4 之间的 PLV：1～8Hz、100～400ms 和 1～8Hz、700～

900ms；在条件 S 下，我们可以从如下时频区域观察到明显的电极 C3 和 C4 之间的 PLV：1～16Hz、50～500ms。需要注意的是，PLI、WPLI 可以通过不考虑试次间相位差恒定为 0 或π引起的相位同步来降低共同源问题的干扰。在条件 L 下，我们可以从如下两个时频区域观察到明显的电极 C3 和 C4 之间的 PLI、WPLI：4～8Hz、100～300ms 以及 4～8Hz、600～800ms；在条件 S 下，我们可以从如下时频区域观察到明显的电极 C3 和 C4 之间的 PLI、WPLI：1～16Hz、50～300ms。

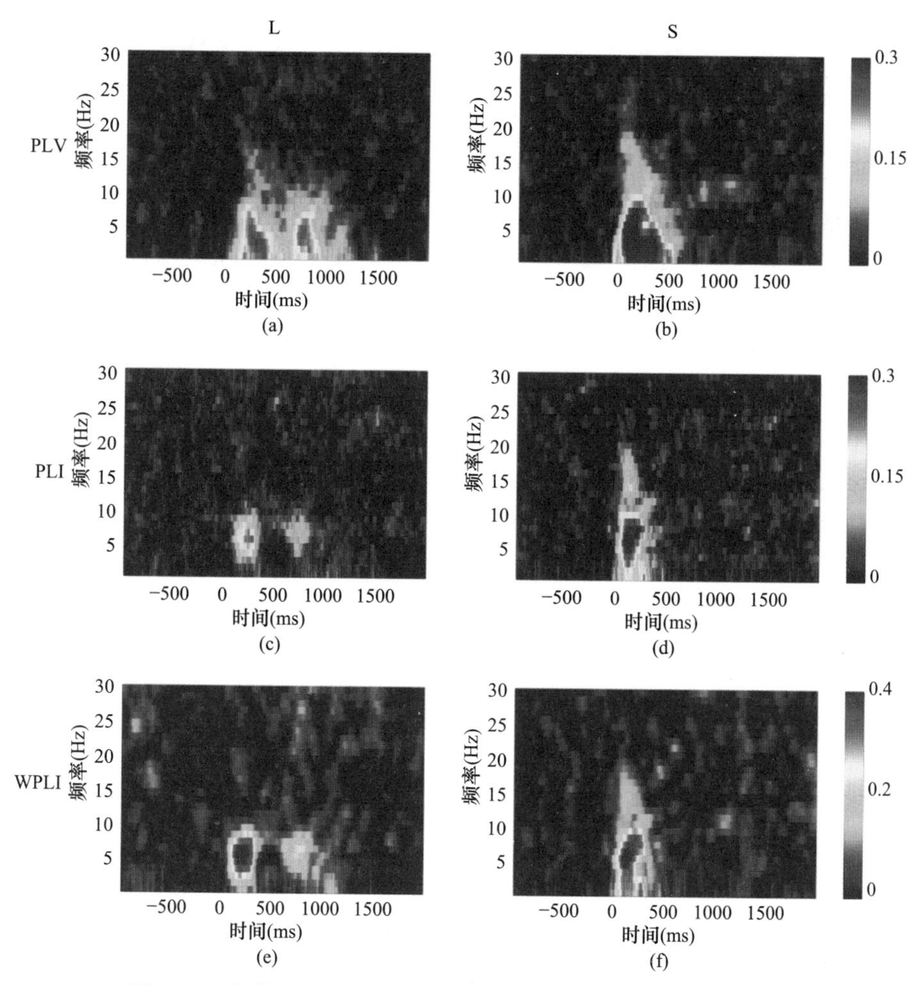

图 11.4　条件 L 和条件 S 下组平均水平的 PLV、PLI 和 WPLI

为评估电极间的功能连接水平，我们计算了所有被试在两个条件下的 EEG 功能连通性指标，即 PLV、PLI 和 WPLI。我们统计检验了两个条件之间是否存在显著差异。在这里，我们可以使用如下两种方式：第一，分别对每个时频点进行配对样本 *t* 检验，然后使用 FDR 方法进行多重比较问题的控制。不幸的是，我们并没有在三个条件下观察到显著的条件间效应。第二，我们首先需要依据总平均时频表征来定义时频感兴趣区（ROI）。此处，我们定义了三个时频感兴趣区：ROI #1（4～8Hz、100～300ms）、ROI #2（12～16Hz、100～250ms）以及 ROI #3（4～8Hz、600～800ms）。在对感兴趣区内所有时频点的功能连接指标平均后，分别对每个时频感兴趣区进行配对样本 *t* 检验。

第五节 本章结语

在这里，我们对 EEG 连通性分析中的基本理论和指标进行了介绍，并分别通过一个静息态 EEG 信号的示例和一个任务态 EEG 信号的示例对相关指标的计算进行了介绍。对于 EEG 连通性分析，需要注意如下几点：首先，在实际数据分析中，需要考虑共同源问题。在上述示例中，对原脑电进行头皮拉普拉斯变换后，再对所得到的 CSD 估计值进行功能连通性指标计算。假如不对预处理后的 EEG 信号进行空间滤波而直接计算 EEG 连通性指标，需要考虑参考电极的影响。其次，我们既可以对头皮电压信号进行 EEG 连通性指标的计算，也可以对源定位之后的活动进行相关计算。关于两个层面活动的连通性计算的公式和步骤相同，区别在于对源层面活动进行连通性分析时，我们需要先确定感兴趣的脑区。最后，需要特别铭记，任何的 EEG 连通性指标都有其优点和缺陷。

参考文献

Abrams, D. A., Lynch, C. J., Cheng, K. M., Phillips, J., Supekar, K., Ryali, S., et al.（2013）. Underconnectivity between voice-selective cortex and reward circuitry in children with autism. *Proceedings of the National Academy of Sciences, 110*（29）, 12060-12065.

Astolfi, L., Cincotti, F., Mattia, D., Salinari, S., Babiloni, C., Basilisco, A., et al.（2004）. Estimation of the effective and functional human cortical connectivity with structural equation modeling and directed transfer function applied to high-resolution EEG. *Magnetic Resonance Imaging, 22*（10）, 1457-1470.

Baccalá, L. A., & Sameshima, K.（2001）. Partial directed coherence: A new concept in neural structure determination. *Biological Cybernetics, 84*（6）, 463-474.

Buckner, R. L., Andrews-Hanna, J. R., & Schacter, D. L.（2008）. The brain's default network: Anatomy, function, and relevance to disease. *Annals of the New York Academy of Sciences*, *1124* (1), 1-38.

Cohen, M. X. (2015). Effects of time lag and frequency matching on phase-based connectivity. *Journal of Neuroscience Methods*, *250*, 137-146.

Dhamala, M., Rangarajan, G., & Ding, M. Z. (2008). Analyzing information flow in brain networks with nonparametric Granger causality. *NeuroImage*, *41* (2), 354-362.

Ding, M. Z, Bressler, S. L., Yang, W. M., & Liang, H. (2000). Short-window spectral analysis of cortical event-related potentials by adaptive multivariate autoregressive modeling: Data preprocessing, model validation, and variability assessment. *Biological Cybernetics*, *83* (1), 35-45.

Duann, J., & Ide, J. X. , Luo, X. (2009). Functional connectivity delineates distinct roles of the inferior frontal cortex and presupplementary motor area in stop signal inhibition. *The Journal of Neuroscience*, *29* (32), 10171-10179.

Ercan, E. S., Suren, S., Bacanlı, A., Yazıcı, K. U., Callı, C., Ardic, U. A., et al. (2016). Altered structural connectivity is related to attention deficit/hyperactivity subtypes: A DTI study. *Psychiatry Research: Neuroimaging*, *256*, 57-64.

Friston, K. J., Harrison, L. , & Penny, W. (2003). Dynamic causal modeling. *NeuroImage*, *19* (4), 1273-1302.

Gao, Q., Duan, X. J., & Chen, H. F. (2011). Evaluation of effective connectivity of motor areas during motor imagery and execution using conditional Granger causality. *NeuroImage*, *54* (2), 1280-1288.

Granger, C. W. J. (1969). Investigating causal relations by econometric models and cross-spectral methods. *Econometrica*, *37* (3), 424-438.

Heise, V., Filippini, N., Trachtenberg, A. J., Suri, S., Ebmeier, K. P., & Mackay, C. E. (2014). Apolipoprotein E genotype, gender and age modulate connectivity of the hippocampus in healthy adults. *NeuroImage*, *98* (7), 23-30.

Huster, R. J., Plis, S. M., Lavallee, C. F., Calhoun, V. D., & Herrmann, C. S. (2014). Functional and effective connectivity of stopping. *NeuroImage*, *94* (6), 120-128.

Kamiński, M. J., & Blinowska, K. J. (1991). A new method of the description of the information flow in the brain structures. *Biological Cybernetics*, *65* (3), 203-210.

Lachaux, J. P., Rodriguez, E., Martinerie, J., & Varela, F. J. (1999). Measuring phase synchrony in brain signals. *Human Brain Mapping*, *8* (4), 194-208.

Lutkepohl, H. (2005). *New Introduction to Multiple Time Series Analysis*. Berlin: Springer.

Niso, G., Bruña, R., Pereda, E., Gutiérrez, R., Bajo, R., Maestú, F., et al. (2013). HERMES: Towards an integrated toolbox to characterize functional and effective brain connectivity. *Neuroinformatics*, *11* (4), 405-434.

Nolte, G., Bai, O., Wheaton, L., Mari, Z., Vorbach, S., & Hallett, M. (2004). Identifying true brain interaction from EEG data using the imaginary part of coherency. *Clinical Neurophysiology*, *115* (10), 2292-2307.

Nolte, G., Ziehe, A., Nikulin, V. V., Schlögl, A., Krämer, N., Brismar, T., et al. (2007).

Robustly estimating the flow direction of information in complex physical systems. *Physical Review Letters, 100*（23）, 234101.

Nunez, P. L., Srinivasan, R., Westdorp, A. F., Wijesinghe, R. S., Tucker, D. M., Silberstein, R. B., et al.（1997）. EEG coherency: I: Statistics, reference electrode, volume conduction, Laplacians, cortical imaging, and interpretation at multiple scales. *Electroencephalography and Clinical Neurophysiology, 103*（5）, 499-515.

O'Reilly, C., Lewis, J. D., & Elsabbagh, M.（2017）. Is functional brain connectivity atypical in autism? A systematic review of EEG and MEG studies. *Plos One, 12*（5）, e0175870.

Rasero, J., Amoroso, N., La Rocca, M., Tangaro, S., Bellotti, R., & Stramaglia, S.（2017）. Multivariate regression analysis of structural MRI connectivity matrices in Alzheimer's disease. *Plos One, 12*（11）, e0187281.

Sommerlade, L., Henschel, K., Wohlmuth, J., Jachan, M., Amtage, F., Hellwig, B., et al.（2009）. Time-variant estimation of directed influences during Parkinsonian tremor. *Journal of Physiology-Paris, 103*（6）, 348-352.

Srinivasan, R., Winter, W. R., Ding, J., & Nunez, P. L.（2007）. EEG and MEG coherence: Measures of functional connectivity at distinct spatial scales of neocortical dynamics. *Journal of Neuroscience Methods, 166*（1）, 41-52.

Stam, C. J., Nolte, G., & Daffertshofer, A.（2007）. Phase lag index: Assessment of functional connectivity from multi channel EEG and MEG with diminished bias from common sources. *Human Brain Mapping, 28*（11）, 1178-1193.

Stam, C. J., & van Dijk, B. W.（2002）. Synchronization likelihood: An unbiased measure of generalized synchronization in multivariate data sets. *Physica D: Nonlinear Phenomena, 163*（3）, 236-251.

Sun, Y., Lim, J., Kwok, K., & Bezerianos, A.（2014）. Functional cortical connectivity analysis of mental fatigue unmasks hemispheric asymmetry and changes in small-world networks. *Brain and Cognition, 85*（1）, 220-230.

van den Broek, S. P., Reinders, F., Donderwinkel, M., & Peters, M. J.（1998）. Volume conduction effects in EEG and MEG. *Electroencephalography and Clinical Neurophysiology, 106*（6）, 522-534.

Vicente, R., Wibral, M., Lindner, M., & Pipa, G.（2011）. Transfer entropy: A model-free measure of effective connectivity for the neurosciences. *Journal of Computational Neuroscience, 30*（1）, 45-67.

Vinck, M., Oostenveld, R., van Wingerden, M., Battaglia, F., & Pennartz, C. M. A.（2011）. An improved index of phase-synchronization for electrophysiological data in the presence of volume-conduction, noise and sample-size bias. *NeuroImage, 55*（4）, 1548-1565.

Weiner, N. ,Masani, P.（1957）. The prediction theory of multivariate stochastic processes. Acta Mathematica, 98, 111-150.

Yao, D., Wang, L., Arendt-Nielsen, L., & Chen, A. C. N.（2007）. The effect of reference choices on the spatio-temporal analysis of brain evoked potentials: The use of infinite reference. *Computers in Biology and Medicine*, *37*（11）, 1529-1538.

Yao, D., Wang, L., Oostenveld, R., Nielsen, K. D., Arendtnielsen, L., & Chen, A. C.（2005）. A comparative study of different references for EEG spectral mapping: The issue of the neutral reference and the use of the infinity reference. *Physiological Measurement*, *26*（3）, 173-184.

Zalesky, A., Fornito, A., & Bullmore, E. T. （2010）. Network-based statistic: Identifying differences in brain networks. *NeuroImage, 53*（4）, 1197-1207.

第十二章

空间复杂脑网络

文　冬[1]　周艳红[2]　李凤念[3]　李杰威[4]

摘要：本章主要从图论与复杂网络的角度对空间复杂脑网络研究进行了阐述。首先，我们回顾了图论与复杂网络的基本概念，并结合空间复杂脑网络，其次，分别阐述了基于结构性连接、功能性连接和因效性连接而建立的三种不同类型的脑网络，并进一步讨论了关于结构性脑网络和功能性脑网络之间关系的研究，以及基于计算模型的脑网络研究。最后，我们对空间复杂脑网络的未来研究方向进行了讨论。

关键词：空间复杂大脑；图论；复杂网络；拓扑性质

人类大脑是自然界中结构最为复杂、功能最为高效的器官之一，被认为是一个复杂的系统，其精巧和完善的结构以及功能连接模式使得大脑具有强大的信息分化与整合功能。大脑由数量巨大的神经元以它们之间的突触连接构成，在多重组织层次上运作，而且每个层次都有其自身的时间和空间尺度（Murre & Sturdy，1995），因此我们可以从多个层次着手分析大脑结构与功能的联系，包括神经元（neuron）、神经元集群（即局部回路）（local circuit）、脑的特定区域（special brain area）、皮层的大规模组织（large-scale organization of the cortex）、全脑（the entire brain）等。早期的神经科学研究着重于强调

1. 信息科学与工程学院，燕山大学，河北秦皇岛，中国。电子信箱：xjwd@ysu.edu.cn。

2. 数学与信息科技学院，河北科技师范学院，河北秦皇岛，中国。

3. 燕山大学图书馆，燕山大学，河北秦皇岛，中国。

4. 电气与电子工程系，香港大学，香港，中国。

各脑区功能的定位，而现代的观点却倾向于运用复杂网络的方法分析不同层次神经网络的结构和动力学行为（Mesulam，1998）。

我们可以根据不同的尺度来划分脑网络，同时考虑时间和空间属性（Betzel & Bassett，2017）。复杂网络理论，以小世界网络（small-world network）（Watts & Strogatz，1998）和无标度网络（scale-free network）（Barabasi & Albert，1999）作为初始研究的标志，多年以来已经发展成为一个多学科交叉的研究前沿，而且也是脑科学研究领域的一个热点。目前，EEG、MEG、fMRI、DTI 等脑成像技术也为空间复杂脑网络的研究提供了强大的技术支持。例如，对癫痫患者的 EEG 信号进行研究发现，大脑功能性网络的拓扑特性表现出随病情变化的动力学行为（Schindler et al.，2008）。一项基于 fMRI 的研究发现，阿尔茨海默病患者的功能性脑网络的小世界特征相对于正常对照者出现了退化（Supekar et al.，2008）。在脑疾病之外，研究人员通过智商测验将被试分成高智商组和普通智商组，并基于被试的 DTI 数据进行结构性脑网络分析发现，高智商组的结构性脑网络的全局效率显著高于普通智商组（Li et al.，2009）。

目前，有很多分析方法可以用来刻画空间复杂脑网络，其中基于图论的分析方法可以对大脑功能网络和结构网络进行描绘与评估。作为科学计算的一个分支，图论通过定义脑网络节点和边对脑网络拓扑结构进行量化，且小世界属性、有效网络（effective network）、度分布（degree distribution）等属性的引入为大脑结构分割和功能整合提供了新的依据，从而帮助我们更深入地理解大脑的空间复杂网络。下面我们将介绍图论与复杂脑网络的有关知识。

为了便于理解，本章的主要内容结构如图 12.1 所示。

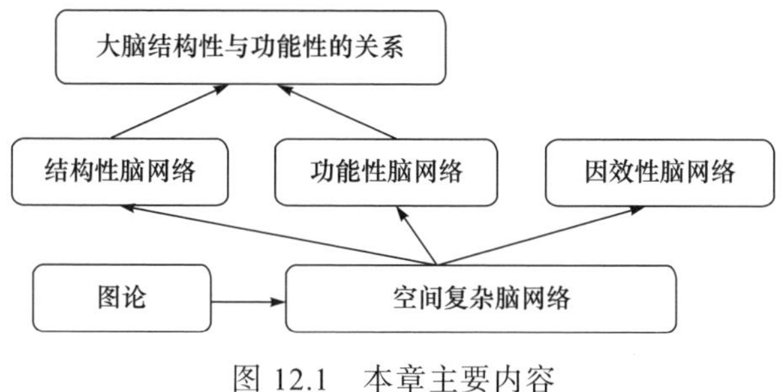

图 12.1　本章主要内容

第一节　图论与复杂网络

在脑网络领域，构建和分析大脑网络的研究仍在不断发展。目前，人们认识到大脑网络基本上是多尺度的实体空间，包含网络在空间尺度上的表征、在时间尺度上的表征以及不同的拓扑尺度。网络的空间尺度是指其节点和边缘被定义的粒度，取值范围可以为单个细胞和突触的粒度、大脑区域和大规模纤维束。网络的时间尺度是指从亚毫秒到整个生命周期，再到不同物种进化过程的测量时间精度。

复杂脑网络研究也被称为基于图论分析的脑网络研究。图论是 18 世纪发展起来的数学领域的分支之一，由于其能够提供强大的网络分析方法来研究脑网络的计算模型，因此成为复杂脑网络研究的热点。复杂网络是具有复杂拓扑特性的网络，其中最著名的两种复杂网络是小世界网络和无标度网络。小世界网络既具有较大的聚类系数，又具有较小的平均路径长度。目前，网络已被广泛证实具有小世界特性，但对于其无标度特性尚存争议。

在图论中，我们通常用一个图来表述一个复杂网络。该网络由一系列节点及一系列节点之间的边构成。根据边是否有方向，可以将网络分为无向网络和有向网络。若网络各个边具有不同权重，则该网络可被称为无向加权网络[图 12.2（a）]；若节点之间的边既有方向又有权重，则该网络可称为有向加权网络[图 12.2（b）]。节点的度定义为该节点与相连接的边的数目。有向网络中的节点分为出度和入度，出度是指从该节点指向其他节点的边的数目，入度是指从其他节点指向该节点的边的数目。在加权网络中，与度对应的概念是节点强度，定义为与该节点相连的边的权重和。

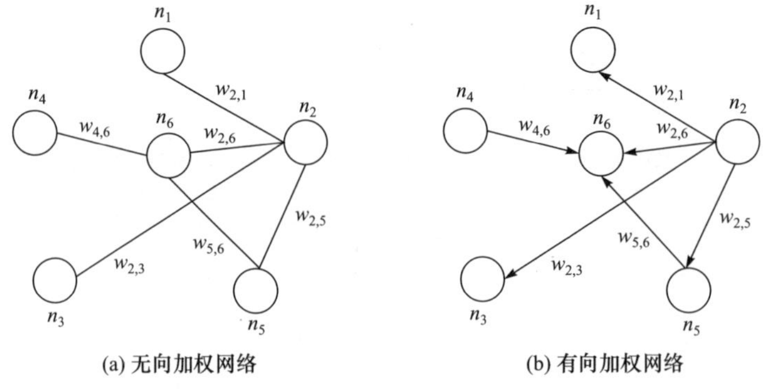

图 12.2　无向加权网络与有向加权网络

对于脑网络来说，我们可以从不同的空间尺度对其进行描绘（如宏观、微观或大尺度），但由于技术和计算能力的限制，目前主要研究宏观网络或大尺度网络。在宏观网络中，EEG 的电极通常作为节点，边的定义则为节点之间的功能或结构的连接。一旦确定了网络的节点和边之后，就可以获得相关矩阵图，再进一步分析图论特征。

网络拓扑结构的重要特征主要包括特征路径长度（characteristic）、聚类系数（clustering coefficient）和介数（betweenness centrality）等。

特征路径长度定义为网络中两节点间路径的最短长度。在无向加权网络中，节点之间的距离定义为连接这两个节点的最短路径的数。网络的特征路径长度是网络中任意两节点之间的特征路径长度的平均值，度量的是网络的全局传输能力。当网络中存在非联通部分时，其特征路径长度的值为无穷大。为了避免这个问题，我们可以采用效率来刻画网络的连接特征。效率被定义为网络中所有节点间距离的调和平均的倒数。效率越大，表示信息或能量等在网络上进行交换所需要付出的代价越小。

聚类系数用来表示网络中节点与邻居节点的紧密程度。聚类系数定义为节点和与其相连的 k 个节点之间实际存在的边数与这些节点之间总的可能的边数之比。整个网络的聚类系数就是网络中所有节点聚类系数的平均值，可以用来度量网络的局部信息传输能力。聚类系数用于指代网络中节点的邻居节点的接近程度。整个网络的聚类系数是网络中所有节点的聚类系数的平均值，可以测量网络的本地信息传输能力。如果 k_i 是平均网络度，并且两个神经元 i 和 j 连接到另一个，那么 i 和 j 也有可能彼此连接。该概率可以使用节点 i 的聚类系数 cc_i 来量化，该聚类系数 cc_i 由其邻域内的顶点之间的链路总数 l_i 与它们之间可能存在的链路的数量之间的分数来定义，即

$$\frac{k_i(k_i-1)}{2} \tag{12.1}$$

聚类系数的计算公式为

$$\mathrm{cc}_i=\frac{2l_i}{k_i(k_i-1)} \tag{12.2}$$

网络中各节点或边的重要性可用介数来表示，通过一个节点或边的最短路径的数目称为该节点或该边的介数。介数很高的节点成为中枢点（hub）。介数高的节点或边通常对保持整个网络通信的有效性很重要。某个节点（或边）对网络的重要性，可通过计算去掉该节点（或边）后的“受损”网络的效率来评估。假设 $\sigma_{st}(v)$ 是从节点 s 到节点 t 再到节点 v 的最短路径数，并

且 σ_{st} 是从节点 s 到节点 t 的最短路径数，则介数计算如下：

$$C_B(v)=\sum_{s\neq v\neq t}\frac{\sigma_{st}(v)}{\sigma_{st}} \tag{12.3}$$

基于介数，我们可以定义中心度的计算方法为

$$B_i=\sum_{i\neq k}\frac{\sigma(i,j,k)}{\sigma(j,k)} \tag{12.4}$$

除了上述指标，我们也可以估算等级性等其他指标，这些指标都用来量化大脑网络的拓扑结构。

第二节　空间复杂脑网络

大脑神经连接网络可分为结构性脑网络（structural brain network 或 anatomical brain network）、功能性脑网络（functional brain network）和因效性脑网络（effective brain network）。结构性脑网络由神经单元之间的解剖性连接构成，反映了大脑的生理结构。功能性网络描述了脑网络各节点之间的统计性连接关系，是一种无向网络。因效性网络描述的是脑网络各节点之间的相互影响或信息流向，是一种有向网络。

脑网络的研究思路可分为两种：基于数据驱动的研究和基于计算模型的研究。前者基于实验测量的反映大脑结构性连接的数据或反映大脑功能性连接的数据，对预先定义的各脑区或节点的连接关系进行计算，而后构建网络进行分析；后者是基于特定的神经计算模型来进行研究。这两种思路一般被用来研究大脑的各种功能和疾病，例如，大脑的发育与老化、大脑的认知机制、精神疾病或神经系统疾病的网络机制及其应用等。

一、结构性脑网络

神经元之间的结构性连接（包括轴突和树突之间的电连接和化学连接）是脑功能性连接的物质基础。人类大脑无法用生理解剖的方法获得其完整的神经元结构性连接网络。目前，对人类活体的结构性脑网络的研究都是基于能反映结构性连接的影像技术来进行的，而脑电图在结构性脑网络研究中的作用并不突出。

对于结构性脑网络的节点，可以在不同的空间尺度上进行定义，从单个神经元到局部神经通路单元，再到具备特定功能的脑区或皮层区域，且小尺度的局部神经网络又可以理解为更大尺度层次上的脑网络的一个子网络或

一个节点，因此脑网络是一个多尺度且具备层级结构的复杂网络。按照层次结构的形式组织，每层的神经元以加权方式与其他层的神经元连接，从而构成神经网络。

通过对人工神经网络的研究，我们可以模拟与生物神经网络类似的活动，同时在对人工神经网络的活动和结构进行研究的基础上，揭示出生物神经网络新的特点和属性。尽管人工神经网络的研究取得了一定进展，但人工神经网络远不能反映大脑的真实工作机制，尤其是大脑的一些高级认知功能的机制。鉴于人工神经网络的研究属于微观层次的研究，而大脑功能是宏观表现，要实现对微观层次的人工神经网络和宏观层次的大脑功能的全面解释，当前的研究还有很长一段路要走。

尽管神经元和它们在大脑皮层的相互连接数量很大，但大脑组织受资源配置最优和约束最小化规划的支配，其皮层区域的连通性使得神经中枢点之间的互相连接成本最小，这样才能产生高效的信息通信。在进化过程中，神经元的数量在大量增加，它们之间的直接连接却变少；神经系统（即通过选择性的交互瞬时连接的神经元网络）形成了分布式网络，而这个网络却非常稀疏。有证据表明，人类大脑皮层是一个浓密的相互耦合的皮层区的整体，全局连接形成一个大规模的皮层回路。然而，由于每个神经元的内在属性随时间变化（受与环境和与其他神经组相互作用影响的驱动），神经元细胞动力学不断变化，这种可塑性使得神经元能根据计算和通信需要不断地改变连接或建立新的连接，因此神经元之间的交互作用变得高度动态化。

线虫是理解整个神经系统的结构和功能之间关系的极好的实验系统。该系统的所有潜力来自解剖学和电生理学数据的综合。线虫具有 302 个由不同神经元组成的紧密的神经组织，它们之间的连接可以完全被描绘出来（White et al.，1976）。

在早期的研究工作中，研究者通过手工分层分类的方法得到了灵长类动物视觉皮层的小连接矩阵，目的是根据它们在皮质层起源和终止的模式将连接分为上升、递减或横向等类别（Felleman & Van Essen，1991）。这种分层分析需要有关分类方向的详细的先于解剖学的信息，分类方向用于将大脑区域放在分层图中的上、中、下等级，利用与模拟退火相似的算法。在与解剖学约束有关的成本函数下，估计、修改和选择了几个层次模型。这些方法的结果全面体现了视觉皮质区域是怎样组织在一起的。然而，精确的层次模型还没有确定。

Wotts 和 Strogatz 使用复杂网络方法研究神经系统，明确提出神经网络具有小世界特性。他们应用复杂网络的量化方法对神经网络进行研究，每个神经元为网络中的一个节点，突触连接作为网络的边，建立了一个由 282 个节点、2462 条边构成的有向网络，研究发现此网络的拓扑结构既不是随机网络，也不是规则网络，而是一个小世界网络（Watts & Strogatz，1998）。

二、功能性脑网络

功能性连接描述了节点之间的功能性信号在某一时段内统计意义上的关系，但不能反映节点之间的因果关系。功能性脑网络是基于功能性信号构建而成的，在微观尺度上可由单个神经元之间的点分布关系来构建，在中尺度上可由反映神经元集群活动的局部场电位来构建，在宏观尺度上可由特定功能脑区之间的 EEG、MEG 等来构建。目前，对于功能性脑网络，更多的是从宏观尺度来进行研究。

对于多通道 EEG 信号，研究者往往把每个 EEG 通道对应的电极覆盖的区域定义为一个节点，然后量化 EEG 各通道信号之间的关系，并把这种关系的强弱作为对应脑区之间的功能性连接强度，从而构建出功能性脑网络。依据其研究对象在实验中的状态，我们首先提取出 EEG 各个通道内对应的频带的信号（如 α 波），然后采用选用的指标（如相位同步指数）对各个通道在这一频带内的波形之间的关系进行量化，再由这些量化关系构建出的网络，被称为这一频带内的功能性脑网络。

基于 EEG 的脑网络研究可分为以下四步来进行。

（1）EEG 信号的预处理，包括去伪迹、去噪声、提取特定频带内的波形等。

（2）量化 EEG 各通道之间的关系，可以使用相位同步、互相关、互信息和似然同步法等。

（3）确定阈值并构建皮层神经功能性网络。需要确定一个合适的阈值以构建脑网络：两个节点之间是否存在连接边取决于对应的 EEG 信号通道之间的关系强度。当其关系强度大于阈值时，设邻接矩阵对应的元素为 1；反之，则设邻接矩阵对应的元素为 0；邻接矩阵的对角元素也设为 0，以避免网络中出现自连接的边，这样构建的网络是 0-1 二值的无权网络。如果把存在连接边的节点之间的关系强度称作这个连接边的权重，设权重矩阵对应的元素为该连接强度，则生成了加权的脑网络。目前，已有多种确定阈值的方法，例如，采用替代数据法来确定阈值。一种简单且常用的替代数据法是相位置乱法，通过该方法生成的新数据与原始数据具有相同的功率谱，但不具备原始数据的线性特性（Hurtado et al.，2004）。最近，一种新的阈值选取方法被提出，即根据顶点在网络中的位置关系，从脑电图数据中自动构建脑功能网络。该方法的有效性在研究功能脑网络的各项网络特征差异的实验中得到了验证，可以准确地表征网络特征以及有效地区分权重差异较大的网络（Li G et al.，2018；Langer et al.，2013）。

（4）采用现有的复杂网络的测度对所建立的功能性脑网络进行分析，如脑网络的特征路径长度、效率、聚类系数、度分布、节点及边的介数等，并分析这些特征参量可能具有的生理意义。

最早揭示功能连接小世界特性的是 Stephan 等（2000）的研究。他们利用侵入性的神经示踪法得到猴子的神经元连接数据建立功能网络，揭开了应用复杂网络研究大脑功能网络的序幕。Stam 利用 5 名健康被试在无任务条件下的脑电图的教据，首先建立了人脑的功能网络，将每一个通道作为一个节点，得到 126 个节点，计算在不同的频率范围内的任意 2 个通道之间的同步似然值，当其值大于某一给定阈值时，定义 2 个节点之间的有边连接，从而得到 5 个稀疏的无向网络，最后得出结论：在此实验条件下构建的大脑功能网络在 α 和 β 波段网络的拓扑结构近似于规则网络，而在其他波段即低倾和高频波段的网络具有小世界特性（Stam，2004）。2006 年，Micheloyannis 等应用同样的方法分析了 14 名被试在工作记忆任务下的 28 个传感器的脑电图，得到了不同的结果：在所有频率范围内，大脑的功能网络都呈现出小世界特性（Micheloyannis et al.，2006a）。Bassett 等分析了不同被试在不同任务中的 ERP 数据，得到小世界特性的稳定性，但不同频率波段下大脑功能连接的细节特征如核心节点的位置不同（Bassett et al.，2006）。Micheloyannis 等研究了静息态功能性网络中功能性网络拓扑属性与反应时间之间的关系，分别在每个频段中评估网络测量和反应时间之间的相关性，该结果表明，人类在整合来自分散在大脑不同区域的信息时，大脑的工作效率可能与之相关，较长的反应时间与缩小的小世界特性有关，进一步证明了静息状态功能性脑网络与认知功能之间的关联（Micheloyannis et al.，2006a）。

小世界特性广泛存在。Toppi 等对工作记忆在执行不同操作的不同阶段时的 EEG 衍生脑网络的拓扑结构进行了研究，通过分析发现在所有 EEG 频率中，编码阶段在 EEG 网络的存储和检索方面表现出更明显的小世界拓扑结构（Toppi et al.，2018）。研究者除了在 EEG 中发现小世界特性的重要性，在其他信号中也发现了类似的特性。例如，有研究探索了不同睡眠阶段男性被试的 ECG 信号与年龄相关的无标度和小世界网络特性，计算了平均度、聚类系数和特征路径长度等，结果发现，在不同年龄组的所有睡眠阶段都可以找到小世界特性（Zhu et al.，2018）。

已有的大脑功能网络大多具有小世界特性，这并非偶然。很多研究结果已经表明具有小世界特性的网络结构是不同脑区神经活动同步的最优选择，是大脑功能的两大组织原则——功能分化与功能整合的信息交换属性的集中体现，也是大脑对刺激信号的自适应结果。大脑的这种特性有利于在多个系统之间实时、高效地传递信息，方便有效地处理外界刺激信息，使得不同功能分区之间的信息交互能够高效运行。

许多研究者关注了功能网络与疾病之间的关系。Micheloyannis 等借助脑电图研究发现，精神分裂症患者在静息状态和工作记忆任务下脑功能网络局部聚类系数相对于正常人都降低了，而平均最短路径长度只在静息状态下显著增加（Micheloyannis et al.，2006b）。Pachou 等分析了记忆任务下精神分裂患者与正常被试功能连接的差异（Pachou et al.，2008）。Rubinov 等的研究表明，精神分裂症患者的大脑功能网络的小世界特性不明显，网络拓扑结构更接近随机网络，验证了 Micheloyannis 等的研究结果（Rubinov et al.，2009）。

有研究通过基于相点距离集合的脑电信号分析算法将脑电信号时间序列嵌入维数，重构脑电信号的相空间。通过相空间的矢量空间距离得出矢量之间的紧密程度，用回归图描述相空间的回归状态，对得到的回归矩阵进行变换，得到复杂网络的连接矩阵进行分析，并比较了癫痫患者在癫痫活动期和非活动期的平均度值、聚类系数和平均最短距离的特征差异，验证了大脑网络的小世界特性(Cai et al., 2011)。相关研究验证了酒精成瘾患者的各项复杂网络特征指数与正常人相比有明显不同（Fang & Jiang，2007），定义了大脑神经网络信息熵及神经网络标准信息熵的概念，发现脑疾病患者的大脑神经网络信息熵明显小于正常人。在对阿尔兹海默病的症状严重程度进行评估时，Chen 考虑由不同频段的脑电信号和全脑网络的测量值构成加权无向网络以研究功能性脑网络，并修改了 α 频段的网络拓扑，发现功能性脑网络的拓扑重组网络可作为评估阿尔茨海默病症状严重程度的标志（Chen et al.，2019）。在对精神分裂症患者的研究中，他们计算了 EEG 数据的互信息，然后根据图论计算相应的特征指标，结果发现与正常对照组相比，该类患者的功能性脑网络的聚类系数较小，平均特征路径长度较大，整体效率与局部效率较低（Yin et al.，2017）。

另外，一些研究使用最小生成树方法分析了功能性脑网络。Fraga 等在对患者功能连接的状况进行研究时，使用 EEG 静止状态数据、相位滞后指数计算多个频带的加权连接矩阵。从连接矩阵中得到表示具有最大连通性的子网络的最小生成树图，而后进行分析，发现两个图表指标的θ波段的组间差异表明，与对照组相比，发育型阅读障碍患者的网络集成和网络节点之间的通信减少（González et al., 2018）。Rene 等在对认知正常的帕金森病（Parkinson's disease，PD）患者与匹配的健康对照被试之间的网络测量差异研究中同样使用了最小生成树进行分析，发现了多项网络特征指标与帕金森病患者的认知表现之间存在明显的相关性（Utianski et al.，2016）。

图 12.3 显示了不同频段的冥想状态和静止状态之间的 EEG 功能连接的

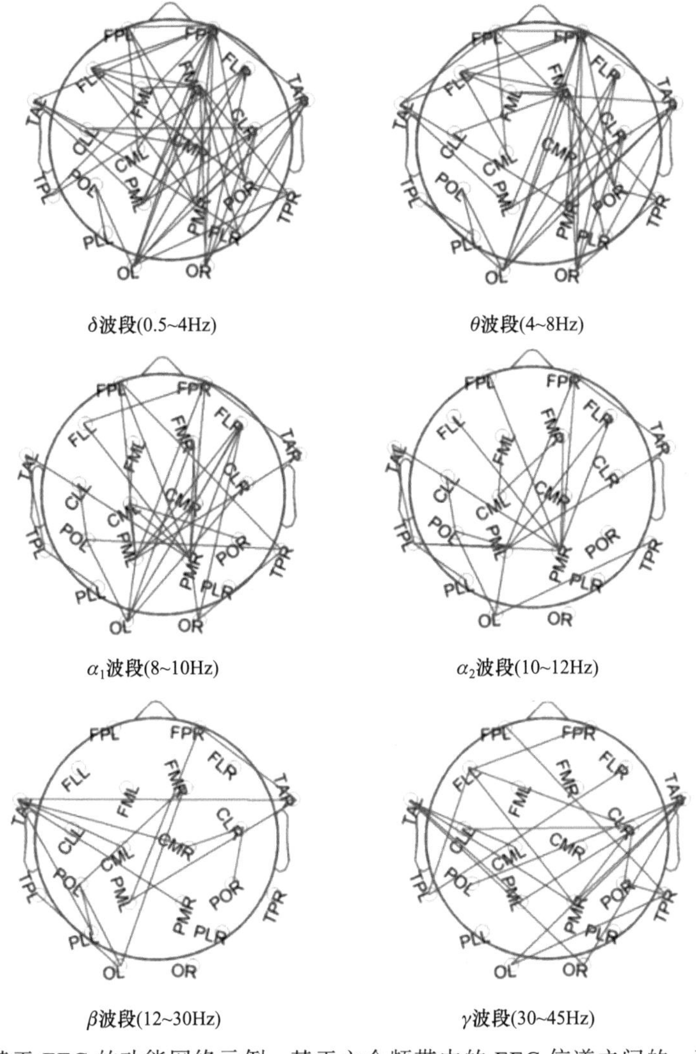

δ波段(0.5~4Hz)　θ波段(4~8Hz)

α_1波段(8~10Hz)　α_2波段(10~12Hz)

β波段(12~30Hz)　γ波段(30~45Hz)

图 12.3　基于 EEG 的功能网络示例。基于六个频带中的 EEG 信道之间的一致性来构建网络。红线表示冥想期间的值显著高于静止时的值，而蓝线表示冥想期间的值降低

差异。该结果通过相干方法获得。红线表示冥想中的连贯性显著高于静止，而蓝线表示冥想中的连贯性显著降低。总体结果显示，大多数频段的大脑连接性显著降低，只有零星的大脑区域，主要为 α1 和 γ 带，增强了连通性。

三、因效性脑网络

在脑网络研究中，具有方向性的脑功能连接被称为因效性连接。这种连接描述节点之间的统计意义上的因果关系，能反映信息在节点之间的传播方向。由因效性连接构建的网络被称为因效性脑网络。因效性脑网络的研究在信号预处理和节点定义上与功能性脑网络是一样的，其差别在于量化节点之间的关系的测量上。因效性连接的强度一般采用因果关系分析（causality analysis）来进行量化。目前，多种在频域内分析因果关系的方法大多基于格兰杰因果关系，例如，直接转移函数（DTF）和部分有向相干（PDC）等。在量化出因果关系后，需要进一步选取阈值以构建因效性脑网络，此时可采用估计 PDC 值的显著性水平的方法，这样估计出来的显著性水平可取阈值：如果 PDC 稍大于其显著性水平，则认为这一 PDC 值所对应的序列之间存在显著的因果关系，并设对应的邻接矩阵元素值为 1；反之，则认为不存在因果关系，并设对应的邻接矩阵元素值为 0。如果把 PDC 值作为权重，则可进一步建立加权的因效性网络，而后可采用复杂网络的分析手段研究构建起来的因效性脑网络。

研究因效性脑网络也可以从单一频段着手。例如，Mohan 从 α 频段对健康对照组被试与耳鸣患者的因效性脑网络进行对比（Mohan et al.，2020）。对于有向网络，度、特征路径长度和聚类系数等指标相对于无向网络均有其对应的定义（Park & Kim，2006）。此外，有向网络还有一些专有特征参量，如连接互惠性（link reciprocity，度量节点之间同时出现正向和反向连接边的概率）。

图 12.4 显示了基于 DTF 方法的 EEG 有效网络（Li et al.，2020）。结果表明，在视觉 oddball 模式的实验中，目标响应和标准响应之间的连通性具有显著性差异。

四、大脑结构性和功能性的关系

结构性连接和功能性连接之间的关系一直是神经科学家关心的一个问题。从网络的角度看，单个脑网络节点的功能是由其与网络中其他节点之间的连接关系确定的，具有相似连接模式的节点之间的功能也相似（Passingham et al.，

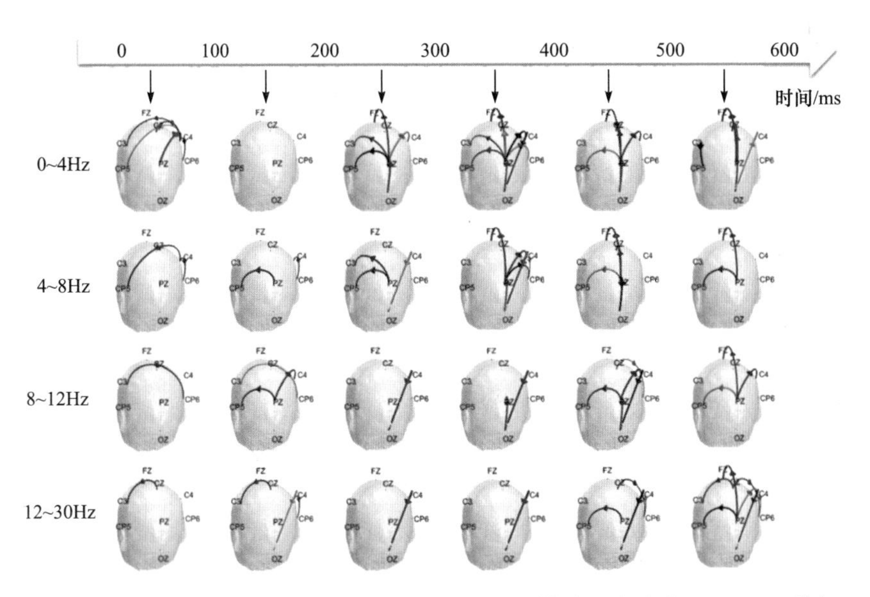

图 12.4 基于 EEG 的有效网络示例。在视觉 oddball 模式的实验中记录 EEG 数据。通过时变 DTF 方法在不同的时间间隔和频带中获得有效的大脑连通性

2002），而脑神经的结构性连接为这些功能性连接加持了物理限制。基于网络视角对结构性连接与功能性连接之间的关系进行研究的思路主要有三种。

（1）对于同一研究对象，分别观测其脑结构数据和脑功能数据，然后比较同一研究对象的结构性网络与其功能性网络之间的关系（Honey et al., 2009）。该研究思路的优点在于其采用的数据均是通过真实的实验所得，但也受当前的脑成像技术水平所限，只能研究中尺度和大尺度下的脑结构和脑功能的关系。

（2）基于脑计算模型而不采用实验观测的数据。这种研究思路往往把一个神经动力学方程定义为一个脑节点，把动力学方程之间的耦合关系看作节点之间的结构性连接，然后对每个节点（即动力学方程）分别观测其某一个或几个选定的状态变量，并由这些观测到的状态变量估计各节点之间的功能性连接关系，最后研究这种通过仿真得到的功能性连接和结构性连接之间的关系（Ponten et al., 2010）。这种方法的优点在于，对于脑网络的结构性连接关系，可根据研究者的假设模型完全控制，不受脑成像技术的限制，在各种尺度上探索任意连接关系的脑网络的结构和功能之间的关系，其局限性在于所研究的网络是基于假设的仿真网络，不与真实的实验数据相结合则容易产生无生理意义的伪结果。

（3）综合实验数据和计算模型，也就是基于实验观测得到的结构性连接关系来确定所建立的计算模型的耦合关系，然后再基于计算模型研究脑结构与脑功能的关系。这种方法集成了前两种研究思路的优点，得出的研究结果更能令人信服（Ponten et al.，2010）。

结构和功能是复杂网络研究的主要核心问题，对复杂网络结构与功能之间关系的研究，目前主要集中在考察相同的动力学过程在不同结构的网络上是否表现出不同的特性。

在早期工作中，许多研究指出了神经元组织与神经元功能之间的相互作用，强调神经系统连接结构与大脑功能有关。有研究将复杂网络中的节点视为神经元，研究者研究了这个动态过程在随机、规则和小世界网络上的特征，发现它可以在随机网络上产生快速响应，但不能产生持续的振荡；规则网络可以产生连续的波动性，但不能产生快速响应。在随机网络和规则网络之间的小世界网络，可以快速连续地响应。因此，他们的工作从网络是否能够快速响应并产生连续振荡的角度证明了网络结构和功能之间的关系（Lago-Fernández et al.，2000）。Honey 等研究猕猴的皮层结构网络发现，两个网络连接之间存在很大程度的重叠（Honey et al.，2007）。

另外，为了更深刻地理解复杂系统内部的工作方式和机理，研究复杂网络的演化机制及模型，以及揭示实际系统的演化机制非常有意义。有研究发现，神经突触连接强度也与空间联系有关，即强连接比弱连接在空间上更聚集，形成强连接框架（Song et al.，2005）。为了处理此问题，研究者提出了基于空间约束的空间增长算法进行大脑网络的演化模拟。Kaiser 等建立空间演化网络模拟的过程如下：当网络被初始时，在二维空间的特定位置建立一个或两个节点；然后每一步向此二维空间的任意位置随机加入一个新节点，新节点与老节点之间边的概率与两节点之间的空间距离有关。如果新节点与老节点没能建立连接，则将新节点从网络中删除。这样就产生了一个替代网络，该网络的平均最短路径和聚类系数与实际的皮层连接类似，最终得到模型的结果在其他方面也与实际的大脑结构网络结果拟合得很好。

毋庸置疑，大脑在其演化历史、结构、功能和脑神经元的编码方式上都具有一定的复杂性。现阶段，人们对于少数几个神经元的动力学特征已经有了一定的了解，在脑神经元放电的时间编码方式及其相互之间的响应机制等方面的研究也已取得初步的进展。然而，大脑包含诸多动态和精神的因素，具有非常丰富的信息内容，所以作为一个独特的复杂适应性系统，大脑复杂网络的分析还有很长的路要走。但是，通过复杂性科学的研究，借助于复杂网络理论和一些相关概念，我们至少可以认识到大脑的复杂性特点，对这些特点的科学性探索有助于我们对大脑的记忆和学习、意识流的形成、创造性思维的出现等形成新的认识。

第三节　总　　结

迄今为止，对复杂网络的研究仍然还是经验研究多于理论研究，计算机数值模拟方法多于数学分析，而且目前所提出的网络模型也只能控制 1 个或 2 个拓扑特征量，对于大脑网络的结构和机制，还有待进一步探究。

在探索未知网络结构时，复杂网络的拓扑结构如同一个黑匣子，我们只能通过网络的输出信息得到拓扑结构的未知参数，重构系统结构。如何从海量的数据中构建出与实际系统更加相符的网络连接，建立符合实际系统工作机制的网络模型，是未来一个很重要的研究方向。

以往的研究大多基于相互关系的连接模式得到无向无权图，而实际网络内的相互作用有时不是持续发生的，有的则是在一定条件下才能出现。建立无向无权的网络连接容易忽视这种条件限制，并且建立无向无权网络时，需要人为给定相互作用的阈值。然而，阈值的选取并没有定量或统计学上检验优劣的标准，而阈值的不同对网络的拓扑结构特性有一定的影响，使用不同的阈值会生成不同的结构网络参数。

应用神经成像研究脑功能连通性的一个主要局限性是很难得出清晰的因果推论，因为远距神经系统的神经生理事件之间的功能连接可能并不是由一个神经系统对另一个神经系统的影响所致。因此，描述神经系统事件因果关系的有效连接，建立有向加权的大脑网络展示神经网络的新的拓扑属性，是未来关于大脑网络研究的发展方向。

认知神经科学强调多学科、多层次、多水平的交叉，研究的层次包括分子、突触、神经元、脑区、脑区回路、全脑及整体行为乃至环境、社会等。要确定和分析大脑在时间尺度和空间尺度的不同层次之间的关系以及系统复杂性的内在机制，对人脑认知功能及其神经机制进行多层次、跨学科的综合研究，已经成为当代科学发展的主流方向之一。

在复杂网络的应用领域中，目前大多数研究还停留于真实网络系统的结构分析和定性讨论，而对真实网络系统中出现的一些复杂现象的成因还缺少相关研究。此外，对于真实网络系统中的动力学过程的控制研究也有待加强。尽管生物网络作为复杂网络的一大类型已经累积了相当多的研究成果，基于网络的分析也揭示了大脑的一些基本结构与动力学特征,但对大脑网络的研究仍处于起步阶段,网络中许多指标的实际生理意义一直以来仍是困扰我们的问题之一。如何分析大脑数据，从而获得对大脑大规模的复杂结构、动态活动及认知功能之间关系的理解，将是未来关于大脑研究的新方向。

从临床角度考虑,研究结论离真正作为临床诊断还有很长的距离。首先，网络科学对此的研究结论多为定性结果；其次，不同研究者采用不同的实验数据以及不同重构连边的技术手段，可能会得到不完全一致甚至矛盾的结果。因此，网络科学要真正对大脑科学的研究做出贡献，就要加强和加深对复杂网络理论的研究（包括网络拓扑结构和动力学行为）；探索和深化对网络参量和新的统计规律的研究，并进行严格的理论推理；从定性研究转移到定量研究；从网络科学的角度给出认知活动的判定依据和可靠有效的疾病诊断标准。

复杂网络的研究方兴未艾，因此许多理论和方法还处于探索与发展之中。目前，关于复杂脑网络的研究刚刚起步，复杂网络的分析手段有待进一步扩展，寻找更加适用于人脑功能特点的有效分析方法是未来的研究方向。随着从不同角度、不同维度对大脑海量数据进行分析，未来我们势必会对疾病和遗传等问题的大脑机制有更全面的认识。

参考文献

Barabasi, A., & Albert. R.（1999）. Emergence of scaling in random networks. *Science*, *286*（5439）, 509-512.

Bassett, D. S., Meyer-Lindenberg, A., Achard, S., Duke, T., & Bullmore, E. T.（2006）. Adaptive reconfiguration of fractal small-world human brain functional networks. *Proceedings of the National Academy of Sciences*, *103*（51）, 19518-19523.

Betzel, R. F., & Bassett, D. S.（2017）. Multi-scale brain networks. *NeuroImage*, *160*, 73-83.

Cai, S. M., Hong L, Wei Z. Q., et al.（2011）. Regression analysis of EEG signals based on complex networks. *Journal of University of Science and Technology of China, 41*（4）, 331-337.

Chen, J. K., Liu, C., Peng, C. K., Fuh, J. L., Hou, F. Z., & Yang, A. C.（2019）. Topological reorganization of EEG functional network is associated with the severity and cognitive impairment in Alzheimer's disease. *Physica A*: *-Statistical Mechanics & Its Applications*, *513*, 588-597.

Fang, X. L., & Jiang, Z. L.（2007）. Analysis of functional brain network based on electroencephalogram. *Acta Physica Sinica*, *56*（12）, 7330-7338.

Felleman, D. J., & Van Essen, D. C.（1991）. Distributed hierarchical processing in the primate cerebral cortex. *Cerebral Cortex*, *1*（1）, 1-47.

González, G. F., Van der Molen, M. J. W., Zaric, G., Bonte, M., Tijms, J., Blomert, L., Van der Molen, M. W. （2018）. Graph analysis of EEG resting state functional networks in dyslexic readers . *Clinical Neurophysiology, 129*（1）, 339-340.

Honey, C. J., Kotter, R., Breakspear, M., & Sporns, O. （2007）. Network structure of cerebral cortex shapes functional connectivity on multiple time scales. *Proceedings of the National Academy of Sciences of the United States of America, 104*（24）, 10240-10245.

Honey, C. J., Sporns, O., Cammoun, L., Gigandet, X., Thiran, J. P., Meuli, R., & Hagmann, P. （2009）. Predicting human resting-state functional connectivity from structural connectivity. *Proceedings of the National Academy of Sciences of the United States of America, 106*（6）, 2035-2040.

Hurtado, J. M., Rubchinsky, L. L., & Sigvardt, K. A. （2004）. Statistical method for detection of phase-locking episodes in neural oscillations. *Journal of Neurophysiology, 91*（4）, 1883-1898.

Lago-Fernández, L. F., Huerta, R., Corbacho, F., & Siguenza, J. A. （2000）. Fast response and temporal coherent oscillations in small-world networks. *Physical Review Letters, 84*（12）, 2758-2761.

Langer, N., Pedroni, A., & Jäncke, L. （2013）. The problem of thresholding in small-world network analysis. *Plos One, 8*（1）, e53199.

Li, G., Li, B., Jiang, Y. H., Jiao, W. D., Lan, H., & Zhu, C. G. （2018）. A new method for automatically modelling brain functional networks. *Biomedical Signal Processing & Control, 45*, 70-79.

Li, J. W., Chan, S. C., Liu, Z., Chang, C. Q. （2020）. A novel adaptive fading Kalman filter-based approach to time-varying brain spectral/connectivity analyses of event-related EEG signals. *IEEE Access, 8*, 51230-51245.

Li, Y. H., Liu, Y., Li, J., Qin, W., Li, K. C., Yu, C. S., & Jiang, T. Z. （2009）. Brain anatomical network and intelligence. *Plos Computational Biology, 5*（5）, 17.

Mesulam, M. M. （1998）. From sensation to cognition. *Brain: A Journal of Neurology, 121*（Pt 6）, 1013-1052.

Micheloyannis, S., Pachou, E., Stam, C. J., Breakspear, M., Bitsios, P., Vourkas, M.,et al. （2006a）. Small-world networks and disturbed functional connectivity in schizophrenia. *Schizophrenia Research, 87*（1-3）, 60-66.

Micheloyannis, S., Pachou, E., Stam, C. J., Vourkas, M., Erim-aki, S., & Tsirka, V.（2006b）. Using graph theoretical analysis of multi channel EEG to evaluate the neural efficiency hypothesis. *Neuroscience Letters, 402*（3）, 273-277.

Mohan, A., Davidson, C., De Ridder, D., & Vanneste, S. （2020）. Effective connectivity analysis of inter- and intramodular hubs in phantom sound perception: Identifying the core distress network. *Brain Imaging And Behavior, 14*（1）, 289-307.

Murre, J. M., & Sturdy, D. P. （1995）. The connectivity of the brain: multi-level quantitative analysis. *Biological Cybernetics, 73*（6）, 529-545.

Pachou, E., Vourkas, M., Simos, P., Smit, D., Stam, C. J., Tsirka, V., & Micheloyannis, S.

（2008）. Working memory in schizophrenia: An EEG study using power spectrum and coherence analysis to estimate cortical activation and network behavior. *Brain Topography*, *21*（2）, 128-137.

Park, S. M., & Kim, B. J.（2006）. Dynamic behaviors in directed networks. *Physical Review E*, *74*（2）, 5.

Passingham, R., Stephan, K. E., & Kotter, R.（2002）. The anatomical basis of functional localization in the cortex. *Nature Reviews. Neuroscience*, *3*（8）, 606-616.

Ponten, S. C., Daffertshofer, A., Hillebrand, A., & Stam, C. J.（2010）. The relationship between structural and functional connectivity: Graph theoretical analysis of an EEG neural mass model. *NeuroImage*, *52*（3）, 985-994.

Rubinov, M., Knock, S., Stam, C. J., Micheloyannis, S., Harris, A. W. F., Williams, L. M., & Breakspear, M.（2009）. Small-world properties of nonlinear brain activity in schizophrenia. *Human Brain Mapping*, *30*（2）, 403-416.

Schindler, K., Bialonski, S., Horstmann, M. T., Elger, C. E., & Lehnertz, K.（2008）. Evolving functional network properties and synchronizability during human epileptic seizures. *Chaos*, *18*（3）, e\s 033119.

Song, S., Sjostrom, P. J., Reigl, M., Nelson, S., & Chklovskii, D. B.（2005）. Highly nonrandom features of synaptic connectivity in local cortical circuits. *Plos Biology*, *3*（3）, 507-519.

Stam, C. J.（2004）. Functional connectivity patterns of human magnetoencephalographic recordings: A "small-world" network? *Neuroscience Letters*, *355*（1-2）, 25-28.

Stephan, K. E., Hilgetag, C. C., Burns, G. A., O'Neill, M. A., Young, M. P., & Kotter, R.（2000）. Computational analysis of functional connectivity between areas of primate cerebral cortex. *Philosophical transactions of the Royal Society of London Series B*: *Biological Sciences*, *355*（1393）, 111-126.

Supekar, K., Menon, V., Rubin, D., Musen, M., & Greicius, M. D.（2008）. Network analysis of intrinsic functional brain connectivity in Alzheimer's disease. *Plos Computational Biology*, *4*（6）, e1000100.

Toppi, J., Astolfi, L., Risetti, M., Anzolin, A., Kober, S. E., Wood, G., & Mattia, D.（2018）. Different topological properties of EEG-derived networks describe working memory phases as revealed by graph theoretical analysis. *Frontiers in Human Neuroscience*, *11*, 16.

Utianski, R. L., Caviness, J. N., van Straaten, E. C. W., Beach, T. G., Dugger, B. N., Shill, H. A., et al.（2016）. Graph theory network function in Parkinson's disease assessed with electroencephalography. *Clinical Neurophysiology*, *127*（5）, 2228-2236.

Watts, D. J., & Strogatz, S. H.（1998）. Collective dynamics of "small-world" networks. *Nature*, *393*（6684）, 440-442.

White, J. G., Southgate, E., Thomson, J. N., & Brenner, S.（1976）. The structure of the ventral nerve cord of Caenorhabditis elegans. *Philosophical transactions of the Royal Society of London. Series B, Biological Sciences*, *275*（938）, 327-348.

Yin, Z. L., Li, J., Zhang, Y., Ren, A. F., Von Meneen, K. M., & Huang, L. Y.（2017）. Functional brain network analysis of schizophrenic patients with positive and negative syndrome based on mutual information of EEG time series. *Biomedical Signal Processing & Control*, *31*, 331-338.

Zhu, G. H., Wang, C., Liu, F., Tang, L. Y., & Zheng, J. O.（2018）. Age-related network topological difference based on the sleep ECG signal. *Physiological Measurement*, *39*（8）, 10.

第十三章

时序复杂网络分析

高忠科[1]

摘要：从观测到的时间序列中刻画复杂系统的动力学行为在诸多领域中都具有重要的意义。随着系统复杂性的增强，传统的时间序列分析方法难以满足分析需求。近年来兴起的复杂网络理论为解决这一问题提供了方案。在本章中，我们首先介绍了复杂网络时间序列分析方法的基础理论，以及针对单变量时间序列的一些典型复杂网络方法，包括递归网络、可视图和水平可视图方法。此外，对于当今的大数据时代而言，发展多元时间序列的复杂网络分析方法十分重要。在本章中，我们提供了一个针对多元时间序列的多尺度复杂网络分析方法及其应用案例。最后，我们介绍了一个基于复杂网络的研究的说明性示例，通过介绍两种不同的复杂网络方法，以揭示针对多元脑电信号进行复杂网络分析的研究步骤。

关键词：复杂网络；时间序列；递归图；可视图；脑电信号

在物理学、化学、经济学和社会科学等领域中，一个极为重要的问题就是通过观测到的单变量或多变量时间序列，来描述时变的复杂系统中的动力学过程。为了解决这一问题，众多的时间序列分析方法相继被提出，包括递归图、多尺度熵和分形分析等。时间序列分析已在科学研究和工程应用中被广泛采用。时间序列分析理论的发展极大地促进了人们对复杂系统的理解。

然而，当系统的复杂度增加时，通过时间序列来描述其动力学行为会变

1. 天津大学复杂网络与智能系统实验室，电气自动化与信息工程学院，天津大学，天津，中国。电子信箱：zhongkegao@tju.edu.cn。

得十分困难，传统的时间序列分析方法难以应对系统复杂性增加所带来的众多问题。近年来，复杂网络方法兴起，并被用于刻画复杂系统的动力学行为。该方法的基本思路是将系统的组成成分和成分间的相互关系分别视作网络的节点和连边，将复杂系统映射到复杂网络中，再通过网络理论对系统的特性进行分析。许多应用已经证明，复杂网络时间序列方法具有表征复杂系统动力学特性的巨大潜力。

鉴于复杂网络时间序列方法的广泛使用和各领域的广泛兴趣，本章对时间序列的复杂网络分析方法进行介绍。我们着重介绍基本概念、一些典型方法及其相关应用。

第一节　复杂网络简介

复杂网络的研究起源于离散数学的一个分支，即图论。与图论不同的是，复杂网络分析主要关注复杂而庞大的实际网络。复杂网络分析可以通过量化其网络表示的拓扑来表征复杂系统的属性。网络分析中的局部和全局属性（统计量度）有助于理解系统中不同组件之间的复杂关系和信息流（Rubinov & Sporns，2010）。对于复杂网络的研究兴起于小世界网络和无标度网络的研究。最初的研究主要集中在一些小型网络上，近年来，人们逐渐开始关注具有成千上万个节点的大尺度网络。

事实上，网络广泛存在于现实世界，例如，常见的互联网和电力网络等。此外，网络也可以通过在抽象空间中建模产生（Boccaletti et al.，2006），例如，社交网络等。网络实际上是节点和节点之间连边的集合（Rubinov & Sporns，2010）。常用的网络度量包括度、聚类系数和特征路径长度。具体而言，节点的度值等于连接到该节点的边数。网络中所有节点的度值构成了度分布，可以标记网络的发展和弹性。聚类系数表征网络中与同一个节点相连的两个节点之间也存有联系的平均几率。聚类系数可以局部描绘单个节点周围的闭合三角形比例。特征路径长度（也称为平均最短路径长度）度量一个网络中两节点之间最短路径长度（或称距离）的平均值。

第二节 典型复杂网络时间序列分析方法

复杂网络时间序列分析方法存在的一个基本问题就是如何从时间序列中构建复杂网络。多种新颖的方法被相继提出，且被应用于解决跨学科问题。已有的一些结果表明，复杂网络在刻画复杂系统动态特性上具有巨大的潜力。复杂网络时间序列分析方法在各种研究领域中都得到了广泛应用，已有众多研究者对该方法进行了研究（Gao et al.，2016b）。下面介绍一些复杂网络经典分析方法。

一、递归网络

递归网络（recurrent network，RN）是分析时间序列的重要网络方法，一直以来都是研究热点。递归网络的思想源于递归图（recurrence plot，RP），可用于可视化动态系统的递归特性。

递归图的构建过程如下。

（1）对于一个时间序列 $\{u_i\}$，选择一个嵌入维数 d 和延迟时间 τ，通过相空间重构，在 d-维空间构建轨迹 $\vec{x}(i)=(u_i,u_{i+\tau},\cdots,u_{i+(d-1)\tau}),i=1,2,\cdots,N$。图 13.1 给出了相空间重构的过程描述，其中 A 是相空间轨迹的一个点。

（2）获得一个大小为 $N\times N$ 的递归图：

$$R_{i,j}=\Theta(\varepsilon-\|\vec{x}(i)-\vec{x}(j)\|),\quad i\neq j \tag{13.1}$$

其中，Θ 表示阶跃函数，ε 是预设的阈值。对于式（13.1），如果在时间点 i，j 状态相似（即 $\vec{x}(i)$ 和 $\vec{x}(j)$ 之间的距离小于 ε），则 $R_{i,j}=1$，并在点（i，j）处绘上一点表示递归的发生。这样一来，可得到一个递归图，如图 13.1 所

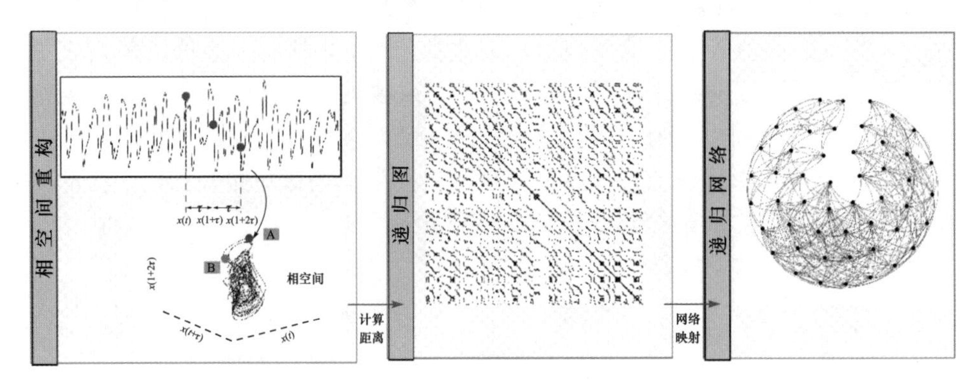

图 13.1 构建递归网络的流程图

示。将任意一个相空间点 $\vec{x}(i)$ 视作节点 i，如果 $\vec{x}(i)$ 和 $\vec{x}(j)$ 之间递归，则节点 i 和 j 之间存在一条连边。这样一来，递归图被映射成递归网络（图 13.1）。

二、可视图和水平可视图

可视图（visibility graph，VG）和水平可视图（horizontal visibility graph，HVG）自被提出以来，就具有算法易实现、分析效果好和计算效率高等优点，它们允许从时间序列中探测真实复杂系统的动力学行为（Lacasa et al.，2008；Luque et al.，2009）。可视图建网的过程是将时间序列的数值点视作对应数值大小的直方图，且将时间序列的数值点定义成网络的节点，节点之间的连接性取决于这两个数值点对应的直方条是否可以互相看到。利用这样的方法将时间序列映射成网络（Gao et al.，2017）。随后，我们拓展了可视图理论，发展出了有限穿越可视图（limited penetrable visibility graph，LPVG）（Gao et al.，2016a）。

可视图和有限穿越可视图的建网过程如下。

（1）如图 13.2 所示，是一个包含连续 10 个数据点的时间序列，我们将以直方条的形式表示该时间序列。两个任意数据值（t_a, y_a）和（t_b, y_b）可视，即在可视图中存在连边，如果任意的中间节点（t_c, y_c）满足式（13.2）即可：

$$y_c < y_b + (y_a - y_b)\frac{t_b - t_c}{t_b - t_a} \tag{13.2}$$

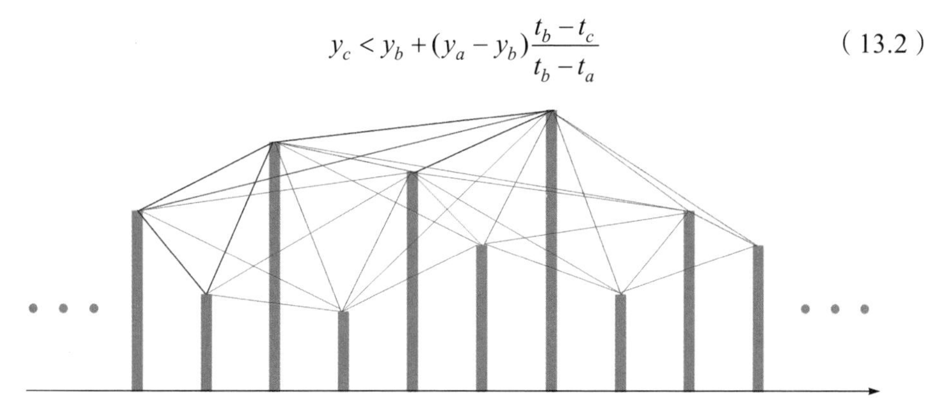

图 13.2　时间序列及其对应的可视图网络（黑线）。穿越视距 L 为 1 的有限穿越可视图（黑线和红线），每个节点对应的时间序列数据顺序相同。数据点之间的可视线定义了图中节点的连边

（2） 基于可视图理论，我们发展出了具有抗噪作用的有限穿越可视图。首先，定义有限穿越视距 L，如果两个节点对应的直方条之间的连线与所有中间节点对应的直方条相交的个数不多于 L，则认定这两个节点之

间存在连边。

水平可视图和水平有限穿越可视图的建网过程如下。

（1）如图 13.3 所示，包含连续 10 个数据点的时间序列，两个任意数据值 $y(i)$ 和 $y(j)$ 水平可视，即在水平可视图中存在连边，如果满足

$$y(i), y(j) > y(k) \tag{13.3}$$

对于任意的 $i < k < j$。

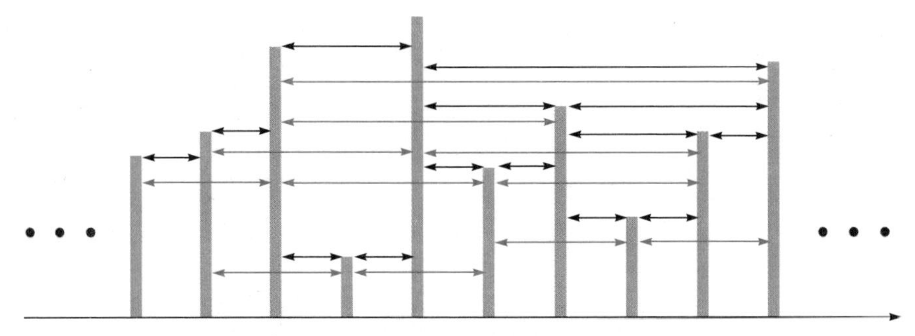

图 13.3　时间序列及其相应水平可视图网络（黑线）。穿越视距 L 为 1 的水平有限穿越可视图（黑线和红线），每个节点对应的时间序列数据顺序相同。数据点之间的水平可视线定义了图中节点的连边

（2）基于水平可视图理论，我们发展出了水平有限穿越可视图。首先，定义有限穿越视距 L，如果两个节点对应的直方条之间的水平可视线与中间节点对应的直方条相交的个数不多于 L，则认定这两个节点之间存在连边。

三、复杂网络多元时间序列分析

复杂网络多元时间序列分析是当今大数据时代的研究热点。在本部分，我们将介绍一种多尺度复杂网络及其应用，并提出一种聚类系数熵的新方法来表征网络特性（Gao et al.，2015）。从多元时间序列构建多尺度复杂网络的基本过程如下。

（1）对于一个包含有 p 个长度为 L 的子信号的多元信号 $\{x_{k,i}\}_{i=1}^{L}, k=1, 2,\cdots,p$，进行粗粒化，得到多元粗粒化信号

$$y_{k,j}^{s} = \frac{1}{s}\sum_{i=(j-1)s+1}^{js} x_{k,i} \tag{13.4}$$

其中，s 是粗粒化尺度且 $1 \leqslant j \leqslant \left\lfloor \frac{L}{s} \right\rfloor$，$k = 1,2,\cdots,p$。图 13.4 给出了对任意通道 k 进行粗粒化的流程图。

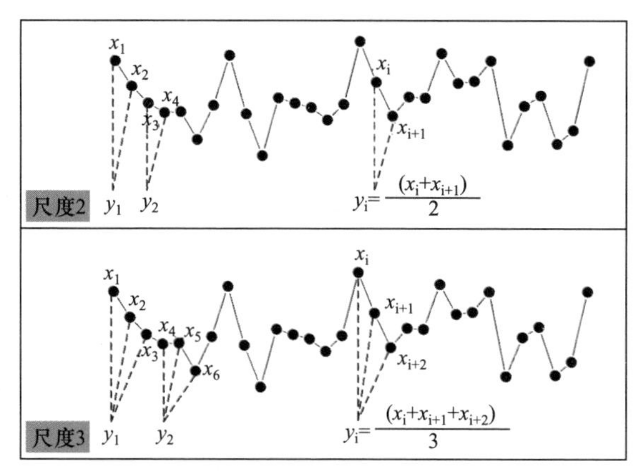

图 13.4　对任一通道 k 进行粗粒化的流程图

（2）运用多元嵌入理论对获得的 $y_{k,j}^s$ 在任意尺度 s 构建复杂网络。具体地，对多元信号 $\{x_{k,i}\}_{i=1}^L, k=1,2,\cdots,p$ 进行多元相空间重构，

$$X_m(i)=\left[x_{1,i},\cdots,x_{1,i+(m_1-1)\tau_1},x_{2,i},\cdots,x_{2,i+(m_2-1)\tau_2},\cdots,x_{p,i},\cdots,x_{p,i+(m_p-1)\tau_p}\right] \quad (13.5)$$

其中，$\tau=[\tau_1,\tau_2,\cdots,\tau_p]$和 $M=[m_1,m_2,\cdots,m_p]\in R^p$，分别是延迟时间向量和嵌入维数向量。此外，$X_m(i)\in R^m\left(m=\sum_{k=1}^{p}m_k\right)$。

（3）通过以下步骤得到多尺度复杂网络。

第一步，得到（$L-n$）个复合向量 $X_m(i)\in R^m$，其中，$n=\max\{M\}\times\max\{\tau\}$，$i=1,2,\cdots,L-n$。

第二步，通过最大范数定义两个向量 $X_m(i)$ 和 $X_m(j)$，$j\neq i$ 之间的相空间距离

$$d[X_m(i),X_m(j)]=\max_{l=1,\cdots,m}\{|x(i+l-1)-x(j+l-1)|\} \quad (13.6)$$

第三步，每个相空间矢量都被视为一个节点，并且相空间距离用于确定两节点之间的连边。通过选择阈值，可以获得复杂网络的邻接矩阵 A：如果相空间距离小于阈值，则节点 i 和 j 之间存在连边 $(A_{ij}=1)$；否则，两节点之间没有连边 $(A_{ij}=0)$。通过邻接矩阵 A 决定任意尺度下获得的网络的拓扑结构。

第四步，对于任一尺度下的多元信号执行步骤一至三，得到多尺度复杂网络。上述的阈值等于 15%的 $T_r(s)$，其中 S 是多元信号的协方差矩阵。

采用多尺度复杂网络分析气液两相流的多通道测量信号。结果表明，多

尺度复杂网络可以从多尺度和复杂网络分析的角度定量揭示流型演化过程中的非线性流动行为。

第三节　复杂网络时间序列分析的两种方法

下面，我们将介绍一个针对多元脑电信号进行复杂网络分析的研究示例。在本示例中，我们分别通过两种不同的复杂网络方法分析从睁眼和闭眼状态的被试采集的脑电信号。睁眼和闭眼是将注意力分别引导到外部世界与内部世界的基本行为，但目前尚不清楚睁眼和闭眼静止状态是否与功能性脑网络的不同拓扑组织有关。从电生理角度研究静息状态脑功能网络，可以利用电生理信号的高时间分辨率。EEG 价格低廉且便于携带，许多基于 EEG 的脑网络研究受到了广泛关注。对于基于静息状态的 EEG 信号，本章将提供两种网络分析方法，以研究睁眼和闭眼时大脑网络拓扑特性的差异。

一、EEG 的采集与预处理

数据集由睡眠和神经影像中心从 10 名健康志愿者（5 名男性和 5 名女性，年龄为 21±0.8 岁）中收集。针对每名被试，通过安装在弹性帽（Brain Products，德国）上的 64 个头皮锡电极分别记录大约 5 分钟的闭眼和睁眼静息状态的 EEG 数据。采样频率为 500Hz，在上午 9：00～12：00 采集，所有电极的阻抗均保持在 5kΩ 以下。首先，让被试闭眼，然后睁开眼睛。采用 EEGLAB 支持的 MATLAB 脚本进行预处理（http://sccn.ucsd.edu/eeglab）。降低 EEG 采样率至 100Hz，并使用 ChebyshevII 型滤波器在 0.1～45Hz 频带内进行数字滤波。对滤波后的 EEG 信号进行基准校正，并划分成 2s 一个的片段。识别并去除每个片段的眼电、肌电等伪迹，仅保留前 120 个片段，形成每名被试的 4 分钟 EEG 记录。经过预处理，对于每名被试，在闭眼和睁眼状态下均可分别获得 61 通道的 EEG 信号。

二、加权递归网络分析

下面将介绍加权递归网络的分析方法（Marwan et al.，2009）。

（1）对每个 epoch 构建加权递归网络，过程如下：对于包含有 p 个长度为 L 的子信号的多元信号 $\left\{x_{k,l}\right\}_{l=1}^{L}, k=1,2,\cdots,p$，采用 FNN 和 C-C 算法（Kennel et al.，1992；Kim et al.，1992），确定嵌入维数 m 和延迟时间 τ，然后对任

一子信号进行相空间重构。

$$\vec{x}_k(t)=(x_{k,t},x_{k,t+\tau},\cdots,x_{k,t+(m-1)\tau}) \tag{13.7}$$

重构得到的相空间轨迹的点的数目为 N。

（2）对于任一子信号 x_m 得到的相空间轨迹 $\vec{x}_m(i)$，得到一个 $N\times N$ 的递归图：

$$R_{i,j}^{\vec{x}_m}(\varepsilon^{\vec{x}_m})=\Theta(\varepsilon^{\vec{x}_m}-\|\vec{x}_m(i)-\vec{x}_m(j)\|),i=1,\cdots,N,\ j=1,\cdots,N \tag{13.8}$$

这样一来，对于包含有 p 个子信号的多元信号 $\{x_{k,l}\}_{l=1}^{L},k=1,2,\cdots,p$，可以得到 p 个递归图。

（3）对于任意一对递归图，为了寻找它们同时递归的时间点，对它们进行联合递归，得到它们的联合递归图：

$$JRP_{i,j}^{\vec{x}_m,\vec{x}_n}(\varepsilon^{\vec{x}_m},\varepsilon^{\vec{x}_n})=R_{i,j}^{\vec{x}_m}(\varepsilon^{\vec{x}_m})R_{i,j}^{\vec{x}_n}(\varepsilon^{\vec{x}_n}) \tag{13.9}$$

利用联合递归率刻画联合递归图上递归点的密度

$JRR(\vec{x}_m,\vec{x}_n)=\dfrac{1}{N^2}\sum_{i,j=1}^{N}JRP_{i,j}^{\vec{x}_m,\vec{x}_n}$。

（4）采用 $S(\vec{x}_m,\vec{x}_n)=\dfrac{JRR(\vec{x}_m,\vec{x}_n)}{RR}$ 刻画任一对子信号的同步特性，其中 RR 表示任一递归图的递归率（设置为 0.1）。这样一来，对于一个包含有 p 个子信号的多元信号 $\{x_{k,l}\}_{l=1}^{L},k=1,2,\cdots,p$，可得到一个大小为 $p\times p$ 的同步矩阵 $S(\vec{x}_m,\vec{x}_n)$。最后，将任一子信号视作一个节点，采用同步值 $S(\vec{x}_m,\vec{x}_n)$ 确定任一节点 m 和 n 之间的连边，构建多元加权递归网络。其流程如图 13.5 所示。

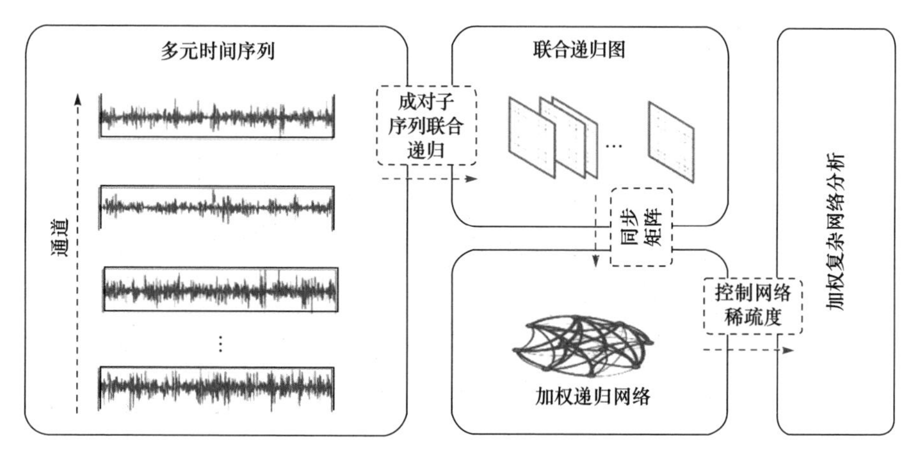

图 13.5　加权递归网络的流程图

（5）生成的网络是全连接的，难以刻画其内在拓扑特性，因此采用稀疏的策略对网络进行稀疏，求取不同稀疏度下得到的网络的指标值，求取指标值和稀疏度的积分，得到指标值积分。其中，稀疏度的范围是 10%～35%，步数为 1%（Korgaonkar et al.，2014；Zhang et al.，2011）。分别计算加权全局效率（表示网络的功能整合）的积分和加权局部效率（表示网络的局部通信效率）的积分（Rubinov & Sporns，2010）。加权全局效率定义为

$$E^w = \frac{1}{n}\sum_{i\in N}\frac{\sum_{j\in N, j\neq i}\left(d_{ij}^w\right)^{-1}}{n-1} \tag{13.10}$$

其中，d_{ij}^w 是节点 i 和 j 之间的最短加权路径，加权局部效率定义为

$$E_{loc}^w = \frac{1}{2n}\sum_{i\in N}\frac{\sum_{j,h\in N, j\neq i}\left(w_{ij}w_{ih}[d_{jh}^w(N_i)]^{-1}\right)^{1/3}}{k_i(k_i-1)} \tag{13.11}$$

其中，$d_{jh}^w(N_i)$ 是节点 j 和 h 之间只包含节点 i 的邻居的最短路径长度，k_i 是节点 i 的度。上述的指标值是基于 MATLAB 的 Brain Connectivity Toolbox 得到的（http://www.brain-connectivity-toolbox.net）。

加权递归网络的计算如下：首先，将获取的 EEG 信号片段无重叠地组合成 10 个脑电片段，每个脑电片段长度为 24s。这样一来，对于每名被试，分别有 10 个睁眼和闭眼状态的脑电片段。然后，针对每个脑电片段计算加权全局效率和局部效率的积分值。每名被试的平均结果分别如图 13.6 和图 13.7 所示。另外，针对各被试的指标值进行 t 检验，所获得的 p 值如图 13.6 和图 13.7 所示。从中可以看到，p 值皆小于 0.05，表明这两种状态之间

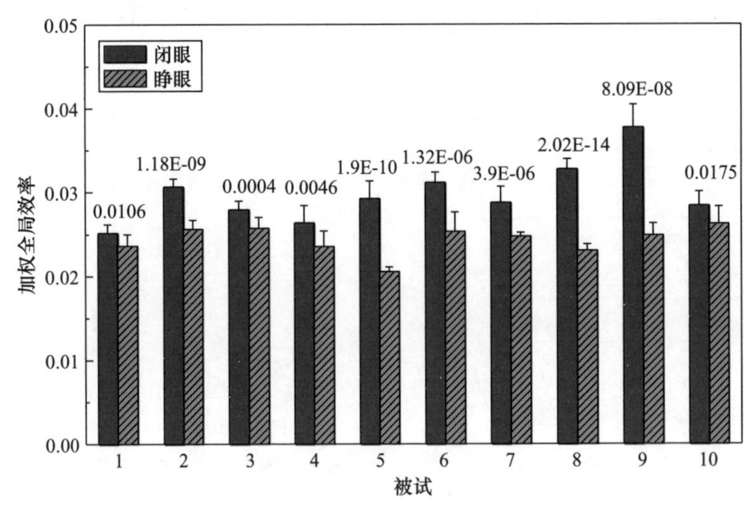

图 13.6　各被试睁眼和闭眼状态下的加权全局效率和 p 值

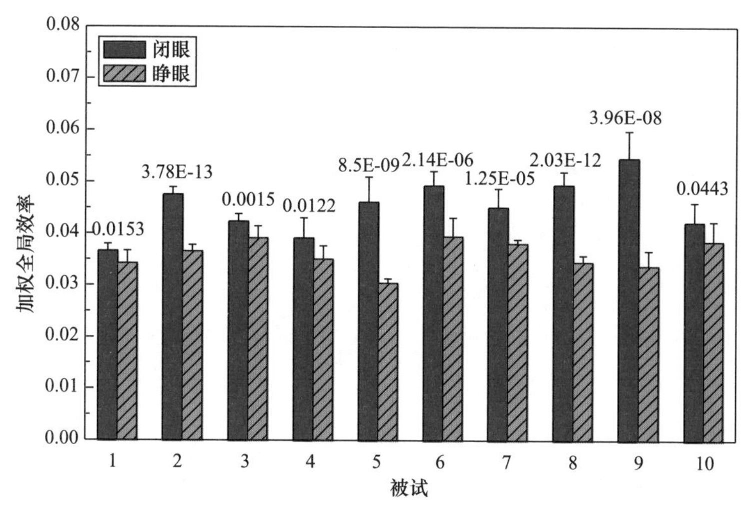

图 13.7　每名被试睁眼和闭眼状态下的加权局部效率和 p 值

存在显著性差异。我们还可以看到，对于所有被试，闭眼状态的加权全局效率和局部效率均高于睁眼状态，这揭示了睁眼状态下对专业信息处理与综合信息的处理减少。以上结果表明，该方法可以探索从闭眼到睁眼状态的大脑动力学特性。

三、多层有限穿越可视图

基于每一个脑电分段$\left(\text{多通道脑电信号}\left\{x_{\alpha,i}\right\}_{i=1}^{N},\alpha=1,2,\cdots,M\right)$，我们通过以下步骤来构建多层有限穿越网络（Lacasa et al.，2015）。

（1）构建每个通道的有限穿越视距为 1 的有限穿越可视图。

（2）获取 M 个有限穿越可视图网络$\left\{A^{\alpha}\right\}_{\alpha=1}^{M}$，包含 N 个节点的 M-层多层网络可用邻接矩阵向量$\left\{A^{\alpha}\right\}_{\alpha=1}^{M}$表示。

（3）构建加权脑网络：对于一个 M-层多层网络$\left\{A^{\alpha}\right\}_{\alpha=1}^{M}, k_i^{\alpha}=\sum_{j=1}^{N}a_{ij}$表示节点 i 在 α 层的度值，$p\left(k^{\alpha}\right)$是第 α 个通道的度分布，我们通过计算$\left\{k_i^{\alpha}\right\}$和$\left\{k_i^{\beta}\right\}$ $i=1,\cdots,N$ 的互信息来刻画第 α 个通道和第 β 个通道的度相关性，确定两两通道间的相关性大小。$k_i^{\alpha}=\sum_{j=1}^{N}a_{ij}$ 表示节点 i 在 α 层的度值，$p\left(k^{\alpha}\right)$是第 α 个通

道的度分布。本章中，我们通过计算$\left\{k_i^\alpha\right\}$和$\left\{k_i^\beta\right\}, i=1,\cdots,N$的互信息来刻画第$\alpha$个通道和第$\beta$个通道的度相关性，确定两两通道间的相关性大小。其中，第α个通道和第β个通道的联合度分布表示为$p\left(k^\alpha,k^\beta\right)=\frac{N_{k^\alpha,k^\beta}}{N}$，$N_{k^\alpha,k^\beta}$是第$\alpha$个和第$\beta$个通道中度值分别等于$k\alpha$和$k\beta$的节点个数。第$\alpha$个和第$\beta$个通道的相关性为

$$I_{\alpha,\beta}=\sum_{k^\alpha}\sum_{k^\beta}p\left(k^\alpha,k^\beta\right)\log\frac{p\left(k^\alpha,k^\beta\right)}{p\left(k^\alpha\right)p\left(k^\beta\right)} \tag{13.12}$$

将上述步骤中获取的有限穿越可视图视为网络节点，通过计算层间的互信息确定层之间的功能性连接，继而构建加权脑网络。其流程如图 13.8 所示（Xia et al.，2013）。

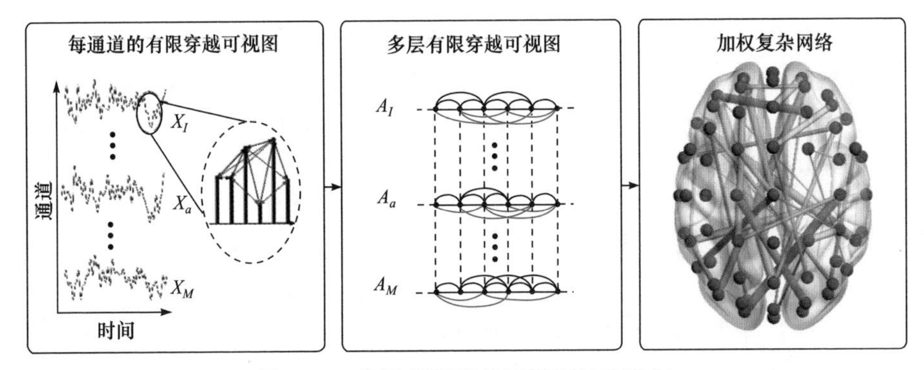

图 13.8　多层有限穿越可视图的流程图

基于固定稀疏值（10%～35%）下的加权网络，我们通过计算加权网络的传递性积分来刻画网络的拓扑结构，该网络指标的计算过程如下：

$$T^W=\frac{\sum_{i\in N}\sum_{j,h\neq i\in N}\left(w_{ij}w_{jh}w_{ih}\right)^{\frac{1}{3}}}{\sum_{i\in N}k_i\left(k_i-1\right)} \tag{13.13}$$

其中，N表示网络中的所有节点。w_{ij}、w_{ih}和w_{jh}分别表示节点i和j、i和h、j和h之间的权值，即加权矩阵W中对应的元素。每名被试的平均结果如图 13.9 所示。针对每名被试的传递性进行t检验，所获得的p如图 13.9 所示。从中可以看到，p皆小于 0.05，表明这两种状态之间存在显著性差异，该方法可有效区分大脑处于睁眼和闭眼时的两种状态。

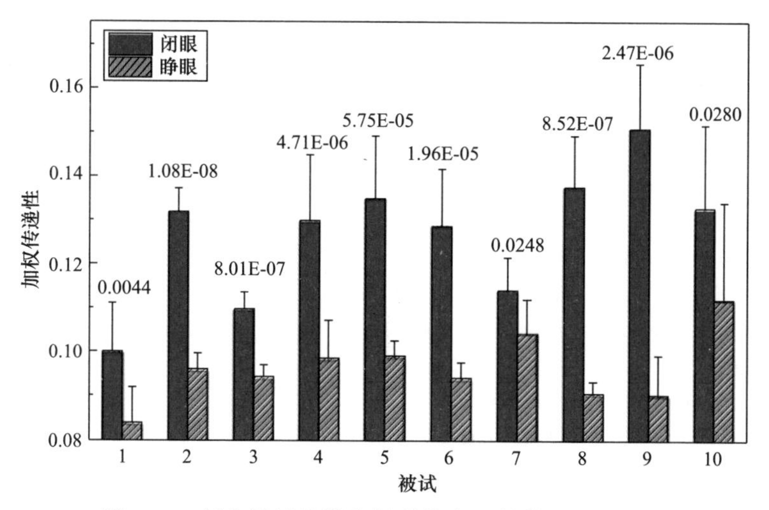

图 13.9 每名被试睁眼和闭眼状态下的传递性和 p 值

参考文献

Boccaletti, S., Latora, V., Moreno, Y., Chavez, M., & Hwang, D. U. （2006）. Complex networks: Structure and dynamics. *Physics Reports*, *424*（4-5）, 175-308.

Gao, Z. K., Yang, Y. X., Fang, P. C., Zou, Y., Xia, C. Y., & Du, M. （2015）. Multiscale complex network for analyzing experimental multivariate time series. *Europhysics Letters*, *109*, 30005.

Gao, Z. K., Cai, Q., Yang, Y. X., Dang, W. D., & Zhang, S. S. （2016a）. Multiscale limited penetrable horizontal visibility graph for analyzing nonlinear time series. *Scientific Reports*, *6*, 35622.

Gao, Z. K., Small, M., & Kurths, J. （2016b）. Complex network analysis of time series. *Europhysics Letters*, *116*（5）, 50001.

Gao, Z. K., Cai, Q., Yang, Y. X., Dong, N., & Zhang, S. S. （2017）. Visibility graph from adaptive optimal kernel time-frequency representation for classification of epileptiform EEG. *International Journal of Neural Systems*, *27*（4）, 1750005.

Kennel, M. B., Brown, R., & Abarbanel, H. D. （1992）. Determining embedding dimension for phase-space reconstruction using a geometrical construction. *Physical Review A*, *45*（6）, 3403.

Kim, H. S., Eykholt, R., & Salas, J. D. （1992）. Nonlinear dynamics, delay times, and embedding windows. *Physica D: Nonlinear Phenomena*, *127*（1-2）, 48-60.

Korgaonkar, M. S., Fornito, A., Williams, L. M., & Grieve, S. M. （2014）. Abnormal structural networks characterize major depressive disorder: A connectome analysis. *Biological Psychiatry*, *76*（7）, 567-574.

Lacasa, L., Luque, B., Ballesteros, F., Luque, J., & Nuño, J. C. （2008）. From time series to complex networks: The visibility graph. *Proceedings of the National Academy of*

Sciences of the United States of America, *105*（13）, 4972-4975.

Lacasa, L., Nicosia, V., & Latora, V.（2015）. Network structure of multivariate time series. *Scientific Reports*, 5（1）, 15508.

Luque, B., Lacasa, L., Ballesteros, F., & Luque, J.（2009）. Horizontal visibility graphs: Exact results for random time series. *Physical Review E*, *80*（4）, 046103.

Marwan, N., & Kurths, J.（2015）. Complex network based techniques to identify extreme events and（sudden）transitions in spatio-temporal systems. *Chaos*, *25*（9）, 097609.

Marwan, N., Donges, J. F., Zou, Y., Donner, R. V., & Kurths, J.（2009）. Complex network approach for recurrence analysis of time series. *Physics Letters A*, *373*（46）, 4246-4254.

Rubinov, M., & Sporns, O.（2010）. Complex network measures of brain connectivity: Uses and interpretations. *NeuroImage*, *52*（3）, 1059-1069.

Xia, M. R., Wang, J. H., & He, Y.（2013）. BrainNet viewer: A network visualization tool for human brain connectomics. *Plos One*, *8*（7）, e68910.

Zhang, J. R., Wang, J. H., Wu, Q. Z., Kuang, W. H., Huang, X. Q., He, Y., & Gong, Q. Y.（2011）. Disrupted brain connectivity networks in drug-naive, first-episode major depressive disorder. *Biological Psychiatry*, *70*（4）, 334-342.

第十四章

机 器 学 习

涂毅恒[1]

摘要：机器学习和模式识别已被广泛运用于脑电信号分析领域，为从高维度脑电信号提取和描述与任务相关的大脑状态提供了新的方法。鉴于近年来机器学习技术引发的持续关注及其广泛的应用，本章介绍了如何在脑电分析中使用该技术。首先，我们概述了机器学习分析并且介绍了相关基础概念。然后，我们提出了一个关于区分睁眼和闭眼状态下静息态脑电信号的科学问题，并逐步介绍如何提取特征、训练特征、选择特征、降维分析、选择分类器、评估结果以及进行模式表达。随后，我们探讨了深度学习在未来研究中的应用。在本章的最后，我们提供了运用机器学习技术区分睁眼和闭眼状态下静息态脑电信号的详细 MATLAB 代码。

关键词：机器学习；分类；特征；训练；测试

基于脑电信号毫秒级别的时间分辨率，脑电已被广泛地应用于研究人脑中与感觉和认知相关的神经活动（Hu et al.，2011；Tu et al.，2014，2016；Zhang et al.，2012）。通过结合相关实验，对被试施加外界刺激或者要求其进行指定任务，脑与行为间的关联可以通过脑电反映出来。然而，脑电能在何种程度上实现“大脑解码”仍然是个疑问。例如，运用脑电来检测个体的行为状态（睁眼或是闭眼）准确率能够达到多少？我们能否运用脑电实时监测个体的认知程度？除开发脑电采集系统和优化实验设计之外，创新的数据

1. 中国科学院心理研究所心理健康重点实验室；中国科学院大学心理学系，北京，中国。电子信箱：tuyh@psych. ac. cn。

分析方法是解决上述问题的关键。

近年来，使用机器学习技术来分析脑电信号引起了广泛的关注（Blankertz et al.，2011；Makeig et al.，2012；Müller et al.，2008）。越来越多的研究证据表明，机器学习可以从高维度且有噪声的脑电信号中提取有意义的信息。鉴于相关技术的关注度和广泛应用，本章我们将介绍如何使用机器学习来分析脑电信号，包括机器学习的方法和相关应用，并探讨深度学习算法在未来研究中的应用前景。

第一节　机器学习分析简介

研究者设计神经成像实验区分大脑的不同状态，而从实验中采集到的脑电信号往往包含大脑中的认知或感觉反应。传统的分析方法大多运用回归分析来建立基于特定假设的脑电信号特征（例如，ERP 及其与行为指标之间的关系），或是通过单独分析每个样本，来确定时间域或频率域中的哪些特征参与了大脑中认知状态或感觉反应的处理。我们称这些传统方法为“单变量分析”。从理论上讲，如果大脑的某个特定时间点上的活动在两种状态下存在差异，那么就有可能利用这种脑活动来解码个体的认知状态或感觉反应。例如，α 频段振荡的能量与睁眼和闭眼状态密切相关。然而，大多数情况下，我们往往很难找到一个能够提供足够大的差别来区分两种状态的单独特征，从而导致无法做出准确的判断。

机器学习分类器可以被看作一个函数，其将不同状态下的大脑活动的各种特征值作为自变量，并预测未知状态属于何类（因变量）。下面介绍关于机器学习的几个基本概念。

类：一个对象所属的类别。在一个类中，一组模式共享公共属性并且通常来自同一个源。

模式：一个对象的特征集合，以及该对象的类信息。

样本：对象的任何给定的模式都称为样本。

特征：一组带有区分和鉴别一个对象的信息的变量。

特征向量：一个样本中 K 个特征的集合，以某种方式排列成 K 维向量。

特征空间：特征向量所在的 K 维空间。

在一个脑电实验中，特征可以从时间域、频率域或者空间域中被提取。类可以是认知状态或感觉反应。我们可以将 N 个样本的 K 个特征（例如，一次试验或一个被试为一个样本）指定为 $X \in R^{N \times K}$ 和它的类标签 $y \in R^{N \times 1}$。

分类器可以利用训练数据来学习多个参数和估计每个特征的权重，从而建立特征与类标签的关系。因此，给定一个样本 X，分类器在形式上是一个可以用来预测标签的函数：$y=f(X)$。这个函数 f 可以是分类，其输出是一个对应于有限类别的离散数字，也可以是回归，其输出是连续的变量。

机器学习分类器需要通过训练来学习特征与他们对应的类标签之间关系的函数 f。经过训练之后，分类器可以用于测试数据，以确定特征是否包含样本中的类之间的判别信息。如果经过训练的分类器能够真正捕捉到特征和标签之间的关系，那么它能够预测以前从未见过的测试数据中的样本类别。我们通常假设训练和测试数据是独立地从一个“样本分布”中提取的。如图 14.1 所示，我们指定训练和测试数据分别为 $X_{\text{training}} \in R^{N\times K}$ 和 $X_{\text{test}} \in R^{L\times K}$。其中行是样本，列是特征，类标签分别为列向量 y_{training} 和 y_{test}。在分类方面，评价分类器性能的最常用方法是预测误差或者准确率，即样本在测试数据中被正确分类的比例。在回归方面，我们可以用均方误差$=\frac{1}{L}\sum_{i=1}^{L}\left(y_i-\tilde{y}_i\right)^2$或者预测结果相关性$=\operatorname{corr}(y,\tilde{y})$来评价真实标签 y 和预测标签 $\tilde{y}$ 之间的差别。

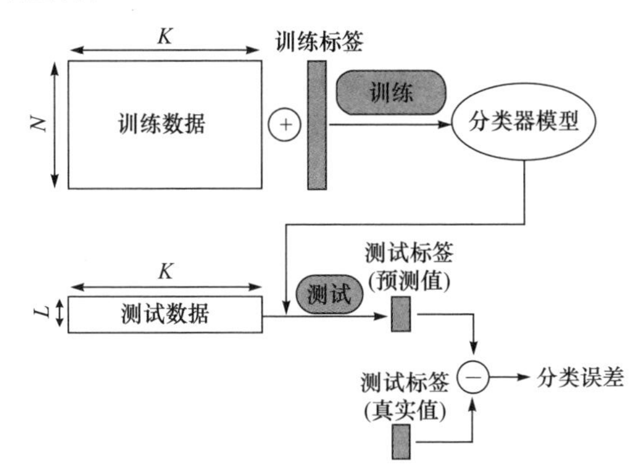

图 14.1　机器学习分类器框架图。分类器通过训练数据和它们的类标签进行学习，之后被用于预测测试数据的标签。通过比较预测的标签和真实标签可以计算分类器的准确率

第二节　机器学习分析的脑电特征

为了在脑电研究中使用机器学习分析，我们需要确定哪些脑电特征可以用来区分实验条件。对于自发性脑电数据，我们通常在频率域通过频率和幅

值来研究信号。例如，闭眼状态的静息态脑电数据 α 频段振荡的能量显著高于闭眼状态（图 14.2）。其他特征，包括双谱（检测不同频率信号间的相位耦合）（Gajraj et al.，1998）、熵（描述脑电信号的分布）（Wang et al.，2014）、相干性（脑电信号不同电极通道之间频率成分的相似性）（Srinivasan et al.，2007）、连接性（脑电信号不同电极通道之间时间序列的相关性）（Schoffelen & Gross，2009）等，都可以用来作为机器学习分析的特征。

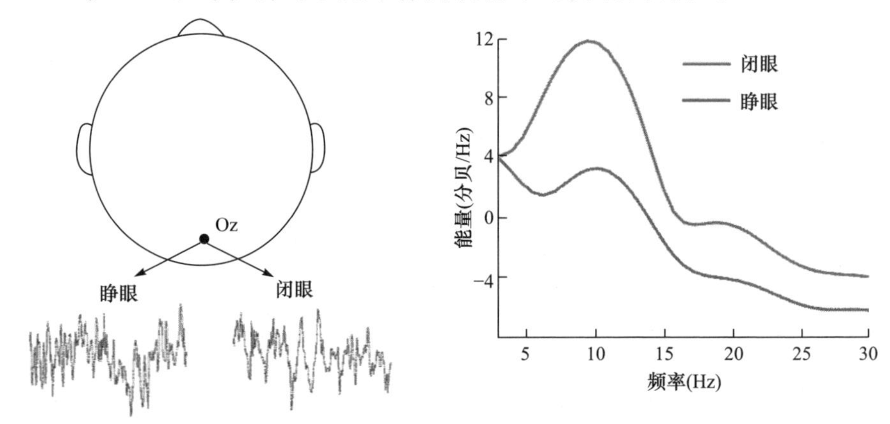

图 14.2 睁眼和闭眼状态的静息态脑电信号波形和功率谱密度

有一些特征既可以用来分析自发性脑电，也可以用来分析 ERP。例如，脑电信号的时频分布描述了频率特征如何随时间变化（Hu et al.，2014）（图 14.3）。每个时频点的能量或者相位值，或者某个时频区域的描述值都可以作为特征。脑电或 ERP 的地形图，即多通道脑电图中一个特

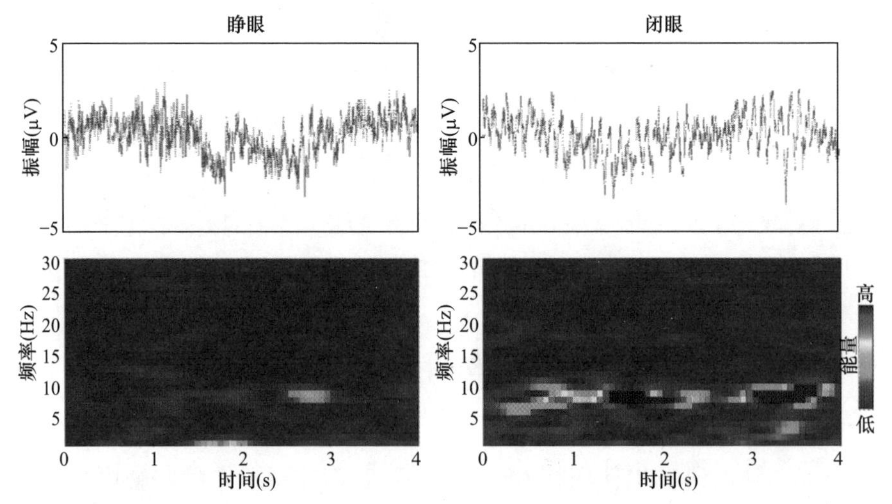

图 14.3 脑电信号的时间序列（上半部分）和时频分布（下半部分）

征的插值图，代表了头皮上的特征分布，也可以作为特征（Van de Ville et al.，2010）。此外，我们还能够从多通道脑电或 ERP 信号中的时域、频域和空域三个方面提取特征（Tu et al.，2014），但同时增加了机器学习分类器的计算复杂度。

总之，选择合适的脑电信号特征对于机器学习分析至关重要。研究人员可以根据假设或者数据驱动搜索做出决定。在本章末尾，我们将提供一个使用 α 频段振荡能量作为特征以区分睁眼和闭眼状态下静息态脑电信号的示例。

第三节　机器学习分析训练

机器学习分类器的目标是基于通过训练获得的一些先验知识来估计给定特征向量对应的正确类别。训练是分类器学习特征向量与其对应的类标签之间映射关系的过程。特征向量和对应类标签之间的这种关系在特征空间中形成了一个决策边界，它使得不同类的模式彼此分开。

在训练分类器之前，我们需要将样本（特征向量和类标签）整理成为训练数据集（用于训练分类器的数据；已知数据类标签）和测试数据集（用于评估分类器性能的数据；通常与训练数据同时采集或从训练数据中划分；未知数据类标签）。在某些情况下，还会有一个独立数据集（采用被训练好的分类器对未知数据进行分类；未知数据类标签）。在训练分类器过程中，我们需要在使用更多的有噪声的样本（例如，单次提取的脑电信号）或更少的干净的信号（例如，平均信号）之间权衡。一方面，拥有更多的样本有助于分类器在训练中进行更好的参数估计，并提高测试的能力，以保证测试的准确性；另一方面，噪声会影响参数估计，在某些情况下会使得分类器的参数过度拟合噪声，影响分类器的性能。

使用交叉验证的方法可以利用所有数据进行训练和测试（图 14.4）。对于 N 个样本，我们可以把它们分为 N–1 个训练样本和一个测试样本，并重复相同的过程 N 次，使得每个样本都被用作测试样本一次。这种方法被称为“留一法”交叉验证（Tu et al.，2016）。尽管在严格意义上每次迭代中训练的分类器有所不同，但由于它们共享很多训练数据，所以可以预期它们是非常相似的。除了“留一法”之外，其他种类的交叉验证，例如“K 折叠”[其中 K 是数据集被分割成的不同折叠的数量（例如，5 折或者 10 折）]也已被广泛应用于脑电研究中。与“留一法”相比，“K 折叠”交叉验证在计算上更有效，并且训练的分类器可能不会过度拟合。值得注意的是，每个折叠中的训练数据必须包含所有类别的样本，否则该折叠的分类器将无法预测缺失的类别。

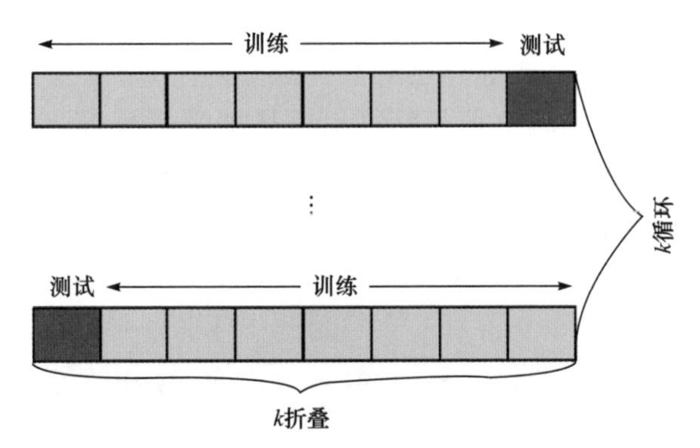

图 14.4　交叉验证。将数据多次分开构建训练集（包含训练样本）用于训练分类器和一个测试集（包含测试样本）用于计算分类能力

MATLAB 函数“crossvalind”可以帮助我们生成 N 个样本的“K 折叠”交叉验证的索引。该索引包含相等（或者近似相等）的从 1 到 K 的整数，用来将 N 个样本分成 K 个子数据集。代码如下。

```
clear all; close all;
Indices = crossvalind('Kfold', N, K)
```

为了通过训练建立更好的分类器，研究者需要考虑训练的效果，即分类器正确识别训练数据类别的能力以及泛化的效果，即分类器识别测试数据类别的能力。一个好的机器学习分类器应具有一个能够提供最好的泛化能力而不是完美的训练效果的决策边界。在某些情况下，分类器因为学习了数据中的噪声使得训练数据完美地被分类。我们将这些分类器学习了噪声或是随机误差而不是真实的数据与类标签之间关系的现象称为过度拟合。

第四节　机器学习分析的特征选择和降维

脑电数据通常会跨越多个域具有极高数据维度，但样本量非常有限，机器学习在脑电研究中的效果往往会受到“维度诅咒”的影响（Mwangi et al., 2014）。例如，一个 64 通道的时频图（时域中有 1000 个样本，频率域中有 100 个样本）具有 6 400 000 个特征（假设每一个时间-频率点为一个特征）。特征选择或降维对于从高维度脑电数据中识别一小部分判别特征，以获得更高的分类准确性和更好的分类器可解释性是至关重要的（Tu et al.，2015）。

特征选择或降维既可以使用类标签（称为“有监督学习方法”），也可以不使用类标签（称为“无监督学习方法”）。主成分分析是一种传统的降维方法，其沿着一个方向投影高维度数据。在这个方向上，数据的方差由少量潜变量在一个线性子空间内实现最大化（图 14.5）（Jolliffe，2011）。从数学上看，主成分分析运用正交变换将一组相关变量的观测数据转换为一组称为主成分的线性不相关变量。通过省略数据中低方差的主成分，我们仅丢失少量信息。假设我们只保留 L（L 小于变量数）的主成分，这样新数据就只有 L 列，但是包含大部分数据信息。通常情况下，在脑电分析中主成分分析可以用于减少时间、频率、通道、试次和被试的维度，因为脑电数据的这些域中往往包含冗余信息（Hu et al.，2015）。

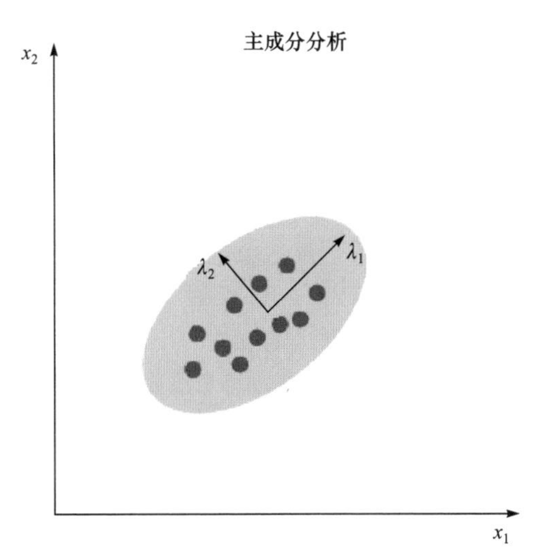

图 14.5　主成分分析。投影方向 λ_1 捕捉到了数据样本中最大的方差，而与它垂直的投影方向 λ_2 捕捉了数据样本中最小的方差

在 MATLAB 中，我们可以用函数“pca”来实现主成分分析。代码如下。

```
clear all; close all;
[coef, score, latent] = pca(X)
```

对于一个 n 行、k 列的矩阵 X（X 的每一行代表样本，每一列代表特征），这个函数的返回主成分系数为“coef”、主成分评分为“score”（即 X 在主成分空间的表达），以及主成分方差为“latent”（X 的协方差矩阵的特征值）。在“coef”中，每一列代表了一个主成分的系数，这些列按照主成分的方差降序排列。在“score”中每一行代表了一个样本，而每一列代表了一个主成分。

然而，无监督学习方法不利用类标签来减少维度，不能够保证类在低维度空间中被很好地区分。相比之下，有监督学习方法利用类标签来确保高维数据可以被映射到低位空间，且不同的类可以在这个空间中被很好地区分（Mwangi et al.，2014）。在这里，我们简要介绍三类有监督的特征选择方法。最直接的方法是使用单变量统计技术的过滤类方法，包括 t 检验、方差分析和皮尔逊相关性。这些方法根据在区分类别之间差异中特征的关联性来对特征进行排序，通常对于高维度脑电数据表现不佳。包装类方法使用分类或回归目标函数根据模型中的分类权重对特征进行排序。递归特征消除是最流行的包装类特征选择方法（Gysels et al.，2005）。它从训练集中的所有特征开始，迭代地消除特征，直到找到最佳数量的特征。嵌入类方法通过对机器学习模型实施某些“惩罚”来选择特征。例如，最小绝对值收敛和选择算子（或称为套索算法 LASSO），通过在回归系数上加上增强稀疏性的 L_1 正则化来最小化均方误差，把较小的回归系数缩小到零来实现特征选择（Tibshirani，1996）。在处理强相关的特征的情况下（例如，相邻的脑电时间点），LASSO 算法从一组强相关变量中任意选择一个变量，即降低了机器学习模型的可解释性。因此，弹性网（elastic net）算法被开发并运用在脑成像研究中。弹性网算法通过结合 L_1 正则化（强制稀疏性）和 L_2 正则化（分组约束）来提高 LASSO 算法的效果（Zou & Hastie，2005）。

第五节　机器学习分析的选择分类器

在准备完样本和选择信息量最大的特征之后，接下来是选择分类器（Lotte et al.，2007）。学习特征和类标签之间的函数 f 的分类器分为判别模型和生成模型两种。判别模型的目标是通过设置参数来直接学习具有给定参数形式的预测函数。一个函数最简单的形式即是分类依赖于以下特征的线性组合：

$$Xw = x_1 w_1 + \cdots + x_K w_K \tag{14.1}$$

当 $Xw > 0$ 时，分类器判别为 A 类别；当 $Xw < 0$ 时，分类器判别为 B 类别。因此，学习一个线性分类器相当于学习一条能够将样本点区分成两个类别的线，我们称这条线为决策边界。线性判别分析（linear discriminant analysis，LDA）和线性支持向量机（support vector machine，SVM）是常用的学习决策边界的方法（图 14.6）（Subasi & Gursoy，2010）。

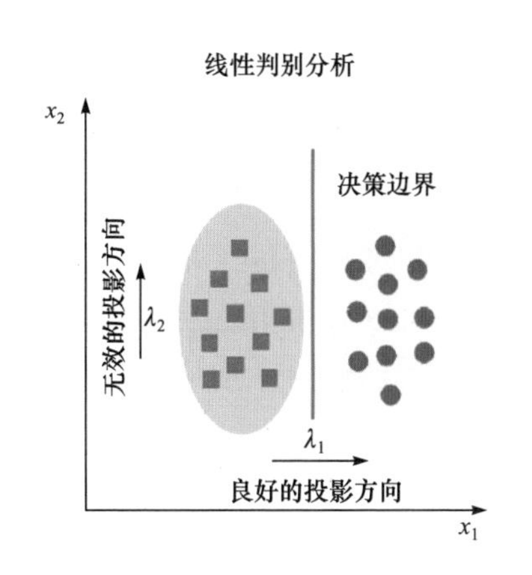

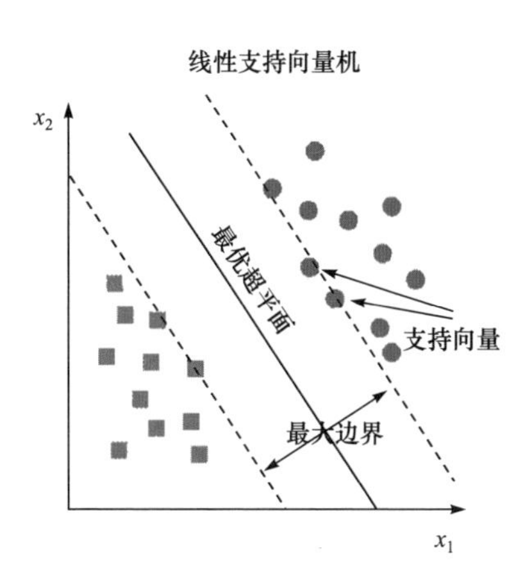

图 14.6 基于判别模型的分类器通过学习一个决策边界，将两个类的点尽量分开

线性判别分析通过找到一个投影方向使得不同类的所有样本都被很好地区分开。线性支持向量机在高维空间中构造超平面，以便在该超平面中实现最佳决策边界（极大化不同类之间的边界距离）。支持向量机的优点在于它能够使用核函数将原始特征空间（类不可以线性分离）映射到更高维空间（类可以线性分离），并找到更高的支持向量维度空间。在使用支持向量机时，需要调整几个参数来实现一个良好的分类。对于线性支持向量机，需要在训练分类器之前定义成本参数（C）。这个参数告诉我们支持向量机在优化过程中希望避免每个训练样本被错误分类的程度。对于较大的成本参数值，优化过程会选择一个较小距离的超平面，这个超平面可以使得训练样本被正确分类。反之，一个较小的成本参数值会使得优化器去寻找一个较大边界的超平面，即使这个超平面错误地分类了很多样本。对于非线性支持向量机，通过内部交叉验证的网格搜索将有助于定义最佳的参数组合。

相比之下，生成模型，如高斯朴素贝叶斯（Gaussian Naïve Bayes，GNB）分类器通过学习一个可以生成给定类别的样本的统计模型来进行分类（Huang et al.，2013）。其中，建模的是类条件特征值的分布，即 $p(X \mid y=A)$ 和 $p(X \mid y=B)$，然后根据贝叶斯规则进行转换，通过确定哪个概率最大来进行分类。在实际操作中，朴素贝叶斯仅需要少量的训练数据来估计分类所需的参数便可以获得良好的分类性能。

分类器可以使用 MATLAB 内置函数“classify”或其他工具包来实现。使用“classify”函数，我们可以运行以下 MATLAB 代码：

```
clear all; close all;
```

class = classify(sample, training, group, '*type*')

这个函数将“sample”中的数据的每一行分类到“training”中的每一个“group”。“sample”和“training”必须是有相同列数的矩阵，“group”是用来定义“training”中每一行的样本分别属于哪一类的向量。我们可以通过指定“type”来使用不同种类的分类器，包括“linear”“diaglinear”“quadratic”“diagquadratic”“mahalanobis”。关于“classify”函数的详细说明，可以参考 MATLAB 的说明文件。

如果要运行支持向量机，推荐使用 LIBSVM 工具包(http://www.csie.ntu.edu.tw/~cjlin/libsvm/)。LIBSVM 集成了支持向量分类、回归和分布估计。在 MATLAB 中使用 LIBSVM 有以下几步：首先，下载和解压完工具包之后，需要将工具包添加到 MATLAB 路径中：主页—设置路径—添加并包含子文件夹—选择 LIBSVM 的路径。接下来需要选择并配置一个编译器，使用代码 mex -setup。

之后会在 MATLAB 的命令窗口中看见以下内容：

```
Please choose your compiler for building external interface
(MEX) files
Would you like mex to locate installed compilers [y]/n?
```

在此选择电脑上已经安装好的编译器。可以输入“y”来选择一个编译器。LIBSVM 支持的所有编译器都可以在 LIBSVM 的官方网站上找到。

```
Please choose your compiler for building external interface (MEX)
files
Would you like mex to locate installed compilers [y]/n? y
Select a compiler:
[1] Microsoft Visual C++ 2015 Professional (C)
[0] None
```

选择合适的编译器也可以使用 LIBSVM—MATLAB 文件夹中的程序代码“make.m”来实现：make。

如果未出现任何报错信息，那么就表明 LIBSVM 工具包已经成功安装到了 MATLAB 中。以 LIBSVM 文件夹中的示例数据来尝试使用支持向量机分类器：

```
libsvmread('heart_scale');
model = svmtrain(heart_scale_label, heart_scale_inst);
[predict_label, accuracy] = svmpredict(heart_scale_label, heart_
scale_ inst, model);
```

运行完上述代码后，如果以下结果显示在 MATLAB 命令窗口中，则 LIBSVM 已经设置完成，可以进行分类任务。

```
Accuracy = 86.6667% (234/270) (classification)
```

尽管一些分类器允许进行多个类的分类任务，但其往往还是通过二分类来实现。一般来讲，多个类的分类（例如，L 类）通常是通过两种不同的策略进行二分类来实现的。

一对全部：对于每一类，训练一个分类器来区分该类与剩余其他类，即总共训练 L 个分类器。合并这些二分类分类器，并返回最高的置信值或分数来进行分类（例如，朴素贝叶斯分类器的最高后验概率）。

一对一：每两类之间训练一个二分类分类器，即总共训练 $\frac{L(L-1)}{2}$ 个分类器。合并这些分类器，并寻找最常出现的类标签来进行分类。

第六节　机器学习分析的评价结果

训练结束之后，分类器的泛化效果需要在测试数据或者独立数据上进行评价。评价分类器的最直接标准是准确率，即被正确分类样本数在所有样本数中的比例。需要注意的是，准确率不适用于不平衡的数据集（两个类的样本数量有很大不同）。更重要的是，由于并非所有错误都有相同的成本，准确率并不能够反映某些分类错误的成本。例如，在疾病诊断中有两种类型的错误：①病人被误诊为健康人，可能导致其死亡；②健康人被误诊为病人，导致其服用不必要的药物。

因此，我们需要其他的标准来评价二分类的效果。表 14.1 总结了 4 种常见的标准。阳性和阴性分别代表是否拒绝零假设。在典型的医学诊断中，真阳性代表病人被正确诊断为患病；假阳性代表健康人被错误诊断为患病；真阴性代表健康人被正确诊断为健康；假阴性代表病人被错误诊断为健康。

表 14.1 分类器的评价标准

<table>
<tr><th colspan="2" rowspan="2">项目</th><th colspan="2">真实值</th></tr>
<tr><th>阳性</th><th>阴性</th></tr>
<tr><td rowspan="2">预测值</td><td>阳性</td><td>真阳性
正确结果</td><td>假阳性
一类错误</td></tr>
<tr><td>阴性</td><td>假阴性
二类错误</td><td>真阴性
正确结果</td></tr>
</table>

此外，还有两个评价标准经常在实际中得以应用：灵敏度衡量了阳性样本中判断为阳性的比例（真正患病的人被诊断为患病的比例），计算方式是真阳性除以真阳性+假阴性的比值。特异性衡量了阴性样本中判断为阴性的比例（真正健康的人被诊断为健康的比例），计算方式是真阴性除以真阴性+假阳性的比例。

对于大多数分类器，使用相同的参数不可能同时实现最大的灵敏度和最大的特异性。在这种情况下，必须决定两者中哪一个更重要。研究这个问题的一个重要工具是接受者操作特征（receiver operating characteristic，ROC）曲线（图 14.7）。在 ROC 曲线中，灵敏度被绘制成一个参数的不同标准值的（1-特异性）的函数。ROC 曲线下的面积（area under curve，AUC）是评价一个参数区分两个诊断组程度的衡量标准。

在衡量分类结果的时候，只提供准确率、灵敏度或者特异性的数值是不够的。统计上显著的分类结果是我们可以拒绝分类器随机决定的零假设。如果分类器没有关于使用脑电数据预测的类的任何信息，我们可以预期分类器只能随机猜测类标签。也就是说，如果测试样本是相互独立的，并且两个类的样本大小相等，那么基于二项分布，我们可以预期平均准确率为 50%。因此，需要通过确定当满足零假设时所获得的准确率可能高于 50%的概率来计算统计显著性。例如，我们可以使用针对 50%的单样本 t 检验来表明分类准确率显著高于随机水平，或者我们可以使用配对 t 检验来比较不同特征集或分类器的性能。

然而，如果脑电数据的样本不满足独立性，则建议使用非参数置换检验来评估显著性（Maris & Oostenveld，2007）。在置换检验中，我们在训练之前随机置换数据的类标签。然后，对置换数据集执行交叉验证，并重复该过程 1000 次或更多次。如果在真实数据标签上训练的分类器的准确率统计上超过随机重新标记的数据标签训练的分类器的准确率（95%置信区间外），则认为分类器表现良好。

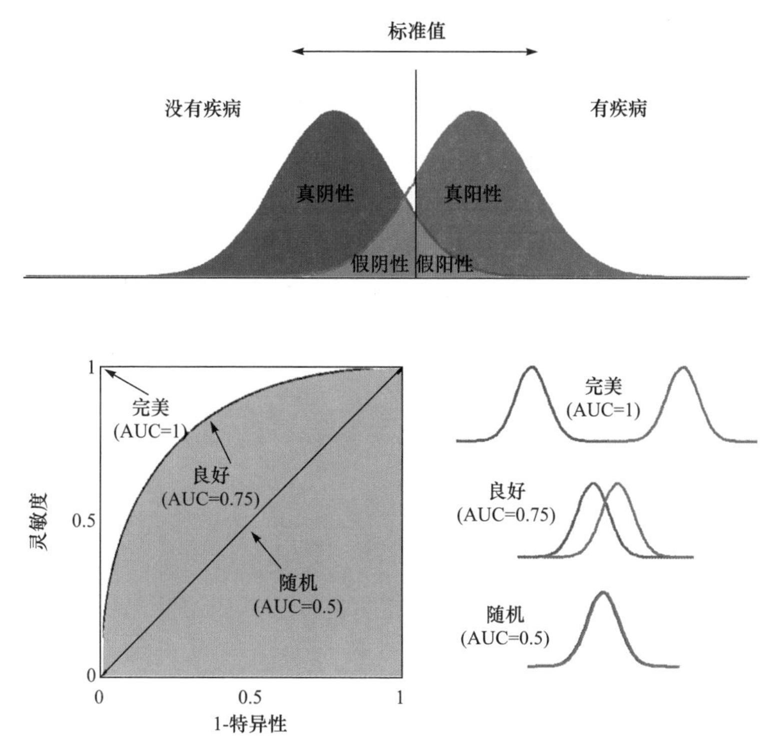

图 14.7 ROC 曲线。在 ROC 曲线中，灵敏度被绘制成一个参数的不同标准值的（1-特异性）的函数。AUC 是评价一个参数区分两个诊断组程度的衡量标准

第七节 机器学习分析的模式表达

当我们知道在数据中有不同类别的信息，那么接下来很自然地会想知道该信息所在的位置。例如，数据中的哪个时间段包含最具区分度的信息。这可以通过两个方面来解决：确定被选择的特征以及确定其影响分类的权重。

当在每个交叉验证折叠中使用特征选择时，所选择的特征可能不同，并且在所有折叠中选择的特征之间的重叠可能很小（通常小于 1/3）。脑电数据中很多的特征可能是多余的，因为它们中有很多都内在相关且编码相同的内容。因此，在所有折叠中都出现的特征可能是分类所必需的小子集。

使用线性分类器更容易知道哪些特征会对分类产生强烈影响，因为线性分类器不考虑特征之间的相互作用，每个特征仅通过其权重的大小影响决策。对于被试内分类，即训练每名被试的分类器，我们可以通过使用单样本 t 检验比较所有被试中每个特征的权重与零的差异，来评估分类中每个特征的统计显著性。对于被试间分类，即训练跨被试的分类器，我们可以使用非参数

统计方法。除了我们介绍的置换检验之外，自助抽样法（bootstrapmethod）也被广泛应用于脑成像研究中，用以确定每个特征在分类中的重要性。在自助抽样法测试中，我们构建了1000个或更多的有放回的抽样样本集，也就是说，每当选中一个样本时，它可能被再次选中并被再次添加到训练集中。抽样样本由成对的特征和类标签组成。我们可以在每个样本集上做机器学习分析，重复1000或更多次，并将每个特征的权重值（1000或更多个）与零之间做单样本 t 检验，并进行多次比较校正，以此来确定特征对于分类的重要程度及其显著性。

第八节　展望：深度学习算法

深度学习是机器学习的一个分支，它是一种以人工神经网络为构架，由多个处理层对数据进行表征学习的算法。由于深度学习可以直接从原始信号中学习和理解复杂的表征，并能自动提取用于分类的高级特征，其已经被广泛应用于计算机视觉、语音识别和自然语言处理。基于更多的训练数据和图形处理单元（graphics processing unit，GPU）的强大计算能力，深度学习显著优于传统的机器学习算法。

目前，脑电分析的一大局限是很多未知或者潜在相关的特征并没有被包括在分析中。尽管针对大规模图像、视频和文本数据已经开发了许多成功的深度学习应用，但在脑成像领域仍相对欠缺。其中一个原因可能是大多数脑成像数据集中的样本数量非常有限，因此难以训练具有数百万个参数的大规模神经网络。尽管如此，最近的研究已经开始探索深度学习算法在基于脑电数据的大脑解码方面的潜力。在本部分，我们将简要介绍两种深度学习算法，卷积神经网络（convolutional neural network，CNN）和深度信念网络（deep belief network，DBN），以及它们在脑电分析中的应用。

卷积神经网络是一种深度前馈人工神经网络，其受到动物视觉皮层神经元之间的连接模式的启发。卷积神经网络的基本框架如图14.8（a）所示。典型的卷积神经网络由输入和输出层以及多个隐藏层组成。隐藏层由卷积层、池化层、完全连接层和标准化层组成。卷积神经网络可以通过卷积学习局部的非线性特征，并通过多层处理将高级特征表示为低级特征的组合。在脑电分析中，卷积神经网络被设计为从原始数据中提取广泛的特征，并使用两个卷积层来处理大量数据信号（例如，时间点和电极）。第一个卷积用于跨时间处理时间信息，第二个卷积用于跨电极处理电极之间的关系。通过这种方式，该框架可以被视为空间块和时间块的集成。由于卷积神经网络具有良好的解码性能，且易于进行迭代训练，已经被成功应用于脑电研究中。例如，Mirowski 等（2009）将卷积神经网络应用于头皮脑电和颅内脑电对癫痫进行检测。Cecotti 和 Graser（2008）运用特殊的卷积神经网络对稳态视觉诱发电位（SSVEP，由固定频率视觉刺激引起的脑振荡活动）进行分类。该神经网络中集成了不同卷积层之间的傅里叶变换，用于将时域信号转换到时频域。Taber 和 Halici 使用深度学习方法改善了脑电运动想象信号的分类性能（Tabar & Halici，2017）。他们结合了卷积神经网络和堆叠自动编码器（stacked autoencoders，SAE）来对脑电运动想象信号进行分类。该方法引入了一种新的输入方法，组合了脑电信号中提取的时间、频率和空间信息，并在卷积神经网络中使用一个卷积层和一个最大池化层。

深度信念网络是一个在多层潜在变量（“隐藏单位”）之间建立联系的生成模型[图 14.8（b）]。深度信念网络可以被视为无监督网络的集合，例如，受限玻尔兹曼机（restricted Boltzmann machine，RBM）。RBM 通过一种方法堆叠：RBM 第 1 层的输出是第 2 层的输入。一个典型的深度信念网络通常有两个或更多的 RBM 以这种方式堆叠，而 RBM 的目标是学习一组输入的概率分布。将高维度数据通过可见层输入到隐藏层，并在隐藏层基于层之间连接的权重来识别数据的特征。训练深度信念网络的最佳方式是以分层的方法一次一层地进行训练。当深度信念网络的每一层都经过训练之后，最终的 RBM 输出可以作为分类器的输入进行解码。因此，深度信念网络在脑电研究中最重要的应用之一是降维。例如，Li 等（2013）在研究中提出了一种基于深度信念网络的模型，该模型可用于从脑电信号中识别情感状态。具体来说，其首先用深度信念网络来处理每个电极的脑电信号，从几千个特征中有效地提取关键信息。在随后的过程中使用所提取的低维度特征来避免小样本数量带来的问题。Zheng 等（2014）介绍了类似的应用，他将多通道脑电信号中提取的差分熵作为特征输入深度信念网络进行训练，从而区分两种情绪状态。

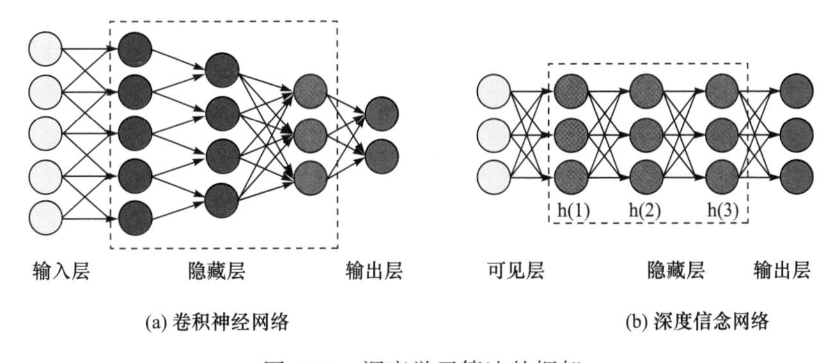

图 14.8　深度学习算法的框架

通常来说，使用深度学习算法分析脑电数据有以下两个优点：首先，深度学习算法通过多个层直接从原始数据中学习特征，并考虑高阶特征和这些特征之间的关系；其次，深度学习方法可以通过使用无监督学习方法来分析无标签的数据，对于大量未标记的脑电数据具有更广泛的应用。

第九节　机器学习分析示例

在本部分，我们将演示如何在一个简单的数据中进行机器学习分析。数据来源于一名被试在两种状态（睁眼和闭眼）下的在 Oz 电极上采集的静息态脑电信号。在睁眼和闭眼条件下，分别有 60 个数据作为训练样本，同时有另外 60 个未标记的数据作为测试样本。这个示例的目的是通过训练样本训练一个分类器来区分睁眼和闭眼条件，并在测试数据上进行标签识别。

在这个示例中，我们总结了以下概念。①类：睁眼和闭眼。②样本：脑电数据。③特征：α 频段振荡能量。在前面的章节中，我们展示了在闭眼状态下静息态脑电的 α 频段振荡能量显著比睁眼状态下高。④特征矩阵：在 Oz 电极上采集的信号的 α 频段振荡能量（维度为 1）。⑤特征空间：α 频段振荡能量（一维空间）。⑥模态：α 频段振荡能量在闭眼状态下大于睁眼状态。

接下来，我们提供 MATLAB 代码，包括：①在训练和测试样本中提取特征；②训练线性判别分析（linear discriminant analysis，LDA）分类器，并用十折交叉验证评价训练效果；③在测试样本上评价 LDA 分类器的泛化效果。

第一步，读取 MATLAB 文件“data_classification.mat”进入工作区。此文件中包含：①ec（60 个闭眼状态下的脑电数据样本；每个样本包含 2000 个时间点）；②eo（60 个睁眼状态下的脑电数据样本；每个样本包含 2000 个时间点）；③test_samples（60 个测试样本；每个样本包含 2000 个时间点）；④test_labels（60 个二进制数字，1 或者 0；代表了测试样本的类标签）。脑电数据的采样率是 200Hz，每个样本的采集时间长度是 10s。代码如下。

```
clear all; close all;
load data_classification.mat
```

第二步，计算信号的功率谱密度，并分别提取训练和测试样本的 α 频段振荡能量。

```
%% 参数
fs_test = 200; % 采样率
N_Train = size(ec, 2); % 训练样本数量
```

```
N_Test = size(test_samples, 2); % 测试样本数量

%% 功率谱密度
nfft = 256; % Point of FFT
for n = 1:N_Train
    [P_ec(:, n), f] = pwelch(detrend(ec(:, n)),
[], [], nfft, fs_test); % 计算闭眼状态下的功率谱密度
    [P_eo(:, n), f] = pwelch(detrend(eo(:, n)),
[], [], nfft, fs_test); % 计算睁眼状态下的功率谱密度
End
for n=1:N_Test
    [P_test(:, n), f] = pwelch(detrend(test_
samples(:, n)), [], [],
nfft, fs_test); % 计算测试样本的功率谱密度
End

%% 特征提取
alpha_idx = find((f<=12)&(f>=8));  % 频段的索引
a_ec_train = mean(P_ec(alpha_idx, :)); % 提取睁
眼状态下数据的频段能量
a_eo_train = mean(P_eo(alpha_idx, :)); %提取闭眼
状态下数据的频段能量
a_test = mean(P_test(alpha_idx, :)); % 提取测试数
据的频段能量
```

运行完以上代码后，可以在 MATLAB 工作区中找到三个向量（维度均为 1×60），即 a_ec_train、a_eo_train 和 a_test，分别代表了训练样本中闭眼状态的特征、睁眼状态的特征和测试样本的特征。

第三步，训练一个 LDA 分类器并且用十折交叉验证来评价分类器的效果。设定睁眼状态的类标签为“1”，闭眼状态的类标签为“0”。

```
all_samples = [a_eo_train, a_ec_train]'; % 所有
样本
all_labels = [ones(size(a_eo_train, 2), 1); zeros
(size(a_ec_train,
```

```
2), 1)]; % 样本的标签：1 为睁眼状态，0 为闭眼状态
K = 10; % K 折交叉验证
indices = crossvalind('Kfold', all_labels, K); % 生成交叉验证的索引
for k = 1:K
    cv_test_idx = find(indices == k); % 交叉验证中第 k 折测试数据的索引
cv_train_idx = find(indices ~= k); % 交叉验证中第 k 折训练数据的索引
cv_classout=classify(all_samples(cv_test_idx, :), all_samples(cv_
        train_idx, :), all_labels(cv_train_idx));
    cv_acc(k) = mean(cv_classout==all_labels(cv_test_idx)); % 计算准确率
    TP = sum((cv_classout==all_labels(cv_test_idx))&(cv_classout==
1)); % 计算真阳性
    TN = sum((cv_classout==all_labels(cv_test_idx))&(cv_classout==
0)); % 计算真阴性
    FP = sum((cv_classout~=all_labels(cv_test_idx))&(cv_classout==
1)); % 计算假阳性
    FN = sum((cv_classout~=all_labels(cv_test_idx))&(cv_classout==
0)); % 计算假阴性。
    cv_sensitivity(k) = TP/(TP+FN); % 计算灵敏度
    cv_specificity(k) = TN/(TN+FP); % 计算特异性
```

```
end
cv_acc_avg = mean(cv_acc); % 平均准确率
cv_sensitivity_avg = mean(cv_sensitivity); % 平
均灵敏度
cv_specificity_avg = mean(cv_specificity); % 平
均特异性
```

运行完以上代码后，可以在 MATLAB 工作区中看到三个性能评价结果。训练的分类器的平均准确率（cv_acc_avg）、灵敏度（cv_sensitivity_avg）和特异性（cv_specificity_avg）分别为 84.2%、100%和 68.3%。

最后，将训练好的分类器应用于测试样本来识别标签并且评价分类效果。

```
%% 在测试数据上验证
train_samples = [a_eo_train'; a_ec_train']; % 训
练样本
train_labels = [ones(N_Train, 1); zeros(N_Train,
1)]; % 训练样本
的标签: 1 为睁眼状态, 0 位闭眼状态
test_samples = [a_test']; % 测试样本
classout = classify(test_samples, train_samples,
train_labels, 'linear');
TP_test = sum((classout==test_labels)&(classout==
1));
TN_test = sum((classout==test_labels)&(classout==
0));
FP_test = sum((classout~=test_labels)&(classout==
1));
FN_test = sum((classout~=test_labels)&(classout==
0));
test_acc = sum(classout==test_labels)/N_Test; %
计算准确率
test_sensitivity = TP_test/(TP_test+FN_test); %
计算灵敏度
test_specificity = TN_test/(TN_test+FP_test); %
计算特异性
```

运行完以上代码后，可以在 MATLAB 工作区中找到三个性能评价结果。在测试样本中区分睁眼状态和闭眼状态的准确率（test_acc）、灵敏度（test_sensitivity）和特异性（test_specificity）分别为 83.3%、100%和 66.7%。

参 考 文 献

Blankertz, B., Lemm, S., Treder, M., Haufe, S., & Müller, K. R. （2011）. Single-trial analysis and classification of ERP components— A tutorial. *NeuroImage, 56*（2）, 814-825.

Cecotti, H., & Graeser, A. （2008）. Convolutional neural network with embedded fourier transform for EEG classification. *19th International Conference on Pattern Recognition*, 1-4.

Gajraj, R. J., Doi, M., Mantzaridis, H., & Kenny, G. N. （1998）. Analysis of the EEG bispectrum, auditory evoked potentials and the EEG power spectrum during repeated transitions from consciousness to unconsciousness. *British Journal of Anaesthesia, 80*（1）, 46-52.

Gysels, E., Renevey, P., & Celka, P. （2005）. SVM-based recursive feature elimination to compare phase synchronization computed from broadband and narrowband EEG signals in brain-computer interfaces. *Signal Processing, 85*（11）, 2178-2189.

Hu, L., Xiao, P., Zhang, Z. G., Mouraux, A., & Iannetti, G. D. （2014）. Single-trial time-frequency analysis of electrocortical signals: Baseline correction and beyond. *NeuroImage, 84*, 876-887.

Hu, L., Zhang, Z. G., Hung, Y. S., Luk, K. D. K., Iannetti, G. D., & Hu, Y. （2011）. Single-trial detection of somatosensory evoked potentials by probabilistic independent component analysis and wavelet filtering. *Clinical Neurophysiology, 122*(7), 1429-1439.

Hu, L., Zhang, Z. G., Mouraux, A., & Iannetti, G. D. （2015）. Multiple linear regression to estimate time-frequency electrophysiological responses in single trials. *NeuroImage, 111*, 442-453.

Huang, G., Xiao, P., Hung, Y. S., Iannetti, G. D., Zhang, Z. G., & Hu, L. （2013）. A novel approach to predict subjective pain perception from single-trial laser-evoked potentials. *NeuroImage, 81*, 283-293.

Jolliffe, I. （2011）. Principal Component Analysis. In Lovric, M（Ed）, *International Encyclopedia of Statistical Science* （pp. 1094-1096）. Berlin Heidelberg: Springer .

Li, K., Li, X., Zhang, Y., & Zhang, A. （2013）. Affective state recognition from EEG with deep belief networks. *IEEE International Conference on Bioinformatics and Biomedicine*, 305-310.

Lotte, F., Congedo, M., Lécuyer, A., Lamarche, F., & Arnaldi, B. （2007）. A review of classification algorithms for EEG-based brain—Computer interfaces. *Journal of Neural Engineering, 4*（2）, R1-R13.

Makeig, S., Kothe, C., Mullen, T., Bigdely-Shamlo, N., Zhang, Z., & Kreutz-Delgado, K. （2012）. Evolving signal processing for brain-computer interfaces. *Proceedings of the IEEE, 100*, 1567-1584.

Maris, E., & Oostenveld, R. （2007）. Nonparametric statistical testing of EEG- and MEG-data. *Journal of Neuroscience Methods, 164*（1）, 177-190.

Mirowski, P., Madhavan, D., LeCun, Y., & Kuzniecky, R.（2009）. Classification of patterns of EEG synchronization for seizure prediction. *Clinical Neurophysiology, 120*（11）, 1927-1940.

Müller, K. R., Tangermann, M., Dornhege, G., Krauledat, M., Curio, G., & Blankertz, B.（2008）. Machine learning for real-time single-trial EEG-analysis: From brain-computer interfacing to mental state monitoring. *Journal of Neuroscience Methods, 167*(1), 82-90.

Mwangi, B., Tian, T. S., & Soares, J. C.（2014）. A review of feature reduction techniques in neuroimaging. *Neuroinformatics, 12*（2）, 229-244.

Schoffelen, J., & Gross, J.（2009）. Source connectivity analysis with MEG and EEG. *Human Brain Mapping, 30*（6）, 1857-1865.

Shen, K. Q., Ong, C. J., Li, X. P., Hui, Z., & Wilder-Smith, E. P.（2007）. A feature selection method for multilevel mental fatigue EEG classification. *IEEE Transactions on Biomedical Engineering, 54*（7）, 1231-1237.

Srinivasan, R., Winter, W. R., Ding, J., & Nunez, P. L.（2007）. EEG and MEG coherence: Measures of functional connectivity at distinct spatial scales of neocortical dynamics. *Journal of Neuroscience Methods, 166*（1）, 41-52.

Subasi, A., & Ismail Gursoy, M.（2010）. EEG signal classification using PCA, ICA, LDA and support vector machines. *Expert Systems with Applications, 37*（12）, 8659-8666.

Tabar, Y. R., & Halici, U.（2017）. A novel deep learning approach for classification of EEG motor imagery signals. *Journal of Neural Engineering, 14*（1）, 016003.

Tibshirani, R.（1996）. Regression shrinkage and selection via the lasso. *Journal of the Royal Statistical Society: Series B*（*Methodological*）*58*（1）, 267-288.

Tu, Y H., Hung, Y. S., Hu, L., Huang, G., Hu, Y., & Zhang, Z.（2014）. An automated and fast approach to detect single-trial visual evoked potentials with application to brain-computer interface. *Clinical Neurophysiology, 125*（12）, 2372-2383.

Tu, Y.H., Hung, Y. S., Hu, L., & Zhang, Z.（2015）. PCA-SIR: A new nonlinear supervised dimension reduction method with application to pain prediction from EEG. *7th International IEEE/EMBS Conference on Neural Engineering*, 1004-1007.

Tu, Y.H., Zhang, Z.G., Tan, A., Peng, W., Hung, Y. S., Moayedi, M., Iannetti, G. D., & Hu, L.（2016）. Alpha and gamma oscillation amplitudes synergistically predict the perception of forthcoming nociceptive stimuli. *Human Brain Mapping, 37*（2）, 501-514.

Van de Ville, D., Britz, J., & Michel, C. M.（2010）. EEG microstate sequences in healthy humans at rest reveal scale-free dynamics. *Proceedings of the National Academy of Sciences of the United States of America, 107*（42）, 18179-18184.

Wang, X. W., Nie, D., & Lu, B. L.（2014）. Emotional state classification from EEG data using machine learning approach. *Neurocomputing, 129*, 94-106.

Zhang, Z. G., Hu, L., Hung, Y. S., Mouraux, A., & Iannetti, G. D.（2012）. Gamma-band oscillations in the primary somatosensory cortex-a direct and obligatory correlate of subjective pain intensity. *Journal of Neuroscience, 32*（22）, 7429-7438.

Zheng, W. L., Zhu, J. Y., Peng, Y., & Lu, B. L.（2014）. EEG-based emotion classification using deep belief networks. *IEEE International Conference on Multimedia and Expo*（*ICME*）, 1-6.

Zou, H., & Hastie, T.（2005）. Regularization and variable selection via the elastic net. *Journal of the Royal Statistical Society: Series B*（*Statistical Methodology*）, *67*（2）, 301-320.

第十五章

深 度 学 习

高忠科[1]

摘要：脑机接口技术可通过分析脑电信号来实现人与计算机之间的高效通信。在脑电信号分析中，应用传统特征提取方法很难得到令人满意的分类结果。近年来，深度学习技术已在多个研究领域引起了广泛关注，并且可以为学习脑电信号中的稳定表征提供一种新颖的解决方案。在本章中，我们首先介绍了深度学习技术的基本概念和在时间序列分析中的两个常用模型，即卷积神经网络和循环神经网络；其次，给出了这两种模型在睁眼和闭眼分类任务中的应用，均具有出色的辨识性能，并有望在脑机接口系统中进一步应用到更广阔的任务。

关键词：疲劳检测；脑电信号分析；脑机接口；深度学习

机器学习技术能从 EEG 信号中提取有效的任务相关信息，在多个 EEG 信号分类研究任务中起着至关重要的作用，且已经被应用到多项脑电控制任务中。例如，在先前的研究（Salazar-Gomez et al.，2017）中，一名被试的误差相关电位（error-related potential，ErrP）信号被实时解码来控制机器人完成一项二类物品选择任务，这类系统可被进一步扩展到更多实例中。EEG 分类系统的核心是针对不同任务发展出有效计算模型，这被认为是康复医疗的一种新手段。尽管这方面已经取得了很大进步，但是从 EEG 信号中提取信息的分类正确率仍有较大的提升空间。因此，深度学习作为机器学习领域的一个新兴方向，得到了很多脑电研究者的关注。

1. 天津大学复杂网络与智能系统实验室，电气自动化与信息工程学院，天津大学，天津，中国。电子信箱：zhongkegao@tju.edu.cn。

第一节 深度学习简介

机器学习是人工智能的一个分支，旨在让计算机学会如何去执行一项任务，其关键思想是如何开发出一种从数据中学习并做出预测的算法。同时，深度学习作为人工神经网络（artificial neural network，ANN）的一个特定子集，是受到人脑中神经元结构的启发而得来的。其中，深度指的是人工神经网络中有很多网络层，且随着时间推移，对于深层的定义不断在变化（Gulli et al.，2017）。

近年来，深度学习技术在许多领域，如图像分类、语音识别和时间序列预测等均展现出突出能力。这项技术显著改善了先前的技术成果，归功于可获得更多训练数据（图像中的 ImageNet）以及相对低成本的 GPU 计算资源（可用于高效数值计算）。基于这些现有条件，研究者可通过设计网络来研究深度学习技术在不同领域的辨识性能。此外，不少研究也已开始探索卷积神经网络（ConVolutional netural networks，CNN）在不同任务中解码 EEG 信号的能力，包括运动想象分类、驾驶疲劳评估和情绪识别等。EEG 信号的结构与二维图像和语言信号不同，不能按照处理图片或语音的方式来处理 EEG 信号。因此，为不同 EEG 分类任务设计出合理结构，是一项极具挑战性的研究。

深度学习模型是一种能把原始 EEG 信号的各种特征值作为网络输入，多次计算后用来预测输入样本的类别。研究可通过开展实验来收集被试具有不同认知反应的 EEG 信号。设向量 $X \in R^{E \times T}$，类别标签为 $y \in R^{N}$，其中 E 代表电极数目，T 代表信号采样点，N 代表反应状态的类别。深度学习框架可使用训练数据来建立输入样本和标签之间的关系，进而预测给定样本的类别。

第二节 深度学习模型

从脑电信号中学习有效表征，是一个很有挑战性的研究问题。已有研究提出了各种新颖方法来建立能用于不同任务的合适框架。这些方法在脑电信号分类及表征任务中展现出了巨大潜力。目前，常用方法主要有卷积神经网络和循环神经网络（recurrent neural network，RNN）。

一、卷积神经网络

在这部分，我们首先对卷积神经网络的基本概念进行解释，然后介绍卷积神经网络在 EEG 分析中的现状，最后给出卷积神经网络的实现细节。

卷积神经网络已经在许多领域（如图片和音频）中展现了突出的性能，这类数据通常具有固定的层次结构。例如，图片由多个边缘组成，这些边缘由简单形状共同组成更高级且复杂的形状。卷积神经网络可通过卷积层和非线性变换来学习局部特征，并利用多个网络层组合低级特征来得到高级特征。此外，卷积神经网络中常使用池化层来构建粗糙的特征中间表示，以增强模型的平移不变性。

在 EEG 信号解码任务中，卷积神经网络可利用少量的先验知识从 EEG 信号中提取多样化特征，并具有优秀分类性能。研究证明，经典卷积神经网络可作为脑电信号解码任务的一个有效工具，还可应用到其他脑机接口任务中。在处理 EEG 信号时，卷积神经网络通常具有两个卷积层：第一个卷积层可沿着 EEG 信号的时间维度来处理前后依赖信息，第二个卷积层可沿着空间维度来处理电极间的关联信息。因此，构建深度学习模型可被看作是处理 EEG 信号时空信息的一个过程。已有研究开展了很多探索，以此来提高深度学习模型在时空维度上对 EEG 信号的处理能力（Schirrmeister et al.，2017）。

同时，一些研究尝试将现有特征方法与深度学习方法相结合来分析 EEG 信号。这些特征方法把 EEG 信号转化成特征矩阵，并以更具体的形式输入到深度学习模型中。最近的一项研究通过修改滤波器组共同空间模式方法，把脑电信号转化成新的时间表征，并将卷积神经网络运用到运动想象分类任务中。这个框架在所使用的运动想象数据集中表现出的分类性能优于已有研究（Sakhavi et al.，2018）。在这个框架中，前两个网络层分别为时间卷积层和空间卷积层，通过把所有计算步骤集成到单个网络中联合优化。这些研究能从信号中学习到任务相关的时空信息，这已被证明能提升脑电信号的分类效果。

下面我们会给出模型设计的具体技巧。比如，批标准化层能把每批次训练样本的中间层输出标准化成具有零均值和单位方差的矩阵，这能在训练过程中保持各网络层输入更接近正态分布，来优化模型（Ioffe & Szegedy，2015）；Dropout 层能在每次训练更新时随机把一定比例的节点连接设置为零，其目的是防止不同单元间的协同适应，可被看作是同时训练一组网络集合。此外，还有其他可提高模型精度的方法，由于篇幅有限，在此不一一列出。

二、循环神经网络

循环神经网络是经典前馈神经网络的一种扩展，用来处理可变长度的输入样本。循环神经网络可通过循环隐含状态来处理可变长度序列，该隐含状态的激活状态取决于上一次的激活状态。经典循环神经网络由于梯度消失或梯度爆炸问题很难被训练。为了解决该问题，有研究者提出把长短期记忆（long short-term memory，LSTM）网络作为门控循环网络的组成部分（Golmohammadi et al.，2017）。经典的 LSTM 结构可以描述如下（Graves & Schmidhuber，2005）：

$$i_t = \sigma\left(U^i x_t + W^i s_{t-1} + p^i \cdot c_{t-1} + b^i\right) \tag{15.1}$$

$$f_t = \sigma\left(U^f x_t + W^f s_{t-1} + p^f \cdot c_{t-1} + b^f\right) \tag{15.2}$$

$$c_t = f_t \cdot c_{t-1} + i_t \cdot g\left(U^c x_t + W^c s_{t-1} + b^c\right) \tag{15.3}$$

$$o_t = \sigma\left(U^o x_t + W^o s_{t-1} + p^o \cdot c_t + b^o\right) \tag{15.4}$$

$$s_t = o_t \cdot g(c_t) \tag{15.5}$$

其中，i_t、f_t、c_t、o_t和s_t分别为在时刻t的输入门、遗忘门、单元状态、输出门和块输出；x_t为时刻t的输入；U^*和W^*分别为输入单元和循环隐含单元的权值矩阵；$\sigma(\cdot)$和$g(\cdot)$分别为 Sigmoid 函数和 Tanh 激活函数。p^*和b^*分别为 peep-hole 连接和偏置；$\cdot$表示元素乘积。LSTM 单元的结构如图 15.1 所示。

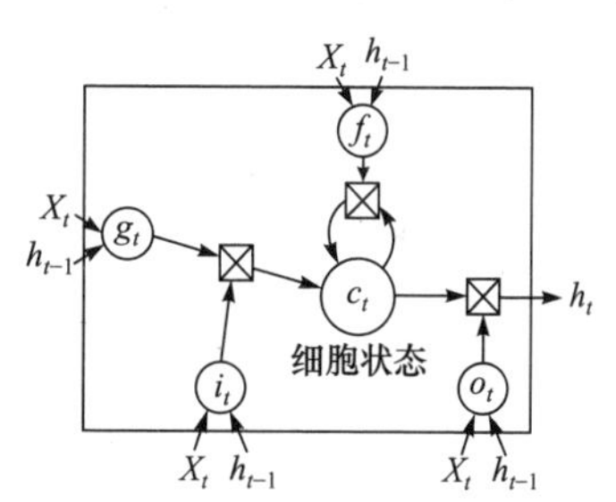

图 15.1　LSTM 单元的结构示意图

第三节　在 EEG 信号中应用的两个示例

在本部分，我们会介绍两个深度学习研究示例，以验证深度学习方法在处理多通道 EEG 信号方面的优势。

睁眼和闭眼是人们把注意力从内部世界转移到外部世界的一种方式。目前，还没有研究证明睁眼和闭眼时大脑网络的拓扑结构存在差异，但是可以从电生理角度来探究两者之间的差异。经过分析，脑电信号可作为一种可靠的信号来源，具有较高的时间分辨率，且包含大脑工作时的大量生理信息。

在这里，我们给出两种用于检测睁眼和闭眼状态的基准方法，分别为卷积神经网络和循环神经网络，EEG 信号获取和预处理过程与复杂网络分析部分相同。

一、时空卷积网络

在实验中，我们先设计了一个 4 层卷积神经网络 CNN-1，表 15.1 给出了这个 CNN-1 模型的详细信息。这个框架中使用大小为[61×1]的卷积层来作为输入层，添加 1 个大小分别为[1×10]的卷积层，并接上 1 个节点数为 100 的全连接层，用 Softmax 函数输出分类结果。

表 15.1 CNN-1 模型的参数细节

网络层	输出维度	CNN
输入	61×100	—
卷积层	8×100	61×1，map 8
卷积层	16×10	1×5，map 16，stride 10
密集层	100	全连接
分类层	2	Softmax

经过优化，我们又设计了一个 5 层卷积神经网络 CNN-2，表 15.2 给出了这个模型的详细信息。这个框架中使用大小为[61×9]的卷积层来作为输入层，添加两个大小分别为[1×5]和[1×3]的卷积层，并接上 1 个全局平均池化层，用 Softmax 函数输出分类结果。

表 15.2 CNN-2 模型的参数细节

网络层	输出维度	CNN
输入	61×100	—
卷积层	128×92	61×9，map 128
卷积层	256×88	1×5，map 256
卷积层	128×86	1×3，map 128
全局平均池化	128	—
分类层	2	Softmax

我们使用经典的反向传播算法来训练这两个模型的权值（Rumelhart et al., 1986），并使用交叉熵目标函数作为损失函数来估计模型的性能。图 15.2 给出了 CNN-2 模型的结构示意图。

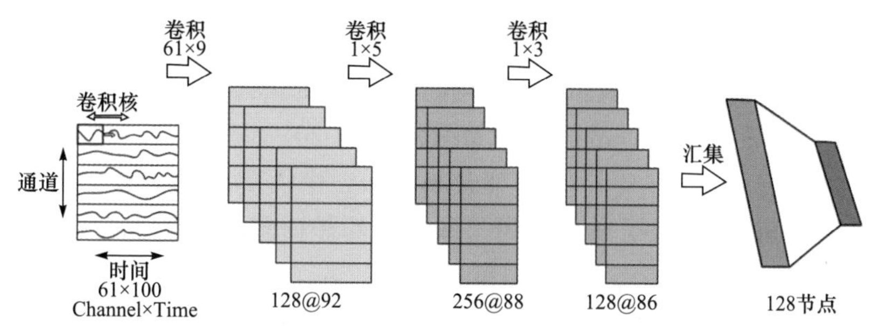

图 15.2 CNN-2 模型的结构示意图

这两个卷积神经网络模型可识别每个被试的睁闭眼状态，对 10 名被试进行验证，其性能如图 15.3 所示。结果表明，两个 CNN 模型均能有效辨识被试的睁闭眼状态，CNN-1 的平均正确率达到 90.5%，CNN-2 的平均正确率达到 95.67%。在这两个卷积神经网络模型中，5 名被试的分类效果超过平均正确率，而其他 5 名被试的分类效果低于平均正确率。这也说明卷积神经网络模型能在被试的 EEG 信号和睁闭眼状态之间建立有效关联，优化后的 CNN-2 模型具有更好的性能。

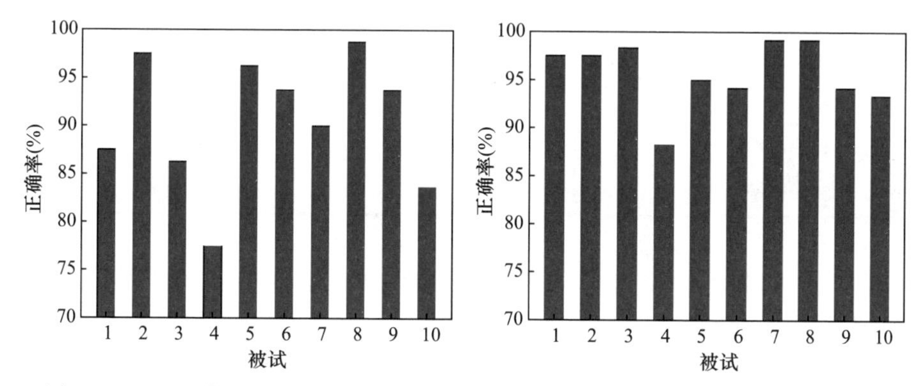

图 15.3 CNN 模型在 10 名被试中的分类性能。左边为 CNN-1，右边为 CNN-2

二、长短期记忆网络

在这部分，我们先设计了 LSTM-1 基准模型，后面经过优化得到性能更优的 LSTM-2 模型。表 15.3 给出了 LSTM-1 模型的结构细节，其包含 1 个输入层、2 个 LSTM 层和 1 个用于二分类的 Sigmoid 函数。第一个隐含层中包含 100 个 LSTM 单元，而第二个隐含层使用了 50 个 LSTM 单元。我们在两个 LSTM 层中均添加了 Dropout，比例设为 20%，以此来提高模型泛化能力（注：Sigmoid 函数为一种激活函数，Dropout 为一种网络的训练技巧）。

表 15.3 LSTM-1 模型的结构细节

网络层	输出维度	LSTM
输入	61×100	—
LSTM	61×100	100 单元
LSTM	61×10	50 单元
密集层	100	全连接
分类层	2	Softmax

经过优化，我们得到了 LSTM-2 模型，其包含 1 个输入层、2 个 LSTM 层和 1 个用于二分类的 Sigmoid 函数。第一个隐含层中包含 128 个 LSTM 单元，而第二个隐含层使用了 32 个 LSTM 单元。我们在两个 LSTM 层中均添加了 Dropout，比例设为 60%。表 15.4 给出了 LSTM-2 模型的结构细节。

表 15.4 LSTM-2 模型的结构细节

网络层	输出维度	LSTM
输入	61×100	—
LSTM	61×128	128 单元
LSTM	61×32	32 单元
密集层	32	全连接
分类层	2	Softmax

这些 LSTM 模型经过训练可用于识别每名被试的睁眼和闭眼状态，在 10 名被试中进行评估，其性能如图 15.4 所示。从图 15.4 可以看出，LSTM-1

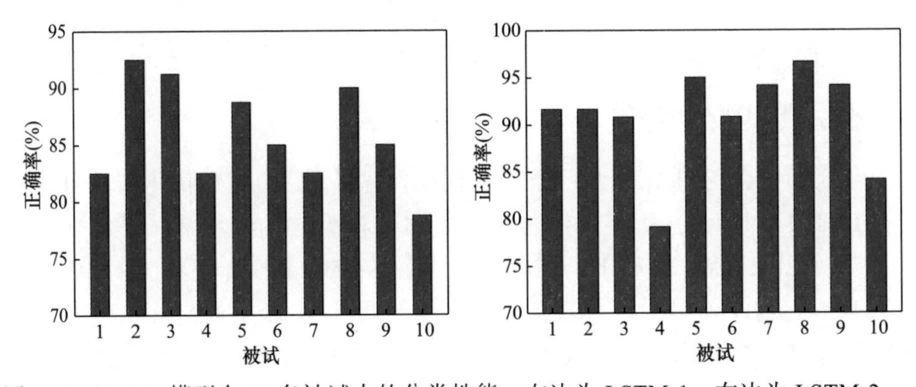

图 15.4 LSTM 模型在 10 名被试中的分类性能。左边为 LSTM-1，右边为 LSTM-2

模型在这 10 名被试中验证的平均正确率达到 85.88%，而 LSTM-2 的平均正确率达到 90.83%，后者效果略有提升。这些表明，LSTM 模型能从 EEG 信号中学习到相关任务表征，能对被试的睁眼和闭眼状态进行有效分类。

参 考 文 献

Golmohammadi, M., Ziyabari, S., Shah, V., Von Weltin, E., Campbell, C., Obeid, I., et al. (2017). Gated recurrent networks for seizure detection. In *2017 IEEE Signal Processing in Medicine and Biology Symposium* (*SPMB*) (pp. 1-5). IEEE.

Graves, A., & Schmidhuber, J. (2005). Framewise phoneme classification with bidirectional LSTM networks. *2005 IEEE International Joint Conference on Neural Networks*, 2005. (Vol. 4, pp. 2047-2052). IEEE.

Gulli, A., & Sujit, P. (2017). *Deep Learning with Keras*. Birminghan：Packt Publishing Ltd.

Ioffe, S., & Szegedy, C. (2015). Batch normalization: Accelerating deep network training by reducing internal covariate shift. *In Proceedings of the 32nd International Conference on International Conference on Machine Learning* (*ICML*) (pp. 448-456).

Nair, V., & Hinton, G. E. (2010). Rectified linear units improve restricted boltzmann machines. *In Proceedings of the 27th International Conference on Machine Learning* (*ICML*) (pp. 807-814).

Rumelhart, D. E., Hinton, G. E., & Williams, R. J. (1986). Learning representations by back-propagating errors. *Nature*, *323*(6088), 533-536.

Sakhavi, S., Guan, C., & Yan, S. (2018). Learning temporal information for brain-computer interface using convolutional neural networks. *IEEE Transactions on Neural Networks and Learning Systems*, *29*(11), 5619-5629.

Salazar-Gomez, A. F., DelPreto, J., Gil, S., Guenther, F. H., & Rus, D. (2017). Correcting robot mistakes in real time using EEG signals. In *2017 IEEE International Conference on Robotics and Automation* (*ICRA*) (pp. 6570-6577). IEEE.

Schirrmeister, R. T., Springenberg, J. T., Fiederer, L. D. J., Glasstetter, M., Eggensperger, K., Tangermann, M., et al. (2017). Deep learning with convolutional neural networks for EEG decoding and visualization. *Human Brain Mapping*, *38*(11), 5391-5420.

第十六章

统计分析

黄 淦[1]

摘要：统计学是一门有关数据采集、分析、解释、演示和组织的综合性学科。在脑电信号分析的基础上，通过统计学的各类方法对数据进行描述和分析，可以得到各类定性或定量的结果，从而在脑电数据中得出规律性的结论。在本章中，我们首先以静息态脑电数据为例，介绍了各类统计量的含义以及一些描述性统计方法。在此基础上，我们重点讨论了假设检验中常用的各类统计推断方法，包括 t 检验、方差分析、相关分析和回归分析等参数检验方法，以及 Wilcoxon 符号秩检验、置换检验等非参数检验方法，并附带了它们的 MATLAB 和 SPSS 实现。选择正确的统计方法对于脑电信号分析至关重要。最后，我们讨论了多重比较问题，即对一组数据同时进行统计推断时假阳性概率升高的问题。目前，关于如何控制多重比较问题中发生假阳性事件的概率，仍然是脑电以及神经影像数据分析面临的一大挑战。

关键词：t 检验；方差分析；回归；非参数检验；基于簇的置换检验

第一节 统计学基础

一、概述

本部分提供了有关统计学的基本概念，并讨论了两个重要问题：①统计学的用途是什么？②如何通过统计学方法描述和显示脑电信号的分析结果？

前面的章节介绍了脑电信号分析中的各种信号处理和特征提取方法。在此基础上，使用统计学的方法可以将分析的结果以合适的表格和图形形式呈

1. 深圳大学医学部生物医学工程学院，深圳，中国。电子信箱：huanggan1982@gmail.com。

现，便于清楚地理解结果，并进一步得出有效的推断。因此，根据统计学的不同用途，我们可采取不同方法：①描述统计，即描述研究中数据的基本特征；②推断统计，即通过使用来自总体的随机抽样数据进行推断（Bickel and Doksum, 2015；De Groot and Schervish, 2012；Devore, 2001；Johnson et al., 2000；Montgomery et al., 2009）。

以睁眼和闭眼的静息态数据为例，这里我们有一个包含 93 名被试的静息态脑电数据集。通过比较图 16.1（a）中某名被试的 Oz 通道上的脑电信号，可以发现在闭眼状态下α波（10Hz 附近的节律行为）的振荡能量强于睁眼状态。然而，通过单个被试得出的结果并不能代表总体规律性的结果。我们并不知道闭眼时强烈的α振荡是所有被试都会出现的普遍现象，还是单个被试出现的特殊情况。在这种情况下，显示所有被试的结果，对于具有较大样本量的数据集来说过于冗余，也不切实际。因此，我们必须找到一些方法来总结和分析数据集的一般特征。在统计学中，样本的平均值就是一个对数据集总体特性进行描述的简单、有效的方法。图 16.1（b）显示了所有被试

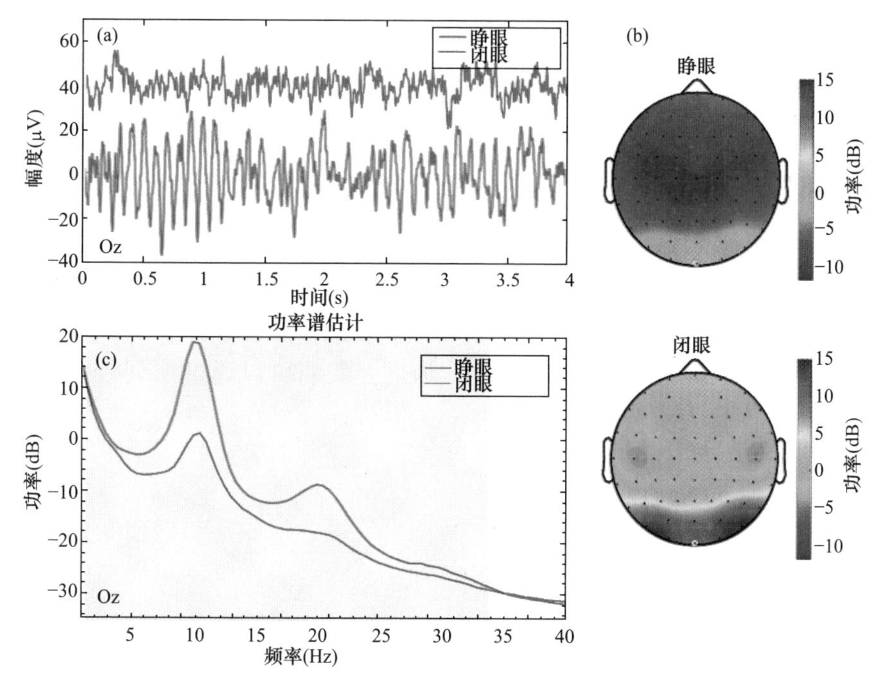

图 16.1 睁眼和闭眼条件下的静息状态脑电信号分析。图（a）为某一被试 Oz 通道的时长 4s 的脑电数据片段。图（b）为α 波段（8～12Hz）的平均脑电功率地形图。图（c）为 Oz 通道不同频率的平均脑电功率对比。灰色阴影区域表示睁眼和闭眼两种条件之间 Oz 通道的脑电信号在 1.5～34Hz 区间内的平均功率存在显著差异

α波（8～12Hz）平均功率的地图形，图 16.1（c）显示了 Oz 通道不同频率睁眼和闭眼条件下的脑电信号平均功率。通过空间域和频率域脑电功率平均值的比较，我们可以全面了解睁眼和闭眼条件下的脑电功率谱的差异。灰色阴影区间则进一步显示 1.5～34Hz 区间内两个条件之间的脑电信号能量具有统计学意义的显著差异。这里我们使用了配对样本 t 检验的统计推断方法。

通过上述例子，我们简单说明了描述统计和推断统计在脑电信号分析中的使用。平均统计量用于描述静息状态脑电信号的结果；t 检验则在这个结果的基础上进一步推断出一些结论。在本节后续部分，我们主要讨论描述统计中的各类方法，推断统计的相关方法将在后文介绍。

二、均值与方差

1. 平均值

统计量指的是对样本数据某些特征的一个单一度量。平均值是统计中的一个重要概念，是反映集中趋势的最常用的统计量。通常意义下的平均值是算术平均值，一般记作 $\overline{x}$，可以通过所有样本值的总和除以样本数量来获得，即

$$\overline{x}=\frac{1}{n}\sum_{i=1}^{n}x_i, \tag{16.1}$$

其中，x_i 是第 i 个样本的值，n 是样本数量，数学符号 $\sum$ 表示对所有值进行求和运算，在这里意味着对所有 $x_i(i=1,\cdots,n)$ 进行求和。

除了算术平均值以外，还有几何平均值、调和平均值等统计量。这里另外介绍两个描述数据集中趋势的统计量——中位数和众数。中位数指的是在 n 个数据由大到小排序后，位于中间的数字；众数则是指数据中出现频率最多的数字。以数据集 $A=[1,3,5,4,3,6]$，为例。我们可以通过下列代码计算数据集 A 的均值、中位数以及众数：

```
clc; clear; close all;
A=[1, 3, 5, 4, 3, 6];
mean(A)    % mean
median(A)    % median
mode(A)    % mode
```

得到的结果如下：均值为 3.67，中位数为 3.5，众数为 3。

2. 方差

除了平均值之外，方差是另一种常用的统计量，用于衡量一组数据的离

散程度，也就是样本数据离平均值的距离。假设一个数据集的样本数量为n，则可以通过下列公式计算这组数据集的方差：

$$\sigma^2 = \frac{1}{n}\sum_{i=1}^{n}(x_i - \mu)^2 \tag{16.2}$$

其中，μ是样本的均值。方差的平方根称为标准差，即

$$\sigma = \sqrt{\frac{1}{n}\sum_{i=1}^{n}(x_i - \mu)^2} \tag{16.3}$$

在一些标准差的定义中，我们会用$n-1$替代n，这样求得的标准差被称为样本标准差，即

$$s = \sqrt{\frac{1}{n-1}\sum_{i=1}^{n}(x_i - \overline{x})^2} \tag{16.4}$$

同样，s^2被称为样本方差。为了以示区别，σ和σ^2则被相应地称为总体标准差和总体方差。

在这里，“样本”和”总体”两个名词涉及从一个数据集中进行抽样的过程。对于一个数据集，“总体”意味着数据集中的所有元素，而“样本”则只包含了数据集中的部分元素。通常条件下，“样本”中的数据量会远远小于整个“总体”的数据量大小。在计算这个数据集的标准差的时候，我们可以使用总体标准差σ。当我们只有这个数据集的部分元素信息（样本）时，样本标准差s就是对这个数据集总体标准差的一种无偏估计，因为这时的自由度是$n-1$。如果样本的数量足够多，则总体标准差σ和样本标准差s之间的差别就变得微不足道。同理，在总体标准差σ和样本标准差s定义的公式中，μ是总体平均值，$\overline{x}$被称为样本平均值，是总体平均值的一种无偏估计。在 MATLAB 中，函数 var 和 std 在缺省参数条件下计算的都是样本方差和样本标准差。

为了描述数据集中各个元素的分散程度，除了方差和标准差之外，我们还可以使用全距（range）以及四分位距（interquartile range，IQR）等统计量。全距是指数据集中最大、最小的两个元素之间的差值。四分位距则是指第三个四分位数和第一个四分位数之间的距离。将数据从小到大排序后等分为四分，其中的三个分界点就称为Q_1、Q_2和Q_3。Q_2也就是整个数据集的中位数，将数据集一分为二，Q_1和Q_3分别是前一半数据集和后一半数据集的中位数，而一个数据集的四分位距也就是Q_3和Q_1的差。

仍然以数据集$A=[1,3,5,4,3,6]$，为例。下列 MATLAB 函数可以用于计算这些统计量：

```
clc; clear; close all;
A=[1, 3, 5, 4, 3, 6];
var(A, 1) % population variance
std(A, 1) % population standard
deviation
var(A) % sample variance
std(A) % sample standard deviation
range(A) % range
iqr(A) % interquartile range
```

数据集 A 的样本大小 $n=6$，因此计算结果如下：$\sigma^2=2.56, \sigma=1.60, s^2=3.07, s=1.75, \mathrm{Range}=5, \mathrm{IQR}=2$。

三、概率分布

在统计中，概率分布用于表述随机变量取值的分布规律，它是一个数学函数，表示在一个实验中不同结果可能发生的概率。下面我们将介绍离散概率分布、正态分布以及抽样分布。最后，我们引入了偏度和峰度两个统计量，用以描述分布的形状。

1. 离散概率分布

以扔硬币实验为例，如果我们只扔一次硬币且认为扔硬币是公平的，则扔出的结果正面朝上（$X=1$）或者背面朝上（$X=0$）的概率都是 $p=0.5$，服从伯努利分布（Bernoulli distribution），即

$$\begin{aligned} P(X=1)&=0.5 \\ P(X=0)&=0.5 \end{aligned} \tag{16.5}$$

如果我们扔硬币 n 次，则 k 次的结果是正面朝上的概率服从 $p=0.5$ 的二项分布（binomial distribution），即

$$P(X=k)=\frac{n!}{k!(n-k)!}\times\frac{1}{2^n} \tag{16.6}$$

从这个概率分布可以计算出，其均值是 $\frac{n}{2}$，方差是 $\frac{n}{4}$。伯努利分布是二项分布在 $n=1$ 条件下的一个特例。如果 n 足够大，则伯努利分布会趋向于正态分布。后文对于正态分布有详细的介绍。

2. 正态分布

正态分布是最为人所熟知的一个分布，通常表示为 $N(\mu,\sigma^2)$，其中 μ 是

均值，σ^2 是方差。根据中心极限定理，通常情况下，只要独立的随机变量数量足够多，这些随机变量的和便趋近于正态分布，即使这些变量并不服从正态分布。因此，正态分布经常出现在经济、自然以及社会科学中。此外，诸多基于正态分布的假设的统计学方法，如 t 检验、方差分析、相关分析以及回归分析等，也同样适用于其他分布类型的数据，这使得正态分布在统计学中至关重要。

假设一个正态分布的均值为 μ ，方差为 σ^2 ，其概率密度函数是一个高斯函数，即

$$f(x)=\frac{1}{\sqrt{2\pi\sigma^2}}e^{-\frac{(x-\mu)^2}{2\sigma^2}} \tag{16.7}$$

因此，正态分布也称为高斯分布（Gaussian distribution）。此外，正态分布函数的形状类似一口钟，也被形象地称为钟形曲线。图 16.2（a）展示

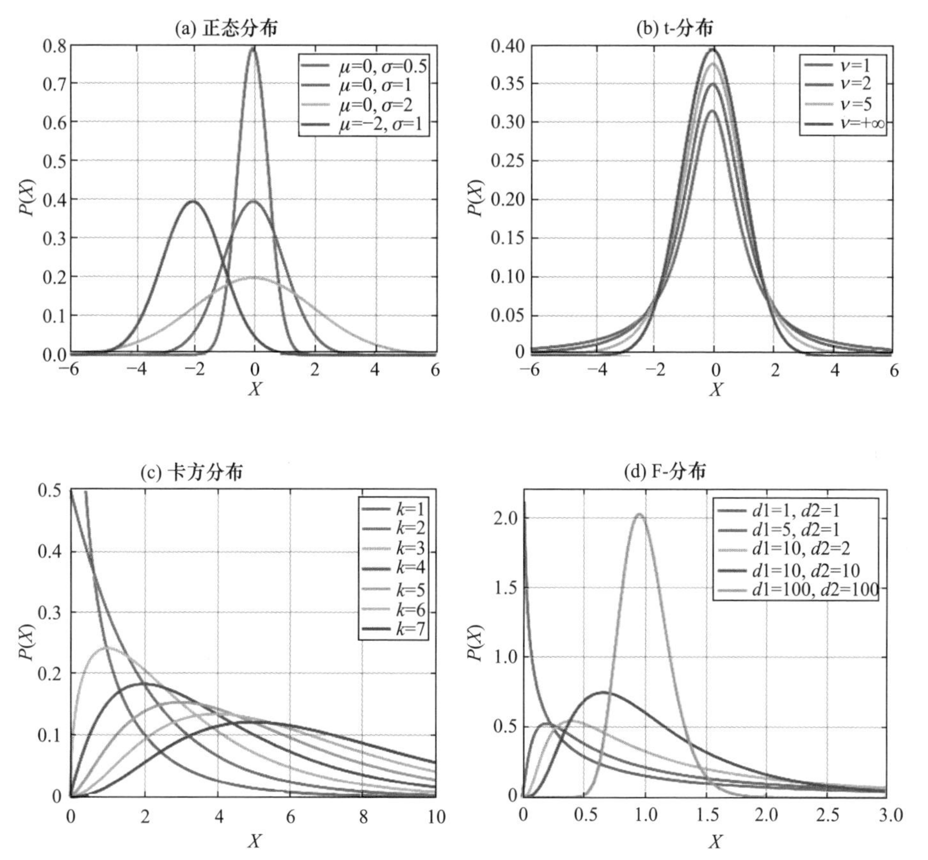

图 16.2 不同分布的概率密度函数

了不同均值和标准差下的正态分布，其中均值为 0（ $\mu=0$ ）、标准差为 1（ $\sigma=1$ ）的正态分布也被称为标准正态分布，记作 $N(0,1)$ 。

在统计学中，z 值（z-value）是与正态分布相关的一个统计量，常用于将观察结果与理论偏差进行比较，也被称为标准分数（standard score），或者 z 分数（z-score）。考虑到正态分布中不同的均值 μ 和标准差 σ ，在计算 z 值的过程中，需要将观察结果从正态分布值转化为标准正态分布中的值，即

$$z=\frac{x-\mu}{\sigma} \tag{16.8}$$

z 值是一个无量纲的值，表示观察值 x 距离均值 μ 偏差 z 个标准差。假设 $z=1.96$ ，则说明 x 距离均值 μ 正向偏差 1.96σ ，这也意味着观察值 x 位于分布的前 2.5%。

要生成 n 个均值为 μ 、方差为 σ^2 的随机数，我们可以使用 MATLAB 中的函数 randn，相应的脚本如下：

```
clc; clear; close all;
mu=0;    % mean value \mu
sigma=1;  % standard deviation \sigma
n=10;    % sample size n
x=sigma*(randn(1, n)+mu);
```

3. 抽样分布

我们在前文中介绍了离散变量的伯努利分布和二项分布以及连续变量中常用的正态分布。下面我们将介绍另外三种著名的分布，它们在统计检验中也起着重要的作用。

t-分布（t-distribution，也称 student's t-distribution）：给定 n 个服从正态分布的独立随机变量，记 t 统计量为

$$t=\frac{\bar{x}-\mu}{\frac{s}{\sqrt{n}}} \tag{16.9}$$

其中，μ 是总体均值，$\bar{x}$ 是样本均值，s 是样本标准差，n 是样本数量，这里总体标准差 σ 是未知的。t 统计量的分布的概率密度函数被称为 t-分布。t-分布取决于它的自由度 $v=n-1$ 。当 $v\to+\infty$ ($n\to+\infty$)时，t-分布将趋向于正态分布。

卡方分布（Chi-squared distribution，χ^2 distribution）：给定 k 个服从标准

正态分布的独立随机变量 $x_1,x_2,\cdots,x_k$，它们的平方和为

$$\chi^2=\sum_{i=1}^{k}x_i^2 \tag{16.10}$$

是服从自由度为 k 的卡方分布。

F-分布：给定两个服从自由度分别为 d_1 和 d_2 的卡方分布的独立变量 χ_1^2 和 χ_2^2，则称 F 统计量为

$$F=\frac{\chi_1^2/d_1}{\chi_2^2/d_2} \tag{16.11}$$

服从参数为 d_1 和 d_2 的 F-分布。

我们可以使用 MATLAB 中的函数 pdf 通过不同参数的设定，生成上述的各种分布的概率密度函数。图 16.2 从左到右、从上到下依次展示了不同参数条件下的正态分布、t-分布、卡方分布以及 F-分布的概率密度函数。

4. 偏度与峰度

为了描述一种分布的形状或者检查一种分布的非高斯特性，我们会用到偏度和峰度两个统计量。给定 n 个独立的随机变量 $x_1,x_2,\cdots,x_n$，我们可以求得它们的均值为 $\bar{x}$，样本标准差为 s。偏度和峰度可以通过下列公式计算：

$$\text{Skew}=\frac{1}{n}\sum_{i=1}^{n}\left(\frac{x_i-\bar{x}}{s}\right)^3 \tag{16.12}$$

$$\text{Kurt}=\frac{1}{n}\sum_{i=1}^{n}\left(\frac{x_i-\bar{x}}{s}\right)^4 \tag{16.13}$$

偏度是衡量概率分布不对称性的一个指标。偏度接近零的分布是对称分布。负偏度意味着右长尾，其样本偏向右侧分布，反之亦然。峰度用于衡量一种概率分布的峰态，相对于正态分布是重尾还是轻尾。正态分布的峰度等于 3。峰度小于 3 的分布称为扁平态（platykurtic），与正态分布相比，其尾部非常轻。峰度大于 3 的分布被称为尖峰状（leptokurtic），峰的形状比较尖，比正态分布峰要陡峭。

四、数据的图形显示

通常在脑电信号处理中会涉及成千上百个数据，将这些原始数据直接呈现会显得冗余且不切实际。统计图表提供了一种清晰且直观的数据表示方式。精心设计的图表可以极大地提高研究结果的可读性。

下面我们使用睁眼和闭眼的静息态脑电数据来说明典型统计图表的使用。数据来自 93 名被试，睁眼和闭眼的静息态脑电数据各采集 1min。脑电信号由德国 Brain Products 公司的 64 通道 BrainAmp 系统记录，采样率为 1000Hz，以共同平均值作为参考。将窗口长度为 2s，滑动步长为 1s 的 welch 方法用于计算脑电信号的功率。在 excel 文件”Resting State.xlsx”中，前两列中列出了 Oz 通道睁眼和闭眼状态下脑电信号 α波段的功率。第三列是第一列和第二列之间的差异。第四列是记录时间，其中，“1”“2”“3”分别表示实验在早晨、下午和晚上进行。被试的性别信息列于第五栏，其中“1”代表男性，“0”代表女性。

1. 饼状图

在数据集中，82.8%（93 人中的 77 人）的被试是男性，女性被试占少数。为了直观地描述这个属性，我们将使用饼状图。如图 16.3（a）所示，饼状图是圆形统计图形，其按比例将男性和女性被试的数量划分为切片。我们可以直接使用 MATLAB 函数 pie 绘制饼状图。

2. 条形图

条形图是一种用于比较离散项目的常用统计图表。如图 16.3（b）所示，我们可以使用条形图来比较睁眼和闭眼条件下静息脑电功率平均值的差别。此外，通过添加误差条的方式，可以用标准差来显示两个条件下数据变化的大小。平均而言，睁眼条件下通道 Oz 上的脑电信号功率是 -2.29 ± 9.79，而闭眼条件下的这个数值则是 11.99 ± 10.60。通过 MATLAB 函数 bar 以及 errorbar 可以绘制条形图。

3. 箱形图

条形图仅显示数据集的平均值和标准差信息。如果我们想要显示相关数据集的更详细的信息，则可以使用箱形图。箱形图通过 5 个关键数值对数据集进行描述，即最小值（Q_0）、第一四分位数（Q_1）、中位数（Q_2）、第三四分位数（Q_3）和最大值（Q_4）。通过从 Q_1 到 Q_3 绘制箱子，四分位数距通过箱子的长度表示。箱子中的红线是中位数。从 Q_0 到 Q_4 的须状线，从箱子垂直延伸，表示数据集的范围。因此，箱形图也被称为箱须图（box-and-whisker plot）。如图 16.3（c）所示，MATLAB 函数 boxplot 可用于绘制箱形图。

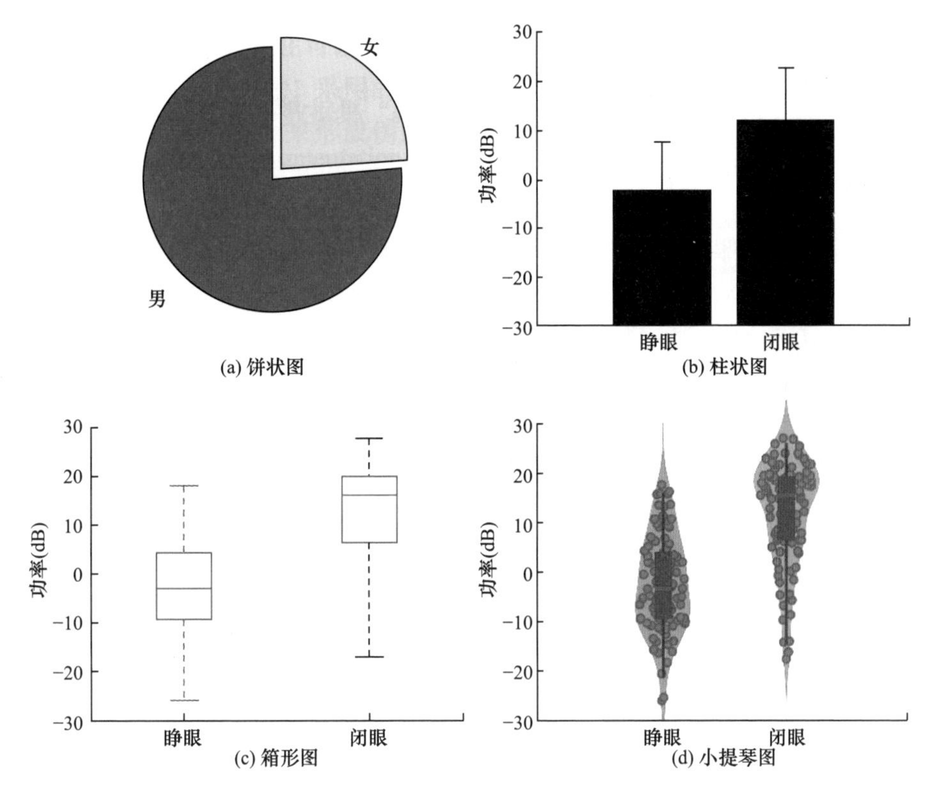

图 16.3 典型的统计图表示例。图（a）为饼状图，显示被试中的男女比例。图（b）为柱状图，显示睁眼和闭眼条件下的静息态脑电信号的平均功率，其中误差条表示标准偏差。图（c）为箱形图，从最低点到最高点的最小值（Q_0）、第一四分位数（Q_1）、中位数（Q_2）、第三四分位数（Q_3）和最大值（Q_4）。图（d）为小提琴图，在箱形图的基础上添加了概率密度信息

4. 小提琴图

小提琴图是箱形图和概率密度函数曲线的组合。小提琴图的名称源于第一个这样的统计图呈小提琴状。典型的小提琴图中，中间的红线表示中位数，方框表示四分位距。须状的黑线表示 95%置信区间，并不表示范围，这一点与箱形图有所出入。在箱形图的两侧绘制概率密度函数以显示数据集的分布形状。通常，我们还可以在小提琴图中添加点以表示每个样本的值。

通常我们可以通过 MATLAB 函数 plot 和 histogram 来绘制图中的曲线和箱子，MATLAB 中并不存在直接绘制小提琴图的函数，不过我们完全可以通过一段简短的脚本来实现这一功能，其中可以使用 ksdensity 函数进行概率密度估计。

第二节 假设检验

一、基本思想

以睁眼和闭眼的静息态脑电信号为例。在图 16.3（b）中，我们计算得到睁眼时脑电信号的平均功率为 -2.29 ± 9.79，相比闭眼时的脑电信号平均功率 11.99 ± 10.60 小很多。自然，我们会问两个条件下脑电信号是确实存在显著差异，还是这种差异是由一些随机因素导致的？对于这个问题的回答，就涉及统计推断的范畴。更具体地说，假设检验可以基于实验测得的数据进行统计决策，从而回答上述问题。在接下来的章节中，我们首先介绍假设检验的基本思想，再介绍一些常用的假设检验方法，如 t 检验、方差分析、相关分析以及回归分析。

对于假设检验，我们通常需要有一个初始假设。例如，我们假设静息态脑电实验中，睁眼和闭眼条件下的脑电信号的平均功率是一样的，这个假设被称为原假设 H_0。当原假设被拒绝时，则意味着我们假设睁眼和闭眼条件下的脑电信号的平均功率是不同的，称为备择假设 H_1。

假设检验主要通过一个统计量的计算，通过检查数据样本与原假设之间的一致程度来判断原假设成立的可能性，这个统计量称为检验统计量。判断结果的可能性 p 值可以衡量数据样本与原假设之间的符合程度。预先给定一个显著水平 α，如 $\alpha = 0.05$。如果 $p < \alpha$，则我们推断原假设 H_0 成立的概率较小。因此，我们拒绝原假设，并接受备择假设 H_1；否则，我们不能拒绝原假设，并推断原假设为真（Casella & Berger, 2002; Lehmann & Romano, 2006）。

1. 假设检验的基本步骤

为了说明假设检验的基本步骤，我们首先生成一个均值不为零的随机数据集。使用以下 MATLAB 脚本，我们可以得到以下 10 个样本。

$$x = [1.34, 2.63, -1.46, 1.66, 1.12, -0.51, 0.37, 1.14, 4.38, 3.57]$$

它服从正态分布 $N(0.8,1)$，其中均值 $\mu = 0.8$，标准差 $\sigma = 1$。接下来，我们通过判断这组样本的均值是否与零有显著差异来介绍假设检验的基本步骤。

```
clc; clear; close all;
rng(0);            %make the output of randn repeatable
n=10;              %sample size n=10
```

```
x=randn(1,  n)+0.8 ;  %generate  the  normal
distribution
disp(x);     %display the value of the samples
```

对数据集 x 进行假设检验，通常包括下列四个步骤。

第一步，建立假设。假设 x 是来自正态分布的独立观察样本，我们想要检查其分布的均值是否为零（ $\mu=0$ ）。因此，我们有原假设 H_0 ： $\mu=0$ ，备择假设 H_1 ： $\mu \neq 0$ 。

第二步，计算检验统计量。选择合适的统计量来评估原假设 H_0 是否成立。这里我们选择 t 统计量，即

$$t=\frac{\bar{x}}{s/\sqrt{n}} \tag{16.14}$$

其中， $\bar{x}$ 和 s 是数据集 x 的均值和样本标准差， $n=10$ 是数据集 x 中元素的个数。可以计算得 $\bar{x}=1.42$ ， $s=1.77$ ，因此我们可以计算出 $t=2.54$ 。假设原假设为真，则 $\mu=0$ ，因此 t 统计量应该服从自由度为 $n-1$ 的 t-分布。

第三步，计算 p 值。p 值本质上是一个概率，表示在原假设为真的前提下出现观察样本以及更极端情况的概率值。当原假设 H_0 为真时， t 统计量 $t=2.54$ 在自由度为 $n-1$ 的 t-分布中的位置如图 16.4 所示。因此，在整个分布中， $T \leqslant -|t|$ 或者 $T \geqslant |t|$ 的概率是非常小的。因此，我们可以计算 p，

$$p=\Pr\left(|T| \geqslant |t|\right)=0.03 \tag{16.15}$$

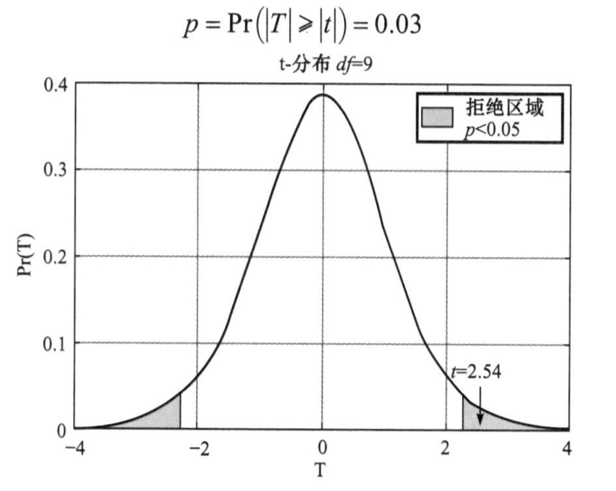

图 16.4　自由度 $df=9$ 的 t-分布，统计量 $t=2.54$ ，位于 $p<0.05$ 的拒绝区域，$\Pr(T)$为 T 值对应的概率密度

第四步，将 p 值大小与显著水平 α 进行比较。显著水平 α 是一个预设的概率值。通常会将 α 设置为一个很小的值，如比较常用的 $\alpha=0.05, \alpha=0.01$,

$\alpha = 0.001$ 等。如果 $p \leqslant \alpha$，则表示原假设 H_0 成立的概率小于预设的显著水平 α，这意味着 H_0 是一个小概率发生的事件。为此，我们拒绝原假设 H_0，从而接受备择假设 H_1，认为 $\mu \neq 0$ 在统计上是显著的。如果 $p > \alpha$，则我们不拒绝原假设，进而推断为 $\mu = 0$。

2. 假阳性和假阴性

在上面的例子中，我们得到 $p = 0.03$。因此，在显著水平 $\alpha = 0.05$ 的条件下，我们拒绝原假设 H_0，转而接受备择假设 H_1。然而，如果我们设置显著性水平 $\alpha = 0.01$，则我们就不能拒绝原假设。因此，我们发现在不同的显著性水平下，推断出的结论是不同的。那么，现在的问题是如何理解不同水平的 α 带来的不同的统计推断结果。

事实上，推断结果中“从而接受”和”统计上显著的”等措辞都表明统计推断的结果只是表示一个概率，并不能保证结论 100%成立。因此，我们仍然有一定的概率会犯错。如表 16.1 所示，假设检验中涉及的错误主要有以下两种。

第一类错误是指当原假设 H_0 成立时，我们错误地拒绝了原假设。$p \leqslant \alpha$ 表示原假设 H_0 成立的概率小于显著性水平 α。在这种情况下，我们拒绝原假设，但这里仍有概率为 α 的可能性会判断错误。这种错误发生的概率被称为假阳性概率。换句话说，我们有 $1-\alpha$ 的概率得出真阴性的结论，称为特异性（specificity）。

第二类错误则是指当备择假设成立时，我们不能拒绝原假设 H_0 的错误概率。第二类错误发生的概率通常用 β，为此真阳性的概率是 $1-\beta$，也被称为灵敏度（sensitivity）或者统计的效力。

表 16.1　假设检验中的错误类型

根据研究结果的判断	真实情况	
	H_0 是正确的	H_0 是错误的
不拒绝 H_0（阴性结果）	真阴性（$1-\alpha$，特异性）	假阴性（β，第二类错误）
拒绝 H_0（阳性结果）	假阳性（α，第一类错误）	真阳性（$1-\beta$，灵敏度）

通常，显著性水平 α 被设定为 0.05、0.01 或 0.001，这表明第一类错误发生的概率为 5%、1%或 0.1%。第一类错误发生的概率 α 和第二类错误发生的概率 β 之间没有必然的联系。但是，通常 α 值的减小会降低第一类错误

发生的概率，并且也会增加第二类错误发生的概率，这将使测试更加保守。

在上述例子中，样本服从正态分布 $N(0.8,1)$。因此，我们知道原假设 H_0 是错误的。如果设定显著性水平 $\alpha = 0.05$，我们将拒绝原假设 H_0，并接受备择假设 H_1，我们得到真阳性结果。但是，如果设定显著性水平 $\alpha = 0.01$，我们将不能拒绝原假设，因此结果为假阴性。在这种情况下，降低显著性水平 α 可以更好地控制第一类错误发生的概率，但第二类错误发生的概率却会提高。

3. 单尾和双尾检验

在上述统计检验中，有三种可能的备择假设 H_1 与原假设 H_0($\mu = 0$) 对应，分别是 $\mu \neq 0$，$\mu > 0$ 或者 $\mu < 0$。在上述示例中，我们选取备择假设 H_1，即 $\mu \neq 0$。这意味着我们必须检验平均值 μ 是否显著大于 0，以及平均值是否显著小于 0。这时，我们称检验是双尾的。因为拒绝区域由 t-分布中最左边的 $\frac{\alpha}{2}$ 和最右边的 $\frac{\alpha}{2}$ 面积所组成，两部分拒绝区域面积的总和是 α。如果使用备择假设 H_1，即 $\mu > 0$，则拒绝区域就是 t-分布中最左边的 α 面积区域；反之，如果使用备择假设 H_1，即 $\mu < 0$，则拒绝区域就是 t-分布中最右边的 α 面积区域。这两种备择假设对应的假设检验称为单尾检验。表 16.2 总结了这三种情况的检验。

表 16.2 三种不同类型的检验对应的 p

类型	原假设 H_0	备择假设 H_1	p
左尾	$\mu=0$	$\mu<0$	$\Pr(T \leqslant -\|t\|) = 1$
右尾	$\mu=0$	$\mu>0$	$\Pr(T \geqslant \|t\|) = 0.0157$
双尾	$\mu=0$	$\mu\neq0$	$\Pr(\|T\| \geqslant \|t\|) = 0.0315$

二、t 检验

在前文，我们通过对模拟数据进行 t 统计量的计算完成了假设检验。这是一个典型的 t 检验过程，用于比较正态分布下数据的均值。常用的 t 检验有三种：①单样本 t 检验：比较一组服从正态分布的样本均值与某一已知数是否有显著性差异，只对一组样本进行检验；②配对样本 t 检验：检验在两次不同条件下来自同一组观察对象的两组样本是否具有相同的均值，两组样本必须成对出现；③独立双样本 t 检验：检验两组独立正态分布的样本是否具有相同的均值，两组样本的数量可以不同。

在原假设 H_0 成立的基础上，我们首先根据实验数据可以计算 t 统计量，

然后通过检查 t 统计量在相应 t-分布中的位置可以得到与该 t 统计量相关联的概率 p；最后通过将 p 与显著性水平 α 进行比较，我们便可以决定是否拒绝零假设 H_0。单样本 t 检验和独立双样本 t 检验的计算方法会有所不同，而配对样本 t 检验本质上可以转化为单样本 t 检验的问题进行求解。

下面我们仍然以静息态睁眼和闭眼的脑电信号为例，给出各类 t 检验在 MATLAB 和 SPSS 中的具体操作过程。

1. 单样本 t 检验

1）问题

检验睁眼和闭眼的静息态脑电信号功率间的差值均值是否为零。因此，我们可以有下列假设。

H_0：静息态脑电信号功率在睁眼和闭眼条件下的差值的均值是 m，即 $\mu = m$。

H_1：静息态脑电信号功率在睁眼和闭眼条件下的差值的均值不是 m，即 $\mu \neq m$。

这里 $m=0$，数据集 $x=\{x_1,x_2,\cdots,x_n\}$ 表示来自不同被试的静息态脑电信号功率睁眼和闭眼条件下的差值，被试数量 $n=93$。

t 统计量可以由下列公式计算，即

$$t=\frac{\overline{x}-m}{s/\sqrt{n}} \tag{16.16}$$

其中，$\overline{x}$ 和 s 分别表示均值和样本标准差，$m=0$，是检验假设中预先设定好的常数，$n=93$，表示样本大小。如果原假设 H_0 成立，则 t 统计量应该服从自由度为 $n-1$ 的 t-分布。

2）MATLAB 实现

```
clc; clear; close all;
[num, txt, raw] = xlsread('Resting State.xlsx');
%% one sample ttest
x=num(:, 3);
[h1, p1, ci1, stats1]=ttest(x);
disp(['t = ', num2str(stats1.tstat, '%0.2f')]);
disp(['p = ', num2str(p1, '%0.2e')]);
```

MATLAB 函数 ttest 可以用于单样本 t 检验。在默认参数条件下，所进

行的 t 检验是双尾的。我们也可以指定参数“Tail”为“left”或者“right”，使其进行对应的左尾或者右尾的 t 检验，例如，

```
[h1, p1, ci1, stats1]=ttest(x, 'Tail', 'left');
```

3）SPSS 实现

（1）打开文件“Resting State.sav”。

（2）在上部菜单栏点击 Analyze -> Compare means -> One Sample T Test…

（3）在 One-Sample T Test 对话框中，选择变量“Difference”放入 Test Variable(s)列表框。设置 Test Value 为 0。

（4）点击按钮“OK”。

4）结果

MATLAB 和 SPSS 得到的结果是一致的，我们得到 t 统计量 $t=-19.97$。因此，在 $df=92$ 的 t-分布中，我们可以计算得到 t 值对应的 $p=3.32\times10^{-35}$。如果我们设置显著性水平 $\alpha=0.05$，则拒绝原假设 H_0，接受备择假设 H_1，可以推断出结论：静息态脑电信号功率在睁眼和闭眼条件下的差值的平均值与 0 有显著差异。

2. 配对样本 t 检验

1）问题

与上述单样本 t 检验中检验的问题类似，但提问方式有所不同，这里我们检查睁眼条件下静息态脑电信号功率的均值与闭眼条件下脑电信号的功率的均值是否有显著的差异。因此，我们可以有下列假设。

H_0：睁眼条件下静息态脑电信号功率的均值与闭眼条件下脑电信号功率的均值是相同的，即 $\mu_{\mathrm{EO}}=\mu_{\mathrm{EC}}$。

H_1：睁眼条件下静息态脑电信号功率的均值与闭眼条件下脑电信号的功率的均值是不同的，即 $\mu_{\mathrm{EO}}\neq\mu_{\mathrm{EC}}$。

其中，数据集 x_{EO} 和 x_{EC} 表示不同被试在睁眼和闭眼条件下静息态脑电信号功率，被试数量 $n=93$。原假设 H_0 事实上等价于静息态脑电信号功率在睁眼和闭眼条件下的差值的均值是 0，即

$$\mu=\mu_{\mathrm{EO}}-\mu_{\mathrm{EC}}=0 \tag{16.17}$$

所以，配对样本 t 检验的问题也可以转化为单样本 t 检验的问题。

2）MATLAB 实现

```
clc; clear; close all;
[num, txt, raw] = xlsread('Resting State.xlsx');
```

```
%% paired-sample ttest
X_EO=num(:, 1);
X_EC=num(:, 2);
[h2, p2, ci2, stats2]=ttest(x_EO, x_EC);
disp(['t = ', num2str(stats2.tstat, '%0.2f')]);
disp(['p = ', num2str(p2, '%0.2e')]);
```

3）SPSS 实现

（1）打开文件“Resting State.sav”。

（2)在上部菜单栏点击 Analyze -> Compare means -> Paired-Samples T Test…

（3）在 Paired-Sample T Test 对话框中，选择变量“Eyes Open”和”Eyes Closed”放入 Paired Variable(s)列表框。

（4）点击按钮“OK”。

4）结果

配对样本 t 检验的问题事实上与单样本 t 检验的问题等价，所以，我们同样可以计算得到统计量 $t=-19.97$， $p=3.32\times10^{-35}$ 。如果我们设置显著性水平 $\alpha=0.05$，则拒绝原假设 H_0，接受备择假设 H_1，可以推断出结论：睁眼和闭眼条件下静息态脑电信号功率的均值有显著的差异。

3. 独立双样本 t 检验

在配对样本 t 检验的例子中，睁眼和闭眼条件下的脑电数据来自同一组被试。如果两个条件下的测量数据来自两组不同的被试，我们就需要使用独立双样本 t 检验。

1）问题

检验男性被试（M）和女性被试（F）在睁眼条件下静息态脑电信号功率的均值是否有显著的差异。因此，我们可以有下列假设。

H_0：男性被试和女性被试在睁眼条件下静息态脑电信号功率的均值是相同的，即 $\mu_M=\mu_F$。

H_1：男性被试和女性被试在睁眼条件下静息态脑电信号功率的均值是不同的，即 $\mu_M\neq\mu_F$。

独立双样本 t 检验中 t 统计量的计算公式与单样本 t 检验中有所不同，即

$$t=\frac{\overline{x}_M-\overline{x}_F}{\sqrt{s_M^2/n_M+s_F^2/n_F}} \tag{16.18}$$

其中，数据集 x_M 和 x_F 分别表示男性和女生被试睁眼时脑电信号的强度，数

据集大小分别为男性 $n_M = 71$，女性 $n_F = 22$；$\bar{x}_M$、$\bar{x}_F$ 是这两组数据的均值，s_M、s_F 分别为它们的样本标准差。

如果两组数据方差相同，则在原假设 H_0 下，t 统计量服从自由度为 $n_M + n_F - 2$ 的 t-分布，其样本标准差可以用以下标准差公式替代：

$$s = \sqrt{\frac{(n_M - 1)s_M^2 + (n_F - 1)s_F^2}{n_M + n_F - 2}} \tag{16.19}$$

如果两组数据的方差并不相同，则在原假设 H_0 下，t 统计量近似地服从 t-分布，而这个 t-分布的自由度可以通过 Satterthwaite 近似的方法给定，即

$$df = \frac{\left(\frac{s_M^2}{n_M} + \frac{s_F^2}{n_F}\right)^2}{\frac{1}{n_M - 1}\left(\frac{s_M^2}{n_M}\right)^2 + \frac{1}{n_F - 1}\left(\frac{s_F^2}{n_F}\right)^2} \tag{16.20}$$

为此，进行独立双样本 t 检验之前，我们应该先进行方差齐性检验（homogeneity of variance test），即检查两组样本的总体方差是否相同。方差齐性检验本身也是一种假设检验，通用的方法有 Hartley 检验、Bartlett 检验和 Levene 检验等。为简单起见，本章中只展示了基于 Levene 检验的独立双样本 t 检验在 MATLAB 和 SPSS 中的实现。

2）MATLAB 实现

```
clc; clear; close all;
[num, txt, raw] = xlsread('Resting State.xlsx');
%% indenpendent two sample ttest
idx=num(:, 5);
x=num(:, 1);
x_M=x(idx==1);
x_F=x(idx==0);
[p3, stats3] = vartestn(x, idx, ...
    'TestType', 'LeveneAbsolute', 'Display',
'off');
disp('Independent t-test with Eyes open:');
disp(['Levene's test: p = ', num2str(p3,
'%0.2f')]);
if p3<0.05
    disp('Equal variances not assumed');
```

```
        [h4, p4, ci4, stats4]=ttest2(x_M, x_F, ...
            'Vartype', 'unequal');
    else
        disp('Equal variances assumed');
        [h4, p4, ci4, stats4]=ttest2(x_M, x_F);
    end
    disp(['t = ', num2str(stats4.tstat, '%0.2f')]);
    disp(['df = ', num2str(stats4.df, '%0.2f')]);
    disp(['p = ', num2str(p4, '%0.2f')]);
    disp(' ');
```

3）SPSS 实现

（1）打开文件“Resting State.sav”。

（2）在上部菜单栏点击 Analyze>Compare means>Independent-Samples T Test…

（3）在“Independent-Samples T Test”对话框中，选择变量“Eyes Open”放入“Test Variable(s)”列表框；选择变量“Gender”放入“Grouping Variable(s)”文本框。

（4）点击“Define Groups”按钮，在“Define Groups”对话框中，设置 Group 1 为“0”，设置 Group 2 为“1”，并点击“Continue”返回。

（5）点击按钮“OK”。

4）结果

由于 Levene 检验的 $p=0.07$，高于显著性水平 $\alpha=0.05$，为此我们两组数据具有相同的方差。进一步我们在齐性方差的假设下进行独立双样本 t 检验。结果显示，统计量 $t=1.08$，对应的 $p=0.28$，高于 $\alpha=0.05$。因此，我们无法拒绝原假设，认为男性被试和女性被试在睁眼条件下静息态脑电信号功率没有统计学意义上的显著差异。

第三节　方 差 分 析

一、方差分析介绍

方差分析（analysis of variance，ANOVA）也是一种统计假设检验，用于检验两组或更多组样本的平均值是否相同。与 t 检验类似，方差分析也基于几种常见假设，如正态分布、方差齐性和样本间相互独立。t 检验涉及一组或者两组样本的均值检验，而在三个或者更多组的均值比较中，t 检验并不是一种有效的统计检验工具，而且也可能导致结果出现偏差。例如，如果我们想检查脑电信号功率的平均值是否会因记录时间不同而不同（记录时间分别是早上、下午和晚上），于是我们通过进行三组配对 t 检验（分别早上和下午、早上和晚上以及下午和晚上）来回答这个问题，但是反复多次使用配对 t 检验进行比较会导致严重的第一类错误，因此并不推荐使用。方差分析能够在不增加第一类错误发生率的情况下测试几组样本的均值之间是否存在差异。

在脑电研究中，许多因素都可能会对实验结果产生影响。实验者通常操纵这些因素来观察实验结果的变化。每个因素具有两个或更多个水平，即这个因素上不同的取值。以静息状态脑电信号实验为例，在睁眼和闭眼状态下，被试的性别和实验记录时间都是研究中的因素，其中睁眼和闭眼是睁闭眼状态因素中的两个不同水平，男性和女性是被试性别这个因素的两个不同水平，早晨、下午和晚上是实验记录时间这个因素的三个不同水平。

仅有一个因素的研究称为单因素方差分析（one-way ANOVA）。在研究中，如果有两个或多个因素，被称为多因素方差分析（multi-way ANOVA）。某些因素下，由于不同水平而导致实验结果的改变称为效应（effect）。在多因素方差分析中，把单个因素在不同水平下产生的不同实验结果称为主效应（main effect）；把多个因素间在不同水平共同产生的实验结果差别称为交互效应（interaction effect）。与配对样本 t 检验相类似，如果在方差分析中某一因素的不同水平的测量来自同一组被试，则这样的检测称为重复测量的方差分析（repeated measures ANOVA），这个因素称为重复测量因素（repeated measures factor）或者被试内因素（within-subjects factor）。也类似于独立双样本 t 检验，在方差分析中如果某个因素下不同水平的测试来自不同组的被试，则称这个因素为被试间因素（between-subjects factor）。

在后文中，我们使用两个示例来展示方差分析的处理过程。这里仍然以使用静息态脑电数据为例，第一个示例通过单因素方差分析来检验不同记录时间的静息态脑电信号平均功率是否一致；第二个示例通过重复测量的双因素方差分析来研究睁闭眼状态（睁眼和闭眼）和实验记录时间（早晨、下午和晚上）这两个因素对静息态脑电信号平均功率所产生的影响。

二、单因素方差分析

1. 问题

检验不同时间所记录的睁眼状态下的静息态脑电信号平均功率的均值

是否相同。因此，我们有下列假设。

H_0：不同时间所记录的睁眼状态下的静息态脑电信号平均功率的均值是相同的，即 $\mu_1 = \mu_2 = \mu_3$。

H_1：不同时间所记录的睁眼状态下的静息态脑电信号平均功率的均值是不同的，即 μ_1、μ_2 和 μ_3 之间至少有两个不等。

其中，μ_1、μ_2 和 μ_3 分别是早晨、下午和晚上睁眼状态下的静息态脑电信号功率的平均值。

2. MATLAB 实现

```
clc; clear; close all;
[num, txt, raw] = xlsread('Resting State.xlsx');
%% one-way ANOVA
x=num(:, 1);
group=num(:, 4);
[p, tbl, stats] = anova1(x, group)
```

3. SPSS 实现

（1）打开文件“Resting State.sav”。

（2）在上部菜单栏点击 Analyze->Compare means->One-Way ANOVA…

（3）在“One-Way ANOVA”对话框中，选择变量“Eyes Open”放入“Dependent List”文本框，选择变量“Recording Time”放入“Factor”文本框。

（4）在“One-Way ANOVA”对话框中点击按钮“OK”。

4. 结果

利用组间偏差平方和 $s_b^2 = 1.86$，组内偏差平方和 $s_w^2 = 97.89$，我们可以计算出统计量 $F = 0.019$。根据 $d_1 = 2$ 和 $d_2 = 90$ 的 F 分布，我们得到 $p = 0.981$。这表明在三个记录时间内，睁眼时静息态脑电信号的平均功率没有显著差异。图 16.5 是 MATLAB 对单因素方差分析中三个水平的箱形图。

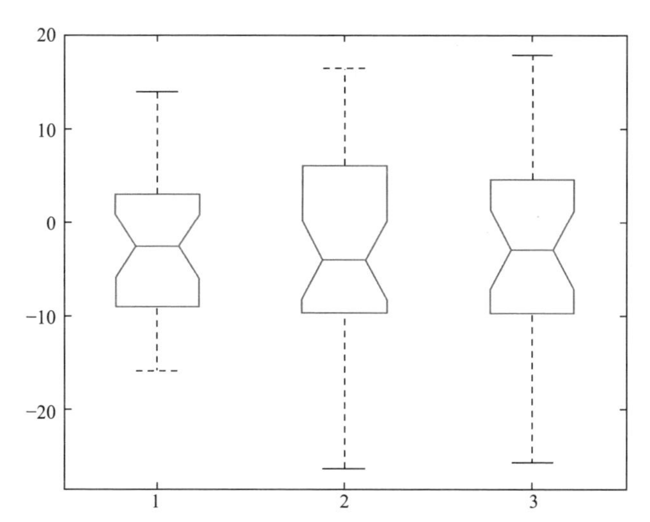

图 16.5　睁眼时静息态脑电信号功率在不同的记录时间的箱形图。1 为早晨, 2 为下午, 3 为晚上。在单因素方差分析中，p=0.981，三个水平之间没有显著差异

三、重复测量的双因素方差分析

1. 问题

同时, 考虑睁闭眼状态和实验记录时间这两个因素对静息态脑电信号平均功率所产生的影响。在重复测量的双因素方差分析中, 睁闭眼状态是被试内因素，有两个水平，分别为睁眼和闭眼；实验记录时间是被试间因素，有三个水平，分别为早晨、下午和晚上。在重复测量的双因素方差分析中，事实上我们进行了三个假设检验: ①在主因素睁闭眼状态上，实验结果是否有显著差异；②在主因素实验记录时间上，实验结果是否有显著差异；③睁闭眼状态和实验记录时间这两个因素是否有交互效应。

前两个检验假设问题，可以通过单因素方差分析来回答。事实上，第三个假设检验问题也可以转化为单因素方差分析问题。在重复测试的双因素方差分析中, 如果某一因素只有两个水平, 其交互效应的检验原假设也等价于一个单因素方差分析问题的原假设。例如，这里的原假设等价于:

H_0：对于睁眼和闭眼之间的脑电功率的差异，不同记录时间下得到的结果的平均值是相同的。

2. MATLAB 实现

```
clc; clear; close all;
```

```
[num, txt, raw] = xlsread('Resting State.xlsx');
%% repeated measures two-way ANOVA
t=table(num2str(num(:, 4)), num(:, 1), num(:, 2), ...
   'VariableNames', {'time', 'EO', 'EC'});
Meas = table([1 2]', 'VariableNames', {'eye'});
rm = fitrm(t, 'EO, EC ~ time', 'WithinDesign', Meas);
ranovatbl = ranova(rm)
anovatbl = anova(rm)
```

为了运行重复测试的双因素方差分析，我们首先将所有数据按照指定格式放入 table 类型的变量 *t* 中，其中我们应该指定所有记录时间是一个类型变量，而不是数值变量。然后，我们使用 MATLAB 函数 fitrm 拟合重复测试的模型，进一步使用 ranova 分析被试内因素“睁闭眼状态”和“睁闭眼状态×实验记录时间”的相互作用。通过函数 anova 分析被试间因素“实验记录时间”。

3. SPSS 实现

（1）打开文件“Resting State.sav”。

（2）在上部菜单栏点击 Analyze -> Gereral Linear Model -> Repeated Measures…

（3）在“Repeated Measures Define Factor(s)”对话框中，设置 the Within-Subject Factor Name 为“eyes”，这时 Number of Levels 为 2，点击按钮“Add”，接着点击按钮“Define”。

（4）在“Repeated Measures”对话框中，选择变量“EyesOpen”和“EyesClosed”放入“Within-Subjects Variables(eyes)”编辑框内，选择变量“Recording Time”放入“Between-Subjects Factor(s)”编辑框内。

（5）点击“Plots…”按钮，选择“eye”放入“Horizontal Axis”编辑框内，并选择“Recording Time”放入 Separate Lines 编辑框内，进一步点击按钮“Add”以及按钮“Continue”。

（6）在“Repeated Measure”对话框中，点击按钮“OK”。

4. 结果

在显著性水平 $\alpha = 0.05$ 下，被试内因素睁闭眼状态的主效应是显著的，对应的 $p = 1.64 \times 10^{-34}$ 。但是，被试间因素实验记录时间的主效应并不显著，对应的 $p = 0.82$ 。两个因素的交互效应也不显著，对应的 $p = 0.44$ 。图 16.6 显示了这两个因素的交互效应，结果与重复测量双因素方差分析一致。

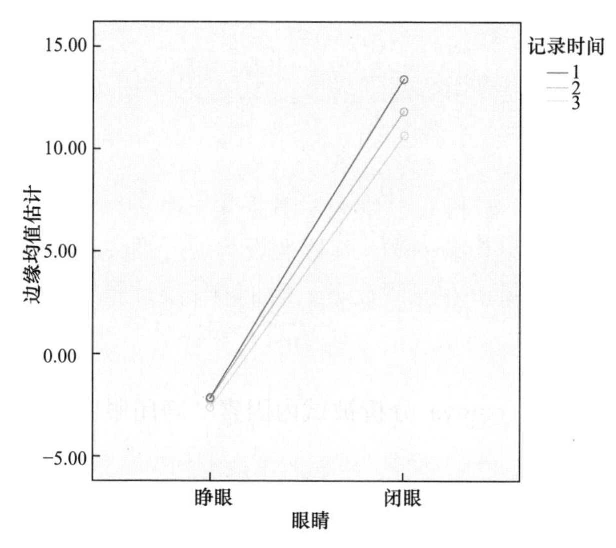

图 16.6 睁、闭眼状态和实验记录时间两个因素的交互。可以观察到记录时间之间没有显著差异（ $p = 0.82$ ），但是睁眼和闭眼之间的脑电功率显著不同（ $p = 1.64 \times 10^{-34}$ ），并且它们之间的交互效应并不显著（ $p = 0.44$ ）

第四节 相关分析与回归分析

相关分析和回归分析都是用来描述两个变量之间的关系。其不同之处在于，相关分析中变量 x 和 y 之间的关系是对称的，也是相互的，而线性回归分析确定了如何从变量 x 到变量 y 的最优拟合曲线，可用于对 y 值的预测。因此，回归分析比相关分析具有更广泛的应用。

一、相关分析

相关分析旨在量化两个变量之间关系的强度和方向。正相关通常说明在两个变量之间，如果一个变量的值增加，另一个变量的值也增加，反之亦然。相关系数用于描述两个变量之间的关系，取值范围为 $[-1,1]$ 。

Pearson 相关系数（Pearson correlation coefficient）是最常用的相关分析方法之一。假设两个变量 x 和 y 服从正态分布，Pearson 相关系数可以评估 x 和 y 之间的线性关系。如果正态分布假设不成立，我们也可以选择 Spearman 的 ρ 系数和 Kendall 的 τ 系数进行相关分析。在这一部分，我们仅介绍 Pearson 相关系数。

Pearson 相关系数可以通过下列公式计算，即

$$r=\frac{\sum_{i=1}^{n}(x_i-\overline{x})(y_i-\overline{y})}{\sqrt{\sum_{i=1}^{n}(x_i-\overline{x})^2(y_i-\overline{y})^2}} \tag{16.21}$$

其中，n 是样本数量，x_i 和 y_i 分别表示数据集 x 和 y 中的各个元素。在相关分析中也存在一个假设检验问题，其原假设为 H_0，即 x 和 y 是两个服从正态分布但并不相关的变量。在原假设下，我们有 t 统计量

$$t=r\frac{\sqrt{n-2}}{\sqrt{1-r^2}} \tag{16.22}$$

服从自由度为 $n-2$ 的 t-分布。因此，根据 t 统计量在 t-分布中的位置，我们可以计算出 p，并进而推断变量 x 和 y 之间是否相关。

这里需要说明的是，两个变量 x 和 y 之间的相关性并不意味着其有因果关系。可能是 x 导致 y，或者 y 导致 x，再或者 x 和 y 都可能由另一个公共变量 z 引起。在脑电信号记录中，由于容积传导的问题，相邻信道的信号之间始终是高度相关的。它并不代表一个通道的信号是由另一个通道引起的，很可能两个通道的信号都来自另一个共同的信号源。

为了检查静止态下睁眼和闭眼之间脑电信号功率的 Pearson 相关系数，我们通过 MATLAB 和 SPSS 进行相关分析。

1. MATLAB 实现

```
clc; clear; close all;
[num, txt, raw] = xlsread('Resting State.xlsx');
x=num(:, 1);
y=num(:, 2);
[r_corr, p_corr]=corr(x, y);
```

2. SPSS 实现

（1）打开文件“Resting State.sav”。

（2）在上部菜单栏点击 Analyze -> Correlate -> Bivariate…

（3） 在“Bivariate Correlations”对话框中，选择变量“Eyes Open”和“Eyes Closed”放入“Variable(s)”列表框中。

（4）点击按钮“OK”。

3. 结果

通过上述 MATLAB 和 SPSS 可以得到同样的结果，相关系数 $r = 0.774{**}$ 以及 p 值 $p = 9.40\times10^{-20}$。这里“**”表示睁眼闭眼的脑电信号在显著性水平 $\alpha = 0.01$ 下被推断为显著相关。

二、回归分析

一元线性回归是最简单的线性回归模型，它涉及单个因变量 y 和单个自变量 x。x 和 y 保持线性关系，即

$$y_i = \beta_0 + \beta_1 x_i + \varepsilon_i, \quad i = 1,2,\cdots,n$$

其中，参数 β_0 和 β_1 分别是线性回归模型的截距和斜率，ε_i 称为残差。

回归分析的目标是找到最优参数 β_0 和 β_1，使得残差平方和（residual sum of squares, RSS）最小：

$$\text{RSS} = \sum_{i=1}^{n} \varepsilon_i^2 \tag{16.23}$$

假设 ε_i 服从正态分布，这一最小二乘问题可以通过解梯度为零的方程来解决。因此，我们有下列方程：

$$\frac{\partial \text{RSS}}{\partial \beta_0} = -2\sum_{i=1}^{n}\left(y_i - \beta_0 - \beta_1 x_i\right) = 0 \tag{16.24}$$

$$\frac{\partial \text{RSS}}{\partial \beta_1} = -2\sum_{i=1}^{n}\left(y_i - \beta_0 - \beta_1 x_i\right)x_i = 0 \tag{16.25}$$

通过解方程可以得到 β_0 和 β_1 的最小二乘估计，即

$$\hat{\beta}_1 = \frac{\sum_{i=1}^{n}(x_i - \overline{x})(y_i - \overline{y})}{\sum_{i=1}^{n}(x_i - \overline{x})^2}, \quad \hat{\beta}_0 = \overline{y} - \overline{x}\hat{\beta}_1 \tag{16.26}$$

因此，我们有 y_i 的估计，即

$$\hat{y}_i = \hat{\beta}_0 - \hat{\beta}_1 x_i \tag{16.27}$$

通过统计量 R^2，我们可以用回归估计对真实模型的拟合程度进行评估。

R^2 被称为判定系数（coefficient of determination），表示回归估计模型对真实数据解释的百分比可以通过总平方和（total sum of squares, TSS）以及解释的平方和（explained sum of squares, ESS）的计算得到

$$\mathrm{TSS}=\sum_{i=1}^{n}(y_i-\overline{y})^2 \tag{16.28}$$

$$\mathrm{ESS}=\sum_{i=1}^{n}(\hat{y}_i-\overline{y})^2 \tag{16.29}$$

可以证明

$$\mathrm{TSS}=\mathrm{ESS}+\mathrm{RSS} \tag{16.30}$$

于是，我们有

$$R^2=\frac{\mathrm{ESS}}{\mathrm{TSS}}=1-\frac{\mathrm{RSS}}{\mathrm{TSS}} \tag{16.31}$$

另外，我们还可以证明判定系数 R^2 和 Pearson 相关系数 r^2 的平方是相等的。

进一步，在回归分析中我们有假设 H_0，即 $\beta_1=0$，假设 H_1，即 $\beta_1\neq 0$。

计算 F 统计量，即

$$F=\frac{\dfrac{\sum_{i=1}^{n}(\hat{y}_i-\overline{y})^2}{1}}{\dfrac{\sum_{i=1}^{n}(y_i-\hat{y}_i)^2}{n-2}}=\frac{R^2}{1-R^2}(n-2)\sim F(1,n-2) \tag{16.32}$$

因此，根据 F 统计量在 F-分布中的位置，我们可以计算 p 以确定 β_1 是否等于零。

为了检查静息态睁眼的脑电信号功率是否可以预测闭眼的脑电信号功率，我们使用 MATLAB 和 SPSS 进行相同的回归分析。

1. MATLAB 实现

```
clc; clear; close all;
[num, txt, raw] = xlsread('Resting State.xlsx');
x=num(:, 1);
y=num(:, 2);
[b_reg, ~, ~, ~, stats_reg] = regress(y, [x, ones(93, 1)]);
```

2. SPSS 实现

（1）打开文件“Resting State.sav”。

（2）在上部菜单栏点击 Analyze -> Regression -> Linear…

（3）在“Linear Regression”对话框中，选择变量“Eyes Closed”放入“Dependent”编辑框，选择变量“Eyes Open”放入“Independent(s)”列表框。

（4）点击按钮“OK”。

3. 结果

静息态脑电信号功率在睁眼和闭眼条件下的线性关系如图 16.7 所示。MATLAB 和 SPSS 都可以计算得到系数 $\hat{\beta}_0=13.91$ 和 $\hat{\beta}_1=0.84$，判定系数 $R^2=0.599$，等于上面得到的相关系数 r^2 的平方。$F=135.93$，因此我们可以得到 $p=9.40\times10^{-20}$，这也与相关性分析中的 p 相同。因此，$\hat{\beta}_1$ 与零的统计显著不同，并且睁眼的脑电功率可以解释闭眼时脑电功率中总方差的 59.9%。

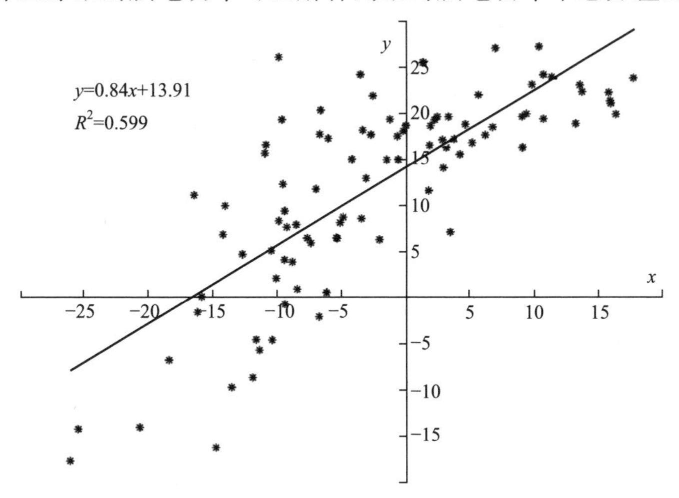

图 16.7　变量 x 和 y 之间的线性关系，其中 x 和 y 分别是在 93 名被试的静息态下睁眼和闭眼的脑电信号功率

第五节　非参数检验

一、参数检验与非参数检验

在前文中，我们介绍了几类参数检验的常用方法，如 t 检验、方差分析、相关分析等。所有这些方法都在正态分布的假设下涉及有关总体分布的参

数，因此称为参数检验。如果没有任何关于数据分布的假设，我们同样可以通过非参数检验的方式来进行假设检验。通常，非参数检验的方法有以下三类：①比较分布。应用诸如 Kolmogorov-Smirnov 检验的方法来进行这一类的非参数检验。②用中值替代均值进行比较。通过这样的方法，我们可以相应地实现与各种参数检验相对应的非参数检验方法。③通过数据驱动的方法生成相应的分布。在没有正态分布的假设时，我们仍然可以使用 t 统计量和 F 统计量，但这时我们并没有相应的 t-分布和 F-分布进行统计推断。在这种情况下，通过置换的方法可以让我们利用有限的样本数据生成在原假设下的对应分布。这种通过数据驱动的方法生成的分布用于替代原有正态分布假设下的 t-分布和 F-分布，以进行相应的统计推断。表 16.3 对比了参数检验和非参数检验中的各类方法。

表 16.3　参数检验与非参数检验中各类方法对比

参数检验（均值）	非参数检验（中值）
单样本 t 检验、配对样本 t 检验	符号检验、Wilcoxon 符号秩检验
独立双样本 t 检验	Mann-Whitney 检验
单因素方差分析	Kruskal-Wallis, Mood's 中值检验
重复测量的单因素方差分析	Friedman 检验
Pearman 相关分析	Spearman 以及 Kendall 相关性分析

由于没有正态分布的假设，相比参数检验，非参数检验具有更广泛的适用性，但同时在实际使用中非参数检验的统计效力（即假阴性出现的概率 β）通常不如其对应的参数检验方法。相比之下，当样本量足够大时，参数检验的方法对非正态分布的数据也能够很好地进行处理。因为样本均值的分布根据中心极限定理是近似正态分布，因此，当样本量较小且分布未知时，通常会考虑使用非参数检验。当样本量较大的时候，参数检验在存在非正态分布的条件下也能稳定运行（Hollander et al.，2013）。

下面，我们以 Wilcoxon 符号秩检验和置换检验为例介绍非参数检验的具体做法。同样地，我们仍以睁眼和闭眼条件下静息态脑电信号功率的数据集作为示例。

二、Wilcoxon 符号秩检验

1. 问题

再次考虑单样本 t 检验中的问题，检查脑电信号功率在睁眼闭眼条件下的差是否为零，其中我们有 $x=\{x_i\}$ $(i=1,2,\cdots,n)$ 表示睁眼闭眼条件下脑电信号功率的差值，样本大小 $n=93$。

在 Wilcoxon 符号秩检验中，我们有原假设以及对应的备择假设。

H_0: x 是一个以零为中心的对称分布。

H_1: x 不是一个以零为中心的对称分布。

在原假设条件下，我们可以通过如下步骤实施 Wilcoxon 符号秩检验。

（1）对于每一个 $i=1,\cdots,n$，计算 $|x_i|$ 及 $\mathrm{sgn}(x_i)$，$i=1,\cdots,N$，其中 sign 是符号函数。

（2）对 $|x_i|$ 进行升序排序。

（3）对排序后的 $|x_i|$，从1到 n 标记对应的秩，记为 R_i。

（4）计算 W 统计量

$$W=\sum_{i=1}^{n}[\mathrm{sign}(x_i)R_i] \tag{16.33}$$

（5）如果原假设成立，W 统计量服从均值为 0，方差为 $\sigma_W=\frac{n(n+1)(2n+1)}{6}$ 的分布。这种分布没有一个简单的显示表达式，但当 n 值很大的时候，该分布会趋近于正态分布。因此，当 $n<15$ 时，比较 W 与通过查表得到的阈值 $W_{\mathrm{critical},n}$。如果 $|W|>W_{\mathrm{critical},n}$，则拒绝 H_0；当 $n\geqslant 15$ 时，计算 z 统计量 $z=\frac{W}{\sigma_W}$，如果 $|z|>z_{\mathrm{ctritcal}}$，则拒绝 H_0。

2. MATLAB 实现

```
clc; clear; close all;
[num, txt, raw] = xlsread('Resting State.xlsx');
x=num(:, 3);
[p, h, stats] = signrank(x);
```

3. SPSS 实现

（1）打开文件“Resting State.sav”。

（2）在上部菜单栏点击 Analyze -> Nonparametric Test -> One Sample…

（3）在“One-Sample NonparametricTest”对话框的“Objective”面板中，选择变量“Customize analysis”放入 What is your objective? 编辑框。

（4）在“Fields”面板中，选择“Use custom field assignments”，在

“Fields”列表框中选择“Difference”放入“Test Fields”列表框。

（5）在“Settings”面板中，选择“Choose Tests”放入“Select an item”列表框，并且在右边选择“Customize tests”，并点选“Compare median to hypothesized（Wilcoxon signed-rank test）”；设置 Hypothesized median 为 0。

（6）点击按钮“OK”。

4. 结果

基于 MATLAB 和 SPSS，我们可以得到 $p=5.76\times10^{-17}$。因此，我们拒绝原假设 H_0，并得出结论：睁眼和闭眼条件下静息态脑电功率差值的中位数与 0 有显著差异。

三、置换检验

1. 问题

同样，再次考虑上述问题，检查脑电信号功率在睁眼闭眼条件下的差是否为零，其中我们有 $x=\{x_i\}$ $(i=1,2,\cdots,n)$，表示睁眼闭眼条件下脑电信号功率的差值，样本 $n=93$。

在这里，我们仍然使用 t 检验中的假设：

H_0：静息态脑电信号功率在睁眼和闭眼条件下的差值的均值是 0，即 $\mu=0$。

H_1：静息态脑电信号功率在睁眼和闭眼条件下的差值的均值不是 0，即 $\mu\neq0$。

如果假设 $x=\{x_i\}$ 服从正态分布，我们便可以使用 t 检验计算 t 统计量；然后在原假设 H_0 成立的条件下，计算得到的 t 统计量服从 t-分布；进一步计算 p 确定检验结果是否具有统计显著性。这里 p 表示在原假设成立的前提下，在 t-分布中出现观测样本所得 t 统计量或者更为极端情况的概率值。

如果没有正态分布的假设，我们计算所得的 t 统计量在原假设成立的前提下就未必服从 t-分布。在此情况下，置换检验就可以帮助我们通过数据驱动的方法生成原假设条件下的样本分布。

置换检验中一个重要的前提假设是观察样本在原假设下是可交换的。在比较均值和零的单样本检验中，样本间的置换相当于随意改变样本的符号。如果我们比较两个或多个条件下的平均值，则样本间的置换意味着随机改变每个样本的实验条件的标签，其中根据被试内和被试间检验的不同，调换的原则会有所不同。在进行被试内检验时，不同条件下的样本来自同一组被试，这时通过交换每名被试内的条件标签而不是被试之间的条件标签来进行样本的置换。在进行被试间检验时，不同条件下的样本来自不同组的被试，通过交换被试之间的条件标签来进行样本的置换。图 16.8 说明了被试内和被试间两个条件下进行样本置换的过程。通过随机地对样本进行较大数量的置换，我们可以计算每次置换后的 t 统计量，并进一步形成 t 统计量的分布。这种分布称为置换分布，在置换检验中将其用于代替正态分布下的 t-分布或者 F-分布。

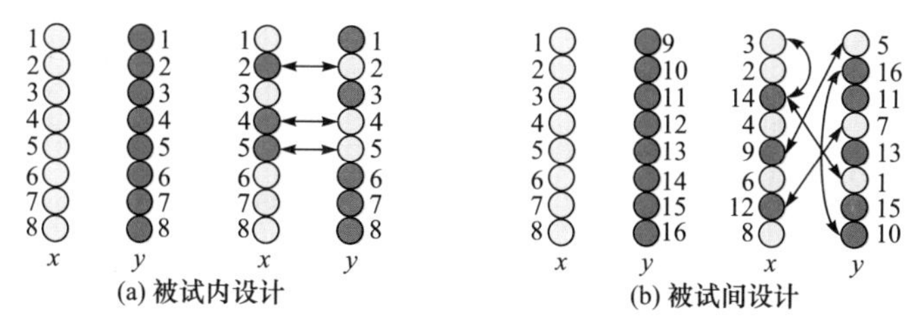

图 16.8 被试内（a）和被试间（b）两个条件下的样本置换过程

静息态脑电信号的例子中，置换检验的具体过程如下。

（1）计算 t 统计量：

$$t = \frac{\bar{x}}{\frac{s}{\sqrt{n}}} \tag{16.34}$$

（2）置换。随机改变数据集 x 中样本的符号，记为 x_{perm}，例如，从 $x = \{x_1, x_2, \cdots, x_n\}$ 置换为 $x_{\text{perm}} = \{x_1, -x_2, -x_3, x_4, \cdots, x_n\}$，并计算对应的 t 统计量。

$$t_{\text{perm}} = \frac{\bar{x}_{\text{perm}}}{\frac{s_{\text{perm}}}{\sqrt{n}}} \tag{16.35}$$

（3）对步骤 2 重复 N 次，并根据每次置换后的 t 统计量 t_{perm} 形成分布。

（4）计算对应的 p，并与预设的显著水平 α 进行比较。这里的 p 可以通过如下概率公式计算：

$$p = \Pr(t_{\text{perm}} \geqslant |t|) \tag{16.36}$$

2. MATLAB 实现

```
clc; clear; close all;
[num, txt, raw] = xlsread('Resting State.xlsx');
```

```
x=num(:, 3);
n=size(x, 1);
tval=mean(x)./(std(x)/sqrt(n));
%% permutation
N=1000;
y=x*ones(1, N).*((randn(n, N)>0)*2-1);
t_permute = mean(y, 1)./(std(y, 1)/sqrt(n));
p=sum(abs(tval)<abs(t_permute))/N;
disp(p);
```

3. 结果

设置置换次数 $N=1000$ ，t_{perm} 形成的直方图如图 16.9 所示。相应的分布曲线与 $df=92$ 的 t-分布很接近。由计算结果可得 $t=-19.97$ ，这里没有任何置换后的 t_{perm} 值满足 $|t_{\text{perm}}|>|t|$。因此，我们可以近似地认为 p 为零。于是，拒绝原假设 H_0，转而接受备择假设 H_1，认为静息态脑电信号功率睁眼和闭眼条件下差值的均值与零有显著的差异，即 $\mu\neq 0$。

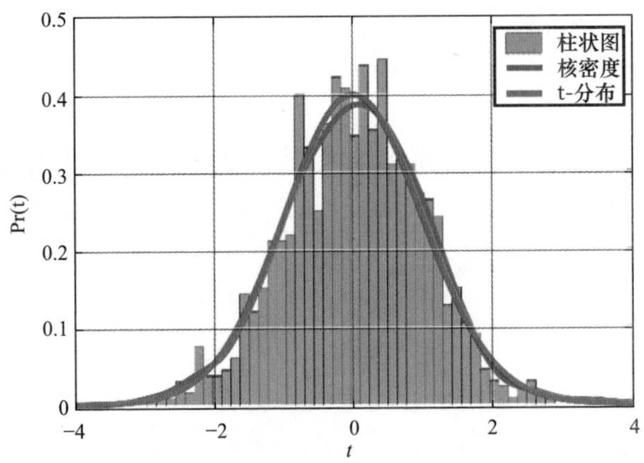

图 16.9 置换次数 $N=1000$ 时，根据 t_{perm} 生成的直方图以蓝色显示。其概率密度函数通过蓝色曲线表示，$df=92$ 的 t-分布用橙色曲线表示

我们对数据进行随机 $N=1000$ 次的置换，求取 p 时其最小的间隔为 0.001，其落在 $p=0.05$ 附近的不确定性约为 1%。如果我们将置换次数增加到 $N=100\,000$，则概率密度分布函数更接近 $df=92$ 的 t-分布（图 16.10）。这时 p 的最小间隔是 0.00 001，并且 $p=0.05$ 附近的不确定性约为 0.01%。

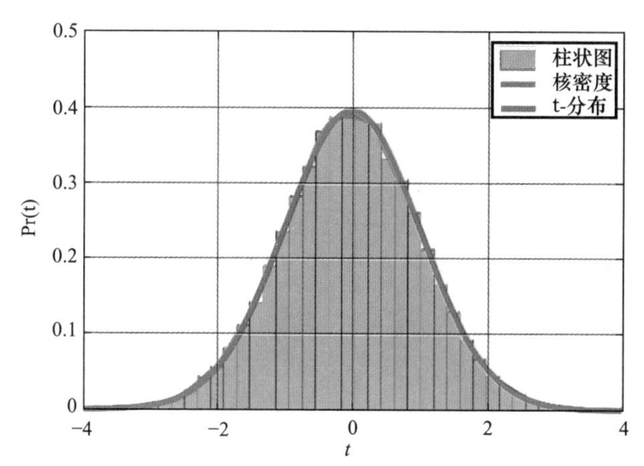

图 16.10 置换次数 $N = 100\,000$ 时，根据 t_{perm} 生成的直方图以蓝色显示。其概率密度函数通过蓝色曲线表示，$df = 92$ 的 t-分布用橙色曲线表示

第六节 多重比较问题

一、脑电分析中的假设驱动与数据驱动方法

在脑电信号分析中，通常我们有两种思路进行统计推断，分别是假设驱动的方法和数据驱动的方法。以常见的 P300 实验为例，通常情况下，在一些小概率事件的刺激出现后约 300ms，会在大脑的中央顶区出现一个正的成分，称为 P300。这里我们以红色作为目标刺激，以白色作为非目标刺激，进行视觉 Oddball 范式实验。每次刺激持续 80ms，刺激之间间隔 200ms，目标刺激出现的概率设置为 5%。16 名被试参加了实验。脑电信号通过德国 Brain Products 公司的 64 通道 BrainAmp 系统记录，采样率为 1000Hz，参考 TP9 和 TP10。最终，目标和非目标条件下通道 Pz 上的 ERP 总平均如图 16.11（a）所示。

如果使用假设驱动的方法，我们在 P300 分析中首先根据对数据的观察和先验知识提出一个假设，例如，在假设中预设时间区间为 0.2～0.7s，目标和非目标刺激条件下 Pz 通道事件相关电位的平均值没有显著差异。根据类似假设，我们进行较少次数的 t 检验或方差分析，就可以对所提出的假设进行统计推断。在脑电信号分析中，假设驱动方法是一种探索神经心理机制的有效方法，但是，这种方法的分析严重依赖于研究人员的主观经验。首先，时间区间 0.2～0.7s 的选择依赖于主观经验，如果其结果对时间窗口这样的参数比较敏感，会造成实验结果可重复性差的问题，因为人的经验是无法复制的。其次，如果区间选择是基于数据观察，那么可能导致产生一些假阳性错误，因为观察到的差异可能是由随机效应引起的。最后，在面对相对复杂的数据时，研究人员的观察通常不会非常全面，这意味着一些有意义的结果会因为不在研究人员的观察范围内而被忽略。

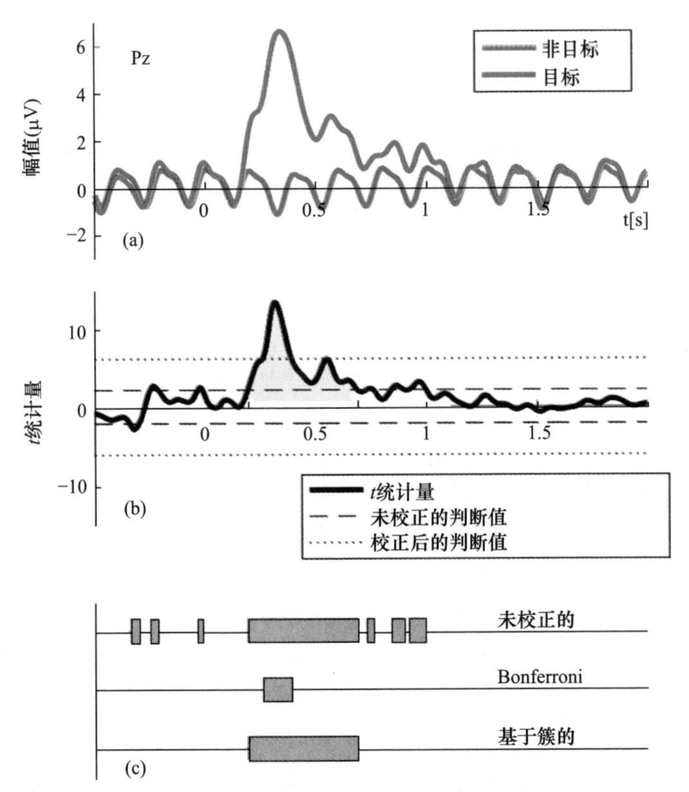

图 16.11 目标刺激和非目标刺激诱发的 P300 响应及其相关的统计检验。(a) Pz 通道的 16 名被试目标刺激和非目标刺激诱发的 P300 响应的总平均。(b) 目标刺激和非目标刺激条件之间逐点比较的 t 统计量。灰色区间表示基于簇的置换检验结果。(c) 三种不同统计过程中的显著区间：①0.05 显著性水平下未校正的逐点 t 检验；②Bonferroni 校正后显著性水平 $0.05/2500=2\times10^{-5}$ 的逐点 t 检验；③基于簇的置换检验，簇水平上阈值为 0.05

如果使用数据驱动方法，我们可以对 ERP 中所有的时间、空间、频率点进行详尽的比较。这种逐点比较有利于我们对数据进行更全面的分析和理解。因此，数据驱动方法可以有效地避免上面提到的因主观经验参与而引起的偏差，这也可以有效提高数据分析的可重复性。此外，逐点分析可以准确地反映影响因素发生的具体位置和时间。随着计算机运算速度的日益提高，成本日益降低，依赖于大数据量运算的数据驱动方法正在被越来越广泛地使用。然而，随着数据驱动方法中假设检验数量的急剧增加，我们不得不面对多重比较问题中的总体第一类错误率提高的问题。

二、总体第一类错误率

1. 问题的存在

在前文中，我们在假设检验中分析了假阳性（即第一类错误）问题，它受到显著性水平 α 的控制。如果我们考虑一组检验假设同时进行，则产生一次或多次假阳性的概率称为总体第一类错误率。如果只进行一次比较，则出现假阳性的概率是 α 。如果进行 m 次相互独立的比较，则出现至少一次假阳性的概率，即总体第一类错误率是 $1-(1-\alpha)^m$ 。表 16.4 列出了在 m 取不同值时总体第一类错误率的值。从表 16.4 可知，当比较的次数 $m=1$ 时，总体第一类错误率是 5%；当 $m=100$ 时，总体第一类错误率是 99.41%；当 $m=2500$ 时，总体第一类错误率几乎就是 100%。因此，当 m 取较大的数值时，即使两种条件下样本没有任何显著的差异，被检测出一个或者多个假阳性的概率也是非常大的，并不能保证在显著性水平 α 以下，这就是所谓的多重比较问题。

表 16.4 在 m 取不同值时总体第一类错误率的值（显著性水平 α=0.05）

m	FWER
1	$1-(1-\alpha)^1=0.0500$
2	$1-(1-\alpha)^2=0.0975$
3	$1-(1-\alpha)^3=0.1426$
4	$1-(1-\alpha)^4=0.1855$
5	$1-(1-\alpha)^5=0.2262$
10	$1-(1-\alpha)^{10}=0.4013$
100	$1-(1-\alpha)^{100}=0.9941$
2500	$1-(1-\alpha)^{2500}=1-2\times10^{-56}$

图 16.11 展示了 P300 数据逐点比较的结果。由于脑电信号在时间上的连续性，相邻的点通常具有较高的相关性。为此，通常逐点检测出来的显著区域会连续出现。我们定义在逐点检验中彼此相邻的显著联通区域为一个簇。通过逐点比较目标和非目标刺激在不同时间点上的响应，一共检测到 7 个簇，也就是连续的时间区间，以上两种条件下的数据有显著差异，这里显著性水平 $\alpha = 0.05$。从常理判断，除了 300ms 左右的最大的簇之外，其他簇很有可能是假阳性的，尤其是 0s 之前的 3 个簇。通过 P300 实际数据的例子，我们展示了多重比较问题中总体第一类错误率的存在。

2. Bonferroni 校正

多种方法可以用来控制总体第一类错误率，其中最著名的是 Bonferroni 校正。假设我们共进行了 m 次相互独立的比较，Bonferroni 校正通过将显著性水平 α 降低到 $\frac{\alpha}{m}$ 的简单操作，便可以将总体第一类错误率控制在 α 以下。通过 Boole 不等式可以证明这一结论，即

$$\mathrm{FWER} = 1 - \left(1 - \frac{\alpha}{m}\right)^m \leqslant m \times \frac{\alpha}{m} = \alpha \tag{16.37}$$

Bonferroni 校正通过将显著性水平 α 降低到 $\frac{\alpha}{m}$ 的方式，严格地控制总体第一类错误率。Bonferroni 校正是对总体第一类错误率的一种强控制（strong FWER control）方法，即无论原假设在实际情况下真实与否，都能将总体第一类错误率控制在 α 以下。然而，在实际的脑电数据分析中，在时间、频率或空间域方面，相邻的数据具有较高的相关性。实际的 m 次比较彼此并不独立，这违反了 Bonferroni 校正中的独立假设。所以，在实际使用中，Bonferroni 校正是一种十分保守的方法，它严格控制总体第一类错误率的代价是造成了极大概率的假阴性，即第二类错误率，使得统计效力降低。在数据驱动的方法中，Bonferroni 校正并不常用，因为它在比较次数较多的情况下过于保守。考虑 P300 数据中的逐点比较，沿着时间轴共有 2500 个时间点，因此多重比较的次数 $m = 2500$，Bonferroni 校正后的显著性水平 $\frac{\alpha}{m} = 2 \times 10^{-5}$，其中 $\alpha = 0.05$。经过 Bonferroni 校正，t 统计量对应的阈值如图 16.11（b）所示，从 2.13 提高到了 6.11。结果 0 时刻之前的所有簇都被排除了，只有最主要的一个簇存留了下来，其显著区间是 0.26～0.39s，比未校正前小了很多。

由于 Bonferroni 校正的保守性，在其基础上又发展出了一系列方法来增

强这类方法的统计效力，主要分为两大类：一类方法可以保证对总体第一类错误率的强控制，例如，Holm's step-down 多重比较检验过程以及 Hochberg's step-up 多重比较检验过程。另一类方法只能保证对总体第一类错误率的弱控制(即总体第一类错误率只能在原假设全为真的条件下才能得到有效的控制)，例如，Banjamini-Hochberg 过程以及 Banjamini-Hochberg-Yekutieli 过程等，称为伪发现率（false discovery rate, FDR）方法。通常对总体第一类错误率的一种弱控制方法会比强控制的方法具有更强的统计效力。下面我们就介绍一种弱控制方法，称为基于簇的置换检验方法。在目前的脑电信号分析中，它是一种处理多重比较问题较为有力的工具。

三、基于簇的置换检验

1. 置换检验

在前文中，我们介绍了置换检验的方法。在没有正态分布的假设条件下，置换检验是非参数检验方法的一种。事实上，它也可用于解决多重比较问题。

以双尾检验为例，在进行多次比较时，对样本进行置换，置换的方式如图 16.8 所示，只是在每一次置换时，所有比较按照同样的方式进行置换。进而，我们根据这次置换得到的所有 t 统计量，计算一个全局的统计量 t_{max}，即每次检验的 t 统计量绝对值的最大值。因为置换后 t 统计量的分布呈对称分布，所以我们将 t_{max} 设置为所有 t 统计量绝对值的最大值。每次置换后，我们都会根据多次比较计算出的 t 统计量得到一个全局的 t_{max} 统计量。重复置换过程多次后，我们便形成一个关于 t_{max} 的分布，并计算显著水平下的对应阈值。然后，根据这个阈值，我们对原有未置换的样本逐点计算 t 统计量，如果 t 统计量的绝对值高于这个阈值，我们拒绝原假设并得出结论：在这一点存在显著差异。

相比多重比较问题中的 Bonferroni 校正方法，在置换检验中引入统计量 t_{max} 的优点在于，它能自适应地反映每次比较之间的相关程度，而 Bonferroni 校正则是假设每次比较都是独立进行的。

通过利用统计量 t_{max}，逐点置换检验可以自动调整每次比较之间的相关程度，从而消除了 Bonferroni 校正中的每次比较都是独立进行的假设。因此，逐点置换检验在多重比较问题中与 Bonferroni 校正相比具有更好的统计效力。但与 Bonferroni 校正类似，逐点置换检验也是一个总体第一类错误率强控制的方法。当比较次数非常大的时候，逐点置换检验与 Bonferroni 校正相同，同样会变得保守。

2. 基于簇的置换检验

基于簇的置换检验由 Maris 提出，其主要思想是用簇水平的统计量 t_{max} 来替代点水平的统计量 t_{max}。这样的做法可以在严格控制总体第一类错误率的前提下，极大地提高方法的统计效力。作为一个总体第一类错误率弱控制的方法，基于簇的置换检验方法相比前文提到的伪发现率方法具有更高的敏感性。基于簇的置换检验包含两个主要步骤。

（1）计算簇水平的统计量。逐点计算 t 统计量，记为 t_{point}。对每一点进行 t 检验，将对应的 p 低于显著水平 α_{point} 的点排除。对于剩余的点，将彼此相邻的点看作一个簇，并计算簇水平的统计量 $t_{cluster}$，也就是这个簇内所有点 t_{point} 值的和。比较所有簇的 $t_{cluster}$ 值，将其最为极端的值记为 t_{max}。这里，“最为极端”的含义根据不同的检验有所不同。在左尾检验中，$t_{max} = \min(t_{cluster})$；在右尾检验中，$t_{max} = \max(t_{cluster})$；在双尾检验中，$t_{max} = \max(|t_{cluster}|)$。

（2）进行置换。对样本进行置换，置换的方式与前文中基于点的置换检验相同，只是在计算对应的 t_{max} 时，采用的是簇水平的 t_{max} 计算方法。经过重复多次的置换，我们可以得到一个关于 t_{max} 的分布。检验在未置换条件下不同的簇对应的 $t_{cluster}$ 值在这个 t_{max} 分布中的位置，求出相应的 p。设置对应簇水平的显著性水平 $\alpha_{cluster}$，如果 $t_{cluster}$ 对应的 p 小于 $\alpha_{cluster}$，则将这个簇保留下来，在这个簇所对应的区间上拒绝原假设，接受备择假设。

对于基于簇的置换检验，并没有直接的 MATLAB 函数可以调用。一些工具包可以完成这项工作。这里我们介绍基于簇的置换检在工具包 letswave 中的实现。

3. Letswave 实现

（1）通过在 MATLAB 的命令窗口键入 letswave 指令，打开 letswave 工具包。当然，这里的前提是已经安装好了 letswave 工具包（https://www.letswave.cn）。在 letswave 的管理模块（manage module）中，将目录设置为 P300 文件所在的目录。

（2）在管理模块的 Datasets 列表中选择数据集“P300 Nontarget”和“P300 Target”。在目录菜单中点击 Statistics -> Compare Two datasets(paired sample/two samples ttest)。

（3）弹出批处理模块(batch module)中，在 ttest 面板中激活 Cluster-Based Permutation Test 对应的复选框。

（4）在批处理模块底部点击按钮“Run”，运行基于簇的置换检验。经过数秒的置换之后，检验结果将会以“ttest P300 Target”的名称出现在管理模块中。

（5）双击数据集“ttest P300 Target”，检验结果则会在视图模块中呈现。在“Index”下菜单中选择不同的选项，我们可以对经逐点检验后未经任何矫正的 p、t 进行观察，也能查看基于簇的置换检验后经过矫正的 p 和 t。

（6）将结果导出到 MATLAB，在管理模块中选择数据集“ttest P300 Target”，在右键菜单中选择“send to workspace”，则所有结果将会以名为“lwdata”的变量呈现在 MATLAB 的工作空间中。

在这里，所涉及的 P300 数据集只包含 Pz 一个通道的脑电数据。如果进行多通道的脑电数据分析，我们也可以在时间、空间的联合域内进行基于簇的置换检验。这时我们只需要在上述第三步中启用“multiple sensor analysis”，并设置通道间的连通阈值（connection threshold）。

相应的操作可以在 Letswave 中自动生成 MATLAB 脚本。我们可以在 MATLAB 的命令窗中直接运行下列自动生成的代码。结果和通过图形界面点击操作是一样的。

4. MATLAB 脚本

```
%% cluster-based permutation test
LW_init( );
option=struct('filename', ...
    {{'P300  Nontarget.lw6',  'P300  Target.
lw6'}});
lwdataset= FLW_load.get_lwdataset(option);
option=struct('test_type', 'paired sample', ...
    'tails', 'both', 'ref_dataset', 1, 'alpha',
0.05, ...
    'permutation',  1,  'cluster_threshold',
0.05, ...
    'num_permutations', 2000, 'show_progress',
1, ...
    'suffix', 'ttest', 'is_save', 1);
lwdataset=
FLW_ttest.get_lwdataset(lwdataset, option);
```

5. 结果

在“Index”的下拉菜单中选择“p-value”，逐点比较后未经校正的 p 就会在整个对话框的右部显示。将 Y-axis 设置为 0～0.05，我们可以发现共有 7 个簇的 p 低于 0.05。通过同样的操作，将 Y-axis 设置为 0～0.000 02（0.05/2500），则我们可以发现只有一个簇在 Bonferroni 校正之后存留下来，其存在区间为 0.26～0.39s。这个结果与图 16.11（c）中所展示的一样。在“Index”的下拉菜单中选择“t-value”，并设置 Y-axis 为 auto，则对话框右部所显示的便是 16.11(b)中的 t。在“Index”的下拉菜单中选择“cluster p-value”，每一个簇对应的 $t_{cluster}$ 在 t_{max} 的分布中所对应的 p 就呈现在对话框的右部。如果某个簇对应的 p 大于 0.05，则它会被作为假阳性排除，相应的也会将 p 设置为 1。因此，基于簇的置换检验的校正结果为只有最主要的簇（0.2～0.96s）保留了下来，其他簇都被排除了。

在关于 P300 的实验中，基于簇的置换检验结果如图 16.11（c）所示，只有最大的簇得以保留。与 Bonferroni 校正不同，这个簇的存在区间并没有变窄，而是作为一个整体得以保留。Groppe 在评价这种方法时提到，基于簇的置换检验可能是现有处理多重比较问题中最有力的统计方法，它对一些作用区间比较宽泛的效应能够较好地进行探测。但基于簇的置换检验方法对那些作用区间比较窄的效应敏感性不高，以至于一些微弱效应容易被忽略。

参考文献

Bickel, P. J., & Doksum, K. A. （2015）. *Mathematical Statistics: Basic Ideas and Selected Topics, volumes I-II package.* NewYork: Chapman and Hall/CRC.

Casella, G., & Berger, R. L. （2002）. *Statistical Inference*. Pacific Grove: Duxbury.

De Groot, M. H., & Schervish, M. J. （2012）. *Probability and Statistics*. NewYork: Pearson Education.

Devore, J. L. （2011）. *Probability and Statistics for Engineering and the Sciences.* Cengage Learning.

Hollander, M., Wolfe, D. A., & Chicken, E. （2013）. *Nonparametric Statistical Methods*. New York: John Wiley & Sons.

Johnson, R. A., Miller, I., & Freund, J. E. （2000）. *Probability and Statistics for Engineers* . London: Pearson Education.

Lehmann, E. L., & Romano, J. P. （2006）. *Testing Statistical Hypotheses*. New York: Springer Science & Business Media.

Montgomery, D. C., Runger, G. C., & Hubele, N. F. （2009）. *Engineering Statistics*. New York: John Wiley & Sons.

第十七章

同步脑电-功能磁共振

雷　旭[1]

摘要：同步脑电－功能磁共振（EEG-fMRI）结合了 EEG 的高时间分辨率和 fMRI 的高空间分辨率，是研究人脑功能的无创观测技术。然而，目前同步 EEG-fMRI 仍然面临着诸多挑战：信噪比低、个体舒适性差、数据分析困难。我们首先介绍了同步 EEG-fMRI 系统的硬件组成；然后对该技术在信号处理中的进展进行了介绍，包括脑电伪迹去除、同步 EEG-fMRI 的数据融合方法和脑网络构建。具体来说，我们关注了 EEG 和 fMRI 融合的两个方面：基于 fMRI 约束的 EEG 源成像和基于 EEG 信息的 fMRI 分析。在此基础上，根据实验难度和分析的复杂性，我们进一步对目前涉及的同步 EEG-fMRI 融合方法由浅入深地进行了系统分类。之后，我们为脑电伪迹去除提供了相应的代码实践，希望同步 EEG－fMRI 技术能得到广泛应用。最后，我们探讨了同步 EEG-fMRI 技术可以解决的核心科学问题，并展望了同步 EEG-fMRI 的研究前景。

关键词：EEG-fMRI；数据融合；基于 fMRI 约束的 EEG 源成像；基于 EEG 信息的 fMRI 分析

fMRI 和 EEG 都是重要的无创脑成像技术。两种技术在科研机构和临床科室都得到广泛采用并实现大量装机。自 1993 年关于数据质量和患者安全的开创性实验以来（Ives et al.，1993），同步 EEG-fMRI 技术日趋成熟，并达到商业化、规模化水平（Laufs et al.，2008）。同步 EEG-fMRI 不仅是探讨各种精神状态下内源性脑活动的有力工具，也是研究认知任务过程中神经激活的有效手段（Debener et al.，2006；Abreu et al.，2018）。

1. 西南大学心理学部睡眠神经影像中心；认知与人格教育部重点实验室，重庆，中国。电子信箱：xlei@swu.edu.cn。

大多数同步实验都基于一个假设：EEG 和 fMRI 两个模态可以测量到相同的神经活动。两个模态同时记录保证了时程上的一致性，可以为神经科学研究提供更多的收敛证据。然而，虽然做同步实验的研究者都认可两个模态具有相同的神经生理学基础，但实质上我们对 EEG 和 fMRI 信号产生的神经机制仍有诸多疑问。基于猴脑的有创性研究表明，当与多单位活动（multiunit activities）相比较时，fMRI 信号所反映的血氧动力学响应（blood oxygen level-dependent，BOLD）与局部场电位（local field potential，LFP）的相关更强（Logothetis et al.，2001）。由于局部场电位与产生头表的 EEG 电位的锥体神经元活动有关（Nunez & Cutillo，1995），我们可以推测头表 EEG 和 fMRI 的神经血管耦合关系也是非常强的。

第一节　同步脑电-功能磁共振的硬件系统

EEG 测量系统包括电极帽、放大器、模拟-数字转换器等电生理采集模块，以及观察、分析和记录数据的显示设备等。fMRI 需要借助高强磁场，而射频激发会使磁场的梯度迅速变化，这都会带来封闭线圈的强电流。同步 EEG-fMRI 需采用能在高强磁场中运行的磁谐 EEG 系统，该系统在保证 EEG 和 fMRI 信号采集质量的同时，也需保障被试的安全。另外，在鸟笼线圈中佩戴脑电采集系统的舒适性也是进行系统设计时需要考虑的重要方面。

同步 EEG-fMRI 系统通常采用图 17.1 的导线连接方式：通过带式电缆将 EEG 电极帽的连接盒与磁谐放大器相连。磁谐放大器采用电池或兼容核磁环境的可充电电源供电。经过放大的 EEG 信号则通过光纤传输到扫描室外的光电转换器，光电转换器同时接收来自同步盒的梯度转换时钟信息。同步盒是对磁共振的扫描时间和 EEG 的数值化转换时间进行匹配的装置，能有效提高梯度伪迹去除的效果。通过对比采用同步盒与否的 EEG 信号，我们发现采用同步盒会使梯度伪迹在每层扫描中更加一致，有助于对离线 EEG 数据进行处理时梯度噪声的去除。同步盒通过一个叫同步盒-扫描仪接口的装置和 MRI 总控机组相连。最后，经数字化后的 EEG 信号通过 USB 连线传输到计算机中，同步扫描的 fMRI 图像则通过磁共振系统独立输出。

关于同步 EEG-fMRI 实验，首先需要做好设备部件的选择和调试工作，优化连线以减少回路，最大程度地提高数据质量。为降低电阻和提高敏感性，EEG 电极通常采用银/氯化银（Ag-AgCI）、金制塑料等材料，导线采用绝缘的光纤材料（Lemieux et al.，1997），并按照梯度变换最大的方向布线以减少伪迹（Baumann&Noll，1999）。此外，研究者可以在被试的头部放置真空垫来增加舒适度，减小头动的影响（Bénar et al.，2003）。带式电缆需要平行排列，材质通常为极细的铜材料或碳纤维，长度尽量减小，一般不超过1.5 m。为消除梯度伪迹，磁谱放大器需采用1000Hz以上的采样率，并将其放置于fMRI扫描腔末端的磁场屏蔽盒中，以减小导线长度。磁谱电极帽通常采用单极导联，以FCz为参考电极，离线分析采用平均参考或连接耳参考。

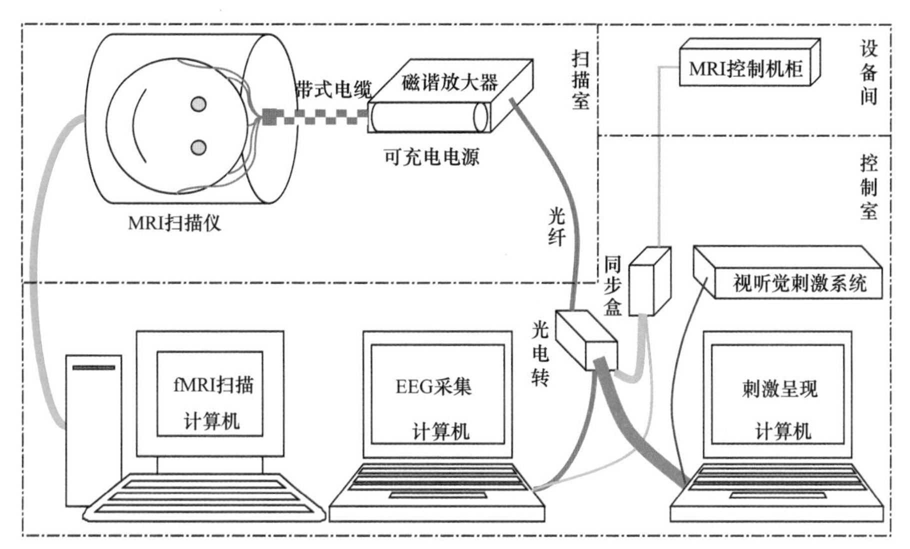

图 17.1 同步EEG-fMRI硬件系统结构图。商用脑电功能磁共振仪具有可充电电源组、包含限流电阻的连接器盒、电极帽和32通道脑电放大器/数字化仪。该放大器位于扫描仪腔体附近，通过光纤将数据传输到外部的接收端计算机

第二节 伪迹去除

EEG伪迹去除是开展所有同步信号处理的前提，也是同步技术推广应用时面临的最大挑战。在磁共振扫描腔同步记录EEG时，主要产生以下三种伪迹：①射频脉冲引起的EEG信号。这类伪迹的频率在兆赫范围，与EEG信号的频率分布差异很大，可以采用低通滤波器消除。②梯度伪迹，是由梯度磁场快速切换引起的伪迹，具有固定模式，幅值是EEG幅度的100～1000倍。该伪迹在频率上和EEG部分重合，去除难度较大。③心冲击（heart pulse）伪迹，是在MRI环境下由主动脉弓部位的血流冲击及心跳引起的伪迹。此外，MRI环境诱发的伪迹源还包含水冷系统、通风系统和灯光系统等。

近年来，得益于信号处理技术的快速发展，涌现了大量同步EEG-fMRI

伪迹去除方法。以 PubMed 数据库为例，以“EEG-fMRI”和“artifact”为关键词进行搜索（搜索日期为 2020 年 2 月），能找到 176 篇论文。特别是 2008 年后，平均每年有 10 篇以上的伪迹去除相关研究发表出来。如表 17.1 所示，目前已经发展出十多种不同的伪迹去除方法。总体来说，这些伪迹去除技术可分为三大类：①伪迹模板时域相减法。该技术具有原理简单、计算量小的特点。首先，需要构造伪迹模板，从脑电信号中减去此模板，然后去除伪迹。②盲源分离法。一般采用独立成分分析、主成分分析等，将 EEG 原始信号分离成多个成分，从中识别出伪迹成分，然后去掉。③硬件法。采用碳纤索套等专业的硬件设备，直接测量伪迹的波形，然后从受污染的 EEG 信号中减去这些伪迹波形。目前，梯度伪迹和心冲击伪迹是同步 EEG 最主要的两大噪声源，下文我们将主要介绍这两种伪迹的去除方法。

表 17.1 EEG 伪迹去除方法

伪迹类型	去除方法分类	具体去除方法	实现途径	参考文献
梯度伪迹	算法创新	平均伪迹相减法	BrainVision Analyzer	Allen 等（2000）
		最优基组法	FMRIB	Niazy 等（2005）
		独立成分分析	EEGLAB 工具包	Grouiller 等（2007）
		独立矢量分析	—	Acharjee 等（2015）
	硬件创新	参考层伪迹相减法	新型电极帽	Chowdhury 等（2014）
	其他	头部移动	被试头部向脚的方向移动 4cm	Mullinger 等（2011）
心冲击伪迹	算法创新	平均伪迹相减法	BrainVision Analyzer	Allen 等（1998）
		独立成分分析	EEGLAB 工具包	Bénar 等（2003）
	硬件创新	自适应滤波	压电式运动传感器	Bonmassar 等（2002）
		递归最小二乘法	碳纤维线圈	Masterton 等（2007）
		正交匹配跟踪算法	高密度电极帽	Xia 等（2014）
	其他	极大似然算法	采用谐波原理模拟心冲击伪迹	Krishnaswamy 等(2016）

注：要针对两种伪迹，即磁共振扫描伪迹和心冲击伪迹。包括三类方法：软件、硬件和其他方法

一、梯度伪迹

梯度伪迹是同步 EEG 信号中幅度最大的伪迹，目前已有多种成熟的算法去除该伪迹。部分算法还有配套的商业软件甚至开源软件：①平均伪迹相

减法，也叫图像伪迹去除法（image artifact reduction，IAR）。首先，需要提取每个读出梯度时间段上的梯度伪迹；其次，进行多次叠加平均，构造出伪迹模板。然后，再从原始信号中减去该模板，这样可以去除大部分梯度伪迹，对于残留的伪迹，进一步采用自适应抵消法去除（Allen et al.，2000）。商业软件 BrainVision Analyzer（Brain Products，Germany）等采用了这一算法。②最优基组法（optimal basis set，OBS），由 Niazy 等在平均伪迹相减法的基础上提出（Niazy et al.，2005）。由于梯度伪迹通常和 MRI 的扫描序列存在相关，会在 EEG 采集中反复有规律地出现。首先，对原始 EEG 信号进行插值，确定梯度扫描开始的准确时间。然后，根据扫描开始的时间，分别提取梯度磁场加载期间诱发的梯度伪迹，通过多次叠加平均构造噪声模板。模板的构造采用自适应的方式（即对于每段 EEG，其伪迹模板都是由其附近多个伪迹段构造的），再通过相减的方法从 EEG 信号中减去噪声模板。对减去伪迹模板后的残留噪声，使用主成分分析的方法找到噪声相关成分并去除。此方法可通过 EEGLAB 工具包中的 FMRIB 插件实现。③独立成分分析。该技术通常用于识别 EEG 的肌电或眼电伪迹，也可以用于梯度伪迹的成分识别。通过计算每个独立成分和伪迹模板的相关系数，找出和梯度伪迹最相关的成分并去除（Grouiller et al.，2007）。此方法可通过 EEGLAB 工具包实现。④独立矢量分析（independent vector analysis，IVA），是一种扩展了的独立成分分析技术，每个成分由三维以上的矢量构成（Acharjee et al.，2015）。该方法根据 fMRI 的全脑扫描时间，对 EEG 数据进行分段。每个分段都是对伪迹的一次多维度观测，同时具有空间、时间、频率信息。这些信息被用于矢量分解，使得梯度伪迹从原始信号中被分离出来。还可进一步考虑伪迹波形的电极空间依赖性，通过这种依赖关系来估计特定导联的伪迹。独立矢量分析充分利用了 EEG 的时间、空间和频率信息，基于伪迹源的估计可实现梯度伪迹的精准去除。

在梯度伪迹去除的硬件开发方面，目前的研究也取得了较大进步。Chowdhury 等最近发明了一种新型电极帽，专门用于采集同步 EEG-fMRI 数据。该电极帽包括两层电极：参考电极层和标准电极层。标准电极层置于参考电极层之下，并直接和头皮接触，可以采集到含有伪迹和神经电生理信号的混合信号。参考电极层和头皮隔开，只能采集到磁共振相关伪迹，如梯度伪迹、心冲击伪迹和运动伪迹等。之后，通过对标准电极和参考电极获得的信号进行比对，可以分离出更高质量的 EEG 信号。这种硬件去除方法的算法基础是“参考电极层伪迹相减法”（Chowdhury et al.，2014）。此外，有研究发现，如果将被试的头部向脚的方向移动 4cm，能在保证 fMRI 图像质量的同时减少 40%的 EEG 伪迹（Mullinger et al.，2011）。总之，已有的梯度伪迹去除方法表现尚佳：平均伪迹相减法具有速度快、能在线进行伪迹去除等优势，而最优基组法恢复的 EEG 信噪比更高、伪迹更少。相对来说，独立成分分析的效果并不稳定，而硬件设备也具有操作复杂、准备时间长的问题。未来研究需同时结合硬件设计和算法创新，开发出适应多种 fMRI 扫描序列的梯度伪迹去除方法。

二、心冲击伪迹

相对于梯度伪迹，心冲击伪迹的去除难度更大，目前主要有两种去除方法：①平均伪迹相减法。通过借助同步记录的心电图来获得每次心冲击伪迹出现的时间，然后平均每次心跳的信号得到心冲击伪迹模板，最后再从原始信号中减去此模板（Allen et al.，1998）。目前，研究者多采取模式识别算法来提取心冲击伪迹出现的时间（Acharjee et al.，2015）。商业软件 BrainVision Analyzer 使用了这一算法。②独立成分分析。通过独立成分分析方法将原始 EEG 信号分解为多个成分，然后根据每个成分的时间进程识别出与心冲击伪迹相关的成分，之后从原始信号中减去此成分（Bénar et al.，2003）。此方法可通过 EEGLAB 工具包实现。Vanderperren 等通过对比分析发现，基于平均伪迹相减的方法和基于独立成分分析的方法有相似的性能，但心冲击伪迹相关的成分选取流程较为复杂，基于平均伪迹相减法的方法具有更高的稳健性和实用性（Vanderperren et al.，2010）。

除了上述基于软件的方法外，不少研究者也在开发基于硬件的心冲击伪迹去除策略（Vanderperren et al.，2010）。Bonmassar 等（2002）研制了压电式运动传感器，用于监测同步 EEG-fMRI 记录时产生的心电、头动等相关伪迹，其算法基础是“自适应滤波”。Masterton 等（2007）提出一种实时去伪迹技术，研究者让被试头戴有碳纤维线圈的帽子，用于记录心电、运动伪迹，然后采用线性自适应技术和递归最小二乘算法实时滤除伪迹。Xia 等（2014）通过从高密度电极帽中选取一些电极，专门用来记录心电，并用绝缘层和头皮隔开，最后采用正交匹配跟踪算法（orthogonal matching pursuit）从原始信号中去除心冲击伪迹。为了避免多余的硬件设备带来的系统臃肿问题，Krishnaswamy 等（2010）采用谐波原理模拟心冲击伪迹，将心冲击伪迹去除问题简化为局部谐波回归分析问题，采用极大似然算法来去除心冲击伪迹。目前，心冲击伪迹的去除仍是同步

EEG-fMRI 伪迹处理中的最大难题。根据我们目前收集的大量同步 EEG 数据来看，亟待开发适应不同心电信号质量、不同头动规律的心冲击伪迹去除方法。

第三节　基于 fMRI 约束的 EEG 源成像

目前，同步 EEG-fMRI 的融合研究总体可以分为对称融合和不对称融合两类。对称融合主要通过建立共同的生成模型来实现，也可以利用交互信息来实现（Trujillo-Barreto et al.，2001；Valdes-Sosa et al.，2009），不对称融合主要用于解释两种模态的数据。不对称融合方法主要是利用其中一种模态的信息来指导另一种模态的分析，对模态有所偏倚。其中，最具影响力的不对称融合方法包括：①时间预测，即基于 EEG 信息的 fMRI 分析，即用特定的 EEG 特征卷积上血氧动力学响应函数（hemodynamic response function，HRF）后，对 fMRI 时间序列进行建模（Debener et al.，2005）；②空间约束，即基于 fMRI 约束的 EEG 源成像，用从 fMRI 获得的空间活动信息来约束 EEG 的源重建（Lei et al.，2012；Lei et al.，2011b；Liu et al.，1998）。

基于 fMRI 约束的 EEG 源成像，已经从原来的经验性参数初始化发展到现在的贝叶斯模型框架。大量研究使用来自 fMRI 的统计参数图（statistical parametric mapping，SPM）。一方面，它可以用来构造脑电信号源空间（Liu et al.，1998）；另一方面，它可以用来初始化等效电流偶极子的位置，之后再通过优化方法进一步拟合数据。后一种方法是最早也是最简单的采用 fMRI 先验重建源的方法，在 ERP 的研究中已有大量应用。每个偶极子估计出来的时间序列，对应了各自 fMRI 激活区域的动力学响应。尽管思路简单、操作便捷，但该方法在揭示感知觉等任务诱发神经电活动中，其价值毫不逊色于其他更为复杂的方法（Auranen et al.，2009；Stancak et al.，2005）。还有一种方法是采用经验贝叶斯（empirical Bayesian，EB）模型，借助统计活动图来设置活动的先验分布。根据贝叶斯公式，最终结果即后验分布是部分依赖于先验分布的。EEG 和 fMRI 源之间并不需要具有直接的对应关系（Phillips et al.，2002）。经验贝叶斯模型是估计 EEG 源活动的有力工具，受到逆问题领域研究者的青睐。不同的先验知识都可以通过先验分布来作用于 EEG 源成像。基于经验贝叶斯模型，来自 fMRI 数据的功能连接分析所产生的多个空间模式，或称为大尺度脑网络，被引入 EEG 源成像中。这一技术又叫网络源成像（network-based source imaging ，NESOI）技术（Lei et al.，

2011b)。这些大尺度脑网络的提取依赖于独立成分分析。与统计参数图不同，独立成分分析得到的空间模式不需要对任务的响应进行假设，是完全数据驱动的。也就是说，与任务相关和不相关以及响应模式独特的成分，都可以作为空间位置的先验分布，可以提高源成像的准确性。

这里需要特别强调的是，EEG 的源和 fMRI 的激活区之间可能有许多不同类型的匹配，两者并不是完全的一一对应关系。因此，在 EEG 源成像中，控制 fMRI 空间信息在整个模型中的权重（或叫超参数）就显得至关重要。在 fMRI 中一个体素被激活，意味着该体素的信号在统计上显著不同于噪声。对于该活动信号，可以通过感兴趣的任务或刺激的出现时间来进行预测。注意，fMRI 统计参数图并不代表神经电活动的任何物理特征：方向、大小以及区域间的同步关系。考虑到上述问题，有研究者考虑将 fMRI 空间信息作为脑电源的不同属性（Lei et al.，2012）：①fMRI 激活情况仅提供空间信息。或者更进一步，也提供神经电活动强度的定量信息。②在每个 fMRI 网络中，各个 EEG 源的时间过程相互独立。或者更进一步，各个 EEG 源必须有相似的时间过程。第①条决定了 fMRI 的信息是以二值化的方式还是连续权重的方式进入源模型。第②条决定了 fMRI 的信息对源间协方差是否有影响。基于这一思路，在经验贝叶斯的基础上，可以将协方差成分设计为二值化和连续取值的情况，只有对角线（方差）和包括非对角线（协方差）的情况（Lei et al.，2012）。利用仿真和实测数据，我们系统地研究了不同协方差结构在各种 EEG 和 fMRI 的匹配关系中的性能。结果表明，贝叶斯模型比较（Bayesian model comparison，BMC）是实现不同匹配模式源成像的有效策略。

对于基于 fMRI 约束的 EEG 源成像，一个值得注意的方面是在静息态脑活动研究中的应用（图 17.2）。所谓静息态，通常是指被试处于清醒的休息状态，此时被试通常伴随走神等自发思维活动。该状态下的 EEG 信号上能看到闭眼的被试具有更高的枕叶 α 节律，而 fMRI 则表现出所谓默认模式网络（defaut mode network，DMN）的更高活动。在静息状态下讨论 EEG 和 fMRI 两个模态间的“神经血管”耦合，也是非常有意思的话题。因为两者在静息状态下的耦合模式可能和任务态完全不同。在事件或区组设计中，通常假设刺激诱发的突触电活动功率的积分和 BOLD 活动的强度成正比，这是比较合理的假设。然而，该模型可能并不适合于自发活动中两个模态的信号（Makeig et al.，2002）。实际上，自发活动的能量消耗是非常大的，这就使得这一现象特别值得注意（Raichle & Mintun，2006）。我们可以认为，神经电活动可能只是引起 BOLD 振荡的部分因素（Leopold & Maier，2012）。两个模态在静息状态下的“神经血管”耦合，也会直接影响任务或刺激状态下的大脑活动（He，2013）。

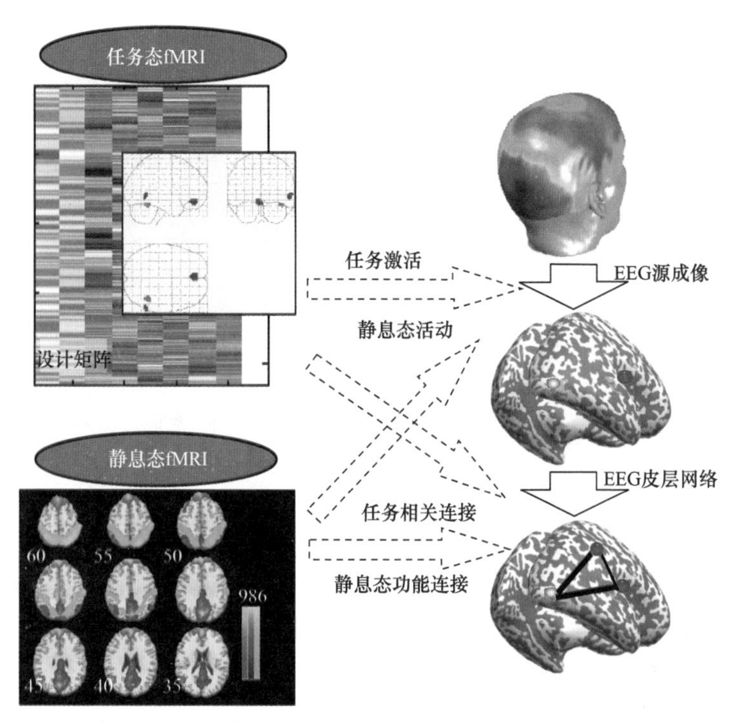

图 17.2　fMRI 约束的 EEG 成像采用来自任务诱发或静息态活动的 fMRI 空间先验。来自 fMRI 的有效连接和功能连接都将有助于脑电皮层连接的构建

第四节　基于 EEG 信息的 fMRI 分析

基于 EEG 信息的 fMRI 分析采用 EEG 特征作为预测变量，对 fMRI 时间过程进行建模。相对于基于 fMRI 约束的 EEG 源成像，该技术更为常用。由于该技术是同步 EEG-fMRI 信号融合中较为成熟的分析方法，下面我们重点介绍这一领域的研究进展。通常的步骤为：基于神经血管的线性耦合假设，从 EEG 中提取得到神经活动特征。该特征通常具有能量信息，可在卷积血氧动力学响应函数后构成预测的功能磁共振信号。根据该信号，可在全脑 BOLD 信号中找出相关的神经活动激活区域。基于这一思路，人们可以利用感兴趣的 EEG 特征生成高空间分辨率的激活图（Murta et al.，2015），或者发现与 EEG 相互关联的 fMRI 特定体素、区域或网络活动（Mantini et al.，

2007）。如表 17.2 所示，通过总结以往研究，我们可以发现基于不同的 EEG 信号指标都可以与 fMRI 数据融合。我们可以按照脑电导联数的规模、头表覆盖情况、时间精度和计算复杂度，将基于 EEG 信息的 fMRI 分析相关研究总结和归纳为 4 类（表 17.2）。

表 17.2 基于 EEG 信息的 fMRI 分析（包括从简单的数据分段到复杂的单试次 ERP）

融合目的	脑电导联数	头表覆盖	时间精度	核心问题	难易程度	举例	参考文献
区分大脑状态	<10	部分覆盖	～10s	利用 EEG 对 fMRI 数据进行分段	简单	区分清醒、睡眠、疲劳状态	Kaufmann 等（2006） Horovitz 等（2009） Lei 等（2015） Uehara 等（2014）
识别自发电生理事件	<30	部分/全脑覆盖	～1s	获得自发电生理时间的开始时间，构造设计矩阵	较简单	痫样放电 纺锤波 K-复合波 微状态	Gotman 等（2012） Schabus 等（2007） Tamminen 等（2010） Jahnke 等（2012）
获得节律的动态变化	30～60	部分/全脑覆盖	～1s	获得节律能量变化曲线，构造回归项	较复杂	α 节律脑活动 δ 节律脑活动	Goldman 等（2002） Mantini 等（2007） Jann 等（2009） Lei 等（2014）
提取单试次 ERP	>64	全脑覆盖	～1ms	获得特定 ERP 成分的幅度或能量	复杂	P300 定位 N170 定位	Eichele 等（2005） Nguyen 等（2014） Bénar 等（2007） Goldman 等（2009）

一、区分大脑状态

从清醒到睡眠的各个阶段的 EEG 信号会呈现出不同的变化模式。利用 EEG 信号可以分离出不同的觉醒状态，然后对相应阶段的 fMRI 数据进行功能网络分析。采用多导睡眠仪（polysomnography，PSG）或 EEG，可以将睡眠划分为清醒期（W 期）、非快速眼动睡眠（non-rapid eye movement，NREM）期和快速眼动睡眠（rapid eye movement，REM）期。其中，非快速眼动睡眠期可根据入睡深度进一步分为 N1 期、N2 期、N3 期。每个睡眠期的划分根据其特征波形、眼电和下颏肌电活动进行综合判定。基于 EEG 数据的睡眠分期，就可以对比不同睡眠阶段功能磁共振活动的差异。Kaufmann 等（2006）探究了从清醒到 NREM 睡眠不同阶段局部功能磁共振活动的变化，结果发现，相较于清醒期，NREM 睡眠各阶段总体表现为大量脑区 BOLD 信号活动下降，包括大脑皮层、丘脑、边缘叶、尾状核等。具体表现为：相对于 W 期，N1 期表现为额叶、边缘结构、枕叶和脑岛等区域活动的降低；N2 期表现为额叶、边缘结构、颞叶、右侧脑岛等活动的进一步降低。N3 期脑区活动降到最低水平，涉及额叶、边缘叶、颞叶、枕叶和脑岛等脑区。这表明随着睡眠的逐步深入，越来越多的大脑区域活动变得更低，有利于深度睡眠的形成和维持（Kaufmann et al.，2006）。Horovitz 等（2009）进一步探讨了慢波睡眠阶段 DMN 的空间分布，发现在慢波睡眠期 DMN 存在前额叶区域丢失的现象，这表明 DMN 在意识觉知中发挥着重要作用。除了上述从激活和大尺度脑网络角度分析 fMRI 数据以外，Lei 等（2015）分析了清醒期和 NREM 阶段的大脑无标度特性，Uehara 等（2014）采用“图论分析”探讨了清醒期和 N1 期的“小世界网络”属性。MRI 的射频脉冲和读取梯度磁场等的频率范围和肌电、眼电的频率范围重叠较大，导致目前对 REM 期的判别仍有困难，探讨 REM 期相关的 fMRI 活动规律仍有一定难度。

二、识别自发电生理事件

EEG 可以用来刻画内源性警觉状态的变化过程，识别包括痫样放电、纺锤波、K 复合波等自发性神经电活动。通过同步 EEG-fMRI，可以进一步找出和这些事件发生的时间点对应的 BOLD 活动，从而确定这些自发神经电活动的“产生源”。同步 EEG-fMRI 最早被用于探讨发作间期痫样放电（inter-ictal epileptiform discharge，IED）相关的 BOLD 信号变化，确定癫痫波的起源、传导和终止过程（Gotman et al.，2004）。发作间期痫样放电的出现时间是随机的，可以用 EEG 中读出的发生时间来构造回归项。在睡眠神经影像研究中，纺锤波的定位也采用了类似的思路。睡眠纺锤波主要参与睡眠依赖性记忆巩固和新旧知识整合（Tamminen et al.，2010），是 N2 期 EEG 的重要特征。使用同步 EEG-fMRI 获取被试的睡眠数据，对 EEG 数据进行伪迹去除后，首先对完整的 EEG 数据进行从 NREM 的 N1 期到 N3 期和 REM 期的分期。之后，再在 N2 期中进行更为精细的判读，识别出纺锤波，最后寻找和纺锤波活动有关的功能磁共振激活（Schabus et al.，2007）。最新的研究表明，12Hz 以上的高频纺锤波和 12Hz 以下的低频纺锤波具有不同的功能：一个是睡眠过程记忆巩固的关键；另一个则主要是消除外界的干扰以保护睡眠。

三、获得节律的动态变化

EEG 信号包含丰富的时间信息和频谱特征，对 EEG 数据进行时频分解，可以分离出典型的频段或节律，包括 δ（2～4Hz）、θ（4～8Hz）、α（8～13Hz）、β（13～30Hz）、γ（30～40Hz），可以探讨与这些频段的频谱能量共变的 BOLD

活动。首先，需要计算出 EEG 在每个电极上的平均的功率能量时间序列。其次，将这些时间序列和血氧动力学响应函数卷积，对卷积后的时间序列进行降采样和标准化。最后，对卷积后各频段的平均功率时间序列和每个体素的功能磁共振信号进行回归分析，从而探讨各频段对应脑区的活动。研究者最先关注的是 α 节律，Goldman 等（2002）希望借由同步 EEG-fMRI 研究产生 α 节律的核心脑区，结果发现，α 节律的增强会伴随着枕叶、额下回、颞上回和扣带回脑区的激活降低，而脑岛和丘脑则表现为激活增强。通过将多个频段的 EEG 功率作为 fMRI 数据广义线性模型分析中的回归项，也可以探讨各个频段对功能磁共振信号的贡献，以及信号之间的交互作用关系（De Munck et al.，2009）。除了特定频段的 EEG 功率外，频谱的其他特征也可以用于解释功能磁共振信号，比如，总功率（Wan et al.，2006）、频段特定功率值的线性组合（Goense&Logothetis，2008）、平均频率（Rosa et al.，2010）和根均方频率（Jann et al.，2009）等。

探究 EEG 节律与 fMRI 大尺度脑网络的关系，也是当前研究者关注的热点之一。Jann 等（2009）基于全脑区域同步指数（global field synchronization，GFS）获取全脑特定频段所有电极的相位锁定活动，主要关注 α 节律的全脑区域同步和静息态脑网络的关系，结果发现 α 节律相位锁定成分和 DMN 的激活有关。Mantini 等（2007）进一步将分析推广到 5 个典型节律（δ、θ、α、β、γ）和多个静息态网络，发现一个静息态脑网络与多个节律存在相关，比如，DMN 和 α、β 节律呈正相关，视觉网络则和 δ、θ、α、β 节律呈负相关，表明不同频段的神经振荡共同作用于同一功能系统。近年来，也有研究开始关注 EEG 节律和远距离静息态网络间功能连接的统计相关性。Lei 等（2014）采用同步 EEG-fMRI 研究了乙醇的摄入对 EEG 节律和静息态脑网络功能连接的影响，结果发现，饮酒会提高 θ 节律的能量，并且和默认模式网络——背侧注意网络反相关的提高有关，提示脑的慢波节律可能反映了静息态网络间功能交互的动态改变。关于 fMRI 功能连接的更多电生理机制研究，可以参考 Schölvinck 等（2013）的综述。

四、提取单试次 ERP

ERP 是人脑对刺激进行认知加工时的诱发电位活动。通常的 ERP 分析需要数十个试次的叠加平均来提高信噪比。随着信号处理水平的提高，越来越多的研究开始使用单个试次的 ERP。信噪比过低是单试次 ERP 分析面临的主要挑战。对于一些微弱的 EEG 成分，特别是早期 ERP，很难在单试次中提取到稳定的幅度信息。目前，借助于特征提取、模式识别和机器学习等技术，在微弱信号提取方面已有长足进步。例如，采用独立成分分析方法可将多个电极上测量的微弱事件相关电位提取为明确的独立成分。基于稀疏表示和外输入自回归模型算法，能在信噪比较低的情况下提取潜伏期和幅值。进一步整合试次信息后，可构成单试次幅度图。

至少有两种策略可用于单试次特征提取。一是通过观察单试次幅度图来识别认知成分。单试次幅度图具有电位强度的时间延迟信息，人们可以在数据驱动的情况下，找到认知加工相关的 ERP 成分，如 N170、P300、N400 等。从单试次 EEG 数据中提取到的一些特征，如 ERP 成分的幅度、潜伏期、空间拓扑分布等均可作为电生理特征，用来进一步探讨和功能磁共振信号活动的关系（Nguyen et al.，2014；Bénar et al.，2007）。二是全自动的数据驱动方法。通常采用机器学习识别出具有任务分辨性的特征（Goldman et al.，2009；Lei et al.，2009），如距离支撑向量分界面的距离，作为单次实验的量化指标。通过把 EEG 中得到的刺激出现时间和 fMRI 的序列扫描时间对齐，就可以按照单次实验的幅度得到“单次实验量化曲线”，构建设计矩阵，从而生成统计参数图。

第五节 多模态脑网络

EEG 和 fMRI 都可以测量分布在整个大脑皮层的多个网络的功能活动。从神经电信号和 BOLD 信号两方面来对网络交互进行估计，将有助于解释大脑区域之间的复杂关系。目前，多模态脑网络可分为功能连接和有效连接（Friston，2001）。功能连接反映的是大脑不同区域是如何在静息状态或不同外界刺激状态下具有相似的活动和反应模式的，而有效连接反映的是不同区域之间活动的因果关系，即一个区域对另一个区域的影响。

EEG 和 fMRI 两个模态构建的网络进行整合分析时，可以考虑在网络空间将两者进行融合。网络的节点可以是 EEG 电极、源成像后的脑区，也可以是 fMRI 的体素、感兴趣区或大尺度脑网络。在下面的分析中，如图 17.3（b）所示，我们采用独立成分分析后的成分作为结合的起点，每个独立成分分析成分包括一个空间模式和与之对应的时间模式。对于网络空间的融合，目前有两个框架可以实现：一是多层网络（multilayer network），在该框架中 EEG 和 fMRI 分别构建模态特异的网络，然后对两个网络进行匹配，以共享空间或时间中的公共节点（Lei et al.，2011a）；另一个是合成网络（hybrid network），其首先将 EEG 和 fMRI 统一到一个空间，之后在统一的时间尺度上进行功能连接或有效连接的估计（Yu et al.，2016）。下面我们将详细介绍这两个框架。

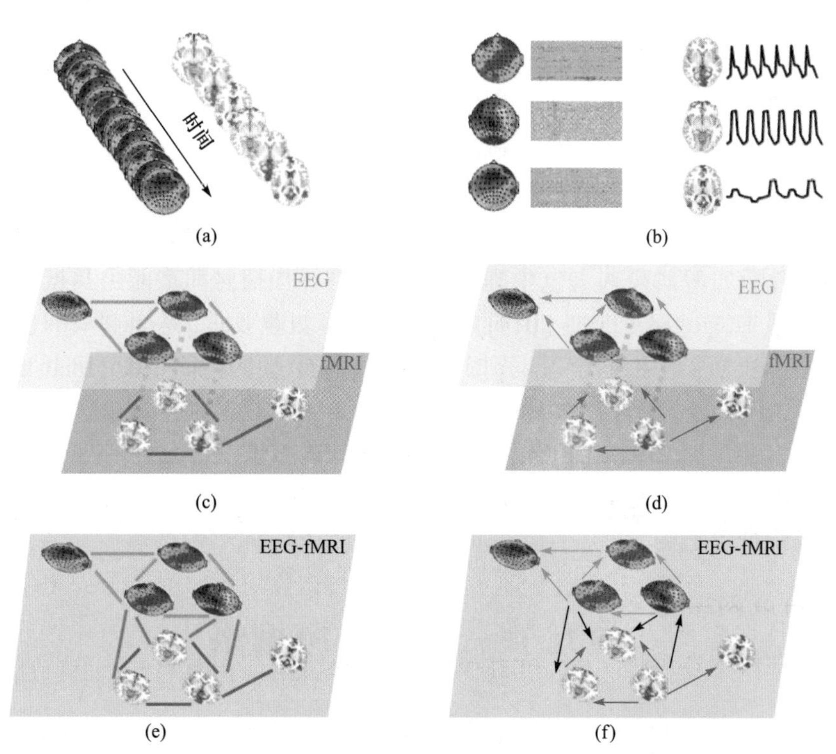

图 17.3　多模态脑网络的两种构建框架。（a）对 EEG 和 fMRI 的原始数据进行模态特有的预处理，分离为（b）中的独立成分。这些成分构成了我们后续脑网络估计中的节点，通过对它们的时间过程进行建模，可以进一步推断出节点之间的连接。（c）和（d）为多层网络框架下的功能连接和有效连接，（e）和（f）为合成网络框架下的功能连接和有效连接。绿色和蓝色的链接分别代表了 EEG 和 fMRI 模态下估计的边。灰色实线（或箭头）和虚线分别表示模态之间估计出来的连接和模态间匹配的节点

一、多层网络

多层网络的思路是先分别在 EEG 和 fMRI 各自的模态中估计网络连接，之后在网络层面进行拼装。在该框架中，一个重要的步骤是在时间域或空间域去识别出两个模态匹配的网络节点。一个典型的多层网络是多模态功能网络连接（multimodal functional network connectivity，mFNC），如图 17.3（d）所示，通过空间独立成分分析来获得网络节点（Lei et al.，2011a）。

实际上，mFNC 就是把 fMRI 的功能网络连接（FNC）的思路用到 EEG

数据上，并对这两种模态的功能网络进行整合，主要包括以下步骤：首先，对 EEG 和 fMRI 数据分别进行预处理，例如，fMRI 的时间重排、空间标准化，EEG 的分段、伪迹去除、重参考等。之后，对 EEG 和 fMRI 数据分别进行空间独立成分分析，这一步骤在每个模态中都会产生两方面的信息：一个是空间活动模式，另一个是时间波形（17.3B）。对于时间波形，可以分别对 EEG 和 fMRI 的信号进行格兰杰因果分析，建立网络间的有向连接。对于每个成分的空间信息（EEG 的头表拓扑图和 fMRI 的空间模式），可以进一步进行模态间配准。我们采用第八章提出的网络源成像技术对 fMRI 的空间模式与 EEG 的拓扑图进行匹配。配准的结果是将 EEG 的功能网络与 fMRI 的功能网络实现缝合。最后的多模态功能网络连接是包含两个模态信息的全息网络，可以采用图论的方法继续进行分析。仿真实验和真实数据检验发现，多模态功能网络连接具有单模态中提取功能网络间有向连接的能力，并可以进一步将两种模态予以整合，得到更为全面（相比单模态）的功能网络连通关系。这对于探讨在特定任务或神经状态下神经电活动与代谢响应的深层关系有很大启发意义（Lei et al.，2011a）。

二、合成网络

合成网络分析将 EEG 和 fMRI 信号都统一到一个时间尺度上，之后在这个统一的时间尺度中进行信号建模，以构造合成网络（Yu et al.，2016）。由于 EEG 的高时间分辨率，通常的做法是将它和血氧动力学响应函数卷积后，降采样到 fMRI 的时间精度。当然，也可以通过将 fMRI 进行插值升高到 EEG 一样的时间精度。例如，EEG 时间序列被分割成与单个 fMRI 体积扫描等长的时间段（通常为 2 s）。之后，通过快速傅里叶变换投射到频率空间，之后再对特定频带的能量进行平均，获得典型节律的活动情况，这些典型节律包括 δ、θ、α、β 和 γ 等。

Yu 等（2016）将 fMRI 数据分解为多个功能网络，每个网络都有分组独立成分分析给出的时间过程曲线。之后，他们以 EEG 的电极和 fMRI 的功能网络为节点，计算电极的功率谱能量曲线和功能网络的皮尔逊相关系数，建立同步 EEG-fMRI 的脑连接图。与前面的 mFNC 相似，EEG 功率谱的能量曲线是通过卷积血氧动力学响应后得到的，这一操作考虑了血氧反应的延迟性。采用滑动时间窗方法，该流程可进一步被推广到动态脑网络分析中，构建同步 EEG-fMRI 的动态脑网络。窗长的选择一直是动态分析中争论的焦点，很多研究采用了 40s 的时间窗。在同步 EEG-fMRI 动态网络中也采用

40s 的时窗宽度，因为有研究表明只要 30～60s 的数据就可以稳定地识别出认知状态（Shirer et al.，2012）。

该方法为在图论框架下研究 EEG 和 fMRI 的相关性提供了一种新的方法。Yu 等的研究发现，这种方法提供了一个整合多维度信息的途径，包括 fMRI 空间定位和 EEG 的频率信息，而这些信息是通过单模态的数据分析无法提供的（Yu et al.，2016）。

第六节　应 用 实 例

本部分以讲解同步信号的伪迹去除为例，介绍同步 EEG-fMRI 融合的常规过程。我们选用了网上共享工具包 FMRIB（FMRI Artifact Slice Template Removal）。FMRIB 是一个 EEGLAB 的插件工具箱（http://users.fmrib.ox.ac.uk/~rami/fmribplugin），由牛津大学脑功能磁共振中心开发，可以从 EEG 数据中去除 fMRI 扫描相关的伪迹。该工具包基于 EEGLAB 的运行环境设计，提供了图形用户界面，方便操作，包括 fMRI 梯度伪迹去除、从 ECG 导联识别 QRS 复合波，以及从 EEG 中去除心冲击伪迹。所有这些工具也可以用 MATLAB 命令行来执行，专业用户可以通过简单修改代码来实现自己个性化的批量处理。下面，我们首先对 EEG 伪迹去除的图形用户界面进行简短介绍。我们假设读者已经掌握了 EEGLAB 的基本操作，例如，加载数据、查看数据波形、数据分段和数据格式化等。如未掌握基本操作请参阅 EEGLAB 官方网站（https://sccn.ucsd.edu/eeglab/index.php），获得相关入门介绍。

我们基于一个同步 EEG-fMRI 实验来介绍 FMRIB 工具包的使用流程（Niazy et al.，2005）。请注意，同步实验对脑电至少有两个要求：①扫描标签完备；②采样率足够高。同步实验要求 EEG 数据中记录有层扫（slice）或全脑扫描（volume）的触发事件。采样率需要设置得比较高，以避免高频梯度噪声造成的任何信号混叠现象。同步实验采样率通常是 5000Hz，对于一个典型的 EPI（Echo Planar Imaging 平面回波成像）序列，梯度伪迹通常是 700～800Hz。5000Hz 的设置远远大于梯度伪影频率，可以很好地防止混叠现象的出现。

一、实验流程

本例采用了一名健康的女性被试（22 岁）同步 EEG-fMRI 记录的数据。经初步的精神评估，她没有任何精神或神经疾病史。在向被试详细解释研究方案后，签署知情同意书。研究包括睁眼（EO）和闭眼（EC）静息态各 1min。在 EO 条件下，要求被试集中注意力在屏幕中间的“+”号上，但屏幕中间呈现“。”时，要求被试闭上眼睛。在 EC 条件下，告知被试需要让自己的头脑冷静下来，进入放松状态，避免进行系统性的思考。

该实验 EEG 信号的采样率为 5kHz，参考电极为 FCz，使用磁谱 EEG 系统进行采集（BrainAmp MR plus，Brain products，德国）。9 个电极均为环形烧结的磁谐银/氯化银电极，电极分布遵循国际 10-20 标准。一个 ECG 电极专门用于记录心电。将 EEG 放大器和一个充电电源组放置在离扫描腔体外约 15cm 的地方。EEG 的放大和数字化信号通过光缆传输到扫描室外的记录计算机。使用 3T 西门子 Trio 扫描仪，同时获得 80 个 fMRI 的全脑扫描。这些数据采用 EPI 序列，参数：TR/TE 为 1500/29ms，视场为 192mm× 192mm，翻转角为 90°，扫描矩阵为 64×64，厚度/间隙为 5/0.5mm，空间分辨率为 3mm×3mm，25 个轴状位切片。

从网址（https://fsl.fmrib.ox.ac.uk/eeglab/fmribplugin/fmrib1.21.zip）下载 FMRIB 工具包。之后，将其解压缩到 EEGLAB 的子目录“plugins”下。接下来，下载示例数据（12MB，http://www.leixulab.net/data.asp）并将其解压缩。在这里，我们加载示例数据集（EOEC.set），如图 17.4 所示。从中可以看到，若干事件标签“R128”，标记的是每个 fMRI 全脑扫描的开始时间，用于引导后面的梯度伪迹的去除。fMRI 的记录时间为 2min，共采集到 80 个全脑数据，得到 80 个“R128”标记。数据的第 9 号导联为 ECG 通道，

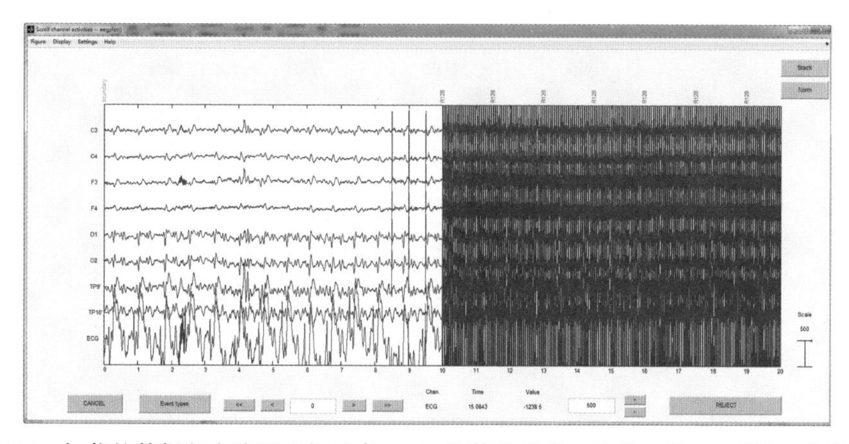

图 17.4　加载的数据包含睁眼和闭眼各 1min 的静息状态。显然，从 10s 开始，可以看到信号受到梯度和其他噪声的干扰。“R128”对梯度伪迹的校正非常重要，是每个 fMRI 体积扫描的标记

用于去除心冲击伪迹。通过图形用户界面，可以查看数据并滚动到梯度伪迹的开头，可以看到数据被梯度伪迹和其他噪声。

二、去除 fMRI 梯度伪迹

在 EEGLAB 图形用户界面中，依次点选 Tools → FMRIB Tools → FASTR: Remove FMRI gradient artifacts，出来的界面如图 17.5 所示。按图 17.5 中的参数输入数字，之后点击“确定”。在这里，因为我们的数据采样率是 5000Hz，所以不再进行升采样，即在第二个文本框中输入“1”。接下来，MATLAB 将在命令窗口中弹出参数的最终设置，并显示处理的进度。在 FASTR 步骤完成后，系统会询问是否要保存数据，可保留此处的默认设置。为了节省内存，我们可以将数据采样率降到 250Hz。点选 Tools → Change sampling rate，然后输入“250”作为新采样率，单击“确定”。将数据存储在当前文件里，命名为“ECEOcMRI250.set”。现在可以查看去除梯度伪迹后的数据。如图 17.6 所示，红线是指示每个 fMRI 全脑扫描的标签。从图中可以明显看到心冲击伪迹带来的高振幅的 EEG 信号。

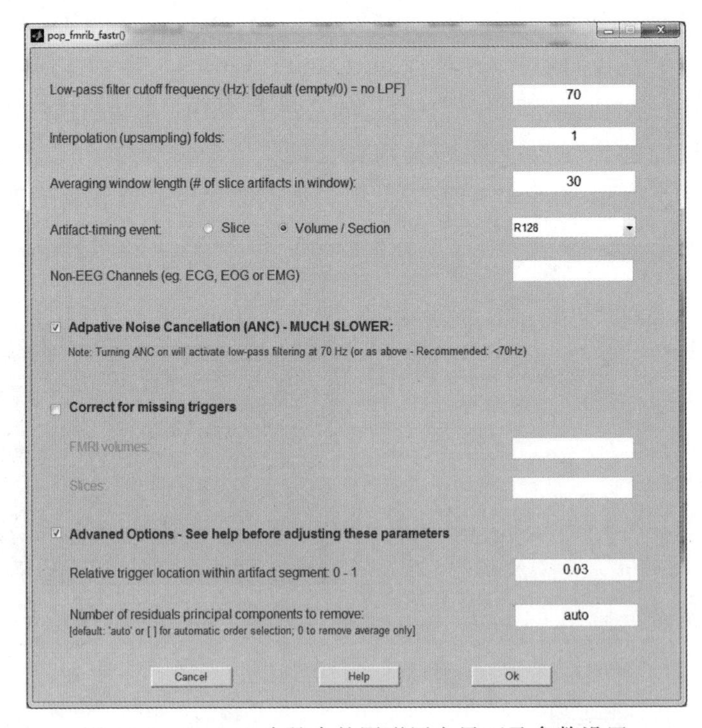

图 17.5　FASTR 步骤中的图形用户界面及参数设置

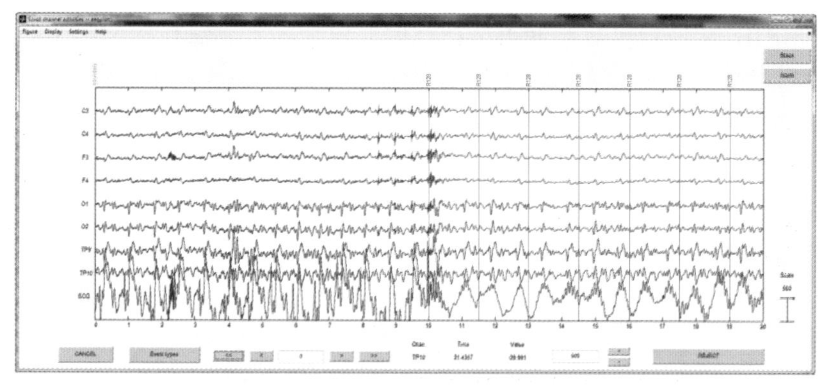

图 17.6 去掉 fMRI 梯度伪迹后的 EEG 信号

这里特别对 FASTR 的处理过程进行说明。该软件首先自动对齐伪迹的层扫或体积扫描标签，主要为了防止扫描标签可能产生的时间抖动。这个步骤通过对数据进行插值，之后以第一个伪迹为模板，对后面的每个伪迹进行时间平移，找出两者之间获得最大相关性的延迟时间。这一步骤通常只在第一个 EEG 通道上完成，之后用得到的延迟时间修改每一个扫描标签，即上面提到的“R128”。如果 EEG 和 fMRI 两个系统没有采用同步系统来统一时钟，这一步是非常有必要的。在图 17.5 中我们跳过了这一步。之后，构造伪迹的平均模板，然后在原始信号中减去这一伪迹。FASTR 的做法是通过一定宽度的滑动时间窗获得多段伪迹（这里我们取 30 段）的平均值，然后从滑动时间窗的中心伪迹段中减去这一伪迹模板。减的过程也可以采用最优基组法（OBS）来实现，即减掉的伪迹是多个成分，而不是一个平均值。在最优基组法中，多段 EEG 伪迹在对齐起始时间后，利用主成分分析来提取基向量。根据特征值大小可以对这些基向量进行排序。通常采用前 4 个主成分构成最优基向量，用于表征伪迹的波形特点。之后，用最优基向量对中心伪迹段的数据进行拟合，并减掉最优拟合数据。这一算法的优点是充分考虑了伪迹在每一段中的变异性。实践表明，OBS 算法可以减少 90%以上的残留伪迹。之后，可对数据进行低通滤波并采用自适应噪声抵消（adaptive noise cancellation，ANC）的办法进一步去除残余伪迹。

三、检测 QRS 事件

由于微小机械运动带来的感生电流，在磁共振扫描腔中采集的心电图通常会出现 T 段的增大。这使得用简单的阈值来识别 QRS 事件变得非常困难。识别这些 QRS 复合波的起始时间对消除心冲击伪迹或称 BCG 伪迹至关重要。FMRIB 插件可以对心冲击进行稳健的识别。该算法在标记起始的工作完成后，会将所有标记的 QRS 事件对齐，以进一步减少误报和漏报的情况。目前，该工具包的心冲击检测的平均灵敏度和特异性为 99%。

导入前面去除 fMRI 梯度伪迹后的数据，就可以开始检测 QRS 复合波了。依次点选 Tools→FMRIB Tools→Detect QRS events。然后，在显示的界面中输入以下参数：ECG 通道号输入“9”，使用默认“R”来命名心冲击事件。在删除 ECG 通道标签后输入“yes”，后面不再保留 ECG 通道。处理后的数据参见图 17.7（a）。

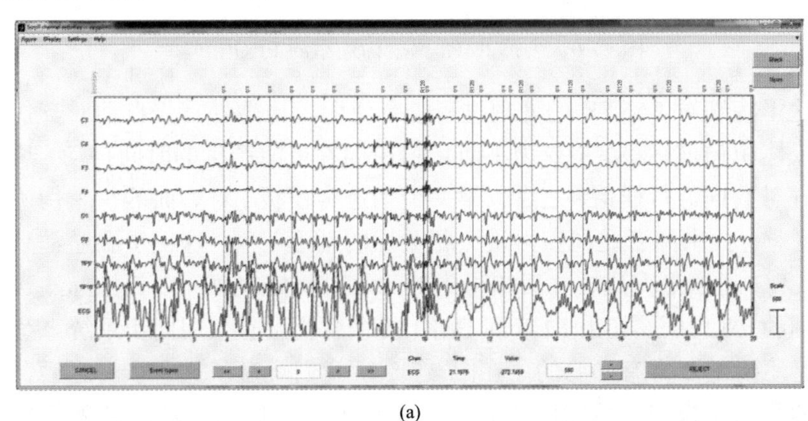

(a)

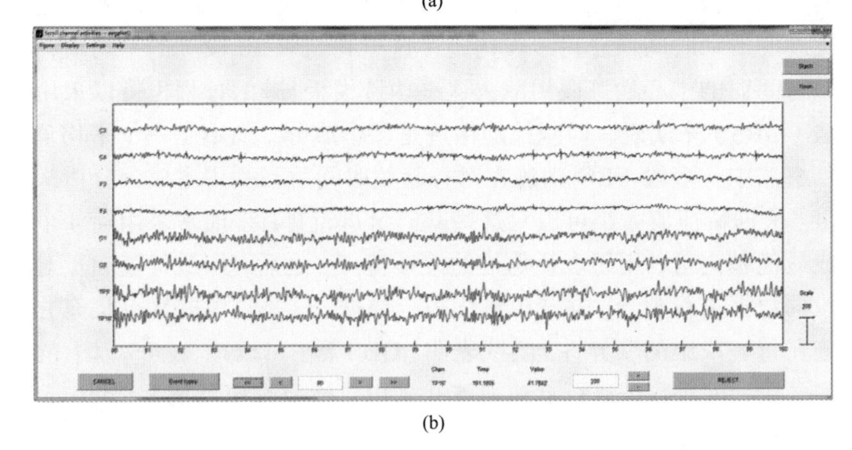

(b)

图 17.7　FASTR 在去除心冲击伪迹中的主要结果

四、去除心冲击伪迹

之后，就可以去除 EEG 中的心冲击伪迹了，依次点选 Tools→FMRIB Tools→Remove pulse artifacts。在接下来的界面中，分别设置：心率事件=R，最优基个数=3。处理完成后，将数据存储为新的数据集，并将其命名为

“EOEC - CLEAN”。现在可以在数据中滚动查看已清理的数据[图 17.7(b)]。

心冲击伪迹的去除，采用的是将心率干扰段中减掉伪迹模板的方法。目前，共有三种方法可用来形成伪迹模板。这些方法都是在中心伪迹段和其他伪迹段的时间相关性上下功夫，包括平均伪迹（Allen et al.，1998）、高斯加权伪迹和中值伪迹。高斯加权伪迹体现了在时间上邻接的心率在波形上的相似性，而中值伪迹则考虑了外点对伪迹模板构造的影响。在减掉伪迹模板后，信号中还有一些残余的伪迹信号。这时可以采用（OBS），和上面介绍的梯度伪迹去除中的流程类似。我们的经验表明，使用 OBS 可以将模板减除后残余的心冲击伪迹至少再降低 50%。

五、去除伪迹的批处理代码

如下面的代码所示，去除伪迹至少包括四个步骤：去除 fMRI 梯度伪迹、降采样、识别心冲击事件和去除心冲击伪迹。

```
% % FMRIB to remove fMRI gradient and pulse
artifacts
EEG = pop_loadset('filename', 'EOEC.set',
'filepath', ''); % Load data
% % Remove fMRI gradient artefacts
EEG = pop_fmrib_fastr(EEG, 70, 1, 10, 'R128',
0, 0, 0, 0, 0, 0, [4], 3);
EEG = pop_resample(EEG, 250); % Down sample to 250 Hz
EEG = pop_fmrib_qrsdetect(EEG, 4, 'R', 'no');%
Detect QRS events
EEG = pop_fmrib_pas(EEG, 'R', 'obs', 3); %
Remove pulse artifacts
% % Save data as EOEC - CLEAN.set
EEG = pop_saveset( EEG, 'filename',
'EOEC-CLEAN.set', 'filepath', '');
```

函数 pop_fmrib_fastr，pop_fmrib_qrsdetect，pop_fmrib_pas 分别用来去除 fMRI 梯度伪迹、识别心冲击事件和去除心冲击伪迹。

上面批处理代码的最终输出与我们之前在图形用户界面中设置的相同。从程序中可以看到去除 fMRI 梯度伪迹和心冲击伪迹对应了两个核心函数，分别有多项参数设定。

第七节　总　　结

若要认识脑的基本原理，探索认知活动的神经机制，阐明神经系统疾病或精神疾病的病理机制，必须充分把握脑活动的定位信息和动态信息。同步EEG-fMRI有着广阔的应用前景，近十年来更是飞速发展，研究论文数量持续增长，应用范围不断扩展。

一、未来方向

虽然同步EEG-fMRI的优势十分明显，但是两者的结合也存在诸多技术难点。数据具有多模态特点，同时收集会导致信号间相互干扰。EEG电极对fMRI成像的影响主要在头皮附近，对脑活动的影响较小。但fMRI的射频磁场和梯度磁场对EEG信号的影响极大，且部分伪迹难以去除。在伪迹去除的算法方面，平均伪迹相减法已经取得了一些成功，基于盲源分离的ICA也有应用（Wang et al.，2018），但如何进一步结合模式识别、深度学习等技术，开发更优化的伪迹去除方法，仍是亟待解决的技术难题。在硬件方面，目前尚无成熟的伪迹去除硬件系统。许多设计，如索套的数量、索套的分布尚无定论。未来的研究需要对算法和硬件两条路线进行结合，进一步提高伪迹的去除效果。

随着硬件设施的完善和软件方法的创新，同步EEG-fMRI正和其他技术一起，扩展了研究者的观察视野。未来比较有代表性的研究方向包括：①同步EEG-fMRI结合脑刺激技术。经颅磁刺激和经颅直流电刺激技术是目前应用最为广泛的无创脑部干预技术之一，能够通过对大脑特定部位的刺激提高大脑皮层的兴奋性，影响脑内代谢和神经电活动。将同步EEG-fMRI和经颅电/磁刺激等技术结合起来，能够为干预效果提供电生理和代谢两方面的证据。Bharath等（2017）采用同步EEG-fMRI技术研究了重复性经颅磁刺激对书写痉挛患者大脑功能连接的改变，结果发现患者在接受刺激之后，其EEG和fMRI两个模态都表现出聚类系数和小世界网络属性的增强。Ladenbauer等（2017）采用经颅电刺激在轻度认知障碍患者的N2睡眠期进行0.75Hz的电刺激，他们发现，电刺激能促进慢波和纺锤波的产生，从而增强患者的记忆巩固。②实时伪迹去除。目前，多数同步EEG-fMRI研究采用离线处理技术探讨相关的神经机制，但很多研究的展开亟须在线去除核磁诱发伪迹。比如，采用同步EEG-fMRI技术探讨睡眠阶段发生的记忆重激活过程，需要在慢波睡眠期通过声音、气味等刺激激活清醒期间获得的记忆，这就需要在同步采集时能看到清晰的慢波才进行睡眠分期判读。参考层自适应滤波(Steyrl et al., 2018)、碳纤维索套伪迹矫正(Van der Meer et al., 2016)等实时伪迹去除技术为这些研究的开展奠定了基础。③多模态神经反馈。基于 EEG 信号的神经反馈研究已经有数十年历史，积累了大量经验，但干预效果相关的脑机制尚不明晰。Zich 等（2015）在实时去噪的基础上，通过 EEG 神经反馈对中风患者进行运动想象训练，并同步采集 fMRI，探讨基于运动想象的神经反馈和感觉运动皮层激活的关系。基于两个模态的人机交互形成闭合环路，并用 fMRI 评价干预效果，有助于推动相关疾病的康复训练和效果跟踪。

二、EEG/fMRI 融合的科学问题

对于一部分神经科学研究,回答神经活动在哪里发生和什么时候发生这两个问题,正对应到 fMRI 和 EEG 分别在空间和时间上具有的优势(Friston, 2009)。对于大多数实验，也许单独的测量就足以解决问题。因此，什么样的科学问题才是需要 EEG、fMRI 融合去解决的呢？同步 EEG-fMRI 在解答哪些方面的问题时是不可替代的呢？未来神经影像功能研究又有什么技术可以超越同步 EEG-fMRI？目前，同步 EEG-fMRI 被广泛应用于癫痫和睡眠领域。这是因为在癫痫研究中同步 EEG-fMRI 能够无创、精准地定位致痫灶。在睡眠研究中，睡眠分期必须依靠同步采集的 EEG 信号，这就使得同步 EEG-fMRI 技术在这两个领域中具有不可替代性。不同的技术适用的科学问题也不尽相同，在未来的研究中，研究者需根据自己的研究问题，充分发挥同步 EEG-fMRI 的优势，选择合适的分析方法，解决自己关注的科学问题。

EEG-fMRI 融合的 MATLAB 软件如表 17.3 所示。

表 17.3　EEG-fMRI 融合的 MATLAB 软件

软件名	EEG-fMRI 融合	其他功能	参考文献与链接
SPM	预处理 EEG 和 fMRI 数据；基于 EEG 信息的 fMRI 分析（广义线性模型）；基于 fMRI 约束的 EEG 源成像	EEG 和 fMRI 数据的组分析；广义线性模型；动态因果模型	Friston 等（1994） http://www.fil.ion.ucl.ac.uk/spm
GIFT EEGIFT FIT	EEG-fMRI 特征融合；EEG 和 fMRI 的组 ICA 分析；联合 ICA 和平行 ICA	fMRI 和 DTI 融合；fMRI 和基因融合；独立成分的可视化、排序和后处理	Calhoun 等（2001） http://icatb.sourceforge.net
EEGLAB FMRILAB	伪迹去除；ICA	EEG 的时频分解；单试次 ERP 分析	Delorme 和 Makeig(2004) http://sccn.ucsd.edu/eeglab

续表

软件名	EEG-fMRI 融合	其他功能	参考文献与链接
fMRIB BERGEN	伪迹去除		Niazy 等（2005） http://users.fmrib.ox.ac.uk/~rami/fmribplugin； http://fmri.uib.no/tools/bergen_plugin.htm
STEFF	同步 EEG-fMRI 信号的仿真		Lei 等（2010） http://www.leixulab.net/software.asp
NIT	伪迹去除；基于 EEG 信息的 fMRI 分析（广义线性模型）；基于 fMRI 约束的 EEG 源成像	EEG 和 fMRI 单独的数据处理模块	Dong 等（2018） http://www.neuro.uestc.edu.cn/NIT.html

同步 EEG-fMRI 以其精准、快速、无创等优势，为探讨心理活动的神经机制提供了强有力的手段。同步 EEG-fMRI 技术在定位致痫灶、识别不同的睡眠时相、分离不同认知加工过程等方面都具有优越性。目前，该技术仍存在信噪比过低、被试舒适性差和数据融合困难等问题。在伪迹去除方面，亟须发展更强有力的 EEG 伪迹去除方法，成熟的算法结合优化的硬件或许是更好的选择。对于同步 EEG-fMRI 涉及的实验设计，我们强调要根据不同的研究目的，采用不同的结合策略。由简到繁的分析框架是区分大脑状态、识别自发电生理事件、获得节律的动态变化、提取单试次事件相关电位四类。同步 EEG-fMRI 结合脑刺激技术、实时伪迹去除、多模态神经反馈等是该领域未来重要的研究方向。我们相信，同步 EEG-fMRI 定会在即将启动的中国脑计划研究工作中发挥重要作用。

参考文献

Abreu, R., Leal, A., & Figueiredo, P. (2018). EEG-Informed fMRI: A review of data analysis methods. *Frontiers in Human Neuroscience*, *12*, 29.

Acharjee, P. P., Phlypo, R., Wu, L., Calhoun, V. D., & Adali, T. (2015). Independent vector analysis for gradient artifact removal in concurrent EEG-fMRI data. *IEEE Transactions on Biomedical Engineering* , *62*(7), 1750-1758.

Allen, P. J., Josephs, O., & Turner, R. (2000). A method for removing imaging artifact from continuous EEG recorded during functional MRI. *NeuroImage*, *12*(2), 230-239.

Allen, P. J., Polizzi, G., Krakow, K., Fish, D. R., & Lemieux, L. (1998). Identification of EEG events in the MR scanner: The problem of pulse artifact and a method for its subtraction. *NeuroImage*, *8*(3), 229-239.

Auranen, T., Nummenmaa, A., Vanni, S., Vehtari, A., Hamalainen, M. S., Lampinen, J., &

Jaaskelainen, I. P. (2009). Automatic fMRI-guided MEG multidipole localization for visual responses. *Human Brain Mapping* , *30*(4), 1087-1099.

Baumann, S. B., & Noll, D. C. (1999). A modified electrode cap for EEG recordings in MRI scanners. *Clinical Neurophysiology*, *110*(12), 2189-2193.

Benar, C. G., Schon, D., Grimault, S., Nazarian, B., Burle, B., Roth, M.,et al. (2007). Single-trial analysis of oddball event-related potentials in simultaneous EEG-fMRI. *Human Brain Mapping* , *28*(7), 602-613.

Bénar, C., Aghakhani, Y., Wang, Y., Izenberg, A., Al-Asmi, A., Dubeau, F., et al. (2003). Quality of EEG in simultaneous EEG-fMRI for epilepsy. *Clinical Neurophysiology*, *114*(3), 569-580.

Bharath, R. D., Panda, R., Reddam, V. R., Bhaskar, M. V., Gohel, S., Bhardwaj, S.,et al. (2017). A single session of rTMS enhances small-worldness in writer's cramp: Evidence from simultaneous EEG-fMRI multi-modal brain graph. *Frontiers in Human Neuroscience*, *11*, 443.

Bonmassar, G., Purdon, P. L., Jaaskelainen, I. P., Chiappa, K., Solo, V., Brown, E. N., et al. (2002). Motion and ballistocardiogram artifact removal for interleaved recording of EEG and EPs during MRI. *NeuroImage*, *16*(4), 1127-1141.

Burge, J., Lane, T., Link, H., Qiu, S., & Clark, V. P. (2009). Discrete dynamic Bayesian network analysis of fMRI data. *Human Brain Mapping* , *30*(1), 122-137.

Calhoun, V. D., Adali, T., Pearlson, G. D., & Pekar, J. J. (2001). A method for making group inferences from functional MRI data using independent component analysis. *Human Brain Mapping* , *14*(3), 140-151.

Chowdhury, M. E., Mullinger, K. J., Glover, P., & Bowtell, R. (2014). Reference layer artefact subtraction (RLAS): A novel method of minimizing EEG artefacts during simultaneous fMRI. *NeuroImage*, *84*, 307-319.

De Munck, J. C., Goncalves, S. I., Mammoliti, R., Heethaar, R. M., & Lopes da Silva, F. H. (2009). Interactions between different EEG frequency bands and their effect on alpha-fMRI correlations. *NeuroImage*, *47*(1), 69-76.

Debener, S., Ullsperger, M., Siegel, M., & Engel, A. K. (2006). Single-trial EEG-fMRI reveals the dynamics of cognitive function. *Trends in Cognitive Sciences*, *10*(12), 558-563.

Debener, S., Ullsperger, M., Siegel, M., Fiehler, K., von Cramon, D. Y., & Engel, A. K. (2005). Trial-by-trial coupling of concurrent electroencephalogram and functional magnetic resonance imaging identifies the dynamics of performance monitoring. *Journal of Neuroscience*, *25*(50), 11730-11737.

Delorme, A., & Makeig, S. (2004). EEGLAB: An open source toolbox for analysis of single-trial EEG dynamics including independent component analysis. *Journal of Neuroscience Methods*, *134*(1), 9-21.

Dong, L., Luo, C., Liu, X., Jiang, S., Li, F., Feng, H.,et al. (2018). Neuroscience information toolbox: An open source toolbox for EEG-fMRI multimodal fusion analysis. *Frontiers in Neuroinformatics*, *12*, 56.

Eichele, T., Specht, K., Moosmann, M., Jongsma, M. L., Quiroga, R. Q., Nordby, H., et al.

(2005). Assessing the spatiotemporal evolution of neuronal activation with single-trial event-related potentials and functional MRI. *Proceedings of the National Academy of Sciences*, *102*(49), 17798-17803.

Friston, K. J. (2001). Brain function, nonlinear coupling, and neuronal transients. *Neuroscientist*, *7*(5), 406-418.

Friston, K. J. (2009). Modalities, modes, and models in functional neuroimaging. *Science*, *326*(5951), 399-403.

Friston, K. J., Holmes, A. P., Worsley, K. J., Poline, J. P., Frith, C. D., & Frackowiak, R. S. J. (1994). Statistical parametric maps in functional imaging: A general linear approach. *Human Brain Mapping* , *2*(4), 189-210.

Goense, J. B.M., & Logothetis, N. K. (2008). Neurophysiology of the BOLD fMRI signal in awake monkeys. *Current Biology*, *18*(9), 631-640.

Goldman, R. I., Stern, J. M., Engel, J., & Cohen, M. S. (2002). Simultaneous EEG and fMRI of the alpha rhythm. *Neuroreport*, *13*(18), 2487-2492.

Goldman, R. I., Wei, C. Y., Philiastides, M. G., Gerson, A. D., Friedman, D., Brown, T. R., & Sajda, P. (2009). Single-trial discrimination for integrating simultaneous EEG and fMRI: Identifying cortical areas contributing to trial-to-trial variability in the auditory oddball task. *NeuroImage*, *47*(1), 136-147.

Gotman, J., Benar, C. G., & Dubeau, F. (2004). Combining EEG and fMRI in epilepsy: Methodological challenges and clinical results. *Journal of Clinical Neurophysiology*, *21*(4), 229-240.

Grouiller, F., Vercueil, L., Krainik, A., Segebarth, C., Kahane, P., & David, O. (2007). A comparative study of different artefact removal algorithms for EEG signals acquired during functional MRI. *NeuroImage*, *38*(1), 124-137.

He, B. J. (2013). Spontaneous and task-evoked brain activity negatively interact. *Journal of Neuroscience*, *33*(11), 4672-4682.

Horovitz, S. G., Braun, A. R., Carr, W. S., Picchioni, D., Balkin, T. J., Fukunaga, M., et al. (2009). Decoupling of the brain's default mode network during deep sleep. *Proceedings of the National Academy of Sciences of the United States of America*, *106*(27), 11376-11381.

Ives, J. R., Warach, S., Schmitt, F., Edelman, R. R., & Schomer, D. L. (1993). Monitoring the patient' s EEG during echo planar MRI. *Electroencephalogr Clinical Neurophysiology*, *87*(6), 417-420.

Jahnke, K., von Wegner, F., Morzelewski, A., Borisov, S., Maischein, M., Steinmetz, H., et al. (2012). To wake or not to wake? The two-sided nature of the human K-complex. *NeuroImage*, *59*(2), 1631-1638.

Jann, K., Dierks, T., Boesch, C., Kottlow, M., Strik, W., & Koenig, T. (2009). BOLD correlates of EEG alpha phase-locking and the fMRI default mode network. *NeuroImage*, *45*(3), 903-916.

Kanfmann,C.,Wehrle,R., et al.(2006).Brain activation and hypothalamic functional connectivit y during human non-rapid eye morement sleep:On EEG/[EMR] study. Brain, 129, 655-667.

Krishnaswamy, P., Bonmassar, G., Poulsen, C., Pierce, E. T., Purdon, P. L., & Brown, E. N. (2016). Reference-free removal of EEG-fMRI ballistocardiogram artifacts with harmonic regression. *NeuroImage*, *128*, 398-412.

Ladenbauer, J., Ladenbauer, J., Kulzow, N., De Boor, R., Avramova, E., Grittner, U., et al. (2017). Promoting sleep oscillations and their functional coupling by transcranial stimulation enhances memory consolidation in mild cognitive impairment. *Journal of Neuroscience*, *37*(30), 7111-7124.

Laufs, H., Daunizeau, J., Carmichael, D. W., & Kleinschmidt, A. (2008). Recent advances in recording electrophysiological data simultaneously with magnetic resonance imaging. *NeuroImage*, *40*(2), 515-528.

Laufs, H., Walker, M. C., & Lund, T. E. (2007). "Brain activation and hypothalamic functional connectivity during human non-rapid eye movement sleep: An EEG/fMRI study"——Its limitations and an alternative approach. *Brain*, *130*(Pt 7), e75.

Lei, X., (2012). *Electromagnetic Brain Imaging Based on Standardized Resting-state Networks*. 2012 5th International Conference on Biomedical Engineering and Informatics (BMEI), Chongqing, China (pp. 40-44).

Lei, X., Hu, J., & Yao, D. (2012). Incorporating FMRI functional networks in EEG source imaging: A Bayesian model comparison approach. *Brain Topography*, *25*(1), 27-38.

Lei, X., Ostwald, D., Hu, J., Qiu, C., Porcaro, C., Bagshaw, A. P., et al.(2011a). Multimodal functional network connectivity: An EEG-fMRI fusion in network space. *PLoS One*, *6*(9), e24642.

Lei, X., Qiu, C., Xu, P., & Yao, D. (2010). A parallel framework for simultaneous EEG/fMRI analysis: Methodology and simulation. *NeuroImage*, *52*(3), 1123-1134.

Lei, X., Wang, Y., Yuan, H., & Chen, A. (2015). Brain scale-free properties in awake rest and NREM sleep: A simultaneous EEG/fMRI study. *Brain Topography*, *28*(2), 292-304.

Lei, X., Wang, Y., Yuan, H., & Mantini, D. (2014). Neuronal oscillations and functional interactions between resting state networks. *Human Brain Mapping*, *35*(7), 3517-3528.

Lei, X., Xu, P., Luo, C., Zhao, J., Zhou, D., & Yao, D. (2011b). fMRI functional networks for EEG source imaging. *Human Brain Mapping* , *32*(7), 1141-1160.

Lei, X., Yang, P., & Yao, D. (2009). An empirical bayesian framework for brain-computer interfaces. *IEEE Transactions on Neural Systems and Rehabilitation Engineering*, *17*(6), 521-529.

Lemieux, L., Allen, P. J., Franconi, F., Symms, M. R., & Fish, D. R. (1997). Recording of EEG during fMRI experiments: Patient safety. *Magnetic Resonance in Medicine*, *38*(6), 943-952.

Leopold, D. A., & Maier, A. (2012). Ongoing physiological processes in the cerebral cortex. *NeuroImage*, *62*(4), 2190-2200.

Liu, A. K., Belliveau, J. W., & Dale, A. M. (1998). Spatiotemporal imaging of human brain activity using functional MRI constrained magnetoencephalography data: Monte carlo simulations. *Proceedings of the National Academy of Sciences of the United States of America*, *95*(15), 8945-8950.

Logothetis, N. K., Pauls, J., Augath, M., Trinath, T., & Oeltermann, A. (2001). Neurophysiological investigation of the basis of the fMRI signal. *Nature*, *412*(6843), 150-157.

Makeig, S., Westerfield, M., Jung, T. P., Enghoff, S., Townsend, J., Courchesne, E., et al. (2002). Dynamic brain sources of visual evoked responses. *Science*, *295*(5555), 690-694.

Mantini, D., Perrucci, M. G., Del Gratta, C., Romani, G. L., & Corbetta, M. (2007). Electrophysiological signatures of resting state networks in the human brain. *Proceedings of the National Academy of Sciences of the United States of America*, *104*(32), 13170-13175.

Masterton, R. A., Abbott, D. F., Fleming, S. W., & Jackson, G. D. (2007). Measurement and reduction of motion and ballistocardiogram artefacts from simultaneous EEG and fMRI recordings. *NeuroImage*, *37*(1), 202-211.

Mullinger, K. J., Yan, W. X., & Bowtell, R. (2011). Reducing the gradient artefact in simultaneous EEG-fMRI by adjusting the subject's axial position. *NeuroImage*, *54*(3), 1942-1950.

Murta, T., Leite, M., Carmichael, D. W., Figueiredo, P., & Lemieux, L. (2015). Electrophysiological correlates of the BOLD signal for EEG-informed fMRI. *Human Brain Mapping*, *36*(1), 391-414.

Nguyen, V. T., Breakspear, M., & Cunnington, R. (2014). Fusing concurrent EEG-fMRI with dynamic causal modeling: Application to effective connectivity during face perception. *NeuroImage*, *102 Pt 1*, 60-70.

Niazy, R. K., Beckmann, C. F., Iannetti, G. D., Brady, J. M., & Smith, S. M. (2005). Removal of fMRI environment artifacts from EEG data using optimal basis sets. *NeuroImage*, *28*(3), 720-737.

Nunez, P. L., & Cutillo, B. A. (1995). *Neocortical Dynamics and Human EEG Rhythms*.Oxford: University Press.

Phillips, C., Rugg, M. D., & Fristont, K. J. (2002). Systematic regularization of linear inverse solutions of the EEG source localization problem. *NeuroImage*, *17*(1), 287-301.

Raichle, M. E., & Mintun, M. A. (2006). Brain work and brain imaging. *Annual Review of Neuroscience*, *29*(1), 449-476.

Ritter, P., Freyer, F., Curio, G., & Villringer, A. (2008). High-frequency (600Hz) population spikes in human EEG delineate thalamic and cortical fMRI activation sites. *NeuroImage*, *42*(2), 483-490.

Rosa, M. J., Kilner, J., Blankenburg, F., Josephs, O., & Penny, W. (2010). Estimating the transfer function from neuronal activity to BOLD using simultaneous EEG-fMRI. *NeuroImage*, *49*(2), 1496-1509.

Schabus, M., Dang-Vu, T. T., Albouy, G., Balteau, E., Boly, M., Carrier, J.,et al. (2007). Hemodynamic cerebral correlates of sleep spindles during human non-rapid eye movement sleep. *Proceedings of the National Academy of Sciences*, *104*(32), 13164-13169.

Scholvinck, M. L., Leopold, D. A., Brookes, M. J., & Khader, P. H. (2013). The contribution of electrophysiology to functional connectivity mapping. *NeuroImage*, *80*, 297-306.

Shirer, W. R., Ryali, S., Rykhlevskaia, E., Menon, V., & Greicius, M. D. (2012). Decoding subject-driven cognitive states with whole-brain connectivity patterns. *Cerebral Cortex*, *22*(1), 158-165.

Stancak, A., Polacek, H., Vrana, J., Rachmanova, R., Hoechstetter, K., Tintra, J., et al. (2005). EEG source analysis and fMRI reveal two electrical sources in the fronto-parietal operculum during subepidermal finger stimulation. *NeuroImage*, *25*(1), 8-20.

Steyrl, D., Krausz, G., Koschutnig, K., Edlinger, G., & Muller-Putz, G. R. (2018). Online reduction of artifacts in EEG of simultaneous EEG-fMRI using reference layer adaptive filtering (RLAF). *Brain Topography*, *31*(1), 129-149.

Tamminen, J., Payne, J. D., Stickgold, R., Wamsley, E. J., & Gaskell, M. G. (2010). Sleep spindle activity is associated with the integration of new memories and existing knowledge. *Journal of Neuroscience*, *30*(43), 14356-14360.

Trujillo-Barreto, N. J., Martinez-Montes, E., Melie-Garcia, L., & Valdes-Sosa, P. (2001). A symmetrical Bayesian model for fMRI and EEG/MEG neuroimage fusion. *International Journal of Bioelectromagnetism*, *3*(1), 1998-2000.

Uehara, T., Yamasaki, T., Okamoto, T., Koike, T., Kan, S., Miyauchi, S., et al. (2014). Efficiency of a "small-world" brain network depends on consciousness level: A resting-state FMRI study. *Cerebral Cortex*, *24*(6), 1529-1539.

Valdes-Sosa, P. A., Sanchez-Bornot, J. M., Sotero, R. C., Iturria-Medina, Y., Aleman-Gomez, Y., Bosch-Bayard, J.,et al. (2009). Model driven EEG/fMRI fusion of brain oscillations. *Human Brain Mapping*, *30*(9), 2701-2721.

Van der Meer, J. N., Pampel, A., Van Someren, E. J. W., Ramautar, J. R., Van der Werf, Y. D., Gomez-Herrero, G.,et al. (2016). Carbon-wire loop based artifact correction outperforms post-processing EEG/fMRI corrections——A validation of a real-time simultaneous EEG/fMRI correction method. *NeuroImage*, *125*, 880-894.

Vanderperren, K., De Vos, M., Ramautar, J. R., Novitskiy, N., Mennes, M., Assecondi, S., et al.(2010). Removal of BCG artifacts from EEG recordings inside the MR scanner: A comparison of methodological and validation-related aspects. *NeuroImage*, *50*(3), 920-934.

Wan, X., Riera, J., Iwata, K., Takahashi, M., Wakabayashi, T., & Kawashima, R. (2006). The neural basis of the hemodynamic response nonlinearity in human primary visual cortex: Implications for neurovascular coupling mechanism. *NeuroImage*, *32*(2), 616-625.

Wang, K., Li, W., Dong, L., Zou, L., & Wang, C. (2018). Clustering-constrained ICA for ballistocardiogram artifacts removal in simultaneous EEG-fMRI. *Frontiers in Neuroscience*, *12*, 59.

Xia, H., Ruan, D., & Cohen, M. S. (2014). Removing ballistocardiogram (BCG) artifact from full-scalp EEG acquired inside the MR scanner with orthogonal matching pursuit (OMP). *Frontiers in Neuroscience*, *8*, 218.

Yu, Q., Wu, L., Bridwell, D. A., Erhardt, E. B., Du, Y., He, H., et al. (2016). Building an EEG-fMRI multi-modal brain graph: A concurrent EEG-fMRI study. *Frontiers in Human Neuroscience*, *10*, 476.

Zich, C., Debener, S., Kranczioch, C., Bleichner, M. G., Gutberlet, I., & De Vos, M. (2015). Real-time EEG feedback during simultaneous EEG-fMRI identifies the cortical signature of motor imagery. *NeuroImage*, *114*, 438-447.

第十八章

EEG/ERP 数据分析工具箱

黄 淦[1]

摘要：脑电处理技术的发展与应用使我们能够对 EEG 信号进行更深入的分析。然而，对于没有工程和数学背景的研究人员来说，理解这些新方法的数学原理和技术细节并不容易。作为 EEG 信号处理和数据可视化的工具，各类 EEG/ERP 数据分析工具箱的出现使研究人员能够通过简单地点击按钮或运行一些简单的 MATLAB 脚本来执行相对复杂的分析。在本章中，我们首先简要介绍了当前使用较为广泛的 EEG/ERP 数据分析工具箱，如 EEGLAB、FieldTrip 和 BrainVision Analyzer 等，然后着重以 Letswave 为代表，介绍 EEG/ERP 数据分析工具箱的使用。Letswave7 是 MATALB 平台下的一个 EEG 数据处理及可视化工具箱，其特点在于简单直观，相对于其他工具箱的学习来说其难度较小。对于没有代码编程基础的研究人员来说，工具箱提供的批处理和自动化脚本生成功能，使得研究人员能够方便地实现高效的数据处理和脚本编写。本章通过一个 P300 数据分析示例，向大家完整展示了工具箱的使用，即从数据导入、预处理、叠加平均到最终的统计分析。

关键词：工具箱；Letswave；信号处理；数据可视化

第一节 EEG/ERP 数据分析工具箱简介

近几十年来，各种新方法不断发展，并被应用于 EEG 的数据分析领域。通过整合这些方法，各种 EEG/ERP 工具箱的开发为研究人员提供了强大而便捷的 EEG 信号可视化和处理工具。在下文中，我们将简要介绍 EEG/ERP

1. 深圳大学医学部生物医学工程学院，深圳，中国。电子信箱：huanggan1982@gmail.com。

分析中最常用的几个工具箱。

EEGLAB（Delorme & Makeig，2004）：目前使用最广泛的 EEG/ERP 分析开源工具箱，提供从数据导入、分段、ICA、带通滤波、基线校正到时频分析等基本操作。EEGLAB 的开发始于 1997 年，由美国加利福尼亚州索尔克研究所的 Arnaud Delorme 和 Scott Makeig 等开发。基于不同级别的编程复杂性，EEGLAB 同时提供了在 MATLAB 平台下基于窗口菜单的图形用户界面和基于控制台的脚本命令行界面。丰富的插件使用户可以更轻松地利用 EEGLAB 完成更多样化的任务。

FieldTrip（Oostenveld et al., 2011）：另一个著名的 MATLAB 开源工具箱。开发团队来自荷兰拉德堡德大学唐德斯大脑认知及行为学研究所，由 Robert Oostenveld 和 Jan-Mathijs Schoffelen 主导。FieldTrip 提供了 EEG 分析中的一些高级算法，如源分析、基于簇的置换检验。但是其没有图形界面，对于初学者而言学习难度较大，特别是对于那些没有任何代码编程基础的人学习难度更大。

还有一些工具箱虽不专注于 EEG 信号的处理，但同样是 EEG/ERP 分析中优秀的使用工具。例如，BrainStorm（Tadel et al., 2011）为研究者提供了一套综合且用户友好的分析工具，主要以 MEG 和 EEG 作为处理对象。SPM（Litvak et al., 2011）以脑影像数据为主要分析目标，能够对 fMRI、PET、SPECT、EEG 和 MEG 等数据进行分析处理。与大多数开源工具箱不同，MNE-Python（Gramfort et al., 2013）是 Python 平台上的 MEG 和 EEG 处理和可视化工具箱。

除了这些免费的科研工具箱之外，还有一些优秀的 EEG 商用分析软件，它们经常与一些配套的硬件设备一起使用，例如，与 Brain Product 设备配套使用的 BrainVision Analyzer，结合 Neuroscan 使用的 Scan。大多数情况下，用于 EEG 分析的商业工具是用编译性语言开发的可执行程序，因此应称其为软件。大部分公开的免费工具箱则是通过解释性语言 MATLAB 和 Python 等开发的一系列脚本，并不是严格意义上的独立程序，严格地讲应称为工具箱。与免费工具箱相比，商业 EEG 分析软件通常提供友好的用户界面和具有高效的处理性能，但较高的价格以及相对封闭的用户生态环境限制了它们在学术界的使用。人们通常很难看到第三方的研究小组为了推广他们新提出的方法，而在商用分析软件开发插件供他人使用。

除此之外，还有一些免费工具箱和商业软件虽然未能提供 EEG 分析的完整功能，但在专门某一些领域提供同样优秀的分析处理功能，例如，SIFT

（Delorme et al., 2011）、MVGC（Barnett&Seth, 2014）、Hermes（Niso et al., 2013）、TRENTOOL（Lindner et al., 2011）、EEGNET（Lawhern et al., 2018）和 Chronux（Bokil et al., 2010）等可用于连通性估计，LORETA、BESA 和 Curry 可用于源分析。

关于上述工具箱和软件的详细介绍，可参见如下所示的相关链接。

- EEGLAB: http://sccn.ucsd.edu/eeglab/
- FieldTrip: http://www.fieldtriptoolbox.org/
- Letswave: http://letswave.cn/
- BrainStorm: http://neuroimage.usc.edu/brainstorm
- SPM: http://www.fil.ion.ucl.ac.uk/spm/
- MNE-Python: http://mne-tools.github.io/
- Analyzer: http://www.brainproducts.com/promo_analyzer2.php
- Scan: http://compumedicsneuroscan.com/tag/scan/
- SIFT: http://sccn.ucsd.edu/wiki/SIFT
- MVGC: http://www.sussex.ac.uk/sackler/mvgc/
- Hermes: http://hermes.ctb.upm.es/
- TRENTOOL: http://www.trentool.de/
- EEGNET: http://sites.google.com/site/eegnetworks
- Chronux: http://chronux.org/
- LORETA: http://www.uzh.ch/keyinst/loretaOldy.htm
- BESA: http://www.besa.de/
- Curry: http://compumedicsneuroscan.com/curry-8-released/

第二节　Letswave 介绍

一、Letswave 回顾

Letswave 是 MATLAB 的免费开源工具箱，主要用于 EEG 以及其他一些神经生理信号的数据分析和可视化，使用 GNU 通用公共授权。该项目由比利时鲁汶天主教大学 André Mouraux 主导，中国深圳大学黄淦、鲁汶天主教大学 Bruno Rossion、中国科学院心理所的胡理以及英国伦敦大学学院的 Giandomenico Iannetti 等合作开发。Letswave 始于 2006 年，前 4 个版本基于 Borland Delphi 开发，自 Letswave 5 开始在 MATLAB 平台下进行开发。到目前为止，Letswave 已更新到 Letswave7，并且还在持续开发中。

Letswave 兼容 Windows、Mac 或 Linux 等主要操作系统，可在 MATLAB 2010 或更高的版本运行。考虑到 MATLAB 2014b 中图形系统的重大更新，推荐用户在 MATLAB 2014b 及以上版本中运行 Letswave。Letswave 运行的最低配置要求为 4GB RAM，对于有较大的数据集分析需求或是需要进行时频分析等操作，我们推荐 8GB、16GB 或更大的内存空间配置。

如图 18.1 所示，Letswave 在图形界面的设计中主要包括四个模块。

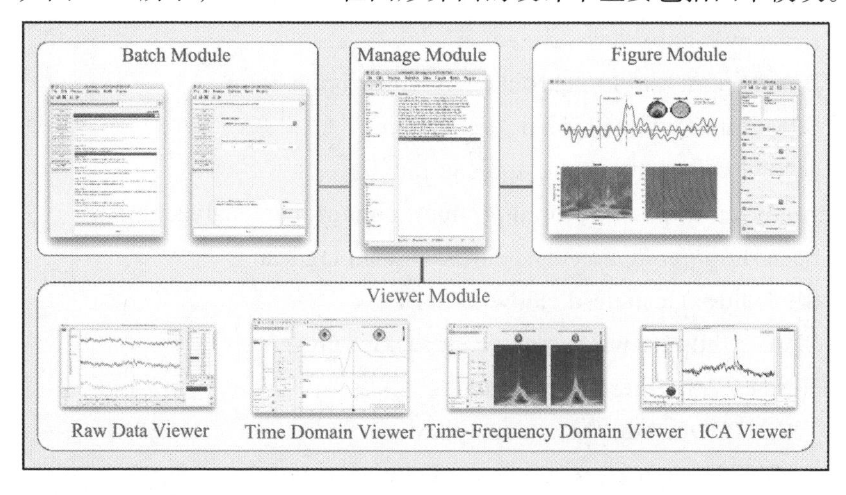

图 18.1　Letswave 的主要框架。图形界面设计中有四个模块，分别是管理模块（Manage Module）、批处理模块（Batch Module）、观察模块（Viewer Module）和作图模块（Figure Module）

管理模块是 Letswave 的主要界面，可以通过在 MATLAB 的命令窗口中键入“Letswave”来启动它。管理模块的作用主要是数据管理，例如，数据集导入、导出、删除和重命名，对试次、通道以及事件的管理，以及选择多个数据集用于进一步操作分析。在管理模块中，所有数据集都是由其文件名中的词缀进行管理的，这些词缀通过空格分隔。如果数据集数量较多，比如，涉及多个被试或者控制条件较多的数据分析，界面左侧的词缀过滤功能可以帮助用户从成千上万的数据集中快速、有效地选择目标数据集，并通过管理模块中的菜单栏或是右键菜单与其他模块相接。

批处理模块包含 EEG 信号分析的多项功能，如数据预处理、分段、时域/频域分析和统计分析等。使用图形界面的用户既可以在批处理模块中同时对单个数据集或多个数据集执行单步同样的操作或者多步连续操作，也可以在该模块中查看某一数据集操作的历史记录，包括执行的步骤和详细的参数设置。此外，用户还可以自定义较为复杂的处理流程，这可能涉及多个数据集的多个操作。经常使用的处理流程也可以保存在管理模块的菜单中。这样如果需要对一个新的数据集执行相同的操作，用户便可以调出这个处理流程，只需修改输入对象便可进行同样的分析流程。此外，在完成某一个处理流程的定制之后，相应的 MATLAB 脚本也同时自动生成，用户只需点击"script"按钮，无须编写任何代码，便可获取相应的脚本。

观察模块可用于对一个或多个数据集的结果进行观察。观察模块包括一组查看器，分别用于对连续数据、时域频域数据以及时频域的数据结果进行观察。例如，有一批时域数据集包括多个通道、多个试次中的数据。观察器允许用户根据自己的方式对结果进行显示，可以按不同的行或列对不同的数据集/通道分不同窗口显示，或者按照数据集、通道或者试次重叠在相同的窗口显示。另外，用户也可以根据需要显示某一特定时间频率点的空间地形图信息或者是某一特定时间间隔内的平均值。通过简单的拖拽操作，还可以指定感兴趣区域，计算平均值、最大值和最小值等简单统计量，这使得手动确认某个成分的峰值以及峰值对应的潜伏期等工作变得简单、直观。

作图模块用于图形的绘制。观察模块提供了对数据进行快速、便捷的查看的方式，但所展现的图片并不能达到出版或者讲演的要求，作图模块则可以满足这一方面的需求。用户可以根据自己的需求对波形、时频图和地形图进行个性化定制，并能以不同图形格式导出到其他图形软件以进行更细致的编辑。用户可以从空白画布开始作图，也可以从某些模板开始绘制图片。作图模块允许用户灵活地自定义布局，对字体大小、曲线和地形图的风格进行自由调整。此外，所绘制的图形也可以保存为模板，如果用户需要绘制同样样式的图片，只需要更换此模板的数据源即可。

二、图形交互界面

通过图形界面，用户可以轻松地完成 EEG 分析的整个过程，从数据导入、预处理、时频分析到最后的统计分析。与现有的其他工具箱相比，Letswave7 的设计主要有两个特点。

首先，Letswave 着重于数据管理的功能。随着实验中被试数量的增加，现有工具箱存在缺乏数据管理和高效的批处理功能等弱点，通过图形界面对单个数据集进行的便捷操作，在面对成百上千个数据集时，同样的分析就变得异常困难。例如，在一个重复测试的双因素方差分析实验中，每个因素有三个水平，沿时间轴逐点进行假设检验。如果实验中包括 120 名被试，每名被试在每个条件下都有一个数据集，那么研究中将涉及超过 1000 个原始数据集（120×3×3=1080）。在整个分析过程中，包括中间文件和最终结果，数据分析中涉及的数据集的数量至少是 1000 的 3 倍或 4 倍。在这种情况下，即使只是简单地在图形界面中点击选择需要处理的目标文件，都是一件极其困难的事情。由此可见，数据管理和批处理功能在工具箱设计中具有相当的必要性。在 Letswave 中，我们通过词缀对数据集进行管理，通过管理模块界面左侧的两个列表框，对数据集进行逻辑上的包含或不包含操作，就可以很方便地对数据集进行筛选，方便选择目标文件。

其次，数据可视化功能细分为两个部分：一是观察模块，用于数据分析过程中对数据的观察；二是作图模块，用于对最终分析结果的呈现和发布。数据观察并不需要图像的美感以及细节的修饰，但整个 EEG/ERP 分析过程对数据观察的便捷性和可视化都有很高的要求。

三、基于脚本分析

除了图形界面之外，以脚本的方式进行数据分析是 Letswave 中另一个最常用的功能。在 Letswave 中，以下几种独特的设计使脚本编写和运行在 EEG/ERP 分析过程中变得非常容易。

1. 脚本与图形界面

在批处理模块中，事实上 Letswave 是通过运行相应的 MATLAB 脚本来执行整个处理流程的，所以在处理流程编制完成后，Letswave 会自动生成相应的 MATLAB 脚本。用户可以单击批处理模块中的“script”按钮，以获取完整脚本。因此，如果用户已经掌握了 Letswave 中图形交互界面的使用，便几乎理解了脚本的编写。

单步操作的脚本也可以通过每个步骤中的“script”按钮获得。不同参数设置对应的脚本也会有相应的变化。这一点可以有效地减少用户对教程和帮助文档的依赖，并显著地提高基于脚本操作的用户对脚本的编写速度和质量。更重要的是，它可以真正降低用户基于脚本化处理的入门门槛，即使用户对 MATLAB 编程环境没有非常深入的了解，也能够通过 Letswave 编写出较高质量的 EEG/ERP 信号处理脚本。

事实上，不仅是批处理模块，其他模块中的各种操作也同样可以进行脚本化处理。因此，适当地对自动生成的脚本进行调整，就可以完成从数据导入、预处理、时频分析到统计分析，再到最终图形绘制等整个过程的脚本化，且脚本的编写过程快速简单，对编程的要求并不是很高。

2. 数据访问

通过选中管理模块中的任一数据集，并选择右侧菜单中的“send to workspace”，便可以实现对每个数据集的访问。该数据集将在 MATLAB 工作区中显示为名称为“lwdata”的变量。用户可以通过代码在 MATLAB 中对数据集进行各种灵活的操作。操作完成后，单击管理模块右侧菜单中的“read from workspace”，可以将“lwdata”的变量以 Letswave 的格式保存数据集。

类似地，其他模块中的一些数据，如标签信息、通道信息以及均值、最大值和最小值等统计信息，同样可以通过类似的方式进行访问。

3. 简单的语法规则

Letswave 为基于脚本的用户提供了丰富的函数库，这些函数都是以 FLW_开头。该库中所有函数的语法都是一致的。对于某一操作步骤，我们只需要在 option 变量中进行参数定义，然后调用相应的 FLW 函数。

```
option=struct('XXX', xxx, 'XXX', xxx);
lwdata= FLW_XXX.get_lwdata(lwdata, option);
```

option 变量中的参数设置与图形界面中的参数选择相同，只是需要注意函数的输入和输出是单个数据集还是多个数据集。

四、功能开发

一些高级用户也可以自行开发相应的 FLW 函数来实现自己定制的功能。当然，这对 MATLAB 编程的要求也相应地提高了很多。这些开发的 FLW 文件很容易集成到 Letswave 系统中。

首先，我们需要了解 Letswave 的数据结构（图 18.2）。在 Letswave 中，每个数据集都分“.lw6”和“.mat”两个文件保存在硬盘中。“.lw6”文件是关于数据集的基本描述，包括一些简单的信息，如文件名、数据大小、时间频率维度的起点和步长。其他一些信息，如通道、标签和历史记录等作为结构变量保存在“.lw6”文件中。“.mat”文件使用六维矩阵相应地表示 epoch、channel、index、z、y、x 的数据。在 MATLAB 中，数据集“lwdata”由 header 和 data 组成，分别形成“.lw6”和“.mat”两个文件。

```
>> lwdata

lwdata =

  struct with fields:

    header: [1×1 struct]
      data: [6-D double]

>> lwdata.header

ans =

  struct with fields:

        filetype: 'time_frequency_amplitude'
            name: 'avg cwt ep_s1 oc_rm butt continuous_EEG_LEPs_S06'
            tags: {}
        datasize: [1 32 1 1 100 2000]
          xstart: -1
          ystart: 1
          zstart: 0
           xstep: 0.0013
           ystep: 0.2929
           zstep: 1
        chanlocs: [1×32 struct]
          events: [0×0 struct]
         history: [1×4 struct]
    index_labels: {'index 1'}
       epochdata: [0×0 struct]

>> size(lwdata.data)

ans =

           1          32           1           1         100        2000
```

图 18.2　Letswave 中数据集存储的数据结构

FLW 函数的开发主要包括四部分工作。首先，设计用户交互界面，并将这个界面集成到批处理模块中。其次，定义 Letswave 自动生成脚本的参数设置。再次，具体算法的实现。最后，将 FLW 文件放入 Letswave 对应的文件夹，并进行相应的 XML 配置。具体的关于如何编写 FLW 函数的说明文档包含在 Letswave 工具箱中。

第三节　下载和安装

一、下载

最新版本的 Letswave 工具箱可以从以下地址直接下载：https://github.com/NOCIONS/letswave7/archive/master.zip，也可以访问 NOCIONS 的 Github 网站（https://github.com/NOCIONS/letswave7），通过手动下载的方式下载 zip 文件。

二、安装

Letswave7 的安装与 EEGLAB 等其他一些工具箱类似：将 Letwave7 的

zip 文件解压缩到某一个文件夹中；启动 MATLAB；在 MATLAB 菜单栏中，单击“Set Path”；在 Set Path 窗口中，单击“Add Folder”按钮（图 18.3）；选择 Letswave7 文件夹所在的位置；点击“Save”，储存修改的路径并且关闭。

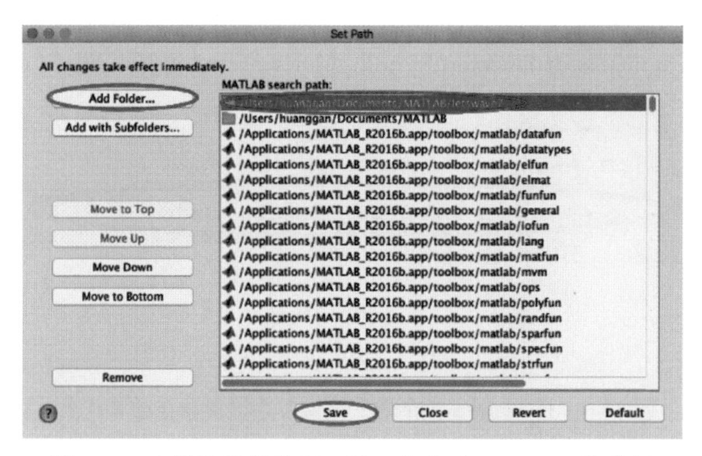

图 18.3　在设置路径的窗口里，点击“Add Folder”按钮

在 MATLAB 命令窗口中输入“Letswave7”，可以检查安装是否成功。如果输入“Letswave7”后弹出管理模块，则表示安装成功。

第四节　单个被试分析的示例

在这一部分，我们将使用 P300 实验的数据集来说明单个被试的数据处理过程，主要展示了频域滤波、坏通道插值、ICA 分解等预处理方法，以及之后的时域分析和时频域分析等方法。

一、导入数据

数据来自一个被试的 P300 实验，由德国 Brain Products 公司的 BrainAmp 放大器记录，共 64 个通道，采样率为 1000Hz，参考电极为 FCz。这里我们以红色作为目标刺激（标记为“S9”），而白色作为非目标刺激（标记为“S10”）进行视觉 Oddball 范式的实验。每次刺激持续 80ms，刺激间隔 200ms。所有刺激共呈现 600 次，在 2min 内完成，目标刺激出现的概率设置为 5%。

要求被试对红色方块出现的次数进行记录并在实验结束后向主试报告。这样做的目的是使被试在实验过程中对屏幕上出现的刺激保持关注。下载原始数据集（https://github.com/NOCIONS/letswave7_tutorial/raw/master/rawdata1.

zip）并解压缩 rawdata1.zip 文件，其中包括三个文件，分别为 sub093.eeg、sub093.vhdr 和 sub093.vmrk。

打开 MATLAB，在命令窗口中输入“Letswave7”，打开 Letswave 工具箱。将 Letswave 的路径设置为需要处理的数据集所在的文件夹，例如“C:\Users\Adminstrator\Desktop\SynologyDrive\rawdata1”（图 18.4）。

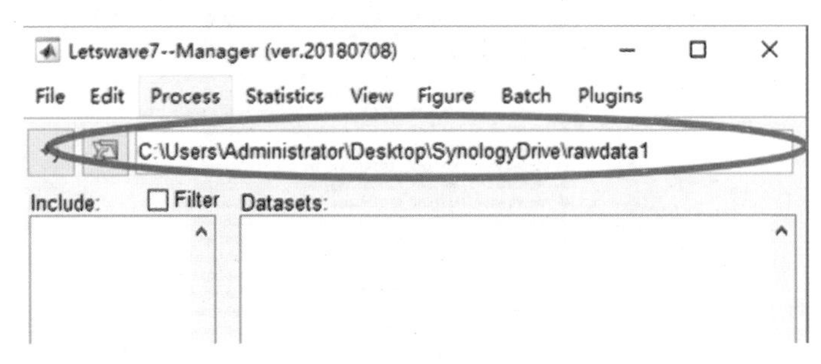

图 18.4　将 Letswave 的路径设置为数据集所在的文件夹

在管理模块的菜单中点击 File->Import->Import EEG/MEG data files。然后，在弹出的“import data”对话框中点击按钮“add files”，添加数据“sub093.eeg”。点击按钮“import files”进行数据集导入。在导入数据期间，系统将会显示“processing”。导入完成后，相应的数据集将变为红色并显示“done”。关闭“import data”对话框，可以发现数据集“sub093”会出现在管理模块中。

选中数据集“sub093”，点击管理模块菜单中的 View->Continuous Data Viewer，以检查导入数据的质量。在这个连续数据的观察器中，可以看到通道 P1 有明显异常（图 18.5）。首先，可以观察到强烈的 50Hz 工频干扰，它几乎覆盖了整个信号。其次，即使在 50Hz 陷波操作之后，我们仍可以发现强烈的低频噪声干扰。因此，在随后的预处理过程中，通道 P1 将被视为坏通道，需要通过周围的通道插值对其进行修补。

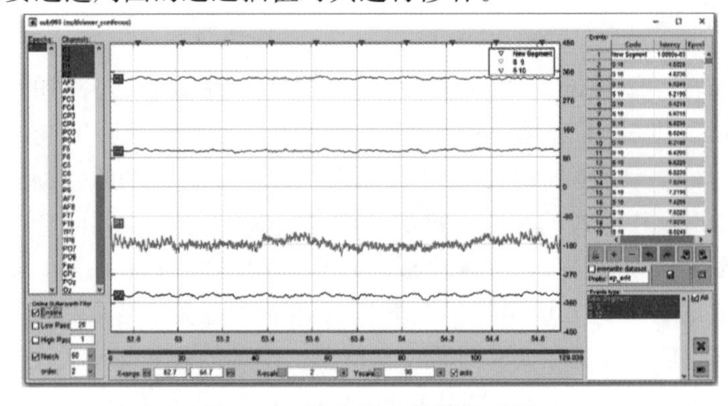

图 18.5　检查导入数据的质量

二、去除无用通道

在删除无用通道之前，通常需要首先为数据中的每个通道配置坐标信息。Letswave7 在这一步骤中提供了一些半自动化的操作。具体地，Letswave7 可以使用常用的 10-20 导联系统自动配置通道坐标位置。如果用户使用其他脑电的导联系统，用户仍然可以通过点击菜单中的 Edit-→Electrodes-→Edit electrode coordinates 手动配置正确的通道位置。

为了进行有效的分析并节省存储空间，删除无用通道非常必要。在此示例中，我们将演示通道 IO 的删除。这个通道记录了眼电信号，我们通过 ICA 的方法进行眼电伪迹去除，并不需要用到眼电通道的信息，所以这里我们将 IO 通道作为无用通道予以删除。为了删除 IO 通道，在管理模块中选中数据集“sub093”，然后在菜单中点击 Edit-→Arrange signals-→Rearrange or delete epochs, channels, indexes。在批处理模块（图 18.6）中，点击“Add all”按钮将所有通道添加到右侧列表框中。然后，选择通道 IO 并点击“Remove”按钮删除。点击批处理模块底部的按钮“Run”，随后在管理模块的数据列表中将出现名为“sel_chan sub093”的新数据集。

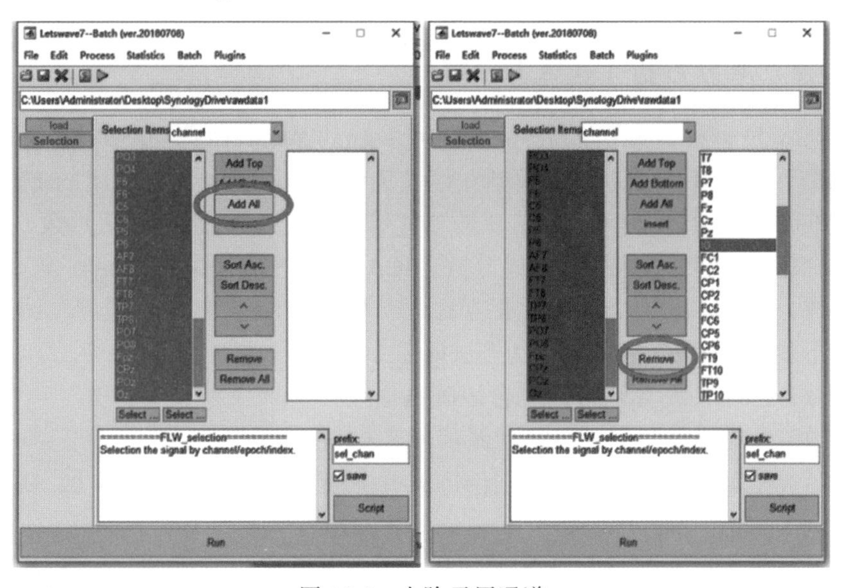

图 18.6　去除无用通道

三、频域滤波

频域滤波是滤除高频伪迹、低频漂移以及 50/60Hz 工频干扰的有效方法。由于 P300 是一个低频信号，为此我们将带通滤波器设置为 0.05～30Hz。在管理模块中选中数据集“sel_chan sub093”，然后在菜单中点击 Process-> Frequency analysis and filters-> Butterworth filters。在批处理模块中，将 low cutoff frequency（Hz）设置为 0.05Hz，然后点击按钮“Run”以运行带通滤波。同样，名为“butt sel_chan sub093”的新数据集将出现在管理模块的数据列表中。

四、坏通道插值

在这一步骤中，我们通过 P1 周围的通道对 P1 进行插值。在管理模块中选择数据集“butt sel_chan sub093”，在菜单中点击 Edit->Electrodes->Interpolate channel using neighbouring electrodes。在批处理模块中，在“Channel to Interpolate”列表框中选择通道 P1，然后点击按钮“Find closest electrodes”。在这里，默认用于插值的通道数是 3，因此系统将根据 P1 通道的具体坐标位置自动找到最接近的通道 P3、Pz 和 CP1 进行插值运算，点击按钮“Run”进行坏电极插值。最后，名为“chan_interp butt sel_chan sub093”的新数据集将出现在管理模块的数据列表中。

五、独立成分分析（ICA）分解

ICA 是一种盲源信号分离（blind signal separation，BSS）方法。如图 18.7 所示，ICA 通过线性模型对信号进行分解，其中 X 是记录的 EEG 信号，维度为通道数×时间点数；S 是源信号，维度为成分数×时间点数，**A** 称为混合矩阵，维度为通道数×成分数。ICA 的目的是寻找混合矩阵 **A**，以使每个成分（每一行）之间彼此相互独立。根据图 18.7 的线性模型，ICA 通过以下步骤对 EEG 信号进行伪迹去除。

（1）运行 ICA 算法得到混合矩阵 **A**。

（2）自动地，我们可以得到源信号 $S = \mathrm{pinv}(\mathbf{A}) \times X$。

（3）在源信号 S 中手动识别伪迹成分。通过将相应的行设为 0，我们可以得到 S_bar。

（4）根据删除成分后的 S_bar，我们可以自动获得对应的 X_bar = A × S_bar。

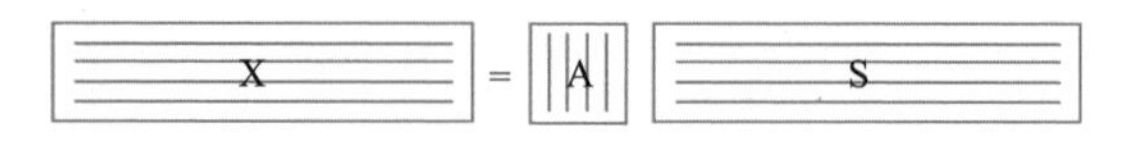

图 18.7 ICA 的线性模型

信号 X_bar 是 ICA 去除伪迹后的信号。在 Letswave7 中，步骤 2 和步骤 4 是自动完成的，其中，pinv(**A**)也称为解混矩阵，是矩阵 **A** 的广义逆矩阵。步骤 1（计算 ICA 矩阵）和步骤 3（识别伪迹成分）需要手动执行。因此，在 Letswave7 中，我们需要两步操作来完成 ICA 去伪迹的工作。

在管理模块中选中数据集“chan_interp butt sel_chan sub093”，点击 Process->Spatial filters (ICA/PCA)->Compute ICA matrix。在批处理模块中，将 number of components 设置为“decide by user”，并将 Components Numbers 设置为 40。点击按钮“Run”对 ICA 矩阵进行求解。随后，名为“ica chan_interp butt sel_chan sub093”的新数据集将出现在管理模块的数据列表中。

在计算 ICA 矩阵之后，我们需要手动识别伪迹成分（图 18.8）。在管理模块中选中数据集“ica chan_interp butt sel_chan sub093”，然后在菜单中点击 Process->Spatial filters(ICA/PCA)->Apply ICA/PCA spatial filter。在弹出的界面中，以手动的方式删除伪迹成分。对于不同类型的信息，通过不同的

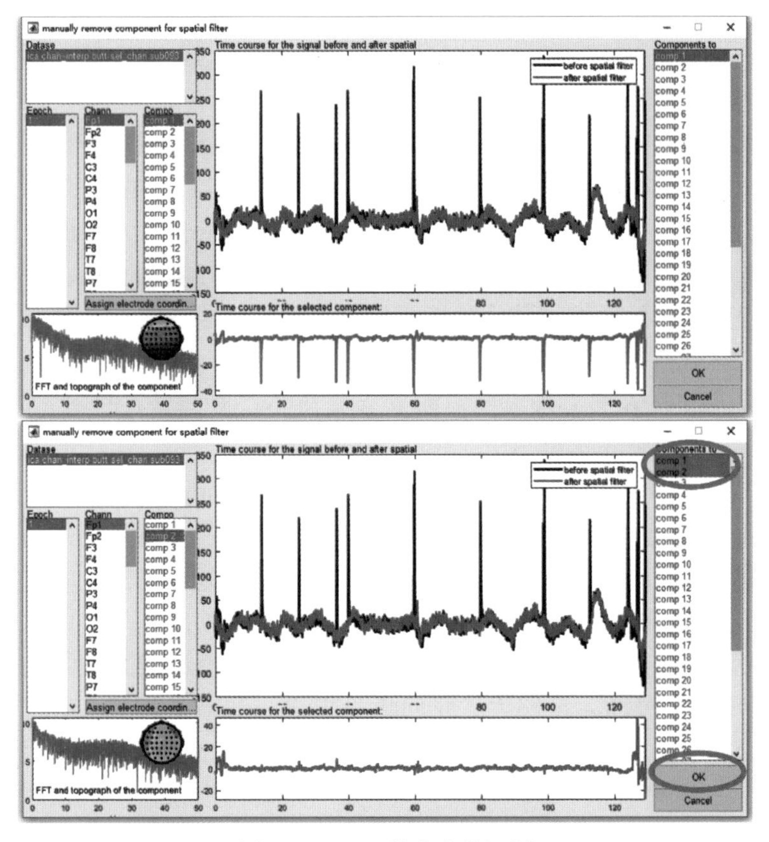

图 18.8 ICA 伪迹成分识别

颜色标记：黑色表示原始信号 X，蓝色表示源信号 S，橙色则表示 ICA 去除伪迹后的信号 X_bar。在左侧面板中（黑色），我们可以选择相应的数据集、试次以及通道，对相应的原始信号 X 在中间面板中进行观察，原始信号 X 用黑色曲线表示。通过选择左侧面板中的成分（蓝色），可以在底部面板中对源信号 S 中对应成分的时间域、频率域、空间域特征进行观察。通过在最右边的列表中选择对应需要去除的伪迹成分，就可以在中间面板中看到对应的橙色信号 X_bar。通过这种方式，我们可以即时地检查 ICA 的去伪迹效果。在这个例子中，成分 1 是典型的因眨眼引起的垂直眼电成分，因为地形图显示前额叶眼睛附近有一个等价电流偶极子，时域波形呈尖峰状，且频域能量主要集中在低频带（<5Hz）。在右侧面板中，选中“comp 1”移除此成分后，在中间面板中观察橙色曲线 X_bar 和黑色曲线 X 的差别，可以发现眨眼引起的眼电伪迹可以被有效去除。类似地，成分 2 则是因眼球水平扫视引起的水平眼电伪迹，这种伪迹的判断可以从地形图上得到明确的证据。在右侧面板中同时选中 comp 1 和 comp 2，然后点击按钮“OK”。随后，名为“sp_filter ica chan_interp butt sel_chan sub093”的新数据集将出现在管理模块的数据列表中。这个数据集就是 ICA 去除伪迹后的结果。

这里需要进一步讨论预处理中 ICA 去伪迹和数据分段两步操作的顺序。ICA 通过数据驱动方法进行去伪迹的操作，因此我们需要足够多的数据来运行 ICA。然而，在数据充足的情况下，过大的数据量会大大增加计算时间，但对于结果准确性的提高非常有限。为此，通常先进行数据分段，再进行 ICA 去伪迹，可以有效地缩短数据长度并且消除不相关的噪声对 ICA 矩阵求解的影响。然而，在 P300 的数据分析中，实验之间存在高度的重叠，在数据分段之后运行 ICA 势必极大地增加 ICA 矩阵不必要的计算时间。因此，在本示例中，我们首先运行 ICA，再进行数据分段。

另外，在本例中，计算 ICA 矩阵时的成分数量（number of the components）被设置为 40。通常情况下，可分离的独立成分的最大数量等于原始信号 X 中的通道数。每对一个坏通道进行插值修补，最大数量应减 1。如果 X 进行过重参考，最大数量应再减 1。但如果进行多次重参考，则只减 1 次即可。另外，减少需要分解的独立成分数量是减少 ICA 矩阵计算时间的一种方式。在本例中，由于通道号 64 足够大，我们将独立成分的数量设置为 40，一是为了有效减少计算时间，二是为了在多被试分析中尽可能地统一操作中的参数。

六、数据分段

在管理模块中选中数据集“sp_filter ica chan_interp butt sel_chan sub093”，点击 Process->Epoch segmentation->Segment relative to events (one file per event code)。在批处理模块中，选择事件代码 S9 和 S10，并将试次的开始时间和持续时间分别设置为 -1 和 3。点击批处理模块底部的按钮“Run”，随后，名为“ep_S9 sp_filter ica chan_interp butt sel_chan sub093”和“ep_S10 sp_filter ica chan_interp butt sel_chan sub093”的两个新数据集将出现在管理模块中。

需要注意的是，在管理模块的菜单栏中，有两项内容都可以用于数据分段，分别为“Segment relative to events”及“Segment relative to events”（one file per event code）。它们具有类似的功能，但输出会有所不同。如果选择多个事件代码，“Segment relative to events”将使用不同事件代码的试次划分在一个数据集内，而“Segment relative to events”（one file per event code）则会根据不同的事件代码生成不同的数据集。例如，在 P300 数据集的这种情况下，目标刺激和非目标刺激的事件被标记为 S9 和 S10。因此，选择“Segment relative to events”（one file per event code）将会生成两个数据集。

在两个数据集中都没有观察到明显的需要删除的坏数据段，所以不必对这两个数据集进行坏段删除。在这里，省略此步骤的操作。如有需要，可以通过菜单中点击 Edit->Arrange signals->Rearrange or delete epochs, channels, indexes，手动进行坏段删除。

七、重参考

在 P300 的分析中，通常采用双侧乳突作为参考。因此，我们将数据重参考到 TP9 和 TP10 的平均值。选中数据集“ep_S 9 sp_filter ica chan_interp butt sel_chan sub093”和“ep_S 10 sp_filter ica chan_interp butt sel_chan sub093”，并点击菜单中的 Process->Rereference signals->Rereference。在批处理模块中，在左侧列表框中的“new reference”选择 TP9 和 TP10，然后在右侧列表框中的“apply reference to”选择所有通道。点击批处理模块底部的按钮“Run”，以完成重参考的工作。随后，名为“reref ep_S 9 sp_filter ica chan_interp butt sel_chan sub093”和“reref ep_S 10 sp_filter ica chan_interp butt sel_chan sub093”的两个新数据集将出现在管理模块中。

在此例中，我们选择 TP9 和 TP10 两个通道的平均值作为新的参考。如果需要对数据进行共同平均参考，则我们需要在左侧列表框中选择所有通道，将所有通道的平均值作为新的参考。

八、基线矫正

在先前的操作中，我们对试次从-1～2s 进行分段。因此，这里我们选择-1～0s 作为基线，进行基线矫正。选中数据集“reref ep_S 9 sp_filter ica chan_interp butt sel_chan sub093”和“reref ep_S 10 sp_filter ica chan_interp butt sel_chan sub093”，并点击菜单中的 Process->Baseline operation->Baseline correction。保持批处理模块中的默认设置，点击批处理模块底部的按钮“Run”进行基线矫正的操作。名为“bl reref ep_S 9 sp_filter ica chan_interp butt sel_chan sub093”和“bl reref ep_S 10 sp_filter ica chan_interp butt sel_chan sub093”的两个新数据集将出现在管理模块中。

九、平均叠加

在完成上述多个预处理步骤之后，我们可以通过简单地对试次进行平均叠加以得到 ERP 的时域波形。选中数据集“bl_ref ep_ 9 sp_filter ica chan_interp butt sel_chan sub093”和“bl reref ep_S 10 sp_filter ica chan_interp butt sel_chan sub093”，并点击菜单中的 Process->Average->Compute averag, std, median across epochs。保持批处理模块中的默认设置，点击批处理模块底部的按钮“Run”，进行平均叠加。随后，名为“avg bl reref ep_S 9 sp_filter ica chan_interp butt sel_chan sub093”和“avg bl reref ep_S 10 sp_filter ica chan_interp butt sel_chan sub093”的两个新数据集就会出现在管理模块的数据列表中。

通过时域数据观察器可以对时域信号的波形进行观察，选中数据集“avg bl reref ep_S 9 sp_filter ica chan_interp butt sel_chan sub093”和“avg bl reref ep_S 10 sp_filter ica chan_interp butt sel_chan sub093”，并点击右键菜单中的 view。同时选中两个数据集，选择通道 Pz 进行观察，打开工具栏中的 topography 功能，并将 Cursor 设置为 0.35，就可以得到如图 18.9 所示单个被试 P300 的 ERP 处理结果。

十、连续小波变换

出于对锁时非锁相的信号进行分析的目的，在进行连续小波变换操作时，我们要使用时域平均叠加之前的数据。选中数据集“bl reref ep_S 9 sp_filter ica chan_interp butt sel_chan sub093”和“bl reref ep_S 10 sp_filter ica chan_interp butt sel_chan sub093”，并点击菜单中的 Plugins->my_tfa->Averaged

CWT。保持批处理模块中的默认参数设置，点击批处理模块底部的按钮“Run”，就可以进行连续小波变换。计算完成后，名为“avg cwt bl reref ep_S 9 sp_filter ica chan_interp butt sel_chan sub093”和“avg cwt bl reref ep_S 10 sp_filter ica chan_interp butt sel_chan sub093”的两个新数据集将出现在管理模块中。

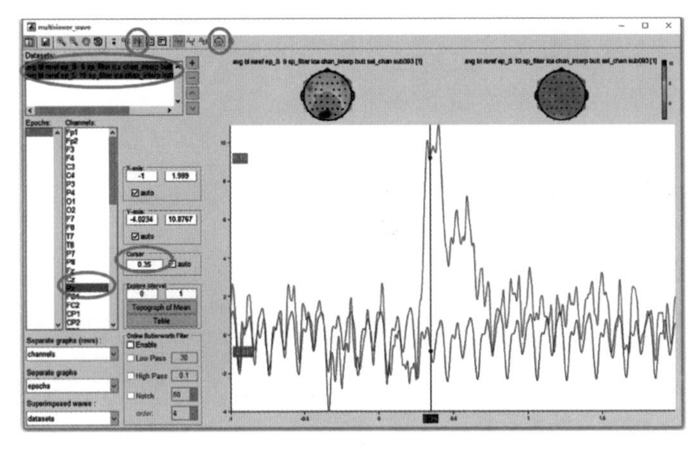

图 18.9 P300 在单被试水平的时域分析结果

事实上，这里的 Plugins->my_tfa->Averaged CWT 是结合了连续小波变换 [Process->Frequency analysis and filters->CWT （Continuous Wavelet Transform）]和频域的叠加平均（Process->Average->Compute average, std, median across epochs）的两个步骤的操作。时频分析非常耗时且需要较大的存储空间，因此内存较小的计算机将容易出现“out of memory”的错误。为此，我们可以将时频分析和平均的步骤结合在一起，进行一些节省存储空间的操作，并将其做成插件，放在 Plugins 菜单中。

需要注意的是，无论原有数据是否进行过时域的基线矫正，在时频分析之中仍需要进行时频域的基线矫正，操作方法与时域中相同。选中数据集“avg cwt bl reref ep_S 9 sp_filter ica chan_interp butt sel_chan sub093”和“avg cwt bl reref ep_S 10 sp_filter ica chan_interp butt sel_chan sub093”，并点击菜单中的 Process->Baseline operation-> Baseline correction。在这里，建议在时频域做基线矫正时，适当缩小一下时间间隔，在批处理模块中选择−0.75～−0.25s 作为基线。点击批处理模块底部的按钮“Run”以进行基线矫正。完成后，名为“bl avg cwt bl reref ep_S 9 sp_filter ica chan_interp butt sel_chan sub093”和“bl avg cwt bl reref ep_S 10 sp_filter ica chan_interp butt sel_chan sub093”的两个新数据集将出现在管理模块中。

选中数据集“bl avg cwt bl reref ep_S 9 sp_filter ica chan_interp butt sel_chan sub093”和“bl avg cwt bl reref ep_S 10 sp_filter ica chan_interp butt sel_chan sub093”,并点击右键菜单中的“view”。在视图模块中,设置“separate graphs”(columns)为“datasets”,同时选中两个数据集,并选择通道 Pz,并将“color range”设置为-10～10,便可以得到如图 18.10 所示的时频分析的结果。打开工具栏中的 topography 功能,并将光标设置为 x=0.35,y=3,我们可以观察到地形图上的锁相 P300 时频响应。

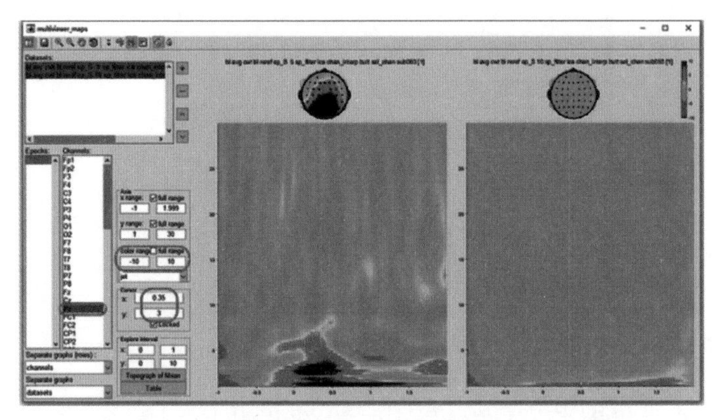

图 18.10　P300 在单被试水平的时频域分析结果

第五节　多个被试分析的示例

一、合并数据集

在单被试分析的基础上,这一部分我们重点介绍多被试的数据分析。在此之前,我们需要对数据集进行重新整理和组织。为了便于组间的数据分析,我们首先需要对数据集进行降采样,从 1000Hz 降为 250Hz,点击菜单栏中的 Edit->Resample Signals->Downsample signals (integer ratio),并在批处理模块中将“down sampling ratio”设置为 4。点击按钮“Run”就会得到对应的数据集“ds avg bl reref ep_S qsy_filter ica chan. interp butt sel_chan sub093”和“ds avg bl reref ep_S 10 sp_filter ica chan_interp butt sel_chan sub093”。可以看到经过多步操作,数据集的文件名变得很长,不便于进一步的组间分析,我们需要对这些数据集进行重命名。选中数据集“ds avg bl reref ep_S 9 sp_filter ica chan_interp butt sel_chan sub093”,并在右键单击的菜单中按“重命名”，并将所选数据集重命名为“Sub093 P300 target”。同样，将数据集“ds avg bl reref ep_S 10 sp_filter ica chan_interp butt sel_chan sub093”重命名为“Sub093 P300 nontarget”。

将单被试水平上的所有结果复制到新文件夹，例如这里的 rawdata2。在本示例的组间分析中，涉及 93 名被试的目标和非目标两个条件下所有试次的平均值，所以一共涉及 93 × 2 个文件，这些文件可以在链接中下载（https://github.com/NOCIONS/letswave7_tutorial/raw /master/rawdata2.zip）。对于 P300 实验的多被试分析，首先，我们希望得到 P300 实验中两个条件下所有被试的总平均数据；其次，在数据观察的基础上，再进行相应的统计比较分析。

对于多被试分析，我们需要将来自 93 名被试的平均 P300 合并到一个数据集中，新数据集中的每名被试被视为一个试次，这样就可以像求取试次间平均一样通过平均叠加得到被试间的总平均结果。从管理模块左侧的 include 列表框中选择标记“nontarget”（图 18.11），然后在管理模块右侧的数据集列表框中选中所有数据集，点击 Edit->Arrange signals->Merge dataset epochs, channels, indexes。保留批处理模块中的默认设置，然后单击按钮“Run”，以将非目标条件下所有这些选定的数据集合并到一个名为“merge_epoch Sub001 P300 nontarget”的数据集中。以相同的方式，我们同样可以通过管理模块左侧的 include 列表框，选择标记“target”并合并目标条件下的所有数据集，获得具有 93 个试次的数据集“merge_epoch Sub001 P300 target”。注意在这两个数据集中，93 个试次事实上是 93 名被试。

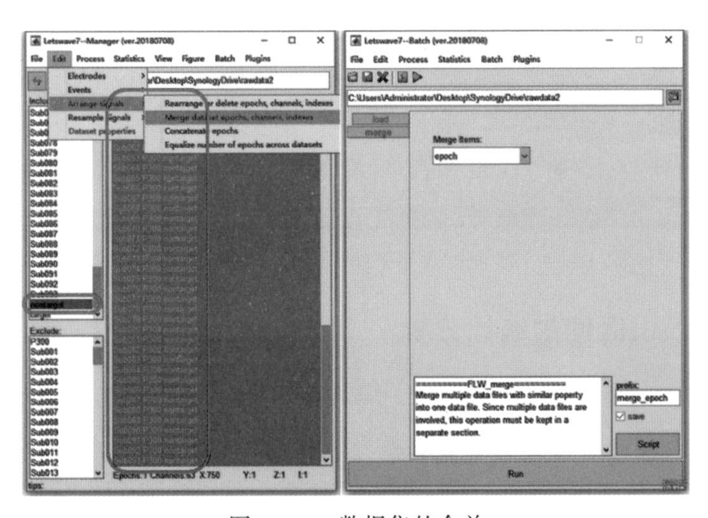

图 18.11　数据集的合并

在管理模块左侧的“include”列表框中选择标签“merge_epoch”，然后选中所有数据集。与单被试级别的平均操作类似，选择 Process->Average-> Compute average, std, median across epochs。保持批处理模块中的默认设置，点击按钮“Run”，分别将两个数据集中的所有试次进行平均叠加操作，这实际上是在求目标和非目标条件下所有被试的平均值。随后，两个名为“avg merge_ epoch Sub001 P300 nontarget”和“avg merge_epoch Sub001 P300 target”的新数据集将出现在管理模块中。

对 P300 总平均的结果进行观察，可以选中数据集“avg merge_epoch Sub001 P300 nontarget”和“avg merge_epoch Sub001 P300 target”，点击右键菜单中的“view”，并选择通道“Pz”。对比图 18.9 单被试水平的分析结果发现，目标和非目标两个条件下对应的数据集顺序发生了改变，可以选中数据集“avg merge_epoch Sub001 P300 target”，并点击按钮“dataset up”进行相应的调节。在工具栏中启用“cursor”和“2Dtopography”功能，并将“cursor”的位置设置为 0.332，以便在 P300 峰值对应的潜伏期观察目标和非目标条件下 P300 成分的总平均的地形图（图 18.12）。

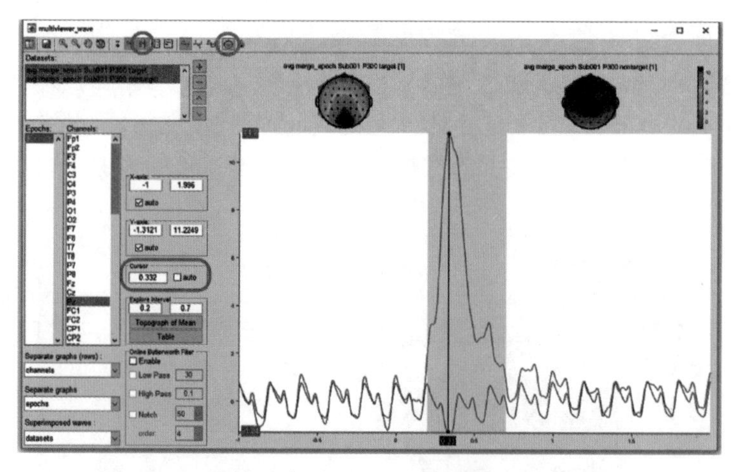

图 18.12　多被试水平 P300 总平均的时域分析结果

二、基于预设区间的统计分析

传统的统计比较通常会预设一个区域，然后比较不同条件下这个区域内的 ERP 均值或者最值是否有显著差异。在这里，我们根据对数据的观察和以往 P300 数据分析的经验，预设区域为 0.2～0.7s。假设在区域 0.2～0.7s

中，ERP 在 Pz 通道上最大值或平均值在目标和非目标条件下是不同的，据此，对 93 名被试进行配对样本 t 检验。

首先，对于目标和非目标条件，我们需要获取 Pz 通道上 0.2～0.7s 区间内的最大值和平均值。选中数据集“merge_epoch Sub001 P300 nontarget”和“merge_epoch Sub001 P300 target”，然后点击右键单击菜单中的“view”。选择数据集“merge_epoch Sub001 P300 target”，并查看 Pz 通道，将“Superimposed waves”设置为“epochs”，启用工具栏中的“interval selection”功能，并将“explore interval”设置为 0.2～0.7s。按下“Table”按钮便会弹出一个表格，包含最大值和平均值等各类这个区间上的统计值。将这些数据复制到外部软件，如 Excel 或 SPSS，便可进行进一步的统计分析。选中数据集“merge_epoch Sub001 P300 nontarget”进行同样的操作，我们便能得到非目标条件下 0.2～0.7s 区间的各类统计数据，同样将其复制到外部软件（图 18.13）。

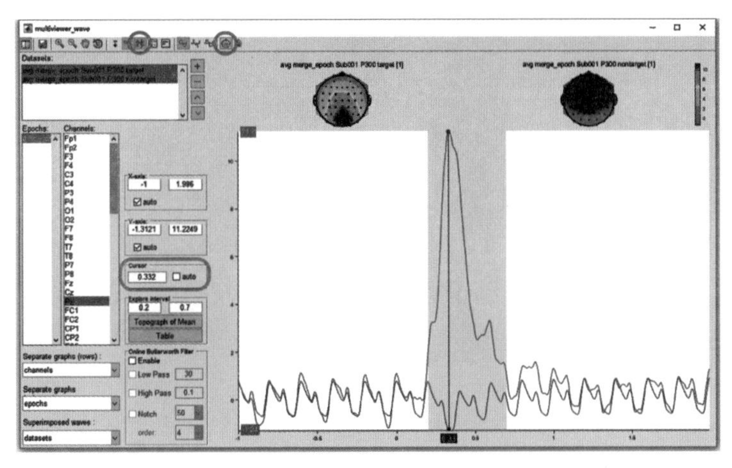

图 18.13 在 Pz 通道上 0.2～0.7s 区间内检测所有被试 P300 目标条件下的峰值和平均值

任意一个具有配对样本 t 检验功能的软件，都可以完成相应的统计检验。这里我们演示在 Excel 中进行统计检验的操作过程。通过先前的操作，我们可以将目标条件下 93 名被试的最大值和平均值复制到 A 列和 B 列，将非目标条件下 93 名被试的最大值和平均值复制到 C 列和 D 列。在 E1 项中，输入“=T.TEST(A:A, C:C, 2, 1)”，对于最大值的配对样本进行 t 检验，结果，$p=6.8\times10^{-40}$ 表示在 0.2～0.7s 区间内，P300 实验中目标和非目标条件下 Pz 通道上 ERP 信号的最大值存在显著差异。类似地，在 E2 项中输入“=T.TEST(B:B, D:D, 2, 1)”，用于对两个条件下平均值进行配对样本 t 检验，结果 $p=3.2\times10^{-28}$ 表示在 0.2～0.7s 区间内 P300 实验中目标和非目标条件下

Pz 通道上 ERP 信号的平均值存在显著的差异（图 18.14）。

E1 =T.TEST(A:A,C:C,2,1)

	A	B	C	D	E
1	7.2979	4.0564	1.5186	-0.20728	6.79976E-40
2	17.2131	4.9337	0.7564	-0.33803	3.18541E-28
3	9.6423	4.2528	1.8715	-0.16909	
4	17.9027	5.8802	1.7442	-0.10998	
5	16.7499	5.4114	2.9059	-0.58735	
6	11.15	4.9819	2.0419	-0.28039	
7	14.1036	2.8472	2.1741	-0.26997	
8	19.8374	5.4674	1.519	-0.41343	
9	18.3648	5.8662	4.081	-0.1639	
10	10.7375	1.6307	2.4116	-0.18001	
11	19.441	8.3037	2.6373	-0.28085	
12	9.3004	1.9096	2.1313	-0.1407	
13	10.5505	3.8832	2.3217	-0.01634	
14	13.0061	5.7079	0.77368	-0.29774	
15	8.7273	1.7262	1.15	0.12499	
16	11.7086	2.4128	2.7939	-0.33795	
17	16.3233	10.2321	4.9425	0.022424	
18	14.3302	6.359	2.5241	0.089212	
19	15.3663	5.0527	1.3896	-0.21581	
20	15.3499	1.7872	1.203	0.15828	
21	10.3982	6.3684	2.0515	-0.28768	
22	17.8783	5.6423	2.1601	-0.39878	
23	17.2229	3.6822	2.2911	-0.32652	
24	6.6414	3.369	2.4788	-0.00093	
25	14.8459	6.1349	3.6748	-0.17714	

图 18.14　Excel 中执行配对样本 t 检验的结果

三、基于逐点比较的统计分析

与上面所演示的假设驱动的分析方法不同，我们也可以进行基于逐点比较的统计分析。这是一种数据驱动方法，不依赖于任何先验知识和主观经验来进行预设区域的选择，具体操作方法如下。

选中数据集“merge_epoch Sub001 P300 nontarget”和“merge_epoch Sub001 P300 target”，点击 Statistics->Compare two datasets (paired sample/two sample t-test)。保持批处理模块中的默认设置，然后点击“Run”按钮，便可以在管理模块中的获得逐点 t 检验的结果“ttest merge_epoch Sub001 P300 target”。

选中数据集“ttest merge_epoch Sub001 P300 target”并点击右键菜单中的“view”，选择“channel”为“Pz”，将“index”设置为“p-value”。由于我们设置的显著性水平为 $\alpha = 0.05$，所以可以将“Y-axis”设置为 0～0.05，

以观察低于 0.05 的 p 值对应的区间。从图 18.15 中可以发现，除了出现在 0.2～0.7s 区间的主要的一个簇之外，在其他时间区间内仍然存在若干簇，有的簇甚至出现在刺激之前，这些都是因为多重比较引起的总体第一类错误率。如果需要进行 Bonferroni 校正，可以通过简单地将 Y-axis 设置为 0～0.000 001 来完成。这里的逐点 t 检验中有 750 个时间点和 63 个通道，共 750×63=47250，Bonferroni 校正后的显著水平为 $0.05/47250=1.06\times10^{-6}$，约等于 0.000 001，是一个非常保守的校正，极大地影响了配对 t 检验的统计效力。

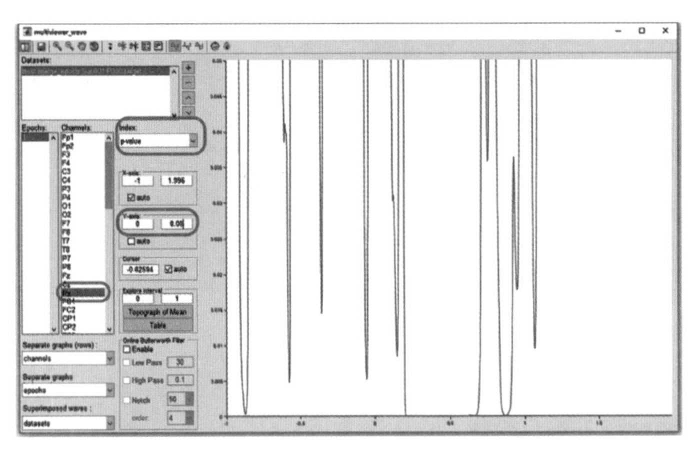

图 18.15　通道 Pz 上的逐点配对 t 检验的结果

基于簇的置换检验是降低总体第一类错误率的有效方法，具体执行方式如下：与逐点配对 t 检验的操作方式相同，选中数据集“merge_epoch Sub001 P300 nontarget”和“merge_epoch Sub001 P300 target”，点击 Statistics->Compare two datasets（paired sample/two sample t-test）；在批处理模块中下部的面板中启用“Cluster-based Permutation Test”；为了保证结果的精确性，将“number of permutations”设置为 20000，这也意味着将花费更多时间进行计算。点击按钮“Run”进行计算，可以看到会有一个进度条弹出，指示计算所需花费的时间。运算完成后，结果将保存在名为“ttest merge_epoch Sub001 P300 target”的数据集中。

通过点击右键单击菜单中的“view”，对数据集“ttest merge_epoch Sub001 P300 target”进行观察。未校正的结果与先前仅做逐点配对 t 检验时的结果相同。将“index”设置为“cluster p-value”，并将“cursor”设置为 0.332。可以发现，经过基于簇的置换检验，在 Pz 通道上仅有最主要的一个簇得到了保留，其他簇都被认为是假阳性的结果而被排除（图 18.16）。

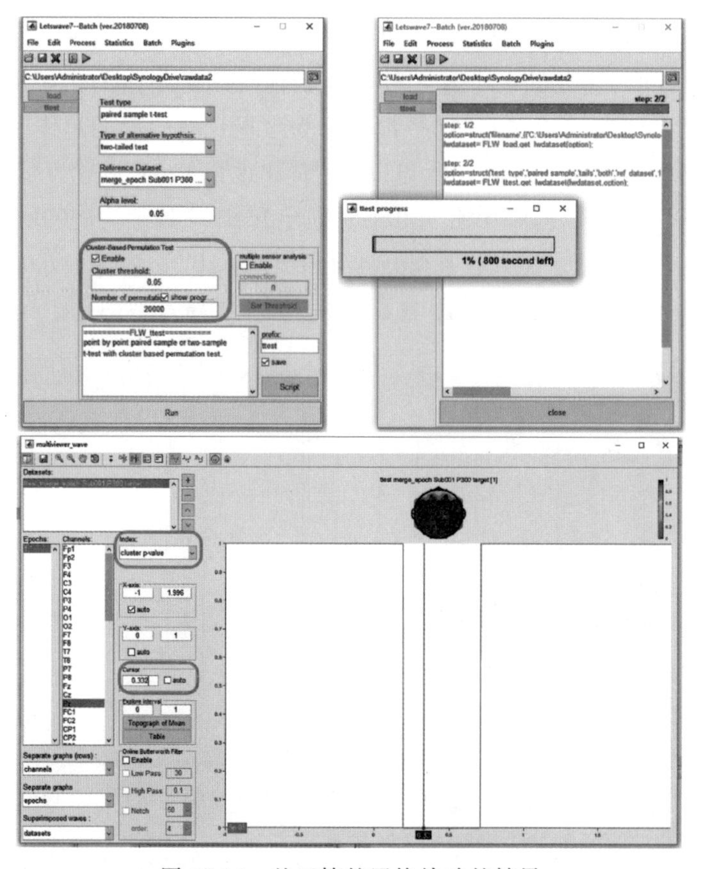

图 18.16　基于簇的置换检验的结果

第六节　绘图和批处理

一、绘图

图形绘制是 Letswave7 的一项重要功能。图 18.17 是根据多被试水平的数据分析以及统计推断的结果所绘制的。相比数据观察模块中的图形显示，图 18.17 多了很多辅助信息和补充内容，排版也更加灵活。在 Letswave7 中，我们可以通过下列步骤实现图 18.17 的绘制。

第一步，打开绘图模块。

（1）在“rawdata1”文件夹中选中数据集“avg Sub001 P300 nontarget 和 avg Sub001 P300 target”。

（2）在菜单中点击 Figure->General Figure creator，在绘图模块中打开一

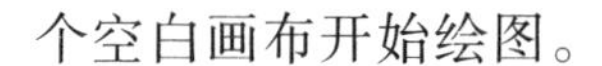

个空白画布开始绘图。

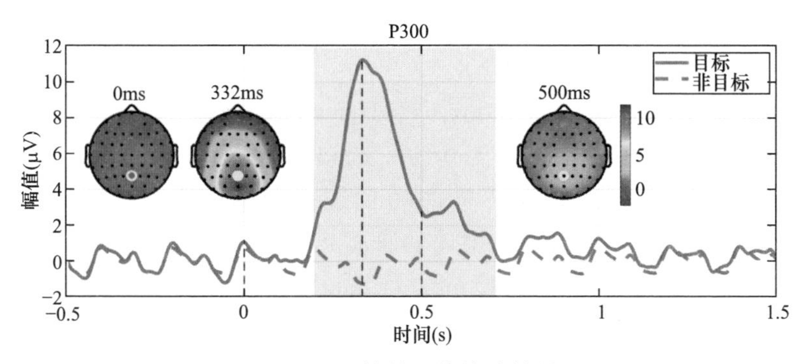

图 18.17　基于簇的置换检验结果展示

第二步，创建子图（subfigure）。

（1）分别设置图形的 width 和 height 为 1000 和 400。

（2）添加一条曲线（curve）类型的子图，设置 title 为 P300，font size 为 12，位置 $x = 80$，$y = 70$，$w = 870$，$h= 300$。

（3）添加一个地形图（topography），设置 title 为 0ms，font size 为 12，位置 $x = 100$，$y = 180$，$w = 120$ 和 $h = 120$。

（4）添加一个地形图，设置 title 为 332ms，font size 为 12，位置 $x = 230$，$y = 180$，$w = 120$ 和 $h = 120$。

（5）添加一个地形图，设置 title 为 500ms，font size 为 12，位置 $x = 100$，$y = 180$，$w = 120$ 和 $h = 120$，并启用 content 面板中的 colorbar。

第三步，添加内容（content）。

（1）点击工具栏中的“content”按钮，在 Subfigure 中选择 P300。添加一条曲线，设置 width 为 3，data source 为 avg merge_epoch Sub001 P300 target，channel 为 Pz。

（2）添加一条曲线，设置 color 为蓝色[0, 0.45, 0.74]，width 为 3，Line style 选择虚线，data source 为 avg merge_epoch Sub001 P300 nontarget，channel 为 Pz。

（3）添加一个矩形（rect），设置 face opacity 为 0.25，edge opacity 为 0，位置 $x = 0.196$，$y = -2$，$w = 0.516$ 和 $h = 14$，并将 rect 位置排到 curve1 和 curve2 之上。

（4）添加一条直线（line），设置 width 为 1，line style 为虚线，位置为 $x_1 = 0$，$y_1 = -2$，$x_2 = 0$ 和 $y_2 = 1.2$。

（5）添加一条直线，设置 width 为 1，line style 为虚线，位置为 $x_1 = 0.332$，

$y_1=-2$，$x_2=0.332$，$y_2=11.3$。

（6）添加一条直线，设置 width 为 1，line style 为虚线，位置为 $x_1=0.5$，$y_1=-2$，$x_2=0.5$，$y_2=2.8$。

（7）在 Subfigure 中选择 0 ms，将 data source 设置为 avg merge_epoch Sub001 P300 Target，x 为 0～0，head radius 为 0.5，shrink 为 0.95，range 为-2～12，以保持与 P300 曲线相同的范围。对于电极，将 size 设置为 8，并在 marker 中选中通道 Pz。

（8）在 Subfigure 中选择 332 ms，将 data source 设置为 avg merge_epoch Sub001 P300 Target，x 从 0.332 到 0.332，head radius 为 0.5，shrink 为 0.95，range 为-2～12，以保持与 P300 曲线相同的范围。对于电极，将 size 设置为 8，并在 marker 中选中通道 Pz。

（9）在 Subfigure 中选择 500 ms，将 data source 设置为 avg merge_epoch Sub001 P300 Target，x 从 0.5 到 0.5，head radius 为 0.5，shrink 为 0.95，range 为-2～12，以保持与 P300 曲线相同的范围。对于电极，将 size 设置为 8，并在 marker 中选中通道 Pz。

第四步，设置坐标轴。

（1）在工具栏中点击“axis”按钮，在 Subfigure 中选择 P300，并启用 Box 和 Legend 两个复选框。

（2）在 content 的列表框中选择 curve1，在 legend 中将其名称更改为 Target。同样，在 content 的列表框中选择 curve2，在 legend 中将其名称更改为 NonTarget。

（3）对于 x 轴，将 xlim 设置为-0.5～1.5s，并启用 grid 和 label，将 label 设置为 Time [sec]。

（4）对于 y 轴，启用 grid 和 label，将 label 设置为 Amp [\ muV]。

受篇幅限制，对绘图部分的介绍不能详细展开。由于操作界面比较直观，用户只需对相应参数做简单调整，便能理解该功能的含义，所以这里并不详细介绍每个部件的功能，如果需要进一步了解绘图部分的内容，可以参见链接 http://letswave.cn/tu_ch3_2.html。

二、批处理

在本部分，我们将重复上述单被试水平上的时域分析所有步骤，但这里将进行批处理操作。数据导入后，我们首先要删除通道 IO，这与我们在本章第三节中的操作完全相同，不再赘述。紧接着点击批处理面板左侧的标签

selection，并在批处理模块的菜单中选择 Process -> Frequency analysis and filters -> Butterworth filters，并将 low cutoff frequency 设置为0.05Hz（图 18.18）。从这一步开始，批处理过程的操作步骤将和之前介绍的有所不同。存在显著差别的一点就是，这里我们从批处理模块中而不是从管理模块中调出了巴特沃斯滤波器。

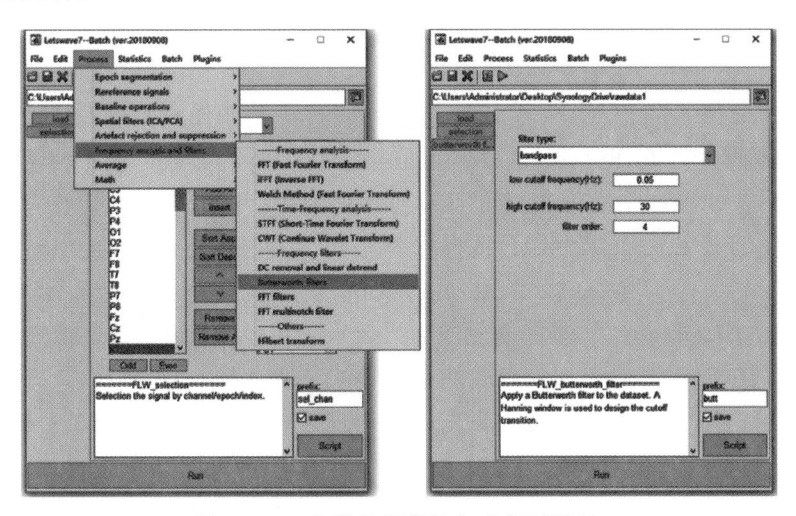

图 18.18　在批处理模块加入频域滤波

通过在批处理模块中逐步添加相应的操作步骤，我们最终可以获得如图 18.19 所示的 P300 数据时域分析的完整流程。通过点击按钮“Run”，

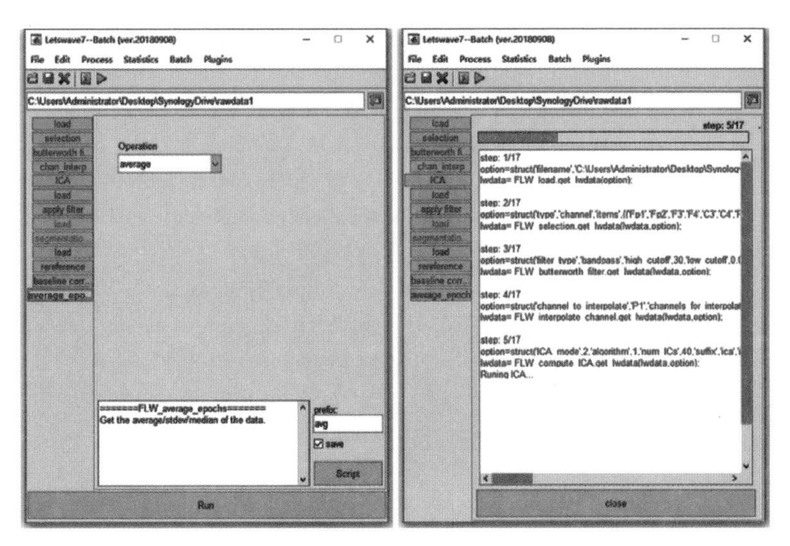

图 18.19　批处理模块中 P300 数据时域分析的完整流程以及其运行时的状态

我们可以运行整个批处理过程。在 Identify Artifact Component 步骤中，我们仍然在弹出对话框的右侧面板的橙色下拉菜单中手动选择 comp 1、comp 2，然后单击按钮“OK”。整个处理过程大约耗时 2min，其中计算 ICA 矩阵最为耗时。

如果需要重复使用定制的批处理过程，我们可以对整个过程进行保存。点击批处理模块工具栏中的“save”按钮，将整个过程保存为文件“P300.lw_script”。在下次使用时，我们可以点击按钮“open”来加载批处理过程。需要注意的是，由于每次执行批处理过程的操作对象会发生改变，所以用户需要在批处理过程中所有“load”步骤中对输入数据集进行更改。

此外，如果这个批处理过程需要经常被使用，我们可以将其放入管理模块和批处理模块的菜单中。具体操作方法如下：仅需将保存的“.lw_script”文件（例如，本例中的“P300.lw_script”）放入 Letswave 安装的路径“../letswave7/ plugins/”即宣告完成。只要重新启动 Letswave7，批处理操作就会出现在管理模块和批处理模块中的 batch 菜单下了。

最后，还需要指出的是，在完成批处理流程后，相应的 MATLAB 脚本已自动生成了。用户可以点击批处理模块中的“script”按钮，便可以获取完整的脚本代码。也就是说，一旦用户学会了 Letswave 图形界面的操作使用，他们几乎已经掌握了 Letswave 脚本的编写。

参考文献

Barnett, L., & Seth, A. K. (2014). The MVGC multivariate Granger causality toolbox: A new approach to Granger-causal inference. *Journal of Neuroscience Methods*, *223*, 50-68.

Bokil, H., Andrews, P., Kulkarni, J. E., Mehta, S., & Mitra, P. P. (2010). Chronux: A platform for analyzing neural signals. *Journal of Neuroscience Methods*, *192*(1), 146-151.

Delorme, A., & Makeig, S. (2004). EEGLAB: An open source toolbox for analysis of single-trial EEG dynamics including independent component analysis. *Journal of Neuroscience Methods*, *134*(1), 9-21.

Delorme, A., Mullen, T., Kothe, C., Akalin, Z.A, Bigdely-Shamlo, N., Vankov, A., et al. (2011). EEGLAB, SIFT, NFT, BCILAB, and ERICA: New tools for advanced EEG processing. *Computational Intelligence and Neuroscience*, *2011*， 130744.

Gramfort, A., Luessi, M., Larson, E., Engemann, D. A., Strohmeier, D., Brodbeck, C., et al. (2013). MEG and EEG data analysis with MNE-Python. *Frontiers in Neuroscience*, *7*, 267.

Lawhern, V. J., Solon, A. J., Waytowich, N. R., Gordon, S. M., Hung, C. P., & Lance, B. J. (2018). EEGNet: A compact convolutional neural network for EEG-based brain–computer interfaces. *Journal of Neural Engineering*, *15*(5), 056013.

Lindner, M., Vicente, R., Priesemann, V., & Wibral, M. (2011). TRENTOOL: A Matlab open source toolbox to analyse information flow in time series data with transfer entropy. *BMC Neuroscience*, *12*(1), 119.

Litvak, V., Mattout, J., Kiebel, S., Phillips, C., Henson, R., Kilner, J.,et al.(2011). EEG and MEG data analysis in SPM8. *Computational Intelligence and Neuroscience*, *2011*,85-2961.

Niso, G., Bruña, R., Pereda, E., Gutiérrez, R., Bajo, R., Maestú, F.,et al. (2013). HERMES: towards an integrated toolbox to characterize functional and effective brain connectivity. *Neuroinformatics*, *11*(4), 405-434.

Oostenveld, R., Fries, P., Maris, E., & Schoffelen, J. M. (2011). FieldTrip: Open source software for advanced analysis of MEG, EEG, and invasive electrophysiological data. *Computational Intelligence and Neuroscience*, *2011,*156869.

Tadel, F., Baillet, S., Mosher, J. C., Pantazis, D., & Leahy, R. M. (2011). Brainstorm: A user-friendly application for MEG/EEG analysis. *Computational Intelligence and Neuroscience*, *2011,*879716.

结　语

张治国　胡理

脑电的独特优势使其在临床和科学研究中得到广泛应用，并同时推动脑电信号处理这一领域持续性地快速发展。近年来，先进的机器学习和多模态数据融合等新技术引领脑电信号处理及应用的飞速突破，这使脑电有望在未来成为更有效和更通用的研究大脑功能的工具。

1. 脑电，依然重要且不可替代

在现有的脑功能信号采集技术中，脑电仍然是使用最广泛的技术（Biasiucci et al.，2019）。近年来，随着越来越多拥有更高时空分辨率的功能脑成像技术的发展与普及，有研究者认为脑电技术已经过时且效用有限。然而，鉴于脑电独特的优点（高时间分辨率、非侵入性、易操作、廉价等），脑电尚无法被其他功能脑成像技术所取代，相反，它在临床、科研和商业中得到了越来越广泛的应用（Cavanagh，2018）。脑电的优点使得它特别适合获取脑功能的“大数据”，即从大量人群中采集多任务、多时间点的脑功能数据（Sejnowski et al.，2014）。例如，如果计划采集超过千人的大脑功能信号，并进行长期纵向研究，脑电毫无疑问地将成为首选的功能脑成像技术，因为其他技术（如脑磁图、功能磁共振成像和功能近红外成像等）价格较昂贵且操作困难。因此，在可预见的未来，脑电仍然是一种强大且重要的功能脑成像技术，将被越来越多具有不同研究背景和目标的科研人员所使用。

对于脑电而言，另一个往往被忽略的优势是其已经具备了相对完整和成熟的数据分析方法和流程。尽管如此，非工程背景（如心理学、神经科学和精神病学等）的学生和研究人员仍然难以独立运用复杂的方法分析脑电数据。诚然，现在已经存在众多功能强大且界面友好的脑电处理工具箱，但它们使用不同的语言编写，并在不同的操作系统下运行，且多数工具箱只是集中在脑电分析方法的一个或若干个方面，这使得没有工程背景的人很难学习和使用多个脑电工具箱来完成数据分析。另外，工程领域（如电子工程、计算机科学、人工智能等）的学生和研究人员对于脑电背景知识（起源、采集、属性、实验等）和实际需求的了解相对欠缺，这阻碍了他们将所掌握的知识和技能正确地用于脑电信号处理以解决实际问题。由此可见，现阶段在脑电基础知识和信号处理技术之间存在着一个较大的鸿沟。为了填补这一鸿沟，编写一部能以全面、实用、易理解的方式提供脑电基础知识和信号处理基本技能的书籍显得尤为必要。因此，我们期望本书能够部分地达到上述目标。

2. 当前趋势和未来方向

脑电信号处理是一个持续动态发展的领域。新型脑电信号处理技术的发展主要受两个因素的驱动：一方面，脑电用户在实际应用中有越来越多的期望和要求；另一方面，数据分析技术（如机器学习、数据融合、复杂网络分析等）的迅速发展拓展了脑电的应用潜力。虽然本书的目的是尽可能全面、系统地介绍脑电信号处理和特征提取方法，但由于新的脑电分析方法和应用源源不断地涌现，本书难以涵盖所有的相关研究。因此，后文将就当前脑电信号处理的两个趋势，即机器学习和多模态神经影像/神经调控技术进行简要介绍，并对本书未涉及的一些主题予以简要介绍。

（1）机器学习。毫无疑问，机器学习是近年来最流行且发展最快的数据分析技术，并且它在脑电信号分析中的应用已经非常普遍。特别是深度学习作为机器学习的一个重要前沿，已被越来越多地应用于脑电数据分析以预测个体的行为和心理生理状态，其中一个典型应用是在脑机接口应用中从脑电中判断用户意图。在本书中，第十四章阐述了机器学习的基本概念和经典算法，第十五章简要介绍了深度学习在脑电分析中的应用。当然，仅仅两章远远不足以涵盖所有脑电相关的机器学习主题。新兴的机器学习方法，如迁移学习、强化学习和生成网络等，正逐渐被应用于脑电数据分析中。例如，迁移学习被广泛用于脑机接口领域以提高预测的准确性，而一些新兴的神经网络算法，如生成对抗网络（generative adversarial network，GAN）和脉冲神经网络（spiking neural network，SNN）也被逐渐用于脑电信号处理。对这些新技术感兴趣的读者应密切关注相关的期刊、会议和预印本库（如 arXiv 和 bioRxiv）。

（2）多模态神经影像/神经调控。多模态神经影像通常可以提供更完整和更具互补性的大脑信息，其主要代表是同步 EEG-fMRI，本书在第十七章介绍了该技术。事实上，除了以 EEG-fMRI 为代表的多模态神经影像技术外，脑电还可以和其他生理信号同时采集和融合，其目的是探究大脑与人体其他器官的系统联系。脑电与神经调控技术相结合也是一个新趋势，其主要目的是为神经调控提供重要的导航或反馈信息。概括而言，脑电可以与以下几种技术结合：①与其他脑成像技术，如磁共振成像和功能近红外成像同步采集；②与其他类型的生理信号采集技术，如心电、肌电和眼动同步采集；③与神经调控技术，如经颅磁刺激和经颅直流电刺激同步采集。然而，脑电相关的多模态成像或神经调控为脑电信号处理带来了两个额外的困难。首先，脑电可能会将伪迹引入其他信号（例如，肌电），也可能被其他信号（例如，磁共振信号）或神经刺激（例如，经颅磁刺激）污染。因此，噪声和伪迹消除在脑电相关的多模态神经影像/神经调控中特别重要。其次，如何将脑电与其他模态信号融合，以提供全面互补的信息，也对数据分析提出了巨大挑战。数据驱动的多变量方法、表征相似性分析和先进的机器学习方法有望在多模态脑成像数据的融合分析中发挥重要作用。

除了以上两大未完全被本书所覆盖的主题外，还有一些相关内容在本书中尚未涉及，如脑电信号的实时分析（这对于脑机接口和神经反馈等应用非常必要）和脑电的临床应用。但我们相信本书已经几乎覆盖了所有主流的脑电信号处理和特征提取方法。我们希望读者从本书中所学的内容可以为未来学习其他的脑电新知识和新技能打下坚实的基础。

参 考 文 献

Biasiucci, A., Franceschiello, B., & Murray, M. M. (2019). Electroencephalography. *Current Biology*, *29*(3), R80-R85.

Cavanagh, J. F. (2018). Electrophysiology as a theoretical and methodological hub for the neural sciences. *Psychophysiology*, e13314.

Sejnowski, T. J., Churchland, P. S., & Movshon, J. A. (2014). Putting big data to good use in neuroscience. *Nature Neuroscience*, *17*(11), 1440-1441.